Deep Brain Stimulation
Techniques and Practices

脑深部电刺激
技术与实践

原著　[美] William S. Anderson

The Society for Innovative Neuroscience in Neurosurgery

主译　张建国

中国科学技术出版社
·北 京·

图书在版编目（CIP）数据

脑深部电刺激：技术与实践 /（美）威廉·S. 安德森 (William S. Anderson) 等原著；张建国主译 . —
北京 : 中国科学技术出版社 , 2020.6

ISBN 978-7-5046-8620-6

Ⅰ . ①脑… Ⅱ . ①威… ②张… Ⅲ . ①神经系统疾病—电疗法 Ⅳ . ① R741.05

中国版本图书馆 CIP 数据核字 (2020) 第 043870 号

著作权合同登记号 : 01-2020-0996

Copyright ©2019 of the original English language edition by Thieme Medical Publishers, Inc., New York, USA

Original title：*Deep Brain Stimulation : Techniques and Practices, 1/e*

By William S. Anderson and The Society for Innovative Neuroscience in Neurosurgery

《脑深部电刺激技术与实践》(第 1 版) 英文原版由美国纽约的 Thieme Medical Publishers, Inc. 于 2019 年出版，
版权归其所有。作者：[美] 威廉·S. 安德森（William S. Anderson），神经外科创新神经科学学会（Society
for Innovative Neuroscience in Neurosurgery）。

策划编辑	焦健姿　王久红
责任编辑	黄维佳
装帧设计	佳木水轩
责任印制	李晓霖

出　　版	中国科学技术出版社
发　　行	中国科学技术出版社有限公司发行部
地　　址	北京市海淀区中关村南大街 16 号
邮　　编	100081
发行电话	010-62173865
传　　真	010-62179148
网　　址	http://www.cspbooks.com.cn

开　　本	850mm×1168mm　1/16
字　　数	351 千字
印　　张	13
版　　次	2020 年 6 月第 1 版
印　　次	2020 年 6 月第 1 次印刷
印　　刷	北京威远印刷有限公司
书　　号	ISBN 978-7-5046-8620-6 / R·2517
定　　价	128.00 元

Translators List 译者名单

主　　译　张建国

译　　者　（以姓氏笔画为序）

王　秀　　尹子霄　　石　林　　朱冠宇　　刘钰晔

刘焕光　　刘德峰　　李志保　　杨岸超　　张　华

张　凯　　张　弨　　张建国　　陈颖川　　孟凡刚

赵宝田　　胡文瀚　　袁天硕

学术秘书　杨岸超

内容提要 Abstract

本书引进自世界知名的 Thieme 出版社，是一部深入浅出介绍脑深部电刺激（DBS）技术相关理论和技术的专业参考书。书中所述涵盖了传统 / 先进的 DBS 机器人辅助植入、不同核团的 MER 技术、先进的影像学定位技术、闭环电刺激术、传统头架与现代无头架操作、常见功能神外疾病（如帕金森病、震颤、肌张力障碍、强迫症、癫痫、抑郁、抽动秽语综合征等）治疗的理念与技术、DBS 术后程控相关理论等内容。本书内容系统，深入浅出，图表明晰，非常适于 DBS 领域各层次神经外科医师参考阅读，亦可作为该领域学者的案头参考书。

著者名单 Authors List

原 著

William S. Anderson, MA, MD, PhD
Associate Professor of Neurosurgery and
　　Biomedical Engineering
Department of Neurosurgery
Johns Hopkins School of Medicine
Baltimore, Maryland

**The Society for Innovative Neuroscience in
　Neurosurgery**
An educational nonprofit organization founded by
　a group of functional neurosurgeons dedicated to
　promoting technological advances and research in
　the field

参编人员

Joseph Adachi, BS
Medical Student
Department of Neurosurgery
Stony Brook University Hospital
Stony Brook, New York

Ahmad Alhourani, MD
Neurosurgery Resident
Department of Neurological Surgery
University of Louisville
Louisville, Kentucky

William S. Anderson, MA, MD, PhD
Associate Professor of Neurosurgery and Biomedical Engineering
Department of Neurosurgery
Johns Hopkins School of Medicine
Baltimore, Maryland

Wael F. Asaad, MD, PhD
Associate Professor
Department of Neurosurgery and Neuroscience
Director of Functional and Epilepsy Neurosurgery
Brown University Alpert Medical School and Rhode Island Hospital
Providence, Rhode Island

Bradley Ashcroft, BS
Medical Student
Department of Neurosurgery
Stony Brook University Hospital
Stony Brook, New York

Garrett P. Banks, MD
Neurosurgical Resident
Department of Neurosurgery
Columbia University
New York, New York

Vivek P. Buch, MD
Resident
Department of Neurosurgery
Perelman School of Medicine
University of Pennsylvania
Philadelphia, Pennsylvania

Ankur Butala, MD
Assistant Professor
Department of Neurology
Johns Hopkins University School of Medicine
Baltimore, Maryland

H. Isaac Chen, MD
Assistant Professor
Department of Neurosurgery
Perelman School of Medicine
University of Pennsylvania
Philadelphia, Pennsylvania

Jennifer Cheng, MD, MS
Assistant Professor

Department of Neurosurgery
The University of Kansas Medical Center
Kansas City, Kansas

Fatu S. Conteh, BS
Research Assistant
Department of Neurosurgery
Johns Hopkins University School of Medicine
Baltimore, Maryland

Dwaine Cooke MBBS, DM
Consultant Neurosurgeon
Department of Neurosurgery
University of the West Indies–Mona
Kingston, Jamaica, West Indies

W. Jeffrey Elias, MD
Professor of Neurosurgery
Department of Neurological Surgery
University of Virginia School of Medicine
Charlottesville, Virginia

Jason Gerrard, MD, PhD
Assistant Professor of Neurosurgery and Neuroscience
Director, Stereotactic and Functional Neurosurgery
Department of Neurosurgery
Yale School of Medicine
New Haven, Connecticut

June Y. Guillet, MD, PhD
Assistant Professor
Department of Neurosurgery
University of Texas Medical Branch
Galveston, Texas

Abhijeet Gummadavelli, MD
Neurosurgery Resident
Department of Neurosurgery
Yale University School of Medicine
New Haven, Connecticut

Christina Jackson, MD
Resident in Neurosurgery
Department of Neurosurgery
Johns Hopkins University School of Medicine
Baltimore, Maryland

Jordan F. Karp, MD
Associate Professor of Psychiatry, Anesthesiology, and Clinical and
　　Translational Science
Department of Psychiatry
University of Pittsburgh School of Medicine
Pittsburgh, Pennsylvania

Ian H. Kratter, MD, PhD
Psychiatry Resident
Western Psychiatric Hospital
University of Pittsburgh Medical Center
Pittsburgh, Pennsylvania

Alexander Ksendzovsky, MD
Resident Physician
Surgical Neurology Branch
National Institute of Neurologic Disorders and Stroke
National Institutes of Health
Bethesda, Maryland;
Department of Neurosurgery
University of Virginia Health System
Charlottesville, Virginia

Peter M. Lauro, BA
MD/PhD Student
Department of Neuroscience
Warren Alpert Medical School
Brown University Carney Institute for Brain Science
Providence, Rhode Island

Shane Lee, PhD
Post-doctoral Fellow
Department of Neuroscience
Warren Alpert Medical School
Brown University Carney Institute for Brain Science
Providence, Rhode Island

Fred A. Lenz, MD, PhD
Professor of Neurosurgery
Department of Neurosurgery
Johns Hopkins University School of Medicine
Baltimore, Maryland

Nir Lipsman, MD, PhD, FRCSC
Neurosurgeon, Sunnybrook Health Sciences Centre
Scientist, Sunnybrook Research Institute
Assistant Professor, Department of Surgery
Associate Member, Institute of Medical Science
University of Toronto
Toronto, Ontario, Canada

Timothy H. Lucas, MD, PhD
Assistant Professor
Co-Director, Penn Center for Neuro-Engineering and Therapeutics
Director, Translational Neuromodulation Laboratory
Department of Neurosurgery
Perelman School of Medicine
University of Pennsylvania
Philadelphia, Pennsylvania

Charles B. Mikell, MD
Clinical Assistant Professor
Department of Neurosurgery
Stony Brook University Hospital
Stony Brook, New York

Jonathan P. Miller, MD, FAANS, FACS
George R. and Constance P. Lincoln Professor and Vice Chairman
Director, Functional and Restorative Neurosurgery Center
Department of Neurological Surgery
University Hospitals Cleveland Medical Center
Case Western Reserve University School of Medicine
Cleveland, Ohio

Kelly Mills, MD, MHS
Assistant Professor
Department of Neurology
Johns Hopkins University School of Medicine
Baltimore, Maryland

Shayan Moosa, MD
Neurosurgery Resident
Department of Neurological Surgery
University of Virginia School of Medicine
Charlottesville, Virginia

Pranav Nanda, MD
Neurosurgical Resident
Department of Neurosurgery
Massachusetts General Hospital
Boston, Massachusetts

Joseph S. Neimat, MD, MS
Professor and Chairman
Department of Neurological Surgery
University of Louisville
Louisville, Kentucky

Ruchit V. Patel, BS
Undergraduate Student
Department of Neuroscience
Johns Hopkins University
Baltimore, Maryland

Taylor E. Purvis, BA
Medical Student
Johns Hopkins University School of Medicine
Baltimore, Maryland

R. Mark Richardson, MD, PhD, FAANS
Director of Epilepsy and Movement Disorders Surgery
Department of Neurological Surgery
University of Pittsburgh School of Medicine
Pittsburgh, Pennsylvania

Sarah Ridge, BA
Medical Student
University of Cincinnati College of Medicine
Cincinnati, Ohio

Shenandoah Robinson, MD
Professor of Neurosurgery, Neurology and Pediatrics
Division of Pediatric Neurosurgery
Johns Hopkins University School of Medicine
Baltimore, Maryland

Margot Samson, BS
Medical Student
University of Central Florida College of Medicine
Orlando, Florida

Meghal Shah, MD
Medical Student
Department of Neuroscience
Warren Alpert Medical School
Brown University Carney Institute for Brain Science
Providence, Rhode Island

Smit Shah, BA
Medical Student
Rutgers, Robert Wood Johnson Medical School
Piscataway, New Jersey

Sameer A. Sheth MD, PhD
Associate Professor and Vice-Chair of Clinical Research
Director, Psychiatric Neurosurgery
Department of Neurosurgery
McNair Scholar
Baylor College of Medicine
Houston, Texas

Michael D. Staudt, MD, MSc
Neurosurgery Resident
Department of Clinical Neurological Sciences
London Health Sciences Centre
London, Ontario, Canada

Jennifer A. Sweet, MD
Stereotactic and Functional Neurosurgeon
University Hospitals Cleveland Medical Center;
Assistant Professor
Department of Neurosurgery
Case Western Reserve University School of Medicine
University Hospitals
Cleveland, Ohio

Travis S. Tierney, MD, PHD
Senior Lecturer
Department of Brain Sciences, Imperial College London
Department of Neurosurgery, Nicklaus Children's Hospital
Miami, Florida

Teresa Wojtasiewicz, MD
Neurosurgery Resident
Department of Neurosurgery
Johns Hopkins University School of Medicine
Baltimore, Maryland

Andrew I. Yang, MD
Resident
Department of Neurosurgery
Perelman School of Medicine
University of Pennsylvania
Philadelphia, Pennsylvania

Brett E. Youngerman, MD, MS
Chief Resident
Department of Neurosurgery
Columbia University Medical Center
New York, New York

Kareem A. Zaghloul, MD, PhD
Surgical Neurology Branch
National Institute of Neurologic Disorders and Stroke
National Institutes of Health
Functional and Restorative Neurosurgery Unit
Bethesda, Maryland

译者简介 Translators Introduction

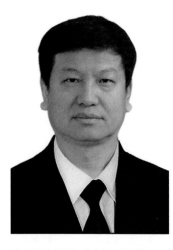

张建国，男，主任医师，教授，博士研究生导师。现任首都医科大学附属北京天坛医院神经外科中心副主任，首都医科大学附属北京天坛医院功能神经外科主任，北京市神经外科研究所功能神经外科研究室主任，神经电刺激研究与治疗北京重点实验室主任，首都医科大学运动障碍性疾病临床治疗与研究中心主任，神经调控技术国家工程实验室副主任，癫痫临床医学北京市重点实验室副主任，中国抗癫痫协会（CAAE）副会长，中华医学会神经外科分会功能神经外科学组名誉主任委员，中国神经调控联盟理事长，中国医师协会神经调控专业委员会副主任委员、北京医学会神经外科分会副主任委员，北京医学会帕金森病与运动障碍分会副主任委员，亚洲癫痫外科协会及中国抗癫痫协会常务理事，中国抗癫痫协会谭基金管委会主任委员。2006年，获北京市科学技术奖二等奖；2009年，获中华医学科技奖三等奖；2011年，获教育部科技进步奖二等奖、王忠诚神经外科医师年度奖之成就奖；2015年，获北京市科技进步一等奖；2017年，与清华大学合作入选国家科技部创新团队；2018年，获国家科技进步一等奖；第十一批"北京市有突出贡献的科学、技术、管理人才"；高层次人才学科带头人、重点医学专业发展计划项目和"登峰"人才培养计划的获得者。

Foreword by Translators 译者前言

Benabid 教授及其同事首次将脑深部电刺激（deep brain stimulation，DBS）技术用于治疗震颤并推广开来，DBS 在过去的 30 多年中已成为广泛用于治疗多种疾病的外科方法。近年来，随着神经调控技术基础研究的不断深入，以及对帕金森病、肌张力障碍疾病、癫痫、精神疾病及 PVS 等患者的进一步认识，DBS 已成为治疗运动障碍疾病的一线治疗手段，并在精神外科、疼痛、促醒、阿尔茨海默病、癫痫等领域表现出良好的治疗效果。

William S. Anderson 教授是约翰霍普金斯医学院神经外科和生物医学工程系副教授，由他及其他一些优秀的神经外科医师共同编写的 *Deep Brain Stimulation: Techniques and Practices* 一书，是一部实用性、可读性很强的功能神经外科案头参考书。该书立足并深入 DBS 治疗的各个细微环节，不仅详细介绍了既有的 DBS 技术，而且用了很大篇幅介绍了新近出现的一些 DBS 技术、理念及方法。书中论述深入浅出，于"无声处见惊雷"，既是对 DBS 发展至今的很好总结，又是对未来开展 DBS 工作的良好借鉴与指引。

随着医学技术及医工、科技的快速发展，DBS 的理念、技术也在迅速发展进步。相信不论是刚刚接触 DBS 领域的青年医师，还是一直在此领域历练多年的功能神经外科专家，都会从此书获益良多。

很荣幸能够翻译此书，并希望借此书与国内同道共勉。

原书前言 Foreword by Authors

　　这本书代表了一小群充满激情的功能神经外科医生的尝试，试图描述快速变化的脑深部电刺激实践，这与运动障碍和其他新兴条件有关。神经外科创新神经科学学会于 2014 年在 Baltimore 成立，旨在改善功能神经外科领域的沟通与合作。随着时间的推移，这一组织已成长起来，在重视研究和临床实践的同时，也承担着教育的角色。

　　在这个快速发展和技术依赖的领域中，我们将介绍脑深部电刺激技术在运动障碍中的基本应用。在过去的 5 年里，我们的研究领域发生了巨大变化，在全身麻醉的患者中引入了术中成像引导下的电极放置技术（利用术中 CT 或 MRI）来放置引线。本书除了讨论基于传统头架的技术外，还增加了对上述这些新技术的讨论。此外，毁损技术的复兴在成人特发性震颤和儿童肌张力障碍的治疗中发挥了重要作用，我们将进一步讨论磁共振引导下的聚焦超声治疗。重要的是，还有几章专门描述了脑深部电刺激对各种精神和神经疾病的新兴作用。最后，我们对术中实施脑深部电刺激的技术、脑深部电刺激在儿科的应用及为新外科医生进行脑深部电刺激实践的一些要点进行了总结。

　　希望本书能对神经外科住院医师、功能神经外科研究人员和新的脑深部电刺激从业人员有所帮助。

神经外科创新神经科学学会

会员：William S. Anderson, MA, MD, PhD

Wael F. Asaad, MD, PhD

Jason Gerrard, MD, PhD

Timothy H. Lucas, MD, PhD

R. Mark Richardson MD, PhD, FAANS

Sameer A. Sheth, MD, PhD

Travis S. Tierney, MD, PHD

Contents 目 录

第 1 章　脑深部电刺激简介：历史、简介及伦理考虑

Introduction to Deep Brain Stimulation : History, Techniques, and Ethical Considerations ⋯⋯⋯⋯ 001

一、概述 ⋯⋯⋯⋯⋯⋯⋯⋯⋯⋯⋯⋯⋯⋯⋯⋯⋯⋯⋯⋯⋯⋯⋯⋯⋯⋯⋯⋯⋯⋯⋯⋯⋯⋯⋯ 001

二、脑深部电刺激的历史 ⋯⋯⋯⋯⋯⋯⋯⋯⋯⋯⋯⋯⋯⋯⋯⋯⋯⋯⋯⋯⋯⋯⋯⋯⋯⋯⋯⋯⋯ 002

三、消融术 ⋯⋯⋯⋯⋯⋯⋯⋯⋯⋯⋯⋯⋯⋯⋯⋯⋯⋯⋯⋯⋯⋯⋯⋯⋯⋯⋯⋯⋯⋯⋯⋯⋯⋯⋯ 005

四、脑深部电刺激的手术技术 ⋯⋯⋯⋯⋯⋯⋯⋯⋯⋯⋯⋯⋯⋯⋯⋯⋯⋯⋯⋯⋯⋯⋯⋯⋯⋯⋯ 005

五、多学科委员会 ⋯⋯⋯⋯⋯⋯⋯⋯⋯⋯⋯⋯⋯⋯⋯⋯⋯⋯⋯⋯⋯⋯⋯⋯⋯⋯⋯⋯⋯⋯⋯ 009

六、伦理 ⋯⋯⋯⋯⋯⋯⋯⋯⋯⋯⋯⋯⋯⋯⋯⋯⋯⋯⋯⋯⋯⋯⋯⋯⋯⋯⋯⋯⋯⋯⋯⋯⋯⋯⋯⋯ 009

七、结论 ⋯⋯⋯⋯⋯⋯⋯⋯⋯⋯⋯⋯⋯⋯⋯⋯⋯⋯⋯⋯⋯⋯⋯⋯⋯⋯⋯⋯⋯⋯⋯⋯⋯⋯⋯⋯ 010

第 2 章　基于定制平台的立体定向脑深部电刺激电极植入技术（FHC 公司 StarFix 系统、Medtronic 公司 NexFrame 系统和机器人植入系统）

Customized Platform–Based Stereotactic DBS Lead Placement Technique (FHC StarFix, Medtronic NexFrame, and Robotic System Placement) ⋯⋯⋯⋯⋯⋯⋯⋯⋯⋯⋯⋯⋯⋯⋯⋯⋯⋯⋯⋯⋯⋯⋯ 012

一、背景 ⋯⋯⋯⋯⋯⋯⋯⋯⋯⋯⋯⋯⋯⋯⋯⋯⋯⋯⋯⋯⋯⋯⋯⋯⋯⋯⋯⋯⋯⋯⋯⋯⋯⋯⋯⋯ 012

二、基于头架与基于影像学坐标系统的比较 ⋯⋯⋯⋯⋯⋯⋯⋯⋯⋯⋯⋯⋯⋯⋯⋯⋯⋯⋯⋯ 012

三、各系统对比 ⋯⋯⋯⋯⋯⋯⋯⋯⋯⋯⋯⋯⋯⋯⋯⋯⋯⋯⋯⋯⋯⋯⋯⋯⋯⋯⋯⋯⋯⋯⋯⋯ 016

第 3 章　微电极记录方法

Microelectrode Recording Methods ⋯⋯⋯⋯⋯⋯⋯⋯⋯⋯⋯⋯⋯⋯⋯⋯⋯⋯⋯⋯⋯⋯⋯⋯⋯ 019

一、概述 ⋯⋯⋯⋯⋯⋯⋯⋯⋯⋯⋯⋯⋯⋯⋯⋯⋯⋯⋯⋯⋯⋯⋯⋯⋯⋯⋯⋯⋯⋯⋯⋯⋯⋯⋯⋯ 019

二、定位的基本原理 ⋯⋯⋯⋯⋯⋯⋯⋯⋯⋯⋯⋯⋯⋯⋯⋯⋯⋯⋯⋯⋯⋯⋯⋯⋯⋯⋯⋯⋯⋯⋯ 020

三、微电极技术与方法 ⋯⋯⋯⋯⋯⋯⋯⋯⋯⋯⋯⋯⋯⋯⋯⋯⋯⋯⋯⋯⋯⋯⋯⋯⋯⋯⋯⋯⋯⋯ 020

四、争论和并发症 ⋯⋯⋯⋯⋯⋯⋯⋯⋯⋯⋯⋯⋯⋯⋯⋯⋯⋯⋯⋯⋯⋯⋯⋯⋯⋯⋯⋯⋯⋯⋯⋯ 024

五、总结 ⋯⋯⋯⋯⋯⋯⋯⋯⋯⋯⋯⋯⋯⋯⋯⋯⋯⋯⋯⋯⋯⋯⋯⋯⋯⋯⋯⋯⋯⋯⋯⋯⋯⋯⋯⋯ 024

第 4 章　术中基于影像的电极植入

Intraoperative Imaging–Based Lead Implantation ⋯⋯⋯⋯⋯⋯⋯⋯⋯⋯⋯⋯⋯⋯⋯⋯⋯⋯⋯⋯ 027

一、概述 ⋯⋯⋯⋯⋯⋯⋯⋯⋯⋯⋯⋯⋯⋯⋯⋯⋯⋯⋯⋯⋯⋯⋯⋯⋯⋯⋯⋯⋯⋯⋯⋯⋯⋯⋯⋯ 027

二、在睡眠患者中电极植入术的进展 ·· 027

三、术中计算机断层扫描验证的脑深部电刺激 ·· 028

四、术中或介入磁共振成像引导下的脑深部电刺激 ··· 028

五、全麻下脑深部电刺激的患者选择 ·· 033

六、展望 ··· 033

第 5 章　毁损手术治疗运动障碍疾病

Lesioning Methods for Movement Disorders ··· 035

一、概述 ··· 035

二、苍白球切开术 ·· 035

三、腹侧丘脑切开术 ··· 036

四、立体定向手术技术 ·· 037

五、放射外科毁损手术 ·· 037

六、磁共振热成像下激光间质热凝 ·· 037

七、磁共振引导超声聚焦 ··· 038

八、结论 ··· 040

第 6 章　脑深部电刺激靶点的计算机建模及纤维束成像

Computational Modeling and Tractography for DBS Targeting ····················· 042

一、概述 ··· 042

二、计算建模技术 ·· 043

三、先进的影像学技术 ·· 044

四、计算机建模和高级成像技术应用的未来 ··· 047

第 7 章　闭环电刺激的应用现状及展望

Closed-Loop Stimulation Methods: Current Practice and Future Promise ········· 049

一、概述 ··· 049

二、闭环神经调控的方法 ··· 050

三、现有的电刺激产品和临床数据 ·· 054

四、关键问题和未来展望 ··· 057

五、结论 ··· 058

第 8 章　帕金森病的治疗

Parkinson's Disease Application ·· 061

一、概述 ··· 061

二、患者入选·· 062

三、治疗目标·· 063

四、靶点选择·· 063

五、脑深部电刺激术的获益··· 064

六、脑深部电刺激术的风险··· 064

七、技术·· 065

八、术后·· 068

九、总结·· 069

第 9 章　特发性震颤中的应用

Essential Tremor Application·· 072

一、概述·· 072

二、基因·· 073

三、病理生理学和震颤环路··· 074

四、诊断性检查·· 074

五、特发性震颤的内科治疗··· 078

六、特发性震颤的手术治疗··· 078

七、手术步骤·· 079

八、微创手术·· 085

九、未来展望·· 087

第 10 章　脑深部电刺激治疗肌张力障碍：临床回顾和外科考虑

Deep Brain Stimulation for Dystonia—Clinical Review and Surgical Considerations············· 089

一、概述·· 089

二、肌张力障碍的分级和检查·· 089

三、内科治疗·· 091

四、手术治疗·· 092

五、DBS 程控和疗效·· 096

六、总结·· 099

第 11 章　脑深部电刺激治疗强迫症

Deep Brain Stimulation for Obsessive Compulsive Disorder················ 103

一、概述·· 103

二、立体定向神经外科治疗强迫症的发展历程·· 103

三、强迫症病理生理学·· 104

四、DBS 治疗强迫症靶点的发展 105

五、纳入标准 106

六、DBS 对强迫症的有效性 106

七、不良事件 110

八、研究摘要 110

九、研究设计注意事项 111

十、未来研究方向 111

十一、结论 112

第 12 章　脑深部电刺激治疗癫痫

Deep Brain Stimulation in Epilepsy 114

一、概述 114

二、小脑 114

三、丘脑 116

四、基底核 119

五、海马 121

六、反馈性神经刺激 122

七、结论 123

第 13 章　脑深部电刺激在重度抑郁症治疗中的应用

Deep Brain Stimulation in Major Depression 126

一、概述 126

二、目前脑深部电刺激在重度抑郁症治疗中的应用 127

三、脑深部电刺激治疗重度抑郁症的未来 135

四、结论 140

第 14 章　脑深部电刺激治疗抽动秽语综合征

Deep Brain Stimulation in Tourette Syndrome 143

一、概述 143

二、抽动秽语综合征流行病学 143

三、抽动秽语综合征症状学特征 144

四、抽动秽语综合征的病理生理学 145

五、抽动秽语综合征的治疗 145

六、手术流程和脑深部电刺激电极植入 150

七、脑深部电刺激系统脉冲发生器的术后程控 151

八、未来方向 ⋯⋯⋯⋯⋯⋯⋯⋯⋯⋯⋯⋯⋯⋯⋯⋯⋯⋯⋯⋯⋯⋯⋯⋯⋯⋯⋯⋯⋯⋯⋯⋯⋯⋯⋯⋯ 154

第 15 章　脑深部电刺激治疗适应证

Deep Brain Stimulation for Emerging Psychiatric Indications ⋯⋯⋯⋯⋯⋯⋯⋯⋯⋯⋯⋯ 156

一、概述 ⋯⋯⋯⋯⋯⋯⋯⋯⋯⋯⋯⋯⋯⋯⋯⋯⋯⋯⋯⋯⋯⋯⋯⋯⋯⋯⋯⋯⋯⋯⋯⋯⋯⋯⋯⋯⋯ 156

二、精神性厌食 ⋯⋯⋯⋯⋯⋯⋯⋯⋯⋯⋯⋯⋯⋯⋯⋯⋯⋯⋯⋯⋯⋯⋯⋯⋯⋯⋯⋯⋯⋯⋯⋯⋯ 156

三、成瘾和物质使用障碍 ⋯⋯⋯⋯⋯⋯⋯⋯⋯⋯⋯⋯⋯⋯⋯⋯⋯⋯⋯⋯⋯⋯⋯⋯⋯⋯⋯⋯ 158

四、攻击和自残行为 ⋯⋯⋯⋯⋯⋯⋯⋯⋯⋯⋯⋯⋯⋯⋯⋯⋯⋯⋯⋯⋯⋯⋯⋯⋯⋯⋯⋯⋯⋯ 159

五、创伤后应激障碍 ⋯⋯⋯⋯⋯⋯⋯⋯⋯⋯⋯⋯⋯⋯⋯⋯⋯⋯⋯⋯⋯⋯⋯⋯⋯⋯⋯⋯⋯⋯ 160

六、精神分裂症 ⋯⋯⋯⋯⋯⋯⋯⋯⋯⋯⋯⋯⋯⋯⋯⋯⋯⋯⋯⋯⋯⋯⋯⋯⋯⋯⋯⋯⋯⋯⋯⋯ 161

七、结论 ⋯⋯⋯⋯⋯⋯⋯⋯⋯⋯⋯⋯⋯⋯⋯⋯⋯⋯⋯⋯⋯⋯⋯⋯⋯⋯⋯⋯⋯⋯⋯⋯⋯⋯⋯⋯ 161

第 16 章　脑深部电刺激的术中相关研究

Intraoperative Research during Deep Brain Stimulation Surgery ⋯⋯⋯⋯⋯⋯⋯⋯⋯ 164

一、概述 ⋯⋯⋯⋯⋯⋯⋯⋯⋯⋯⋯⋯⋯⋯⋯⋯⋯⋯⋯⋯⋯⋯⋯⋯⋯⋯⋯⋯⋯⋯⋯⋯⋯⋯⋯⋯ 164

二、建立科学假设 ⋯⋯⋯⋯⋯⋯⋯⋯⋯⋯⋯⋯⋯⋯⋯⋯⋯⋯⋯⋯⋯⋯⋯⋯⋯⋯⋯⋯⋯⋯⋯ 165

三、患者选择和伦理委员会决议 ⋯⋯⋯⋯⋯⋯⋯⋯⋯⋯⋯⋯⋯⋯⋯⋯⋯⋯⋯⋯⋯⋯⋯⋯ 165

四、设备和仪器安装 ⋯⋯⋯⋯⋯⋯⋯⋯⋯⋯⋯⋯⋯⋯⋯⋯⋯⋯⋯⋯⋯⋯⋯⋯⋯⋯⋯⋯⋯⋯ 166

五、行为任务控制 ⋯⋯⋯⋯⋯⋯⋯⋯⋯⋯⋯⋯⋯⋯⋯⋯⋯⋯⋯⋯⋯⋯⋯⋯⋯⋯⋯⋯⋯⋯⋯ 167

六、数据分析 ⋯⋯⋯⋯⋯⋯⋯⋯⋯⋯⋯⋯⋯⋯⋯⋯⋯⋯⋯⋯⋯⋯⋯⋯⋯⋯⋯⋯⋯⋯⋯⋯⋯⋯ 168

七、基于影像的记录位点重建 ⋯⋯⋯⋯⋯⋯⋯⋯⋯⋯⋯⋯⋯⋯⋯⋯⋯⋯⋯⋯⋯⋯⋯⋯⋯ 170

八、局限性 ⋯⋯⋯⋯⋯⋯⋯⋯⋯⋯⋯⋯⋯⋯⋯⋯⋯⋯⋯⋯⋯⋯⋯⋯⋯⋯⋯⋯⋯⋯⋯⋯⋯⋯⋯ 172

九、结论 ⋯⋯⋯⋯⋯⋯⋯⋯⋯⋯⋯⋯⋯⋯⋯⋯⋯⋯⋯⋯⋯⋯⋯⋯⋯⋯⋯⋯⋯⋯⋯⋯⋯⋯⋯⋯ 173

第 17 章　脑深部电刺激：儿科疾病应用中的技术与实践

Deep Brain Stimulation: Techniques and Practice for Pediatrics Indications ⋯⋯⋯ 175

一、概述 ⋯⋯⋯⋯⋯⋯⋯⋯⋯⋯⋯⋯⋯⋯⋯⋯⋯⋯⋯⋯⋯⋯⋯⋯⋯⋯⋯⋯⋯⋯⋯⋯⋯⋯⋯⋯ 175

二、需要神经外科急诊处理的儿童运动障碍疾病 ⋯⋯⋯⋯⋯⋯⋯⋯⋯⋯⋯⋯⋯⋯⋯ 176

三、肌张力障碍 ⋯⋯⋯⋯⋯⋯⋯⋯⋯⋯⋯⋯⋯⋯⋯⋯⋯⋯⋯⋯⋯⋯⋯⋯⋯⋯⋯⋯⋯⋯⋯⋯ 177

四、痉挛 ⋯⋯⋯⋯⋯⋯⋯⋯⋯⋯⋯⋯⋯⋯⋯⋯⋯⋯⋯⋯⋯⋯⋯⋯⋯⋯⋯⋯⋯⋯⋯⋯⋯⋯⋯⋯ 179

五、抽动秽语综合征 ⋯⋯⋯⋯⋯⋯⋯⋯⋯⋯⋯⋯⋯⋯⋯⋯⋯⋯⋯⋯⋯⋯⋯⋯⋯⋯⋯⋯⋯⋯ 182

六、外科手术相关思考 ⋯⋯⋯⋯⋯⋯⋯⋯⋯⋯⋯⋯⋯⋯⋯⋯⋯⋯⋯⋯⋯⋯⋯⋯⋯⋯⋯⋯ 182

七、脑深部电刺激置入病例举例 ⋯⋯⋯⋯⋯⋯⋯⋯⋯⋯⋯⋯⋯⋯⋯⋯⋯⋯⋯⋯⋯⋯⋯ 183

八、未来的方向 ⋯⋯⋯⋯⋯⋯⋯⋯⋯⋯⋯⋯⋯⋯⋯⋯⋯⋯⋯⋯⋯⋯⋯⋯⋯⋯⋯⋯⋯⋯⋯⋯ 183

九、小儿功能神经外科的亮点 ⋯⋯⋯⋯⋯⋯⋯⋯⋯⋯⋯⋯⋯⋯⋯⋯⋯⋯⋯⋯⋯⋯⋯⋯ 184

第 18 章　建立自己的脑深部电刺激事业
Establishing a Deep Brain Stimulation Practice ·· 187
一、概述 ·· 187
二、我真正想要的是什么 ··· 187
三、事业类型 ··· 190
四、如何开始 ··· 190
五、总结与结论 ··· 194

第 1 章 脑深部电刺激简介：历史、简介及伦理考虑

Introduction to Deep Brain Stimulation : History, Techniques, and Ethical Considerations

Teresa Wojtasiewicz, Nir Lipsman, Jason Gerrard, Travis S. Tierney **著**

张　凯　尹子霄　张建国 **译**

摘要： 脑深部电刺激（deep brain stimulation，DBS）是经过数十年在立体定向引导、神经生理学及神经解剖学方面的研究而发展起来的手术方式。现在，DBS 是一种经过验证、经美国食品药品管理局（Food and Drug Administration，FDA）批准的治疗多种神经和精神疾病的手段，包括帕金森病、特发性震颤、肌张力障碍、强迫症和癫痫，而更多的应用仍在探究中。随着激光导热疗法和经颅聚焦超声等微创技术的发展，毁损术再次引起人们的兴趣。随着时间发展，电极植入和手术技术将继续进步。多学科团队对患者的最佳评估、靶点选择以及术后随访至关重要。医学伦理学是多学科管理中的重要组成部分，尤其对于儿童患者、精神疾病患者和因运动障碍导致身体严重衰弱的患者来说。

关键词： 脑深部电刺激，功能神经外科，伦理学

一、概述

自从 Benabid 和他的同事们第一次将这项技术推广并用于治疗震颤以来，DBS 在过去的 30 年中已经成为一种广泛用于多种疾病的治疗方法[1]。甚至在此之前，早期的神经调控研究就把下丘脑和丘脑的躯体感觉区作为治疗疼痛的靶点[2-4]。在对丘脑的高频刺激中人们发现刺激丘脑可以减轻震颤[5-7]。进一步研究表明，通过毁损术进行的调控或毁损治疗具有治疗运动障碍患者的潜力[8-11]。现在，DBS 是一种经过验证、经美国 FDA 批准的治疗神经疾病的手段，包括帕金森病、特发性震颤、肌张力障碍、强迫症和癫痫，而更多的应用仍在调查研究中。随着微创技术如 γ 刀、磁共振成像（magnetic resonance

imaging，MRI）引导的聚焦超声的发展，立体定向毁损术正重新引起人们的兴趣[12, 13]。DBS 系统现在可以通过几种不同的方法植入，包括一系列的立体定向头架、图像引导靶向、术中微电极记录（microelectrode recordings，MERs）和测试。同时，现在有多种用于 DBS 的硬件和软件可供选择，包括不同的导线和植入脉冲发生器。对于单个患者来说，多学科团队至关重要，既能决定什么患者最适合手术，也能确定最佳治疗方案。多学科协作可对潜在的手术适应证患者进行恰当的术前评估，并在 DBS 硬件植入后持续进行术后管理，使 DBS 的成功机会最大化。医学伦理学是多学科管理中的重要组成部分，尤其是在儿童患者、精神疾病患者和因运动障碍导致身体严重衰弱的患者中。

二、脑深部电刺激的历史

从希腊和埃及医学中最早记载的用电鳐来治疗疼痛和 Galvani 对青蛙肌肉收缩的研究开始，几个世纪以来，电刺激一直为治疗人类疾病提供了有吸引力的可能 [14-16]。数千年来，许多文明都相信以大脑为靶点可以治疗精神和心理疾病，从最早的钻孔术的尝试，到 15 世纪关于从不稳定的人身上提取"精神之石"的艺术表演都能找到例子 [17]。有趣的是，对大脑病变的研究早于对大脑功能的了解，而电刺激是了解这些知识的关键。病理学的一些研究表明人复杂的行为可能归因于大脑的特定区域，如发生在 Phineas Gage 身上的额叶断开后行为发生改变 [17, 18]。Jean Bouillaud、Simon Aubertin 和 Paul Broca 等医生从失语症患者中观察到，语言功能可以定位于大脑的特定区域 [19, 20]。这些发现启发了 Gustav Fritsch 和 Eduard Hitzig，他们通过刺激暴露的狗大脑皮质表面定位了大脑的运动和非运动功能区，从而证明了定位理论 [21]。David Ferrier 在猴子身上进行了进一步的实验，并定位了听觉、视觉注意和次级运动区 [20, 22]。1874 年，Roberts Barthelow 在一名患有侵袭性基底细胞癌的清醒患者身上首次使用了神经刺激，他刺激了患者的顶叶，从而产生了对侧的肢体运动，并随后引发了癫痫 [23]。此后不久，神经外科学中多个方面的先驱者 Victor Horsley 爵士在 1884 年发表了一例枕部脑膨出的电刺激病例，同时他和其他神经外科医生开始使用神经刺激来绘制大脑功能图 [16, 24, 25]。Horsley 随后在 1908 年施行了第一例运动障碍手术，通过切除中央前回他成功地治疗了一名患有偏身手足徐动症的患者，手术治愈了患者的运动障碍，但造成了偏瘫 [26]。

在 Horsley 切除中央前回后的数十年中，运动障碍病的治疗均以阻断锥体运动束为目的，但其发病率和死亡率都很高 [15, 16]。在对运动障碍患者的解剖研究中发现了深部脑结构的异常，包括基底核的萎缩，但在当时基底核被认为是一个危险的靶点，而且基底核的生理学环路机制仍不清楚 [27]。Meyers 医生报道了几种基底核的手术方法，包括豆状核襻切开，但这些手术伴随着 12% 的死亡率，这被他认为是不可接受的 [28]。尽管开放式手术方法存在并发症，但 Meyers 的贡献明确表明基底核毁损可以有效地治疗震颤而不引起瘫痪或昏迷。这些观念挑战了当时流行的 Dandy 的观点，他认为对基底核的侵入性操作通常会导致昏迷，而之前的观点认为只有通过对锥体束的毁损才能减轻震颤。Meyers 的重要发现为之后以锥体外系皮质下结构为靶向的难治性运动障碍的立体定向手术方法奠定了基础。1952 年，Irving Cooper 仍使用开放式方法接近下行束并试图进行大脑脚切开术时，无意中遇到并被迫结扎了脉络膜前动脉 [29]。意外的是，由此产生的梗死减轻了震颤而没有引起偏瘫 [29]。之后他在其他患者身上重现这一现象，并把这一手术的优点归因于其阻断了苍白球的传出通路 [30]。尽管 Spiegel 和 Wycis 在 1947 年提出了著名的基于头架的立体定向手术，但 Cooper 仍继续用徒手的方法进行基底核和丘脑毁损术 [31, 32]。Cooper 的方法时有成功，并且与之前的开放式方法相比有更低的并发症风险。尽管他的工作对运动障碍外科治疗领域的技术改进方面作用甚微，但这些发现最终制止了继续把下行皮质脊髓束作为手术靶点以治疗震颤的尝试。

治疗精神疾病的毁损术也在 20 世纪早期到中期蓬勃发展。神经解剖学的发展表明大脑的不同功能分别定位于某些特定区域，临床上可见额叶损伤的患者行为学发生改变，提示精神疾病的病理变化可以被定位于额叶 [17]。一些早期的额叶切除的尝试因其高致死率和低症状缓解率而没有激发人们对精神外科学的热情，如 1891 年 Gottlieb Burckhardt 报道的 6 例患者以及 1910 年 Lodovicus Puusepp 报道的 3 例患者 [17, 33, 34]。1935 年，在伦敦举行的第二届国际神经病学大会上，John Fulton 和 Carlyle Jacobsen 发表了黑猩猩实验的结果，结果表明，切除额叶可以减少黑猩猩因没有得到预期奖励而产生的"沮丧行为"，这才真正开启了精神外科学的纪元 [35]。这次会议的听众包括 Walter Freeman 和 Antonio Egas Moniz，他们热衷于将这些结果进行临床转化。Moniz 与 Almeida Lima 合作，成功实施了第一例额叶白质切除术来治疗精神病患者，他们最初使用酒精注射法，随后开始使用一种新工具——脑白质切断器 [36]。不久之后，Walter Freeman 和 James Watts 复制了 Moniz 的脑叶白质切除术，并发现它在治疗精神病和包括抑郁症在内的其他疾病方面是有效的 [37, 38]。Freeman 和 Watts 对 Moniz 的技术进行了改进，并创造了一种校准后的工具——精密脑白质切断器。尽管 14% 的患者预后不佳，且难以控制的出血、癫痫和冷漠型额叶综合征的发生率很高，但整体初期结果是有效的 [38]。Freeman 对这些结果充满了热情，他改进了由 Amarro Fiamberti 发明的一种经眶内手术技术，这种技术可以在没有神经外科医生或麻醉科医生协助的情况下对接受电休克治疗后失去知觉的患者进行手术 [39]。但是这些技术受到了学术医疗机构的警告，包括他之前的合作者，但 Freeman 并未理会这些批评，并开始在美国各地的办公室、收容所和汽车旅馆等场所用便携式器械实施他的经眶内脑白质切除术 [40]。他的手术的并发症、不加区分地选择患者、缺乏无菌观念以及不能认识到自己的局限性开始引起医学界和普通大众的严重不满 [17, 41]。最终，氯丙嗪和其他抗精神病药物的发现给经眶内脑白质切除术画上了句号 [17]。尽管额叶切除术是精神外科学史上的一个污点，但许多与 Freeman 同时代的人意识到更精确的额叶切除可以缓解精神症状，其中包括 John Fulton 和 William Scoville。前者用 "为什么不用霰弹枪呢？" 来描述 Freeman 粗糙的脑白质切除术，而后者开发了一种皮质切开的方法 [42, 43]。立体定位手术可以使精神外科手术的治疗靶点达到更高的精度。

立体定向头架的开发提高了神经外科手术治疗神经系统疾病的精确性和安全性。Victor Horsley 爵士和 Robert Clarke 合作开发了第一个立体定向头架（图 1-1A）。借助这个头架，他们成功地在动物脑内插入了探针 [44, 45]。这个最初的

头架基于三维笛卡尔坐标系统并包括一个能够插入指定结构中的持针器，这使得它能够在对周围组织造成最小损伤的前提下进入指定结构 [44, 45]。然而，Horsley-Clarke 头架依赖于大脑外部的标记，这是不可靠的，因此该头架没有被用于人类受试者 [44, 45]。Spiegel 和 Wycis 在费城的 Thomas Jefferson 医院通过创造一个类似的头架解决了这个问题（图 1-1B）。结合立体定向脑成像技术，他们使用他们的头架进行真正的立体定向手术，包括丘脑切开术、苍白球切开术、半月神经节毁损术和脊髓丘脑束毁损术 [46]。在参观了 Spiegel-Wycis 的头架后，Lars Leksell 创造了一个具有弧心目标的新头架，并在 1951 年发表了他的结果（图 1-1C）[44, 47]。Leksell 的头架上有环形和弧形的角度标志，能够很容易地从颅骨上的几乎任何点创建到达靶点的路径。与 Wycis 和 Spiegel 小组一样，Leksell 利用他的立体定向方法通过实施内囊前肢毁损术治疗了强迫症患者 [48]。立体定向手术使神经外科医生能够安全地靶向大脑深部区域来进行刺激和毁损，包括内囊毁损术、扣带回毁损术、尾状核下传导束毁损术和边缘系统脑白质毁损术 [49]。在 20 世纪 60 年代和 70 年代，随着脑白质切除术不再风靡，其他几个研究小组试图通过立体定向毁损术来治疗精神疾病。内囊前肢最初被 Talairach 和他的同事选为靶点，后来经过了 Leksell 和其他人的改进，这种方法在治疗强迫症方面有 50% ～ 70% 的有效率 [50, 51]。前扣带回毁损术也可以用于中断边缘投射，在治疗包括强迫症、焦虑症、抑郁症和双相情感障碍在内的多种疾病中都有不错的疗效 [49]。研究表明，内囊前肢毁损术在治疗难治性精神疾病的有效率为 33% ～ 60% [49]。尾状核下传导束毁损术由 Geoffrey Knight 在 1964 年首次提出，其靶点是连接眶额区和边缘区的前部白质束。该手术用于治疗强迫症、焦虑症、抑郁症和双相情感障碍，有效率为 40% ～ 60%，与扣带回毁损术相当，并发症发生率同样较低 [52, 53]。前扣带回毁损术和尾状核下传导束毁损术的联合治疗也被称为尾状核下传导束毁损术，用于治疗强迫症和抑郁症，疗效

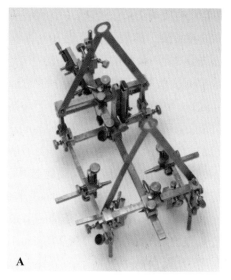

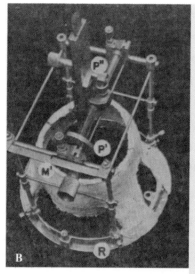

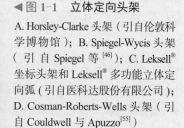

◀图 1-1 立体定向头架
A. Horsley-Clarke 头架（引自伦敦科学博物馆）；B. Spiegel-Wycis 头架（引自 Spiegel 等 [46]）；C. Leksell® 坐标头架和 Leksell® 多功能立体定向弧（引自医科达股份有限公司）；D. Cosman-Roberts-Wells 头架（引自 Couldwell 与 Apuzzo[55]）

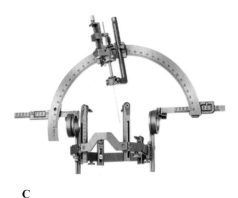

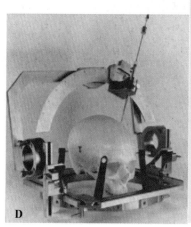

合理，且不良反应发生率低 [54]。基于立体定向技术的毁损手术为 DBS 治疗精神疾病奠定了基础，毁损运动障碍疾病和精神疾病的手术治疗都促进了 DBS 的发展。

虽然现代 DBS 诞生的标志通常被认为是 Benebid 在 1987 年发表的关于丘脑刺激的论文，但早在那之前神经外科医生就已经开始使用急性刺激来治疗疾病 [1, 15]。DBS 是在 20 世纪 50 年代立体定向手术兴起后被接受的。在 20 世纪 40 年代和 50 年代早期，包括 Spiegel 和 Wycis 在内，许多外科医生会在毁损术前刺激立体定向路径来确保安全 [15]。不久，自 Pool 医生刺激下丘脑的研究及 Robert Heath 刺激小脑治疗精神病的研究开始，电刺激开始用于精神病的治疗 [2, 56, 57]。虽然在 20 世纪 70 年代左旋多巴 [58] 和氯丙嗪被广泛使用后，人们对外科手术治疗运动障碍和精神

病的热情有所减弱，但对这些神经疾病的毁损术和神经刺激的研究在一些中心仍在继续。DBS 还被研究用于其他疾病，如慢性疼痛 [2-4]。另外，人们在通过刺激丘脑躯体感觉区以治疗疼痛的尝试中发现，刺激丘脑后震颤也同样减轻了 [5-7]。1987 年，Benebid 医生和他的团队发现丘脑 DBS 可以减轻药物难治性帕金森病患者的震颤症状。随后的研究证实了丘脑 DBS 治疗震颤的安全性和有效性，因此 FDA 于 1997 年批准将丘脑 DBS 用于特发性震颤的治疗 [8-10]。随机对照试验和大型前瞻性试验证实了丘脑 DBS 治疗特发性震颤的疗效 [59-61]。在接下来的数年中，其他用于治疗运动障碍的 DBS 靶点被发现，包括苍白球内侧部（globus pallidus interna，GPi）[11, 62] 和丘脑底核（subthalamic nucleus，STN）[9, 63]。FDA 于 2002 年批准将 GPi-DBS 和 STN-DBS 用于帕

金森病的治疗。随后，随机对照试验证实 GPi-DBS 和 STN-DBS 对帕金森病有效[64-67]。

三、消融术

消融术在 DBS 被引入后应用逐渐减少，但对于某些患者，毁损仍然是一种选择。Lars Leksell 最初将 Leksell 头架用于放射外科苍白球毁损术和丘脑毁损术[68, 69]，且这些术式被沿用至今[70-72]。尽管消融与早期名声不佳的毁损手术比较类似，但近年其重新引起了人们的兴趣[73]。立体定向放射外科可用于包括前扣带回、无名质和内囊前肢在内的结构的聚焦消融，能够减轻强迫症、焦虑症和抑郁症的症状[74]。激光导热疗法（laser interstitial therapy，LITT），即一种将光纤穿过钻孔并确定消融轨迹的方法，也被用于苍白球毁损术中[75]。最终，MRI 引导下单侧丘脑聚焦超声毁损术被证实在对特发性震颤[12] 和以震颤为主要症状的帕金森病[13] 的治疗中有效，且并发症的发生率低[76]。由于目前没有其他术式能够取代 DBS，这些 DBS 的新应用和新方法仍将是研究的热点。

四、脑深部电刺激的手术技术

DBS 可以通过许多不同的方法成功实施，包括多种靶点定位和硬件放置的选择。在不同的中心之间，手术方式具有明显的不同，手术的许多要素存在差异，包括术前靶点定位和路径选择、头架的使用、切口和钻孔的选择、术中测试和术后影像学确认[77]。大多数外科医生将 DBS 作为一个分期手术，将电极植入和导线及刺激器植入作为单独的手术[77]。这一分期的基本原理可能与手术持续时间、对麻醉技术和患者体位的不同需求以及感染风险增加有关。目前，分期和一期 DBS 手术都是合适的[77, 78]。随着 DBS 设备公司之间的竞争愈发激烈，更多的硬件选择已经出现，并将继续发展。带有分段触点的定向导线可被用来引导电流以避免电流到达医生不希望到

达的结构，比如内囊，同时保证电流到达治疗靶点[79, 80]。可充电植入式刺激器现在已经可以应用，其有更长的使用年限，这对于那些愿意为设备充电的患者来说可能是一个不错的选择[81, 82]。

（一）基于头架的手术方式与无头架手术方式对比

精确的靶点定位是 DBS 成功的关键，可以使用基于头架的手术方式实施 DBS。现在有多种可以使用的头架，包括 Leksell 头架（图 1-1C）和 Cosman-Roberts-Wells（CRW）头架（图 1-1D）。另外，无头架技术也被证实可以安全、精确地实施 DBS，其同样有数种选择，包括 NexFrame 技术和 StarFix 技术。无头架 DBS 的手术方式和技术将在本书的其他章节中详细讨论。基于颅骨模型的试验研究表明，无头架技术的精准度能够超过基于头架的手术方式（无头架技术的平均定位误差为 1.25mm，而 CRW 头架的平均定位误差为 1.8mm，Leksell 头架为 1.7mm）[83-85]。然而，一些基于患者的试验研究表明无头架技术可能不如基于头架的手术方式精准，尽管两类患者的预后相当[86, 87]。如今，手术机器人辅助可能为立体定向颅内手术提供另一精准定位技术，并且可能被应用于 DBS 的电极植入[88, 89]。

（二）微电极记录与术中监护

另外一个争论较多的话题是通过微电极记录和术中测试进行 DBS（即清醒状态），还是仅使用解剖或图像引导定位进行 DBS（即全麻状态）更加精准有效。目前，关于微电极记录是精确植入电极中不可缺少的工具，还是影像引导已经足够精确这一问题，仍然存在一些争议[90-92]。研究表明，微电极记录往往能够提供数据以校正最终的电极植入位置，这表明微电极记录收集的信息在电极的精确植入中至关重要[93-95]。微电极记录提示的电极位置校正能否改善预后尚未达成共识，而且研究表明不使用微电极记录的 DBS 手术效果同样良好[96, 97]。另外，直接影像引导技

术的支持者认为，术中记录的校正是在基于影像的靶点选择时进行的，这通常与间接坐标定位略有不同。最近的一项 Meta 分析显示，使用微电极记录和清醒状态下手术与更多的电极偏移和更高的并发症发生率有关，但电刺激诱发的不良反应发生率较低[98]。清醒状态手术与全麻下手术对运动症状的整体改善大致相当，尽管一些研究认为清醒状态下手术的患者可能改善得更快[98]，而患者似乎更偏好在全麻下进行 DBS[99]。对于那些不愿意或不耐受在清醒状态下经历长时间手术并参与术中测试的患者来说，一些能够进一步提升全麻手术精确性的技术，比如机器人引导，将是非常有益的[100]。

（三）DBS 的手术步骤

如上文所述，DBS 有多种方法，且新技术的出现提供了更多选择，可以使手术更加舒适、方便、安全和精准。本文主要描述基于头架并使用微电极记录和术中刺激的 DBS 手术步骤。如果您想阅读其他关于手术步骤的优秀综述，请参阅 Kramer 等[101] 或 Machado 等[102] 的文章。本书的其他章节将详细介绍几种替代术式，包括无头架立体定向手术和不使用术中记录或刺激的基于 MRI 或计算机断层扫描（computed tomography，CT）的定位法。

1. 术前准备

患者会在术前接受 MRI 检查，包括薄层轴位 T_1 和 T_2 加权成像以及使用钆造影剂的 3D T_1 成像。手术前不久，患者会进行与基架 0° 处的 1.5mm 轴向体层 CT 扫描。在手术当天，医生会使用商业计算机化立体定向手术计划工作站（例如）对 CT 和 MRI 结果进行配准并确定到达靶点的路径。MRI 和 CT 的融合有助于提高靶点定位的空间准确性[103]。确定前连合（anterior commissure，AC）和后连合（posterior commissure，PC）层面并与基于图谱的坐标进行比较，以估算 DBS 的靶点位置[104, 105]。一旦规划好手术靶点、电极进入点和进入路径后，立体定向计划站就能够获得 X、Y、Z 坐标及弧弓和

耳环角度。

2. 头架放置

手术当日早晨，立体定向头架将会组装好。对于我们机构使用的 Leksell 头架来说，设置步骤如下：将面板固定在头架的前面，弯曲处向上。两根长的弯柱固定在头架的两个前角，底部固定在 6cm 标记处；两根短柱固定在头架的两个后角，底部固定在 2cm 标记处（图 1-2 和图 1-3）。可以根据需要对这些数值进行调整以使头架与患者颅骨相符合，并与眦耳线平行。头架组装完成后，就可以准备为患者安装头架。

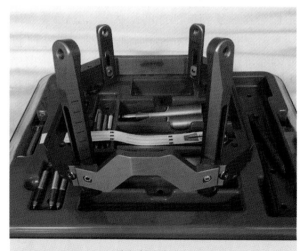

▲ 图 1-2 头架放置与组装（正面观）

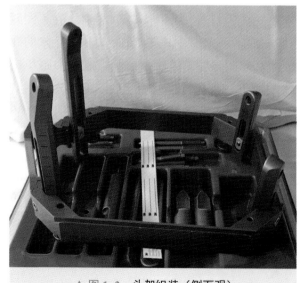

▲ 图 1-3 头架组装（侧面观）

如果需要的话，可在头架定位与安装前使用抗焦虑药物。患者应在轮椅或担架上保持上身竖直（与水平线成90°）。将头架放于患者头部上方，并在即将放置螺钉的目标点作皮肤标记。手术区域用碘伏或氯己定消毒，并进行局部麻醉。在我们机构，我们使用15～30ml将速效局麻药和长效局麻药按1∶1混合成的麻醉药（如利多卡因与布比卡因）皮下注射来实施局部麻醉。局部麻醉完成后，将头架对齐，即要求头架与眦耳线平行，理想情况下也应与前连合-后连合线对齐（图1-4）。另外，还应将头架中心与患者中线相对应。头架位置满意后，选择合适长度的螺钉，然后用螺丝刀将螺钉定位并插入头架中。对角线上的两个螺钉应一起固定[如右前角的螺钉和左后角的螺钉一起固定（图1-5）]，直到骨骼提供适当的支持力，且螺丝刀有适当阻力为止。如果患者在使用螺钉固定时持续感到不适，则可以追加局部麻醉。应当注意监测在实施局麻或固定螺钉后可能出现的血管迷走反应。头架安装完成后（图1-6为正面观，图1-7为侧面观），将基准定位器盒置于其上方并进行高分辨率CT扫描。或者，如果

可行的话，可以将患者送至手术室，使用术中O形臂机进行CT扫描。

3. 定位准备

患者安装头架后的CT图像将与术前影像学结果融合，以使靶点坐标和抵达靶点的路径更加精确。CT扫描后，患者被送至手术室，使用Mayfield适配器将头架固定于手术台。适量使用填充物以保证患者舒适。对初步标记切口的头皮

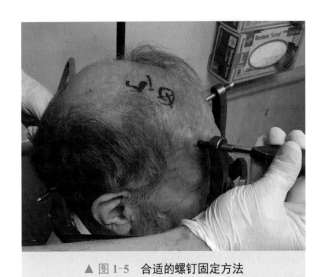

▲ 图 1-5　合适的螺钉固定方法

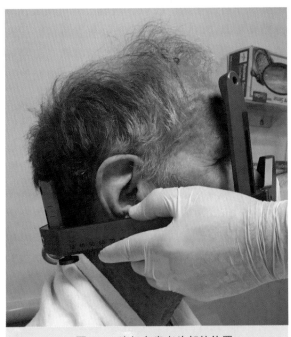

▲ 图 1-4　头架在患者头部的位置

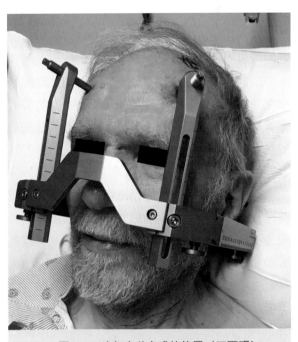

▲ 图 1-6　头架安装完成的位置（正面观）

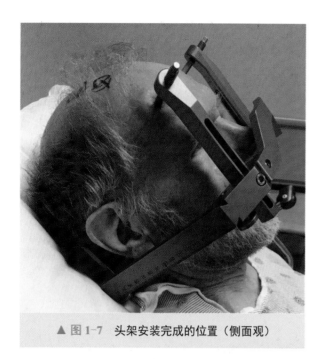

▲ 图 1-7　头架安装完成的位置（侧面观）

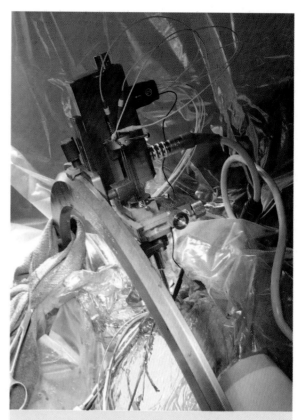

▲ 图 1-8　微电极记录、微推进器和组装好的头架

处进行剃发、备皮和铺巾。在我们机构，我们沿冠状缝在中线外侧 3 ～ 3.5cm 处标记两个平行切口。立体定向弧预先用一块大的带孔透明铺巾处理，以将其连接在 Leksell 头架上。定向弧安装在头架的基环上。将头架移动到适于靶点定位和电极植入的合适坐标，从患者症状较严重的一侧开始进行电极植入。两侧的切口是为了便于在计算好的进入点钻孔。在钻孔后，可以进一步钻凿钻孔周围的区域，以便塑料固定环嵌入并与周围的颅骨平齐。切开硬脑膜，并轻轻电凝软脑膜下方以便为每个微电极插入导管。每个高阻抗的铂 – 铱微电极经相互平行的轨迹穿入，并与安装在头架上的微推进器相连接。此时，微电极记录就可以开始了（图 1-8）。

4. 生理定位——微电极记录

确认电极阻抗后，将微电极缓慢推进，此时临床生理医生监测微电极记录。深层灰质结构表现出特征性的神经元放电模式，这被用来追踪电极路径。神经元的反应，如对运动的动觉反应、对刺激的感觉反应和震颤的振荡，被用来确认微电极正沿着合适的路径推进[106]。微电极推进至靶点核团或靶点下 3 ～ 5mm 处，随后使用微刺激或宏刺激进行基于微电极记录的皮质下定位。

微刺激的同时，检查者评估患者以监测治疗效果，更重要的是监测刺激诱发的不良反应，这些不良反应有助于确定视束、内囊、感觉丘脑核和内侧丘系对于电极的相对位置。来自不同路径的数据可以进行比较，并可以根据这些信息对最开始计划的电极位置进行优化。

5. 电极植入

移除微电极，将电极植入由微电极记录确定的最终路径中。术中行 X 线片可用于确认电极位置。可在各种参数下进行电极刺激，以确定症状缓解的程度及刺激邻近结构导致的不良反应。一旦电极位置确认，则将电极固定。两侧电极全部植入完毕后，放置临时导线套，并沿头皮将导线引至计划的脉冲发生器植入位置。

6. 脉冲发生器植入

可植入式脉冲发生器（implantable pulse generator，IPG）可以在 DBS 电极植入后立即植入，也可以在随后的几周中延迟植入。患者行全身麻醉，头偏向对侧，准备植入 IPG。在埋入导线的上方做一切口，将末端电极连接器轻轻拉出切口，并为连接器与延伸导线的连接处准备位置。行锁骨下切口，并在胸部筋膜上方制作一皮肤口袋。可在颅骨上钻孔以减少连接处的突出，并减轻上覆皮肤的张力。延伸导线经由两处切口间的皮肤隧道穿过，并与头部的电极与胸部的脉冲发生器连接。将脉冲发生器置于锁骨下的皮肤口袋里，导线松弛环绕于脉冲发生器后方，将连接处和脉冲发生器分别缝合固定以防止移位，最后关闭手术切口。

五、多学科委员会

DBS 已被证明是一种安全有效的治疗方法，并越来越多地被用于运动障碍性疾病及其他神经疾病的治疗。因此，跨学科的术前评估和讨论变得至关重要。大多数患者由神经内科医生推荐 DBS 治疗，神经内科医生会通过全面的神经生理学评估评价患者是否适合接受手术治疗，并确保患者的诊断是无误的且接受了最优的治疗。DBS 的潜在待手术者被推荐给神经外科医生进行再次评估，医生对手术方式、手术风险和预期受益进行讨论。手术并发症与手术安全性的评估是很重要的，这可能需要其他医学专家的合作。由神经心理学家（可能的话，精神科医生也应参加）进行的对患者认知、记忆力和心理的评估，对识别任何的共病性认知障碍和精神或行为问题（如嗜赌或严重焦虑）来说十分必要，这些共病可能减少患者 DBS 获益。一些关于多学科分级评估的分析显示，大约有27% 拟行 DBS 的帕金森病患者被认为不符合手术适应证，其中认知障碍是最常见的排除因素 [107]。虽然 Meta 分析和随机试验似乎表明，DBS 后患者的自杀倾向会降低或至少维持不变 [108, 109]，但近期有自杀倾向或行为的患者在接受 DBS 前应先保持情绪稳定。在精神病患者中，术前评估包括对上述所有治疗资源的合理应用，如适当的精神护理并仔细考虑围术期可

能导致患者紧张的社会心理因素 [110]。

六、伦理

DBS 的应用，特别是在新适应证中的应用中遇到了几个重要的伦理问题 [111]。这些问题包括早期临床试验阶段的知情同意问题，尤其是涉及将新技术应用于可能易受伤害、难治性的患者时 [112]。随着精神疾病的 DBS 治疗逐渐被广为接受，我们仍记得前人违反伦理的做法，并致力于为未来的手术制定严格的伦理准则。在 Walter Freeman 时代后不久，医学伦理学就取得了重大进步。1966 年，麻醉医生 Henry Beecher 指出，临床研究人员普遍未获得受试者的知情同意，也未能保护受试者使其免受试验造成的伤害 [113, 114]。这件事与 Tuskegee 梅毒研究的丑闻一起，引发了保护患者权益的大规模有组织活动 [115]。1974 年的《国家研究法》和国家受试者保护委员会于 1979 年发表了 Belmont 报道，其中概述的三项伦理原则：尊重个人、有利与公正，这些原则至今仍在指导医学伦理学。自 Belmont 报道以来，已经有许多旨在保护可能接受精神外科手术的患者的准则被提出 [116-118]。这些准则始终强调患者必须对他们的治疗方案完全知情同意，在实施治疗前应仔细研究该治疗的安全性和预期疗效，研究人员必须合作以确保患者在治疗前、治疗中和治疗后得到合适的护理 [116-118]。对于考虑行 DBS 手术的患者，特别是患精神疾病的患者，多学科委员会可以为他们提供伦理监督。此外，DBS 试验的最佳设计仍不清楚，因为关于假手术组与盲法脑刺激的伦理问题仍在积极研究中。设计一种能使潜在收益与手术风险以及盲法刺激的风险达到最佳平衡的试验，对于确定 DBS 在新适应证中的地位是至关重要的。患者注册在近年被广为推荐，旨在获取全球的尤其是罕见病和探索性研究的治疗经验，这些经验要通过大型单中心试验获取是非常困难的 [119]。处理研究人员与赞助商之间的关系、为新的 DBS 关键试验筛选最佳患者，特别是在发展中国家，DBS 试验对资源

分配的影响，是未来几年中需要认真、严格研究的关键的伦理和实践问题。

七、结论

DBS 神经调控的历史已经从最早对电刺激的认识发展到使用消融毁损术，再到今天能通过 DBS 治疗多种运动障碍性疾病和精神疾病。目前批准的 DBS 适应证包括特发性震颤、原发性肌张力障碍、帕金森病、强迫症和部分性癫痫。另外，包括重度抑郁、慢性疼痛和 Tourette 综合征在内的许多其他疾病的临床试验正在进行中。电极植入的技术也随着时间的推移从经典的基于生理学引导的植入方法发展到单纯基于解剖学引导的植入方法。随着竞争公司进入市场，DBS 技术也将会随着电极和 IPG 设计的改进不断变化。未来 DBS 疗法的适应证将进一步扩大，且多学科的合作和对伦理原则的谨慎关注将确保使每个患者得到最佳的治疗效果。

参考文献

[1] Benabid AL, Pollak P, Louveau A, Henry S, de Rougemont J. Combined (thalamotomy and stimulation) stereotactic surgery of the VIM thalamic nucleus for bilateral Parkinson disease. Appl Neurophysiol. 1987; 50(1–6):344–346

[2] Pool JL, Clark WK, Hudson P, Lombardo M. Hypothalamic-hypophysial dysfunction in man. Laboratory and clinical assessment. In: Guillemin R, Guillemin R, Carton CA, eds. Hypothalamic-hypophysial interrelationships. Springfield: Thomas; 1956:114–124

[3] Mazars G, Mérienne L, Ciolocca C. [Intermittent analgesic thalamic stimulation. Preliminary note]. Rev Neurol (Paris). 1973; 128(4):273–279

[4] Hosobuchi Y, Adams JE, Rutkin B. Chronic thalamic and internal capsule stimulation for the control of central pain. Surg Neurol. 1975; 4(1):91–92

[5] Jasper HH, Bertrand G. Thalamic units involved in somatic sensation and voluntary and involuntary movements in man. In: Purpura DP, Yahr MD, eds. The Thalamus. New York: Columbia University Press; 1966:365–390

[6] Merienne L, Mazars G. [Treatment of various dyskinesias by intermittent thalamic stimulation]. Neurochirurgie. 1982; 28(3):201–206

[7] Tasker RR, Organ LW, Hawrylyshyn P. The thalamus and midbrain in man: a physiologic atlas using electrical stimulation. Springfield, IL: Thomas; 1982

[8] Benabid AL, Pollak P, Gervason C, et al. Long-term suppression of tremor by chronic stimulation of the ventral intermediate thalamic nucleus. Lancet. 1991; 337(8738):403–406

[9] Benabid AL, Pollak P, Gross C, et al. Acute and long-term effects of subthalamic nucleus stimulation in Parkinson's disease. Stereotact Funct Neurosurg. 1994; 62(1–4):76–84

[10] Siegfried J, Lippitz B. Chronic electrical stimulation of the VL-VPL complex and of the pallidum in the treatment of movement disorders: personal experience since 1982. Stereotact Funct Neurosurg. 1994; 62(1–4):71–75

[11] Siegfried J, Lippitz B. Bilateral chronic electrostimulation of ventroposterolateral pallidum: a new therapeutic approach for alleviating all parkinsonian symptoms. Neurosurgery. 1994; 35(6):1126–1129, discussion 1129–1130

[12] Elias WJ, Lipsman N, Ondo WG, et al. A randomized trial of focused ultrasound thalamotomy for essential tremor. N Engl J Med. 2016; 375(8):730–739

[13] Bond AE, Shah BB, Huss DS, et al. Safety and efficacy of focused ultrasound thalamotomy for patients with medication-refractory, tremor-dominant Parkinson disease: a randomized clinical trial. JAMA Neurol. 2017; 74(12): 1412–1418

[14] Bresadola M. Animal electricity at the end of the eighteenth century: the many facets of a great scientific controversy. J Hist Neurosci. 2008; 17(1): 8–32

[15] Gildenberg PL. Evolution of neuromodulation. Stereotact Funct Neurosurg. 2005; 83(2–3):71–79

[16] Schwalb JM, Hamani C. The history and future of deep brain stimulation. Neurotherapeutics. 2008; 5(1):3–13

[17] Robison RA, Taghva A, Liu CY, Apuzzo ML. Surgery of the mind, mood, and conscious state: an idea in evolution. World Neurosurg. 2013; 80(3–4):S2– S26

[18] Harlow JM. Recovery from the passage of an iron bar through the head. Boston Med Surg J. 1848; 39:389–393

[19] Broca PB. Perte de la parole, ramollissement chronique et destruction partielle du lobe antérieur gauche du cerveau. Bull Soc Anthropol. 1861; 2:235– 238

[20] Finger S. Chapter 10 The birth of localization theory. In: Aminoff MJ, Boller F, Swaab DF, eds. Handbook of clinical neurology. Elsevier; 2009:117–128

[21] Kerr PB, Caputy AJ, Horwitz NH. A history of cerebral localization. Neurosurg Focus. 2005; 18(4):e1

[22] Ferrier D. The localisation of function in the brain. Proc R Soc Lond. 1874; 22:229–232

[23] Morgan JP. The first reported case of electrical stimulation of the human brain. J Hist Med Allied Sci. 1982; 37(1):51–64

[24] Vilensky JA, Gilman S. Horsley was the first to use electrical stimulation of the human cerebral cortex intraoperatively. Surg Neurol. 2002; 58(6):425– 426

[25] Horsley V. Case of occipital encephalocele in which a correct diagnosis was obtained by means of the induced current. Brain. 1884; 7:228–243

[26] Horsley V. The linacre lecture on the function of the so called motor area of the brain: delivered to the Master and Fellows of St. John's College, Cambridge, May 6th, 1909. BMJ. 1909; 2(2533):121–132

[27] Lanska DJ. Chapter 33: the history of movement disorders. Handb Clin Neurol. 2010; 95:501–546

[28] Meyers R. The modification of alternating tremors, rigidity and festination by surgery of the basal ganglia. In: Putnam TJ, ed. The Diseases of the Basal Ganglia. New York: Hafner Publishing; 1966:602–665

[29] Cooper IS. Ligation of the anterior choroidal artery for involuntary movements; parkinsonism. Psychiatr Q. 1953; 27(2):317–319

[30] Cooper IS. Anterior choroidal artery ligation for involuntary movements. Science. 1953; 118(3059):193

[31] Cooper IS, Bravo G. Chemopallidectomy and chemothalamectomy. J Neurosurg. 1958; 15(3):244–250

[32] Cooper IS, Bravo GJ, Riklan M, Davidson NW, Gorek EA. Chemopallidectomy and chemothalamectomy for parkinsonism. Geriatrics. 1958; 13(3): 127–147

[33] Burckhardt G. Ueber Rindenexcisionen, als Beitrag zur operativen Therapie der Psychosen. Allg Zeschr f Psychiatr. 1891; 47:463–548

[34] Puusepp L. Alcune considerazioni sugli interventi chirurgici nelle malattie mentali. Giorn Accad Med Torino. 1937; 100:3–16

[35] Fulton JF, Jacobsen CF. The functions of the frontal lobes: a comparative study in monkeys, chimpanzees, and man. Abstracts of the Second International Neurological Congress; 1935:70–71

[36] Moniz E. Essai d'un traitement chirurgical de certaines psychoses. Bull Acad Med. 1936; 115:385–392

[37] Freeman W, Watts J. Psychosurgery. In: Thomas C, ed. the Treatment of Mental Disorders and Intractable Pain. 2nd ed. Springfield; 1950

[38] Freeman W. Psychosurgery; retrospects and prospects based on 12 years' experience. Am J Psychiatry. 1949; 105(8):581–584

[39] Freeman W. Transorbital leucotomy. Lancet. 1948; 2(6523): 371–373

[40] Caruso JP, Sheehan JP. Psychosurgery, ethics, and media: a history of Walter Freeman and the lobotomy. Neurosurg Focus. 2017; 43(3):E6

[41] Hoffman JL. Clinical observations concerning schizophrenic patients treated by prefrontal leukotomy. N Engl J Med. 1949; 241(6):233–236

[42] Fulton JF. Frontal lobotomy and affective behaviour: a neurophysiological analysis. New York: W. W. Norton; 1951

[43] Scoville WB. Selective cortical undercutting as a means of modifying and studying frontal lobe function in man; preliminary report of 43 operative cases. J Neurosurg. 1949; 6(1):65–73

[44] Rahman M, Murad GJ, Mocco J. Early history of the stereotactic apparatus in neurosurgery. Neurosurg Focus. 2009; 27(3):E12

[45] Horsley V, Clarke RH. The structure and functions of the cerebellum examined by a new method. Brain. 1908; 31:45–124

[46] Spiegel EA, Wycis HT, Marks M, Lee AJ. Stereotaxic apparatus for operations on the human brain. Science. 1947; 106(2754):349–350

[47] Leksell L. The stereotaxic method and radiosurgery of the brain. Acta Chir Scand. 1951; 102(4):316–319

[48] Leksell L, Backlund EO. [Radiosurgical capsulotomy—a closed surgical method for psychiatric surgery]. Lakartidningen. 1978; 75(7):546–547

[49] Ballantine HT, Jr, Cassidy WL, Flanagan NB, Marino R, Jr. Stereotaxic anterior cingulotomy for neuropsychiatric illness and intractable pain. J Neurosurg. 1967; 26(5):488–495

[50] Herner T. Treatment of mental disorders with frontal stereotaxic thermolesions: a follow-up study of 116 cases. Acta Psychiatr Scand. 1961; 36(Suppl 158):1–140

[51] Leiphart JW, Valone FH, III. Stereotactic lesions for the treatment of psychiatric disorders. J Neurosurg. 2010; 113(6):1204–1211

[52] Göktepe EO, Young LB, Bridges PK. A further review of the results of sterotactic subcaudate tractotomy. Br J Psychiatry. 1975; 126:270–280

[53] Knight G. Stereotactic tractotomy in the surgical treatment of mental illness. J Neurology, Neurosurgery Psychiatry. 1965; 28:304–310

[54] Sweet WH. Treatment of medically intractable mental disease by limited frontal leucotomy–justifiable? N Engl J Med. 1973; 289(21):1117–1125

[55] Couldwell WT, Apuzzo ML. Initial experience related to the use of the Cosman-Roberts-Wells stereotactic instrument. Technical note. J Neurosurg. 1990; 72(1):145–148

[56] Delgado JM, Hamlin H, Chapman WP. Technique of intracranial electrode implacement for recording and stimulation and its possible therapeutic value in psychotic patients. Confin Neurol. 1952; 12(5–6):315–319

[57] Heath RG. Depth recording and stimulation studies in patients. In: Winter A, ed. The Surgical Control of Behavior. 1971:21–37

[58] Cotzias GC, Papavasiliou PS, Gellene R. Modification of parkinsonism– chronic treatment with L-dopa. N Engl J Med. 1969; 280(7):337–345

[59] Koller WC, Lyons KE, Wilkinson SB, Troster AI, Pahwa R. Long-term safety and efficacy of unilateral deep brain stimulation of the thalamus in essential tremor. Mov

Disord. 2001; 16(3):464–468

[60] Sydow O, Thobois S, Alesch F, Speelman JD. Multicentre European study of thalamic stimulation in essential tremor: a six year follow-up. J Neurol Neurosurg Psychiatry. 2003; 74(10):1387–1391

[61] Schuurman PR, Bosch DA, Bossuyt PM, et al. A comparison of continuous thalamic stimulation and thalamotomy for suppression of severe tremor. N Engl J Med. 2000; 342(7):461–468

[62] Ghika J, Villemure JG, Fankhauser H, Favre J, Assal G, Ghika-Schmid F. Efficiency and safety of bilateral contemporaneous pallidal stimulation (deep brain stimulation) in levodopa-responsive patients with Parkinson's disease with severe motor fluctuations: a 2-year follow-up review. J Neurosurg. 1998; 89(5):713–718

[63] Hamani C, Richter E, Schwalb JM, Lozano AM. Bilateral subthalamic nucleus stimulation for Parkinson's disease: a systematic review of the clinical literature. Neurosurgery. 2008; 62 Suppl 2:863–874

[64] Deuschl G, Schade-Brittinger C, Krack P, et al. German Parkinson Study Group, Neurostimulation Section. A randomized trial of deep-brain stimulation for Parkinson's disease. N Engl J Med. 2006; 355(9):896–908

[65] Follett KA, Weaver FM, Stern M, et al. CSP 468 Study Group. Pallidal versus subthalamic deep-brain stimulation for Parkinson's disease. N Engl J Med. 2010; 362(22):2077–2091

[66] Weaver FM, Follett K, Stern M, et al. CSP 468 Study Group. Bilateral deep brain stimulation vs best medical therapy for patients with advanced Parkinson disease: a randomized controlled trial. JAMA. 2009; 301(1):63–73

[67] Williams A, Gill S, Varma T, et al. PD SURG Collaborative Group. Deep brain stimulation plus best medical therapy versus best medical therapy alone for advanced Parkinson's disease (PD SURG trial): a randomised, open-label trial. Lancet Neurol. 2010; 9(6):581–591

[68] Laitinen LV. Leksell's unpublished pallidotomies of 1958–1962. Stereotact Funct Neurosurg. 2000; 74(1):1–10

[69] Steiner L, Forster D, Leksell L, Meyerson BA, Boëthius J. Gammathalamotomy in intractable pain. Acta Neurochir (Wien). 1980; 52(3–4):173–184

[70] Frighetto L, Bizzi J, Annes RD, Silva RdosS, Oppitz P. Stereotactic radiosurgery for movement disorders. Surg Neurol Int. 2012; 3 Suppl 1:S10–S16

[71] Kondziolka D, Flickinger JC, Lunsford LD. Stereotactic radiosurgery for epilepsy and functional disorders. Neurosurg Clin N Am. 2013; 24(4):623–632

[72] Niranjan A, Raju SS, Kooshkabadi A, Monaco E, III, Flickinger JC, Lunsford LD. Stereotactic radiosurgery for essential tremor: retrospective analysis of a 19-year experience. Mov Disord. 2017; 32(5):769–777

[73] Cleary DR, Ozpinar A, Raslan AM, Ko AL. Deep brain stimulation for psychiatric disorders: where we are now. Neurosurg Focus. 2015; 38(6):E2

[74] Patel SR, Aronson JP, Sheth SA, Eskandar EN. Lesion procedures in psychiatric neurosurgery. World Neurosurg. 2013; 80(3–4):31.e9–31.e16

[75] Gross RE, Stern MA. Magnetic resonance-guided stereotactic laser pallidotomy for dystonia. Mov Disord. 2018

[76] Fishman PS, Elias WJ, Ghanouni P, et al. Neurological adverse event profile of magnetic resonance imaging-guided focused ultrasound thalamotomy for essential tremor. Mov Disord. 2018; 33(5):843–847

[77] Abosch A, Timmermann L, Bartley S, et al. An international survey of deep brain stimulation procedural steps. Stereotact Funct Neurosurg. 2013; 91 (1):1–11

[78] Rezai AR, Kopell BH, Gross RE, et al. Deep brain stimulation for Parkinson's disease: surgical issues. Mov Disord. 2006; 21 Suppl 14:S197–S218

[79] Alonso F, Latorre MA, Göransson N, Zsigmond P, Wårdell K. Investigation into deep brain stimulation lead designs: a patient-specific simulation study. Brain Sci. 2016; 6(3):6

[80] Steigerwald F, Müller L, Johannes S, Matthies C, Volkmann J. Directional deep brain stimulation of the subthalamic nucleus: a pilot study using a novel neurostimulation device. Mov Disord. 2016; 31(8):1240–1243

[81] Rizzi M, Messina G, Penner F, D'Ammando A, Muratorio F, Franzini A. Internal pulse generators in deep brain stimulation: rechargeable or not? World Neurosurg. 2015; 84(4):1020–1029

[82] Niemann M, Schneider GH, Kuhn A, Vajkoczy P, Faust K. Longevity of implantable pulse generators in bilateral deep brain stimulation for movement disorders. Neuromodulation. 2018; 21(6):597–603

[83] Henderson JM, Holloway KL, Gaede SE, Rosenow JM. The application accuracy of a skull-mounted trajectory guide system for image-guided functional neurosurgery. Comput Aided Surg. 2004; 9(4):155–160

[84] Cheng CY, Hsing MT, Chen YH, et al. Deep brain stimulation for Parkinson's disease using frameless technology. Br J Neurosurg. 2014; 28(3):383–386

[85] Maciunas RJ, Galloway RL, Jr, Latimer J, et al. An independent application accuracy evaluation of stereotactic frame systems. Stereotact Funct Neurosurg. 1992; 58(1–4):103–107

[86] Bjartmarz H, Rehncrona S. Comparison of accuracy and precision between frame-based and frameless stereotactic navigation for deep brain stimulation electrode implantation. Stereotact Funct Neurosurg. 2007; 85(5):235–242

[87] Bot M, van den Munckhof P, Bakay R, Sierens D, Stebbins G, Verhagen Metman L. Analysis of stereotactic accuracy in patients undergoing deep brain stimulation using nexframe and the leksell frame. Stereotact Funct Neurosurg. 2015; 93(5):316–325

[88] Mazzone P, Arena P, Cantelli L, et al. Experimental new automatic tools for robotic stereotactic neurosurgery: towards "no hands" procedure of leads implantation into a brain target. J Neural Transm. 2016; 123(7):737–750

[89] Vadera S, Chan A, Lo T, et al. Frameless stereotactic robot-assisted subthalamic nucleus deep brain stimulation: case report. World Neurosurg. 2017; 97:762.e11–762.e14

[90] Hariz MI. Safety and risk of microelectrode recording in surgery for movement disorders. Stereotact Funct Neurosurg. 2002; 78(3–4):146–157

[91] Kocabicak E, Alptekin O, Ackermans L, et al. Is there still need for microelectrode recording now the subthalamic nucleus can be well visualized with high field and ultrahigh MR imaging? Front Integr Nuerosci. 2015; 9:46

[92] Chen T, Mirzadeh Z, Ponce FA. "Asleep" deep brain stimulation surgery: a critical review of the literature. World Neurosurg. 2017; 105:191–198

[93] Zonenshayn M, Rezai AR, Mogilner AY, Beric A, Sterio D, Kelly PJ. Comparison of anatomic and neurophysiological methods for subthalamic nucleus targeting. Neurosurgery. 2000; 47(2):282–292, discussion 292–294

[94] Guridi J, Rodriguez-Oroz MC, Lozano AM, et al. Targeting the basal ganglia for deep brain stimulation in Parkinson's disease. Neurology. 2000; 55(12) Suppl 6:S21–S28

[95] Starr PA, Christine CW, Theodosopoulos PV, et al. Implantation of deep brain stimulators into the subthalamic nucleus: technical approach and magnetic resonance imaging-verified lead locations. J Neurosurg. 2002; 97(2):370–387

[96] Kochanski RB, Sani S. Awake versus asleep deep brain stimulation surgery: technical considerations and critical review of the literature. Brain Sci. 2018; 8(1):8

[97] Chen T, Mirzadeh Z, Chapple KM, et al. Clinical outcomes following awake and asleep deep brain stimulation for Parkinson disease. J Neurosurg. 2018: 1–12

[98] Ho AL, Ali R, Connolly ID, et al. Awake versus asleep deep brain stimulation for Parkinson's disease: a critical comparison and meta-analysis. J Neurol Neurosurg Psychiatry. 2018; 89(7):687–691

[99] LaHue SC, Ostrem JL, Galifianakis NB, et al. Parkinson's disease patient preference and experience with various methods of DBS lead placement. Parkinsonism Relat Disord. 2017; 41:25–30

[100] Lefranc M, Zouitina Y, Tir M, et al. Asleep robot-assisted surgery for the implantation of subthalamic electrodes provides the same clinical improvement and therapeutic window as awake surgery. World Neurosurg. 2017; 106:602–608

[101] Kramer DR, Halpern CH, Buonacore DL, et al. Best surgical practices: a stepwise approach to the University of Pennsylvania deep brain stimulation protocol. Neurosurg Focus. 2010; 29(2):E3

[102] Machado A, Rezai AR, Kopell BH, Gross RE, Sharan AD, Benabid AL. Deep brain stimulation for Parkinson's disease: surgical technique and perioperative management. Mov Disord. 2006; 21 Suppl 14:S247–S258

[103] Alexander E, III, Kooy HM, van Herk M, et al. Magnetic resonance imagedirected stereotactic neurosurgery: use of image fusion with computerized tomography to enhance spatial accuracy. J Neurosurg. 1995; 83(2):271–276

[104] Schaltenbrand G, Walker AE. Stereotaxy of the human brain. New York: Thieme-Stratton; 1982

[105] Talairach J, Tournoux P. Co-planar stereotaxic atlas for the human brain: 3-D proportional system: an approach to cerebral imaging. New York: Thieme; 1988

[106] Anderson WS, Winberry J, Liu CC, Shi C, Lenz FA. Applying Microelectrode Recordings in Neurosurgery. Contemp Neurosurg. 2010; 32(3):1–7

[107] Abboud H, Mehanna R, Machado AG, et al. Comprehensive, multidisciplinary deep brain stimulation screening for Parkinson patients: no room for "short cuts". Mov Disord Clin Pract. 2014; 1(4):336–341

[108] Weintraub D, Duda JE, Carlson K, et al. CSP 468 Study Group. Suicide ideation and behaviours after STN and GPi-DBS surgery for Parkinson's disease: results from a randomised, controlled trial. J Neurol Neurosurg Psychiatry. 2013; 84(10):1113–1118

[109] Combs HL, Folley BS, Berry DT, et al. Cognition and depression following deep brain stimulation of the subthalamic nucleus and globus pallidus pars internus in Parkinson's disease: a meta-analysis. Neuropsychol Rev. 2015; 25(4):439–454

[110] Schrock LE, Mink JW, Woods DW, et al. Tourette Syndrome Association International Deep Brain Stimulation (DBS) Database and Registry Study Group. Tourette syndrome deep brain stimulation: a review and updated recommendations. Mov Disord. 2015; 30(4):448–471

[111] Lozano AM, Lipsman N. Probing and regulating dysfunctional circuits using deep brain stimulation. Neuron. 2013; 77(3):406–424

[112] Lipsman N, Giacobbe P, Bernstein M, Lozano AM. Informed consent for clinical trials of deep brain stimulation in psychiatric disease: challenges and implications for trial design. J Med Ethics. 2012; 38(2):107–111

[113] Beecher HK. Consent in clinical experimentation: myth and reality. JAMA. 1966; 195(1):34–35

[114] Beecher HK. Ethics and clinical research. N Engl J Med. 1966; 274(24):1354–1360

[115] Jones DS, Grady C, Lederer SE. "Ethics and Clinical Research"—The 50th Anniversary of Beecher's Bombshell. N Engl J Med. 2016; 374(24):2393–2398

[116] Gostin LO. Ethical considerations of psychosurgery: the unhappy legacy of the pre-frontal lobotomy. J Med Ethics. 1980; 6(3):149–154

[117] Nuttin B, Wu H, Mayberg H, et al. Consensus on guidelines for stereotactic neurosurgery for psychiatric disorders. J Neurol Neurosurg Psychiatry. 2014; 85(9):1003–1008

[118] Park RJ, Singh I, Pike AC, Tan JO. Deep brain stimulation in anorexia nervosa: hope for the hopeless or exploitation of the vulnerable? The Oxford Neuroethics Gold Standard Framework. Front Psychiatry. 2017; 8:44

[119] Synofzik M, Fins JJ, Schlaepfer TE. A neuromodulation experience registry for deep brain stimulation studies in psychiatric research: rationale and recommendations for implementation. Brain Stimul. 2012; 5(4):653–655

第2章 基于定制平台的立体定向脑深部电刺激电极植入技术（FHC公司StarFix系统、Medtronic公司NexFrame系统和机器人植入系统）

Customized Platform-Based Stereotactic DBS Lead Placement Technique (FHC StarFix, Medtronic NexFrame, and Robotic System Placement)

Ahmad Alhourani, Margot Samson, Joseph S. Neimat　著

张　凯　张建国　译

摘要：几十年来，传统、基于刚性头架的系统一直是立体定向外科手术的金标准。为了克服传统头架的一些局限性，最近几种基于定制头架平台的新立体定向系统被开发出来。这些新系统能够提供与传统系统相当的准确性与精确性，且患者能够更加舒适。在本章中，我们将描述每个系统的理论基础及其用于进行DBS手术的工作流程。此外，本章也将描述这些新系统相较于传统系统的优势与不足。

关键词：无头架，深部脑刺激，NexFrame，机器人，StarFix，立体定向

一、背景

由于立体定向技术首次提供了能够进入大脑的微创通路，它的出现标志着神经外科的一次巨大的飞跃。1889年Zernov[1]及1906年Clarke与Horsley[2]的先驱性工作为1947年Spiegel与Wycis[3]开发第一个常规应用的立体定向系统奠定了基础。改进的头架设计，例如集合了笛卡尔定向以及电极路径选择的Leksell头架[4]和CT与MRI的增强成像，使准确定位皮质下结构成为可能。立体定向神经外科传统上依赖于一种基于头架的坐标系和将该坐标系与患者及影像学结果联系起来的相应方法。这种联系是通过患者安装头架后进行影像学扫描来建立的。尽管这些传统的基于头架的手术方法仍然精确可靠，但它们存在一些不足。最主要的缺点就是，为了维持这种联系，在整个手术过程中患者都需要被固定在头架上。这将给清醒的运动障碍患者带来困扰，因为头架本身的重量要求头架和患者被固定在手术台上。为此，一些与传统方法有相同准确性与精确性，且能增加患者舒适度的立体定向系统已经被开发出来。在本章中，我们将介绍三种最常使用的系统，包括系统设计的理论基础以及工作流程。我们还将介绍每种系统得到的手术结果。此外，我们还将通过不同系统间的差异突出介绍各个系统的优势与不足。

二、基于头架与基于影像学坐标系统的比较

3D成像技术的进步是实现新一代头架技术的主要创新点，其构建了一个内在的坐标系。目

前几乎所有的 CT 与 MRI 扫描都包含一个精确的参数坐标系，这使得图像上的每个点都有一个明确的 X、Y、Z 坐标。得益于这一创新，在使用 X 线脑室造影或二维 CT 断层扫描时所必需的独立的笛卡尔坐标系不再需要由头架提供了（图 2-1A）。将三维 CT 空间作为内部固有坐标系的新的头架系统已经被开发出来（图 2-1B）在这个系统中，所有的平台和路径都是简单的数学变换，将点的连接和配准与同一三维空间中的靶点和路径相关联。这一创新同样使常用的无头架立体定向引导系统成为可能。下面介绍的所有系统都使用并受益于这一简单的创新。然而该策略有不同的应用形式，每一种都有其独特的优势。

（一）手术定位装置（StarFix）平台

StarFix 系统（FHC Inc.，Bowdoin，ME）是一种基于自定义的 microtargeting 平台（microtargeting platforms，MTP）的替代立体定向方式（图 2-2）。MTP 的生成不是将路径坐标输入到标准头架中，而是将一条或多条路径整合到一个直接与颅骨连接的轻型装置中。快速成型技术的出现使得 MTP 能在相对较短（最短 3d）的时间里被制造出来并完成配送，这使得该技术在临床上变得可行。一个完整的系统包括规划软件和骨基准标记。最初用于配准的骨基准标记成为 MTP 在手术过程中连接用的锚点，而规划软件生成制造 MTP 的指令文件。

StarFix 系统保留了传统立体定向头架的基本原理，即：①基准点被合并入头架本身；②配准点与电极路径之间存在固定的关系。它依赖于三个关键的数据点：骨基准锚点（通过记录骨基准锚点方向使其更加精确）、靶点位置以及到达靶点的路径。基于这些关键数据点，StarFix 系统将影像学空间转换为患者所在的物理空间。此外，该系统还考虑了路径相对于前连合线、后连合线和中线的方向，以允许路径的平移。

与传统头架相比，StarFix 系统的一般工作流程分为不连续的两个阶段，这两个阶段在 1～2 周内进行。在阶段 I（某些中心称其为步骤 0）中，骨基准标记锚钉将通过一次单独的手术被植入，该手术可在局麻或全麻下进行。单侧头架至少需要植入 3 枚锚钉，双侧头架通常需要植入 4 枚锚钉 [植入 6 枚或更多标记可用于特殊应用，如立体定向脑电图（stereotactic electroencephalography，SEEG）]。这些锚钉是影像校准的严格参考点，也是随后 MTP 的严格连接点。两阶段手术之间这些基准点必须保持固定在同一位置。这些用于标记的锚钉在历史上经历了几次转变：从外部的 MRI 可探测的桩和帽，到如今完全埋在头皮下的内部骨桩。锚钉通过穿刺切口被置入颅骨外板，并用单针缝线或缝合钉缝合。随后，在患者仍处于全麻状态下或手术后立即进行 CT 扫描。然后将 CT 与任何已采集的其他影像学结果进行配准。通常使用高分辨率 MRI，且可在全麻手术后（如果使用全麻）立刻进行，以获得最佳的无运动影像。该影像结果将不受到运动伪影的影响。患者在此阶段完成后通常出院回家，并保持标记部位清洁。

手术规划方式与传统头架手术方式相似，即 CT 与 MRI 配准融合、确定靶点位置和选择最优入颅点。然而，规划软件并不生成坐标，而是创建一个定制的 MTP 设计文件，将该设计文

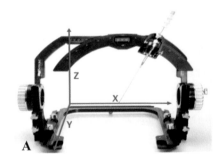

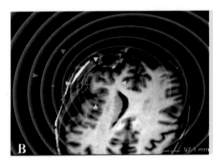

◀ 图 2-1 头架与基于影像学的坐标系统的比较

A. 传统头架依赖于一个包含于头架内的笛卡尔坐标系；B. 另一方面，新的无头架系统使用 3D 图像中固有的坐标系

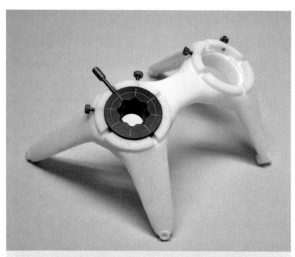

▲ 图 2-2　StarFix 平台

双侧 StarFix 头架（FHC Inc.，Bowdoin，ME）和与其连接的引导管

件交给制造商，MTP 将在几天内被交付给医院。有一些可兼容的软件可用于生成设计文件，如 Voxim、WayPoint 和 StimPilot。

阶段 Ⅱ 通常在阶段 Ⅰ 后 1 周进行。本阶段通常在局部麻醉与静脉镇静下进行。打开骨标记切口，使用亚毫米级误差的连接器将 MTP 精确连接到骨锚上。这一过程无须将患者的头部固定在手术台上。通过 MTP 的环形开口，在头皮和头盖骨上用导航标出入颅点。然后以标准方式完成钻孔、微电极记录、电极植入和宏刺激步骤。

StarFix 系统具有一些明显的优势与不足。首先，两条路径可以通过两个分开的微推进器同时进行安装与记录。这可能会节省大量时间，因为双侧的安装与记录是同时进行的。其次，虽然头架在计划的路径附近是不能变形的，但路径可以使用推进器的各种偏移适配器进行调整，允许从中心靶点向各个方向的最大偏移为 11mm，这对于任何 DBS 手术通常都是足够的。由于缺乏稳定的参考影像，且患者头部未被固定在手术台上，因此没有使用 X 线进行最终确认。此外，StarFix 与大多数微推进器和套管系统能够兼容，但其距离头骨的高度与 Leksell 头架不同。为了计算正确的距靶点距离，在安装微驱动器和套管

时应该充分考虑这一距离差异。

StarFix 系统于 2001 年获得美国 FDA 批准。自 2002 年起，最大的应用报道来自于 Vanderbilt 医院。最大的病例队列纳入了 265 例患者，涵盖了从 2002—2008 年该系统的若干个版本（包括目前较为成熟的版本）[5]。该系统具有较高的精确度，在 75 例患者中的定位误差为（1.99±0.9）mm，考虑脑移位的情况下，该误差进一步降至（1.24±0.4）mm。病例队列证实了该系统的安全性，整个队列的并发症发生率低于 0.2%。通常，有 0.1% 的患者会出现骨基准标记移位。然而，这一并发症发生在将外部化的桩和帽应用在严重异动症患者上的早期版本中，在当前将骨桩内置化的版本中未观察到这一并发症。有 1 例患者（0.004%）发生了骨标记处感染，在移除锚钉并短期使用抗生素后感染被治愈。此外，1 例患者（0.004%）的定制 MTP 无法与骨锚钉连接。该问题由手术规划期间的标记定位错误造成，而非 MTP 制造错误。

StarFix 系统的优势在于带给了患者更高的舒适度（尤其是震颤或异动严重的患者），因为患者在手术期间可以自由活动。这可以帮助许多患者克服被长时间固定在刚性头架中的焦虑感。同时，这一系统对于适合头架的头部大小没有限制。此外，该系统还可同时进行双侧的细胞微电极记录，提高了手术的速度和效率，同时为科学研究创造了更多机会。

StarFix 平台最近的一个创新是微型系统 Microtable 的出现。该固定装置保留了之前的策略，即骨标记插入和后续联系构建。其固定装置是一块聚碳酸酯板，其上覆盖不同深度的孔以容纳不同长度的支架（图 2-3）。其生成的几何结构可以复制任何的单个立体定向路径，并保持着与 StarFix 平台相当的准确性。Microtable 的优势在于只需要数分钟便可以组装装置，因此可以在手术当天再进行组装。目前，该装置已被用于超过 20 例手术中，预计 1 年之内将发表关于其安全性和准确性的出版物（M Fitzpatrick，个人通信）。

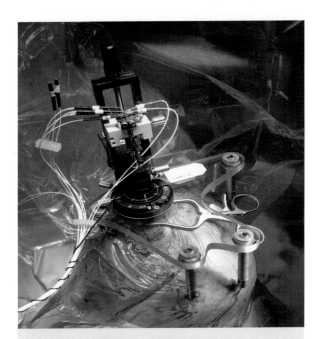

▲ 图 2-3 **Microtable 系统**

Microtable（FHC Inc., Bowdoin, ME）是一个聚碳酸酯板，其通过一个由多个交错的支架支撑的平台复制单个路径

（二）NexFrame

NexFrame（Medtronic Inc, Minneapolis, MN）与 StarFix 系统同属一类，它是目前唯一可用的真正的无头架系统（即参考点与手术路径之间无刚性连接，图 2-4）。它同样使用骨基准标记进行图像配准，但它们被用作光学跟踪的标记，以便在手术过程中手动记录并校准路径[6]，而不是连接在固定装置上。其使用原理与红外引导的活检探针相似，然而为了达到 DBS 电极植入所需的精度，其需要精确的配准标记和更加严格控制的引导塔。NexFrame 塔是一个能在定位过程中随时调整的标准化头架，因此它不需要制造 StarFix 头架所需的时间开销。此外，它由一次性部件组装完成，因此它无须像传统头架一样在重复使用后重新校准。

该系统的工作流程与 StarFix 系统的两阶段模式类似，但时间更短。在阶段 I 中，患者植入 4～6 个骨基准标记用于刚性配准。这一步骤可在手术当天或手术前 1～2d 进行。随后患者携带标记进行 CT 扫描，并在 StealthStation 上将扫描结果与术前的 MRI 影像进行融合。通过标准方式完成靶点选择。随后标记基准点的中心，并选择入颅点。在入颅点上方行标准钻孔，并将 Stimloc 底座与颅骨连接以作为 NexFrame 和参考弧的底座。然后使用基准标记通过光学追踪与患者所处空间进行配准。组装 NexFrame 塔并将其连接到底座上，与靶点对齐。随后 Nexdrive 与发光二极管连接以追踪电极的位置。最后的路径仍然可以调整，但其受到 NexFrame 塔偏移的限制。底座允许 360° 旋转以及在任意两个方向最多 25° 调整。

使用 NexFrame 进行手术的最大的病例队列包括在 18 个月内植入 119 个电极的 60 名患者[7]。在这个队列中，两个阶段在同样的环境中全麻下进行。所有靶点（丘脑底核、苍白球内侧部和丘脑腹内侧中间核）的平均定位误差为

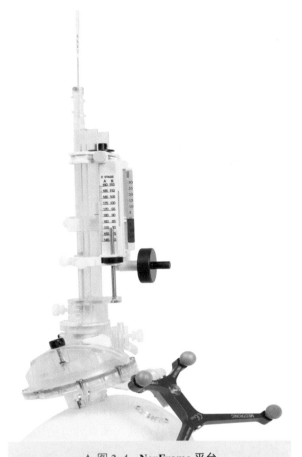

▲ 图 2-4 **NexFrame 平台**

组装完毕的 NexFrame（Medtronic Inc. Minneapolis, MN）及其底部的光学追踪参考器

（1.24±0.87）mm，且该误差与靶点距脑室的距离有关。没有与头架相关的并发症被报道。

NexFrame 与 StarFix 系统在患者舒适度和双侧同步进行手术方面具有相似的优势。此外，它不需要 StarFix 系统所需的制造时间，因此其工作流程明显缩短，可以在一天内完成。虽然在有经验的医生手中，该系统的准确性与其他有头架或无头架的系统相当。但学习如何定位和收紧头架以确保路径准确需要足够的时间，这会导致该系统由经验较少的医生使用时精度降低。

（三）机器人辅助植入

机器人系统的出现标志着神经外科领域另一种立体定向方法的出现[8]。它们在体内能够提供亚毫米级精度，且可被重复实现。机器人系统已经被广泛应用于立体定向脑电图[9]，但只有少量将其用于 DBS 的报道[10-12]。有几种目前可用的机器人系统已被报道用于 DBS 植入，例如 The Robotic Stereotactic Assistance (ROSA)（Medtech Surgical/Zimmer Biomet, New York，NY）和 NeuroMate（Renishaw-Mayfield, Renishawplc, Wotton-Under-Edge, Gloucestershire，UK）。另外一种 Renaissance（Mazor Robotics Ltd.）系统已被用于立体定向[13]，但尚未应用于 DBS。然而，FDA 只批准将其用于脊柱手术。

上述两种系统均由机械控制杆和手术规划软件组成。机械控制杆是一种具有不同运动自由度（ROSA 为 6 个自由度，NeuroMate 为 5 个自由度）的机械臂，能够自动进入规划好的路径。这两种系统的工作流程大致相似。借助无头架或基于头架的刚性配准，机器人系统与术前手术计划 MRI 完成注册。尽管有无头架都能完成注册，但在 DBS 中仅有基于刚性头架的配准方式被报道。即使使用无头架配准，患者的头部也必须用头夹固定在机械臂上。规划软件自动计算电极植入路径，随后机械臂移动到入颅点处，使用激光束标记入颅点。行皮肤切口和颅骨钻孔后，将微推动器安装在机械臂上。以标准方式完成术中记录，可通过机械臂手动或自动控制。电极的自动定位与植入消除了手动推进植入既定位置所造成的任何误差。

两种系统用于 DBS 的经验报道仍然有限，仅有 2 例病例使用了 ROSA 系统。另一方面，由 17 名使用了 NeuroMate 系统（共植入 30 个电极）的患者组成的小型病例队列显示其体内精确度为（0.86±0.32）mm。使用人数较少可能与目前各系统的定价较高有关。

三、各系统对比

立体定向手术的目标是在最小误差（由准确度与精确度衡量）下到达预期靶点。准确度衡量的是实际路径与预期靶点间的距离，而精确度衡量的是路径间变化的范围。准确度可以通过靶点误差来衡量，而精确度则与靶点误差的标准差有关。以上三种系统之间及它们与传统头架间的准确度相当，其中机器人系统的准确度最高（表 2-1）。每个系统报道的准确度有很大差异，但随着手术团队经验的积累，这些系统的准确性都将逐渐提高[14]。

从概念上讲，这三个系统均使用患者影像学结果中的坐标系而不是系统内自带的坐标系，这提供了更大的灵活性。StarFix 系统和 NexFrame 系统均无须将患者固定在手术台上，从而提供了更高的患者舒适度。然而，在使用机器人系统时，即使使用无头架配准，患者仍被要求固定在刚性头部夹具中。所有系统均适用安装在颅骨上的基准标记进行配准，但 NexFrame 与机器人系统提供了基于表面的可变形配准选项。最后，除 StarFix 系统外，所有系统均可在同一天配置完成。此处总结了 StarFix 与 NexFrame 工作流程的比较（图 2-5）。

总之，这些新系统在保证手术准确性和精确性的前提下提供给了患者更优的舒适度，并提高了手术效率。目前它们已经在美国的 DBS 手术中占据了相当大的比例，而它们在其他立体定向手术如激光导热疗法与 SEEG 中的应用可能会进一步扩大他们的应用范围。

表 2-1 传统头架与无头架系统的特征比较

项 目	传统头架（Leksell 与 CRW）	NexFrame	StarFix 头架	机器人辅助
体模中的定位误差（mm）	1.7±1，1.8±1.1[15]	1.25±0.6[15]	0.42±0.15	0.44±0.23[11]
病例队列中的定位误差（mm）	1.4[16]，1.03±0.76[17]	1.24±0.87[7]	1.24±0.4[5]	0.87±0.32[11]
配准方法	固定	固定或可调节	固定	固定或可调节
定位方法	实体结构	虚拟	实体结构	实体结构
定位调整限制	无限制	塔移动范围内有限调整	有限调整	无限制
多条路径	单条	允许两条	无限制	单条
坐标系统	头架中固有	依据影像学	依据影像学	依据影像学

CRW. Cosman–Roberts–Wells

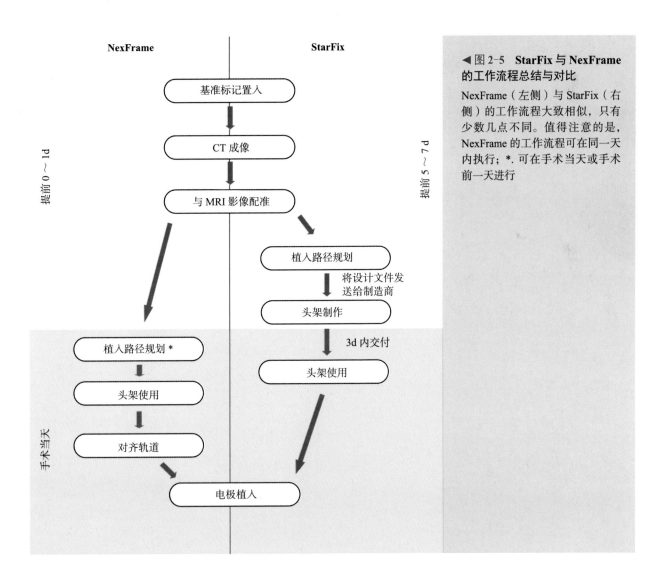

◀图 2-5 **StarFix 与 NexFrame 的工作流程总结与对比**

NexFrame（左侧）与 StarFix（右侧）的工作流程大致相似，只有少数几点不同。值得注意的是，NexFrame 的工作流程可在同一天内执行；*. 可在手术当天或手术前一天进行

参考文献

[1] Kandel' EI, Shchavinskii YV. First stereotaxic apparatus created by Russian scientists in the 19th century. Biomed Eng (NY). 1973; 7(2):121–124

[2] Clarke R, Horsley V. On a method of investigating the deep ganglia and tracts of the central nervous system (cerebellum). Br Med J. 1906; 2:1799–1800

[3] Spiegel EA, Wycis HT, Marks M, Lee AJ. Stereotaxic apparatus for operations on the human brain. Science. 1947; 106(2754):349–350

[4] Leksell L, Leksell D, Schwebel J. Stereotaxis and nuclear magnetic resonance. J Neurol Neurosurg Psychiatry. 1985; 48(1):14–18

[5] Konrad PE, Neimat JS, Yu H, et al. Customized, miniature rapid-prototype stereotactic frames for use in deep brain stimulator surgery: initial clinical methodology and experience from 263 patients from 2002 to 2008. Stereotact Funct Neurosurg. 2011; 89(1):34–41

[6] Holloway KL, Gaede SE, Starr PA, Rosenow JM, Ramakrishnan V, Henderson JM. Frameless stereotaxy using bone fiducial markers for deep brain stimulation. J Neurosurg. 2005; 103(3):404–413

[7] Burchiel KJ, McCartney S, Lee A, Raslan AM. Accuracy of deep brain stimulation electrode placement using intraoperative computed tomography without microelectrode recording. J Neurosurg. 2013; 119(2):301–306

[8] McBeth PB, Louw DF, Rizun PR, Sutherland GR. Robotics in neurosurgery. Am J Surg. 2004; 188(4A) Suppl:68S–75S

[9] Serletis D, Bulacio J, Bingaman W, Najm I, González-Martínez J. The stereotactic approach for mapping epileptic networks: a prospective study of 200 patients. J Neurosurg. 2014; 121(5): 1239–1246

[10] Vadera S, Chan A, Lo T, et al. Frameless stereotactic robot-assisted subthalamic nucleus deep brain stimulation: case report. World Neurosurg. 2017; 97: 762.e11–762.e14

[11] von Langsdorff D, Paquis P, Fontaine D. In vivo measurement of the framebased application accuracy of the NeuroMate neurosurgical robot. J Neurosurg. 2015; 122(1):191–194

[12] Lefranc M, Le Gars D. Robotic implantation of deep brain stimulation leads, assisted by intra-operative, flat-panel CT. Acta Neurochir (Wien). 2012; 154 (11):2069–2074

[13] Grimm F, Naros G, Gutenberg A, Keric N, Giese A, Gharabaghi A. Blurring the boundaries between frame-based and frameless stereotaxy: feasibility study for brain biopsies performed with the use of a head-mounted robot. J Neurosurg. 2015; 123(3):737–742

[14] Li Z, Zhang J-G, Ye Y, Li X. Review on factors affecting targeting accuracy of deep brain stimulation electrode implantation between 2001 and 2015. Stereotact Funct Neurosurg. 2016; 94(6):351–362

[15] Henderson JM, Holloway KL, Gaede SE, Rosenow JM. The application accuracy of a skull-mounted trajectory guide system for image-guided functional neurosurgery. Comput Aided Surg. 2004; 9(4):155–160

[16] Starr P, Christine C, Theodosopoulos P, et al. Implantation of deep brain stimulators into the subthalamic nucleus: technical approach and magnetic resonance imaging-verified electrode locations. J Neurosurg. 2002; 97(2):370–387

[17] Pollo C, Vingerhoets F, Pralong E, et al. Localization of electrodes in the subthalamic nucleus on magnetic resonance imaging. J Neurosurg. 2007; 106(1): 36–44

第 3 章　微电极记录方法
Microelectrode Recording Methods

Michael D. Staudt, Jonathan P. Miller　**著**

孟凡刚　李志保　陈颖川　张建国　**译**

摘要：微电极记录是使用高阻抗电极精准识别皮质下结构。微电极记录通常在形成毁损或脑深部刺激器植入之前，根据直接或间接的影像学方法调节立体定向定位。基于解剖标志或直接成像显示的靶向定位容易因个体解剖变异和成像偏差而产生误差，微电极记录的电生理信息可以校正立体定向误差和脑漂移。常见的各个调节运动障碍的靶点都有特定的电生理活动信号，这可以使定位高度精准。微电极记录也可作为一种研究工具，比如描绘疾病状态下脑深部结构的生理学特征，脑深部刺激时鉴别新的靶点。近年来成像技术和立体定向技术的发展已经能更好地显示和定位皮质下靶点；用或不用微电极记录都可取得很好的结果，但是这两种方法之间从未进行过直接比较。微电极记录在神经调控外科中的角色将无疑成为不断改善的术中定位技术。然而，微电极记录的使用也需要不断拓展，并且仍是运动障碍疾病手术中最常用的靶点定位方法。

关键词：微电极记录，术中定位，立体定向靶点，脑深部电刺激，神经调控，运动障碍，功能神经外科

一、概述

微电极记录是立体定向手术中很重要的靶点定位方法，在运动障碍疾病手术治疗中发挥着重要作用，因为其临床疗效严重依赖于术中靶点的精确定位。现代微电极记录可追溯到 20 世纪 60 年代早期，Albe-Fessard 和他的同事阐述了使用低阻抗的双极电极辨别丘脑核团和内囊[1, 2]。这是由实验室记录单细胞电活动过渡到临床使用的重大突破：微电极记录不仅能区分白质和灰质，而且还可以通过分辨各结构的特征性放电模式辨别皮质下不同神经核团的边界[1]。随后，微电极技术通过分析与局部场电位的关系、与运动或震颤活动的同步性以及对微刺激的反应来进行精确的生理定位[3-6]。

在其发展的几年内，微电极记录被广泛应用于毁损术的靶向定位。但是 1967 年左旋多巴的出现引起了从手术治疗到药物治疗的转变，并持续了将近 20 年[7-9]。虽然如此，但运用微电极记录的基础与临床研究不断引起人们对外科手术治疗运动障碍的兴趣[10]，并且发现了像丘脑底核这样的新的治疗靶点[11]。此外，作为一种可调节和可逆的治疗方法，DBS 的发展使作为靶点定位辅助手段的微电极记录在放置 DBS 电极时重新焕发了活力[12]。尽管影像和术中监测技术已经有所改进并且可实现直接解剖定位，但是微

电极记录和术中刺激技术仍然被广泛应用于功能神经外科中。

通过影像学和解剖学方法对术中靶点的定位是计划立体定向手术时关键的第一步，并且影像技术的发展使治疗靶点的显示和识别变得越来越好。然而，即便是现代影像技术，有时因影像变形这样的缺陷而导致不能清晰地显示靶点结构。作为术中辅助手段，微电极记录是基于电生理标准精确定位靶点和纠正靶点误差。此外，微电极记录可以精准定位理想的生理靶点，这在有些情况下可能不同于解剖靶点[13]。微电极记录的潜在弊端包括增加了发生并发症（尤其是出血）的风险和增加成本、耗时，并且增加了手术治疗的复杂性。本章的目的是阐述微电极记录在立体定向神经外科颅内靶点定位中的运用和概述特殊靶点的使用原则。

二、定位的基本原理

通过认真地计划和对解剖和（或）电生理的熟练掌握可实现皮质下靶点的精确定位。在运动障碍性疾病手术计划中，借助于解剖标志、立体定向图谱和影像学间接或直接的解剖显示是必不可少的第一步。然而，在计划和定位过程中可能会引入多种潜在的误差源，如影像变形和患者个体解剖的变异。另外，人为误差和机械误差通常也一定要考虑。微电极记录有能力解决这些误差源，以提高靶点定位准确性。

立体定向手术容易产生微小的误差。即使在最佳条件下，累积误差也可达几毫米。导致这些误差的原因可能包括 MRI 的变形和空间不准确性，以及术中脑脊液丢失导致的脑漂移[14, 15]。硬套管或电极进入柔软的脑实质也可能会偏离预定靶点。皮质下核团位置的微小差异，使用常规标志进行间接靶向定位可能会有很大的差异[16, 17]。在计划期间用作覆盖图的标准立体定向图谱中也观察到了关键的差异[18]。由于实时反馈和高度的精准性，微电极记录具有纠正由空间差异、脑漂移或影像变形所引起的误差源的潜能。当使用

微电极记录校正靶向定位时，有时术后成像显示校正后的电极位置在预定靶区内，这表明电生理可补偿原本无法识别的靶向误差。

结构和功能并不总是一致的，生理靶点与解剖靶点之间可能存在差异。微电极记录具有直接识别生理结构的能力，包括结构边界和躯体特定区的组织。微电极记录还可以识别单个神经核之间自发放电频率、模式和对运动的反应的差异，并且它比许多 MR 序列具有更好的空间分辨率和准确性。尽管 MR 取得了发展，但是颅内靶点的识别仍然面临挑战。在标准的临床场强下，苍白球的影像学表现最好，丘脑底核的影像学表现稍差，腹侧丘脑的影像学表现最差，因为单个丘脑核的影像学边界模糊。

利用微电极记录可以实现精准的三维定位，包括识别神经核团的轮廓[19]。例如丘脑底核的背外侧 2/3 对应的是感觉运动区，其靶向定位可通过微电极记录和电刺激技术优化[20]。神经核团边界的精准定位有助于优化电刺激的生理效应和预防不良反应或对功能结构的意外损伤[21, 22]。如果需要新的轨道，微电极记录和微刺激与宏观刺激相比，在鉴别较小的靶点和产生较小的毁损区域方面非常有用。另外，即使在靶点，单独的微刺激或大量刺激也可能会产生变异或延迟效应。当这些误差升高时通过微电极记录定位是必不可少的，并且需要熟练掌握神经元放电模式[18, 23, 24]。

除了临床运用，微电极记录在研究中也有重要作用。既往和当前的研究都依赖于微电极记录来帮助描绘运动障碍的病理生理、深部脑结构的生理，以及 DBS 对下游神经元的影响。在微电极记录的运用下，DBS 的新靶点被发现了，包括帕金森病相关的冻结步态[25, 26]和癫痫[27]。

三、微电极技术与方法

在不同的神经外科中心，靶点定位的方法和微电极记录的使用有很大不同；但是，微电极记录插入与记录的一般设置和技术方面是有统一标

准的。一般来说，基本组件包括微电极或半微电极，音频 / 视频监视器和一个放大器 / 示波器。还有一个与立体定向定位系统相兼容、用来推动电极前进的机动微推进器。微推进器系统是液压的或机动的，后者是通过电动控制使电极前进。术中电刺激可通过使用独立的电流刺激器来实现，并且刺激可通过高阻抗的微电极进行微刺激或植入电极进行宏刺激。

微电极通常是由钨或铂 – 铱材料组成的双极电极，用于记录的电极尖端为玻璃绝缘的锥形，直径为 5μm（或更小），长度为 10 ～ 15μm。微电极具有高阻抗（ > 500kΩ），这有利于在神经元密度高的区域进行单一神经元隔离，从而在记录过程中更好地进行靶向分化 [28, 29]。植入电极尖端较大，直径为 25μm（或更大），阻抗较低，因此对神经活动的敏感性较高，但对单细胞活动的分辨能力较差，因此提供的具体信息较少 [30]。电极的物理性质决定了微刺激的持久性，但电流的通过会降低玻璃的绝缘性并降低阻抗，这虽然会降低噪音，但也增加了单一神经元的隔离难度。

微电极是通过一个保护性不锈钢套管植入的，这样电极尖端在通过脑实质时就可以保证稳定和回撤。微电极记录装置起初定在颅内靶点上方的预定距离处（通常为 15 ～ 25mm），然后随着记录的进行电极缓慢地向靶点推进并超出一小段距离。在微电极推进过程中，独立的前置放大器会对信号进行滤波和放大，并通过低通和高通滤波器消除多余的噪声。示波器显示的是通过数字处理后增强的滤波信号，声音以多次放电的形式传输到扬声器。利用窗口鉴别器可以分离单个神经元放电活动。

关于如何使用微电极记录和需要多少电生理信号，有许多不同的理念。例如，单一轨道的电极通道可以明确靶点结构的存在，并沿特定的轨道确定电极的深度。另一种选择是使用多个平行通道来创建详细的三维图形，以确定多个皮质下结构的边界。利用多通道微阵列，可以在一次植入过程中同时插入多个电极进行记录。举个例子，就像"多管炮"一样有一个中心通道，另有围绕在中心通道周围的四个通道，间距为 2mm。该设备可同时推进 5 个平行微电极 [31]。这种技术可以让使用者直接比较电极之间所记录的信号，并且在电极之间的固定距离下描绘出组织的理论体积 [32]。

微电极记录可单独使用或和电刺激器释放的微刺激或宏刺激结合使用。微电极记录可精准到 0.1mm 左右，但刺激电流扩散的范围较广可达到数毫米。因此，通过电刺激定位的精准性相对较低。电刺激使用单极或双极电极，电荷平衡的双向方波串刺激，刺激持续时间为 0.06 ～ 0.3ms，频率为 130 ～ 300Hz。根据电极的位置，各种感觉、锥体或锥体外系临床表现可协助生理定位。必须有一个训练有素的医生来解释这些表现，因为刺激的生理表现可能因部位而异。尽管记录下震颤的变化可能容易被量化，但震颤停止也可能出现在靶点以外的部位，如皮质脊髓束和未定带。刺激趋于精准到靶点组织大约 5mm[32]，这可能会产生假阴性。

（一）腹侧丘脑

丘脑是帕金森病治疗中早期非常重要的立体定向靶点，因为丘脑切开术可使震颤出现明显的缓解，并且丘脑腹侧核是 DBS 治疗运动障碍常用的靶点。这些核团包括针对帕金森或肌张力障碍的丘脑前腹侧核（ventral oral，Vo）或苍白球中继核；针对震颤的丘脑中间腹侧核（ventral intermediate，Vim）或小脑中继核；协助丘脑中间腹侧核定位及治疗某些神经性疼痛综合征的丘脑尾侧腹核（ventral caudal，Vc）或体感神经核 [33, 34]。这些核团不能在 MRI 上清晰地显示。因此，首先要进行前、后连合（前连合 – 后连合线）的影像测定，这可实现基于标准参考系的间接定位。靶向定位可通过预编的图谱集辅助完成，这种定位接近基于前连合 – 后连合线或其他周围结构所选定的核团的位置。然后基于丘脑神经核团特异的电生理反应，通过记录和（或）微刺激或宏刺激鉴别丘脑核团，从而实现电生理定位。

丘脑中间腹侧核是根据躯体特定区域排列的，头面部位于中间，下肢位于侧方。丘脑中间腹侧核还包含有对关节被动运动做出反应的"运动觉细胞"，这些细胞的放电与肢体震颤同步[35-37]。这些细胞可因不同的病理表现出不同的放电频率：震颤细胞在临床震颤活动中显示出有节律的暴发放电，而在特发性震颤中，与帕金森或疼痛相比这些细胞的放电频率更高[34, 38]。震颤细胞理论上聚集在丘脑尾侧腹核前边缘约2mm处和前连合–后连合线上方3mm处[39]。丘脑腹前核（anterior ventral oral，Voa）是僵直控制的首选靶点，而丘脑腹后核（posterior ventral oral，Vop）是震颤的首选靶点[40, 41]。丘脑腹后核的微电极记录也已经证明了在震颤频率下的节律性暴发活动。

丘脑腹前核 / 丘脑腹后核、丘脑中间腹侧核和丘脑尾侧腹核的微电极定位

丘脑尾侧腹核有时被选来用微电极记录作初始定位，因为它是所有腹侧丘脑核团中最易被识别的，并且最终的电极轨道可根据电生理结果被调整。由于从丘脑前角进入，电极很可能先进入丘脑腹后核，然后进入丘脑中间腹侧核，再进入丘脑尾侧腹核。

丘脑腹后核和丘脑腹前核内部神经元活动与运动对指令的反应、运动的活跃阶段和最大肌肉收缩状态有关[36, 42, 43]。因此，与其他靶点相比自发电活动较低。随意运动细胞在对主动运动的反应中放电频率产生了最大比例的改变，震颤细胞的放电可能与患者的震颤活动同步。特定动作的执行通常优先与特定的放电模式相关，而且躯体投射与丘脑尾侧腹核的感觉核相对应[42]。丘脑中间腹侧核和丘脑腹后核很容易通过对深部结构（如肌腱）的刺激或关节的运动和震颤频率来识别。某些细胞也会对体感刺激和主动运动做出反应。另外，丘脑腹后核可通过7～10Hz节律的脑电纺锤波及波幅的增减被识别[34]。

丘脑中间腹侧核在丘脑腹前核与丘脑腹后核的后方和丘脑尾侧腹核前背盖皮核的前部，内部含有的"运动觉细胞"主要对关节运动被动运动、深压力以及肌肉和肌腱的挤压做出反应，但对这些运动造成的皮肤变形不起作用。虽然主动运动可激活该部位，但其幅度通常等于或小于被动运动所产生的。如果感受野重叠，动觉细胞可能与震颤同时发生[44]。丘脑中间腹侧核和丘脑尾侧腹核有相似的体表投射，腕部的深感觉细胞位于足趾皮肤代表区的前方[45, 46]。丘脑中间腹侧核和丘脑尾侧腹核的边界很难识别，因为宏刺激产生的感觉异常出现在身体的相似部位。但是，丘脑中间腹侧核的激活阈值较高。

进入丘脑中间腹侧核最初是进入本体感受野所在的Vc背壳部。继续前进尾部会出现"触觉细胞"，其在中外侧投射区边界清晰的感受野中容易显示对感觉刺激反应的频率变化[45]。该投射区能为选择合适的进入丘脑中间腹侧核的轨道提供信息。刺激触觉细胞在相应的感受野内会产生感觉异常。当微电极穿过丘脑底部时，背景噪音和单位记录会明显减少。由于内侧丘系被激活，所以刺激该区域可能会继续产生感觉异常，但是需要比丘脑尾侧腹核更高的阈值，如果电极离内囊太近可能会引起肌肉收缩。

（二）苍白球

苍白球分为两部分：内侧部（GPi）和外侧部（GPe）。苍白球震颤细胞主要分布在GPi的腹侧部[47]，对应于侧面、腹侧和后方的感觉运动成分[10]。DBS的靶点距离GPe外部1～2mm，距离苍白球3～5mm[48]。理想情况下，该靶点位于GPi后部和腹部，但位置不能太靠后，以避免刺激引起肌肉收缩[49]。与丘脑相比，GPi相对容易在MRI上显示。

GPi是治疗肌张力障碍[50, 51]和某些继发性肌张力障碍（包括迟发型运动障碍）的首选靶点[52, 53]。它也是对帕金森症状有效治疗的靶点[54, 55]。不同的运动障碍性疾病其放电模式亦不同。在帕金森病患者中，由于多巴胺耗尽，GPi的放电频率明显增高[56]。对动觉刺激的反应很明显但缺乏特异性，并且通过多个连接存在更大的反应扩散。对侧和同侧的激活都能被观察到。放电模式可能也与震颤同步[55, 57]。在帕金森病中，GPi的放电明显强于GPe，相反，在肌张力障碍中，GPi的放电没有明显强于GPe，这使得对核团的识别具有一定的挑战性[58]。另外，由于感受野的特异性变化，肌张力障碍与组群放电增加的趋势具有相关性[59]。其中一些反应实际上可能是麻醉相关的人为因素，因为许多肌张力障碍患者需要更深层的麻醉来帮助电极植入[60]。

GPi 的微电极定位

电极在进入GPi之前必须穿过壳核和Gpe。在通过纹状体的过程中很少看到电活动和损伤相关的放电，偶尔会看到 4～6Hz 的紧张性电活动[55]。与GPi相比，GPe有独特的放电模式，而且以大的自发性活动单位为特征。有些活动单位显示的是伴随偶发中断的中频（60Hz）放电（中断细胞），有些显示的是快速暴发的低频（10～20Hz）放电（暴发细胞）。在穿过GPe腹侧后进入苍白球中间层，由于这一区域只有 1～2mm 的白质纤维，所以很少有电活动。胆碱能的"边界细胞"有时在神经核的边界。这些细胞具有弥散的皮质传入，在几乎恒定的锋间期内产生规则、稳定且广泛的紧张性强直放电（20～40Hz）。这些细胞偶尔会因运动或自发性暴发模式而放电。

苍白球内侧部和外侧部被一不完整的苍白层隔开。苍白球内侧部与外侧部相比细胞放电更加快速且规则；在帕金森病患者中频率能接近 80～90Hz。在GPi内部大约有 25% 的细胞对动觉运动有反应，主要表现在面部、眼外肌和上下肢[55]。这种反应是可变的，并且放电频率可能会增加、减少或增加与降低交互出现。适当的感觉运动反应以及视束和内囊的识别对于准确的电极定位是必不可少的。

当微电极出GPi进入白质并接近视束与皮质脊髓束时，背景噪音会明显下降。视束内低至 1μA，300Hz 的微刺激就会使患者在对侧视野中感到光幻视（压眼闪光）[18]。患者眼中的光幻视也会产生诱发电位，并可在视束上被记录到。皮质脊髓束可通过刺激后对侧肢体产生强直收缩来识别。刺激相关的肌肉收缩阈值能间接辨别电极与内囊的相关位置关系。对应的体表投射也能提供关于偏侧的重要信息（头面部为最内侧，然后是上肢，下肢在最外侧）[55]。

（三）丘脑底核

STN具有广泛的皮质和丘脑联系，因此在运动障碍性疾病中扮演着重要的角色。作为抑制运动的间接通路的一部分，STN通过GPe接受纹状体传入，并投射到GPi和黑质网状部（substania nigra pars reticulata，SNr）[61]。它也通过超直接通路接受广泛的皮质传入[62]。大量的实验室数据已经证明了STN在运动回路和帕金森病的病理生理学中的重要性。恒河猴的选择性毁损已被证明会引起偏身投掷症[63]，但帕金森病的症状在灵长类帕金森病模型中也有所改善[11, 64]。此后，高频刺激可改善灵长类动物模型[65, 66]和帕金森病患者[31, 67]的震颤、运动障碍和僵直。STN可分为感觉运动区，边缘区和联络区[68]。感觉运动区位于STN后外侧区的背侧[69, 70]，是手术治疗帕金森病最常用的靶点[71]。

由于在帕金森病中黑质纹状体多巴胺耗尽，STN产生了放电模式的改变和放电频率的增加[72, 73]。在非病理状态下，STN细胞的典型放电频率在 20Hz，但是在帕金森病患者中其放电频率大于 40Hz。另外，多达 20% 的细胞在帕金森病患者中表现出震荡活动，这在其他患者中是罕见的[74, 75]。同步性增强和中心－外周抑制丧失也可被观察到。因此，接受域不是很特异并且可通过多连接观察到扩散。在对侧关节的主动或被动的活动中，也会出现暴发活动增加和放电改变，高达 25% 的细胞出现同侧反应。

STN 的微电极定位

初始的微电极记录活动取决于进入的方向。更靠内侧的轨道经过纹状体和下丘脑，而靠外侧的轨道只穿过放射冠和内囊[71]。纹状体相对平静，偶尔有损伤性放电和紧张性活动细胞 4～6Hz 的放电。丘脑网状核显示出相对缓慢、规则的放电 [23]。丘脑更深处，细胞更加活跃，并且可根据较低的放电频率和较平静的背景与 STN 相鉴别。出现活动欠活跃的丘脑后就会出现细胞贫乏的未定带。

一旦进入 STN 的边界后，就会出现细胞密度和动作电位数量的急剧增长。锋电位通常会出现一个负向波跟着一个较小和较窄的正向波。有两种不同的细胞外锋电位，显示的是单项和双向特征。第一种波形是以紧张性活动和偶尔暴发的不规则放电模式为特征的混合模式，而第二种波形是与静止性震颤同步的周期性振荡暴发的暴发模式 [76]。电极在 STN 背外侧的放置主要是通过相关运动来确定，手臂活动主要在外侧区。有40%～50%的细胞会对被动运动有反应。这些区域的微电极刺激有助于定位，当延髓有反应时表明接近皮质－延髓束的外侧，而同侧眼发生偏移时可能表明接近动眼神经或核的内侧 [77]。在宏刺激下，可以观察到皮质延髓束激活引起的面部收缩或构音障碍和因丘系系统激活而出现的对侧感觉异常 [77]。

黑质网状部位于 STN 的腹侧。与 STN 相比，黑质网状部的细胞密度和活性较低且稀疏，但是不规则的放电产生了持续有节律的声音，这种声音很容易通过扬声器鉴别。该区域的锋电位是双相且对称的，波幅高，频率约为 30Hz（范围为8～80Hz）[76]，但较高的放电频率也有报道 [23]。STN 与黑质网状部细胞之间一个重要的区别是，黑质网状部内的神经元总是不规则的紧张性放电而从不暴发性放电。

四、争论和并发症

有人认为，单纯的解剖定位可能会带来与用微电极记录和微刺激的电生理定位具有相同的临床效益。这种方法是有优先选择的，因为1985年发表的一项功能神经外科医生的调查报道显示，尽管帕金森病患者首选的丘脑手术靶向定位存在差异，但也有同样出色的结果 [78]。既往两

项非微电极记录苍白球切开术的研究也显示了良好的临床效果，无死亡率和低致残率 [79, 80]。然而，这些结果应谨慎解释，因为苍白球是比 STN 更大的靶点，因此并发症的误差范围可能更大。

MRI 的发展已经使皮质下靶点和白质纤维束在术前得以更好地显示 [81]。成像模式也发展到可实现术中影像引导脑深部刺激，集成 DBS 电极线的计划、定位和确认。最近的研究报道了临床疗效，电极线直接放置的准确性与微电极记录相当 [82-85]，并且减少了手术时间，几乎没有并发症出现 [86-88]。微电极记录还显著增加了立体定向病例的成本和复杂性，需要熟练解释生理记录，而且需要专门的设备和人员。微电极记录的使用也增加了整个手术时间和相关费用 [89]。相比之下，据报道，在患者全麻状态下进行图像引导的 DBS 手术比局麻状态下的手术成本更低 [90]。

也有证据表明微电极记录与并发症风险增高相关，尤其是出血 [91-95]，这与微电极放入的次数有关 [96-98]。最新研究显示影像引导下 DBS 与微电极记录相比出血的发生率更低 [99, 100]。然而，要证明微电极记录比其他方法更安全或更有效，则需要进行一项临床对照试验，目前还没有进行此类研究。

五、总结

自半个多世纪的临床应用以来，微电极记录已成为运动障碍实验研究和临床治疗的基石。尽管影像技术的不断进步可以更好地显示皮质下靶点，但微电极记录仍然被广泛运用。微电极记录提供了无与伦比的精确度，能够描绘靶核的解剖和电生理关系。此外，微电极记录既能确认靶点也可以进行立体定向误差校正。尽管使用微电极记录与不使用微电极记录的临床对比研究已经显示有很好的结果，但目前还没有一项综合的临床对照试验进行直接对比研究。随着术中定位新技术的出现，微电极记录在 DBS 电极立体定向植入中的作用无疑将在临床实践中继续发展。

参考文献

[1] Albe-Fessard D, Arfel G, Guiot G, et al. [Identification and precide delimitation of certain subcortical structures in man by electrophysiology. Its importance in stereotaxic surgery of dyskinesia]. C R Hebd Seances Acad Sci. 1961; 253:2412–2414
[2] Albe Fessard D, Arfel G, Guiot G, et al. [Characteristic electric activities of some cerebral structures in man]. Ann Chir. 1963; 17:1185–1214
[3] Albe-Fessard D, Arfel G, Guiot G, et al. Electrophysiological studies of some deep cerebral structures in man. J Neurol Sci. 1966; 3(1):37–51
[4] Albe-Fessard D, Arfel G, Guiot G, Derome P, Guilbaud G. Thalamic unit activity in man. Electroencephalogr Clin Neurophysiol. 1967; (suppl 25):132
[5] Gaze RM, Gillingham FJ, Kalyanaraman S, Porter RW, Donaldson AA, Donaldson IM. Microelectrode recordings from the human thalamus. Brain. 1964; 87:691–706
[6] Hardy J. Electrophysiological localization and identification of subcortical structures as an aid to stereotaxic surgery: a preliminary report. Can Med Assoc J. 1962; 86:498–499
[7] Rascol O, Lozano A, Stern M, Poewe W. Milestones in Parkinson's disease therapeutics. Mov Disord. 2011; 26(6):1072–1082
[8] Tasker RR, Siqueira J, Hawrylyshyn P, Organ LW. What happened to VIM thalamotomy for Parkinson's disease? Appl Neurophysiol. 1983; 46(1–4):68–83
[9] Narabayashi H, Maeda T, Yokochi F. Long-term follow-up study of nucleus ventralis intermedius and ventrolateralis thalamotomy using a microelectrode technique in parkinsonism. Appl Neurophysiol. 1987; 50 (1–6):330–337
[10] Laitinen LV, Bergenheim AT, Hariz MI. Leksell's posteroventral pallidotomy in the treatment of Parkinson's disease. J Neurosurg. 1992; 76(1):53–61
[11] Bergman H, Wichmann T, DeLong MR. Reversal of experimental parkinsonism by lesions of the subthalamic nucleus. Science. 1990; 249(4975):1436– 1438
[12] Hariz MI, Blomstedt P, Zrinzo L. Deep brain stimulation between 1947 and 1987: the untold story. Neurosurg Focus. 2010; 29(2):E1
[13] Schlaier JR, Habermeyer C, Warnat J, et al. Discrepancies between the MRIand the electrophysiologically defined subthalamic nucleus. Acta Neurochir (Wien). 2011; 153(12):2307–2318
[14] Kondziolka D, Dempsey PK, Lunsford LD, et al. A comparison between magnetic resonance imaging and computed tomography for stereotactic coordinate determination. Neurosurgery. 1992; 30(3):402–406, discussion 406–407
[15] Sumanaweera TS, Adler JR, Jr, Napel S, Glover GH. Characterization of spatial distortion in magnetic resonance imaging and its implications for stereotactic surgery. Neurosurgery. 1994; 35(4):696–703, discussion 703–704
[16] Kelly PJ, Derome P, Guiot G. Thalamic spatial variability and the surgical results of lesions placed with neurophysiologic control. Surg Neurol. 1978; 9 (5):307–315
[17] Brierley JB, Beck E. The significance in human stereotactic brain surgery of individual variation in the diencephalon and globus pallidus. J Neurol Neurosurg Psychiatry. 1959; 22:287–298
[18] Lozano A, Hutchison W, Kiss Z, Tasker R, Davis K, Dostrovsky J. Methods for microelectrode-guided posteroventral pallidotomy. J Neurosurg. 1996; 84 (2):194–202
[19] Bejjani BP, Dormont D, Pidoux B, et al. Bilateral subthalamic stimulation for Parkinson's disease by using three-dimensional stereotactic magnetic resonance imaging and electrophysiological guidance. J Neurosurg. 2000; 92(4): 615–625
[20] Rodriguez-Oroz MC, Rodriguez M, Guridi J, et al. The subthalamic nucleus in Parkinson's disease: somatotopic organization and physiological characteristics. Brain. 2001; 124(Pt 9):1777–1790
[21] Lozano AM, Hutchison WD, Tasker RR, Lang AE, Junn F, Dostrovsky JO. Microelectrode recordings define the ventral posteromedial pallidotomy target. Stereotact Funct Neurosurg. 1998; 71(4):153–163
[22] Giller CA, Dewey RB, Ginsburg MI, Mendelsohn DB, Berk AM. Stereotactic pallidotomy and thalamotomy using individual variations of anatomic landmarks for localization. Neurosurgery. 1998; 42(1):56–62, discussion 62–65
[23] Hutchison WD, Allan RJ, Opitz H, et al. Neurophysiological identification of the subthalamic nucleus in surgery for Parkinson's disease. Ann Neurol. 1998; 44(4):622–628
[24] Reck C, Maarouf M, Wojtecki L, et al. Clinical outcome of subthalamic stimulation in Parkinson's disease is improved by intraoperative multiple trajectories microelectrode recording. J Neurol Surg A Cent Eur Neurosurg. 2012; 73 (6):377–386
[25] Stefani A, Lozano AM, Peppe A, et al. Bilateral deep brain stimulation of the pedunculopontine and subthalamic nuclei in severe Parkinson's disease. Brain. 2007; 130(Pt 6):1596–1607
[26] Morita H, Hass CJ, Moro E, Sudhyadhom A, Kumar R, Okun MS. Pedunculopontine nucleus stimulation: where are we now and what needs to be done to move the field forward? Front Neurol. 2014; 5:243
[27] Möttönen T, Katisko J, Haapasalo J, et al. Defining the anterior nucleus of the thalamus (ANT) as a deep brain stimulation target in refractory epilepsy: delineation using 3 T MRI and intraoperative microelectrode recording. Neuroimage Clin. 2015; 7:823–829
[28] Lenz FA, Dostrovsky JO, Kwan HC, Tasker RR, Yamashiro K, Murphy JT. Methods for microstimulation and recording of single neurons and evoked potentials in the human central nervous system. J Neurosurg. 1988; 68(4): 630–634
[29] Bertrand G, Jasper H, Wong A, Mathews G. Microelectrode recording during stereotactic surgery. Clin Neurosurg. 1969; 16:328–355
[30] Favre J, Taha JM, Nguyen TT, Gildenberg PL, Burchiel KJ. Pallidotomy: a survey of current practice in North America. Neurosurgery. 1996; 39(4):883– 890, discussion 890–892
[31] Limousin P, Krack P, Pollak P, et al. Electrical stimulation of the subthalamic nucleus in advanced Parkinson's disease. N Engl J Med. 1998; 339(16):1105– 1111
[32] Pollak P, Krack P, Fraix V, et al. Intraoperative micro- and macrostimulation of the subthalamic nucleus in Parkinson's disease. Mov Disord. 2002; 17 Suppl 3:S155–S161
[33] Hassler R. Architectonic organization of the thalamic nuclei. In: Schaltenbrand G, Walker AE, eds. Stereotaxy of the human brain. Stuttgart: Thieme; 1982:140–180
[34] Garonzik IM, Hua SE, Ohara S, Lenz FA. Intraoperative microelectrode and semi-microelectrode recording during the physiological localization of the thalamic nucleus ventral intermediate. Mov Disord. 2002; 17 Suppl 3:S135– S144
[35] Narabayashi H, Ohye C. Nucleus ventralis intermedius of human thalamus. Trans Am Neurol Assoc. 1974; 99:232–233
[36] Crowell RM, Perret E, Siegfried J, Villoz JP. 'Movement units' and 'tremor phasic units' in the human thalamus. Brain Res. 1968; 11(3):481–488
[37] Ohye C, Shibazaki T, Hirai T, Wada H, Hirato M, Kawashima Y. Further physiological observations on the ventralis intermedius neurons in the human thalamus. J Neurophysiol. 1989; 61(3):488–500
[38] Tasker RR, Kiss ZH. The role of the thalamus in functional neurosurgery. Neurosurg Clin N Am. 1995; 6(1):73–104
[39] Lenz FA, Normand SL, Kwan HC, et al. Statistical prediction of the optimal site for thalamotomy in parkinsonian tremor. Mov Disord. 1995; 10(3):318– 328
[40] Ohye C, Fukamachi A, Miyazaki M, Isobe I, Nakajima H, Shibazaki T. Physiologically controlled selective thalamotomy for the treatment of abnormal movement by Leksell's open system. Acta Neurochir (Wien). 1977; 37(1–2): 93–104
[41] Hassler R, Schmidt K, Riechert T, Mundinger F. Stereotactic treatment of action myoclonus in a case of combined status marmoratus and multiple sclerosis. A contribution to the pathophysiology of basal ganglia with multiple lesions in both the striatum and the substantia nigra. Confin Neurol. 1975; 37(4):329–356
[42] Lenz FA, Kwan HC, Dostrovsky JO, Tasker RR, Murphy JT, Lenz YE. Single unit analysis of the human ventral thalamic nuclear group. Activity correlated with movement. Brain. 1990; 113(Pt 6):1795–1821
[43] Raeva SN, Vainberg NA, Dubynin VA, Tsetlin IM, Tikhonov YN, Lashin AP. Changes in the spike activity of neurons in the ventrolateral nucleus of the thalamus in humans during performance of a voluntary movement. Neurosci Behav Physiol. 1999; 29(5):505–513
[44] Lenz FA, Tasker RR, Kwan HC, et al. Single unit analysis of the human ventral thalamic nuclear group: correlation of thalamic "tremor cells" with the 3–6 Hz component of parkinsonian tremor. J Neurosci. 1988; 8(3):754–764
[45] Lenz FA, Dostrovsky JO, Tasker RR, Yamashiro K, Kwan HC, Murphy JT. Single-unit analysis of the human ventral thalamic nuclear group: somatosensory responses. J Neurophysiol. 1988; 59(2):299–316
[46] McClean MD, Dostrovsky JO, Lee L, Tasker RR. Somatosensory neurons in human thalamus respond to speech-induced orofacial movements. Brain Res. 1990; 513(2):343–347
[47] Hutchison WD, Lozano AM, Tasker RR, Lang AE, Dostrovsky JO. Identification and characterization of neurons with tremor-frequency activity in human globus pallidus. Exp Brain Res. 1997; 113(3):557–563
[48] Starr PA, Turner RS, Rau G, et al. Microelectrode-guided implantation of deep brain stimulators into the globus pallidus internus for dystonia: techniques, electrode locations, and outcomes. J Neurosurg. 2006; 104(4):488–501
[49] Tisch S, Zrinzo L, Limousin P, et al. Effect of electrode contact location on clinical efficacy of pallidal deep brain stimulation in primary generalised dystonia. J Neurol Neurosurg Psychiatry. 2007; 78(12):1314–1319
[50] Kupsch A, Benecke R, Müller J, et al. Deep-Brain Stimulation for Dystonia Study Group. Pallidal deep-brain stimulation in primary generalized or segmental dystonia. N Engl J Med. 2006; 355(19):1978–1990
[51] Vidailhet M, Vercueil L, Houeto JL, et al. French Stimulation du Pallidum Interne dans la Dystonie (SPIDY) Study Group. Bilateral deep-brain stimulation of the globus pallidus in primary generalized dystonia. N Engl J Med. 2005; 352(5):459–467
[52] Vitek JL, Delong MR, Starr PA, Hariz MI, Metman LV. Intraoperative neurophysiology in DBS for dystonia. Mov Disord. 2011; 26 Suppl 1:S31–S36
[53] Trottenberg T, Paul G, Meissner W, Maier-Hauff K, Taschner C, Kupsch A. Pallidal and thalamic neurostimulation in severe tardive dystonia. J Neurol Neurosurg Psychiatry. 2001; 70(4):557–559
[54] Gross RE, Lombardi WJ, Lang AE, et al. Relationship of lesion location to clinical outcome following microelectrode-guided pallidotomy for Parkinson's disease. Brain. 1999; 122(Pt 3):405–416
[55] Lozano AM, Hutchison WD. Microelectrode recordings in the pallidum. Mov Disord. 2002; 17 Suppl 3:S150–S154
[56] Hutchinson WD, Levy R, Dostrovsky JO, Lozano AM, Lang AE. Effects of apomorphine on globus pallidus neurons in parkinsonian patients. Ann Neurol. 1997; 42(5):767–775
[57] Hutchison WD, Lozano AM, Davis KD, Saint-Cyr JA, Lang AE, Dostrovsky JO. Differential neuronal activity in segments of globus pallidus in Parkinson's disease patients. Neuroreport. 1994; 5(12):1533–1537
[58] Vitek JL. Pathophysiology of dystonia: a neuronal model. Mov Disord. 2002; 17 Suppl 3:S49–S62
[59] Vitek JL, Chockkan V, Zhang JY, et al. Neuronal activity in the basal ganglia in patients with generalized dystonia and hemiballismus. Ann Neurol. 1999; 46(1):22–35
[60] Lozano AM, Kumar R, Gross RE, et al. Globus pallidus internus pallidotomy for generalized dystonia. Mov Disord. 1997; 12(6):865–870
[61] DeLong MR. Primate models of movement disorders of basal ganglia origin. Trends Neurosci. 1990; 13(7):281–285
[62] Smith Y, Bevan MD, Shink E, Bolam JP. Microcircuitry of the direct and indirect pathways of the basal ganglia. Neuroscience. 1998; 86(2):353–387
[63] Carpenter MB, Whittier JR, Mettler FA. Analysis of choreoid hyperkinesia in the Rhesus monkey; surgical and pharmacological analysis of hyperkinesia resulting from lesions in the subthalamic nucleus of Luys. J Comp Neurol. 1950; 92(3):293–331
[64] Aziz TZ, Peggs D, Sambrook MA, Crossman AR. Lesion of the subthalamic nucleus for the alleviation of 1-methyl-4-phenyl-1,2,3,6-tetrahydropyridine (MPTP)-induced parkinsonism in the primate. Mov Disord. 1991; 6(4):288– 292
[65] Benazzouz A, Boraud T, Féger J, Burbaud P, Bioulac B, Gross C. Alleviation of experimental hemiparkinsonism by high-frequency stimulation of the subthalamic nucleus in primates: a comparison with L-Dopa treatment. Mov Disord. 1996; 11(6):627–632
[66] Gao DM, Benazzouz A, Piallat B, et al. High-frequency stimulation of the subthalamic

nucleus suppresses experimental resting tremor in the monkey. Neuroscience. 1999; 88(1):201–212

[67] Limousin P, Pollak P, Benazzouz A, et al. Effect of parkinsonian signs and symptoms of bilateral subthalamic nucleus stimulation. Lancet. 1995; 345 (8942):91–95

[68] Alexander GE, Crutcher MD, DeLong MR. Basal ganglia-thalamocortical circuits: parallel substrates for motor, oculomotor, "prefrontal" and "limbic" functions. Prog Brain Res. 1990; 85:119–146

[69] Parent A, Hazrati LN. Functional anatomy of the basal ganglia. Ⅱ. The place of subthalamic nucleus and external pallidum in basal ganglia circuitry. Brain Res Brain Res Rev. 1995; 20(1):128–154

[70] Monakow KH, Akert K, Künzle H. Projections of the precentral motor cortex and other cortical areas of the frontal lobe to the subthalamic nucleus in the monkey. Exp Brain Res. 1978; 33(3–4):395–403

[71] Gross RE, Krack P, Rodriguez-Oroz MC, Rezai AR, Benabid AL. Electrophysiological mapping for the implantation of deep brain stimulators for Parkinson's disease and tremor. Mov Disord. 2006; 21 Suppl 14:S259–S283

[72] Bergman H, Wichmann T, Karmon B, DeLong MR. The primate subthalamic nucleus. II. Neuronal activity in the MPTP model of parkinsonism. J Neurophysiol. 1994; 72(2):507–520

[73] Bezard E, Boraud T, Bioulac B, Gross CE. Involvement of the subthalamic nucleus in glutamatergic compensatory mechanisms. Eur J Neurosci. 1999; 11 (6):2167–2170

[74] Wichmann T, Bergman H, DeLong MR. The primate subthalamic nucleus. I. Functional properties in intact animals. J Neurophysiol. 1994; 72(2):494–506

[75] Levy R, Hutchison WD, Lozano AM, Dostrovsky JO. High-frequency synchronization of neuronal activity in the subthalamic nucleus of parkinsonian patients with limb tremor. J Neurosci. 2000; 20(20):7766–7775

[76] Benazzouz A, Breit S, Koudsie A, Pollak P, Krack P, Benabid AL. Intraoperative microrecordings of the subthalamic nucleus in Parkinson's disease. Mov Disord. 2002; 17 Suppl 3:S145–S149

[77] Starr PA, Christine CW, Theodosopoulos PV, et al. Implantation of deep brain stimulators into the subthalamic nucleus: technical approach and magnetic resonance imaging-verified lead locations. J Neurosurg. 2002; 97(2):370–387

[78] Laitinen LV. Brain targets in surgery for Parkinson's disease. Results of a survey of neurosurgeons. J Neurosurg. 1985; 62(3):349–351

[79] Svennilson E, Torvik A, Lowe R, Leksell L. Treatment of parkinsonism by stereotatic thermolesions in the pallidal region. A clinical evaluation of 81 cases. Acta Psychiatr Scand. 1960; 35(3):358–377

[80] Laitinen LV. Pallidotomy for Parkinson's disease. Neurosurg Clin N Am. 1995; 6(1):105–112

[81] Maiti TK, Konar S, Bir S, Kalakoti P, Nanda A. Intra-operative micro-electrode recording in functional neurosurgery: Past, present, future. J Clin Neurosci. 2016; 32:166–172

[82] Larson PS, Starr PA, Bates G, Tansey L, Richardson RM, Martin AJ. An optimized system for interventional magnetic resonance imaging-guided stereotactic surgery: preliminary evaluation of targeting accuracy. Neurosurgery. 2012; 70(1) Suppl Operative:95–103, discussion 103

[83] Burchiel KJ, McCartney S, Lee A, Raslan AM. Accuracy of deep brain stimulation electrode placement using intraoperative computed tomography without microelectrode recording. J Neurosurg. 2013; 119(2):301–306

[84] Starr PA, Markun LC, Larson PS, Volz MM, Martin AJ, Ostrem JL. Interventional MRI-guided deep brain stimulation in pediatric dystonia: first experience with the ClearPoint system. J Neurosurg Pediatr. 2014; 14(4):400–408

[85] Mirzadeh Z, Chapple K, Lambert M, et al. Parkinson's disease outcomes after intraoperative CT-guided "asleep" deep brain stimulation in the globus pallidus internus. J Neurosurg. 2016; 124(4):902–907

[86] Starr PA, Martin AJ, Ostrem JL, Talke P, Levesque N, Larson PS. Subthalamic nucleus deep brain stimulator placement using high-field interventional magnetic resonance imaging and a skull-mounted aiming device: technique and application accuracy. J Neurosurg. 2010; 112(3):479–490

[87] Ostrem JL, Galifianakis NB, Markun LC, et al. Clinical outcomes of PD patients having bilateral STN-DBS using high-field interventional MR-imaging for lead placement. Clin Neurol Neurosurg. 2013; 115(6):708–712

[88] Ostrem JL, Ziman N, Galifianakis NB, et al. Clinical outcomes using ClearPoint interventional MRI for deep brain stimulation lead placement in Parkinson's disease. J Neurosurg. 2016; 124(4):908–916

[89] McClelland S, Ⅲ. A cost analysis of intraoperative microelectrode recording during subthalamic stimulation for Parkinson's disease. Mov Disord. 2011; 26(8):1422–1427

[90] Jacob RL, Geddes J, McCartney S, Burchiel KJ. Cost analysis of awake versus asleep deep brain stimulation: a single academic health center experience. J Neurosurg. 2016; 124(5):1517–1523

[91] Alkhani A, Lozano AM. Pallidotomy for parkinson disease: a review of contemporary literature. J Neurosurg. 2001; 94(1):43–49

[92] Palur RS, Berk C, Schulzer M, Honey CR. A meta-analysis comparing the results of pallidotomy performed using microelectrode recording or macroelectrode stimulation. J Neurosurg. 2002; 96(6):1058–1062

[93] de Bie RM, de Haan RJ, Schuurman PR, Esselink RA, Bosch DA, Speelman JD. Morbidity and mortality following pallidotomy in Parkinson's disease: a systematic review. Neurology. 2002; 58(7):1008–1012

[94] Higuchi Y, Iacono RP. Surgical complications in patients with Parkinson's disease after posteroventral pallidotomy. Neurosurgery. 2003; 52(3):558–571, discussion 568–571

[95] Zrinzo L, Foltynie T, Limousin P, Hariz MI. Reducing hemorrhagic complications in functional neurosurgery: a large case series and systematic literature review. J Neurosurg. 2012; 116(1):84–94

[96] Gorgulho A, De Salles AA, Frighetto L, Behnke E. Incidence of hemorrhage associated with electrophysiological studies performed using macroelectrodes and microelectrodes in functional neurosurgery. J Neurosurg. 2005; 102 (5):888–896

[97] Obeso JA, Olanow CW, Rodriguez-Oroz MC, Krack P, Kumar R, Lang AE, Deep-Brain Stimulation for Parkinson's Disease Study Group. Deep-brain stimulation of the subthalamic nucleus or the pars interna of the globus pallidus in Parkinson's disease. N Engl J Med. 2001; 345(13):956–963

[98] Binder DK, Rau GM, Starr PA. Risk factors for hemorrhage during microelectrode-guided deep brain stimulator implantation for movement disorders. Neurosurgery. 2005; 56(4):722–732, discussion 722–732

[99] Saleh S, Swanson KI, Lake WB, Sillay KA. Awake neurophy-siologically guided versus asleep MRI-guided STN-DBS for Parkinson disease: a comparison of outcomes using levodopa equivalents. Stereotact Funct Neurosurg. 2015; 93 (6):419–426

[100] Jimenez-Shahed J, York M, Smith-Gloyd EM, Jankovic J, Viswanathan A. MER vs. MRI guidance in placement of DBS electrodes for Parkinson's disease. Mov Disord. 2014; 29 Suppl 1:68:1–687

第 4 章　术中基于影像的电极植入
Intraoperative Imaging-Based Lead Implantation

R. Mark Richardson　著

孟凡刚　李志保　陈颖川　张建国　译

摘要：本章节概述术中基于影像的脑深部电刺激电极植入的价值，同时回顾了当下通过术中 CT 和术中或介入 MRI 成像进行 DBS 电极植入的研究结果。文中还对术中 MRI 引导下的脑深部电刺激（interventional magnetic resonance imaging DBS，iMRI-DBS）的工作流程进行了实用性描述，并对该技术未来的潜在发展进行了评述。

关键词：脑深部刺激，运动障碍性疾病，介入磁共振，术中 MR，术中 CT，立体定向神经外科

一、概述

多个随机对照研究已经证实了 DBS 作为伴有运动症状波动的帕金森病的当前治疗标准，与单纯药物治疗相比，脑深部刺激可增加患者的症状缓解时间，改善患者的生活质量，减少药物治疗[1-3]。因此，全麻下 DBS 治疗帕金森病为术中影像引导下的电极植入术的发展提供了模范，可作为神经电生理引导下电极置入术的替代。主要的问题不再是 DBS 能否帮助到帕金森病患者，而是电极植入的方式在多大程度上影响了 DBS 的疗效。术中影像辅助 DBS 电极植入在肌张力障碍和特发性震颤中的应用也在以类似的方式发展。本章讨论了术中影像学引导下 DBS 植入术的进展。

二、在睡眠患者中电极植入术的进展

最近转向"睡眠"DBS（即没有微电极记录的全麻下脑深部电刺激）的基础是，利用术后 MRI 验证 DBS 电极定位准确性这一领域所积累的经验。此外，其他重要的因素包括许多患者不愿接受在清醒状态下进行脑深部定位的操作，以及症状较重的患者不愿接受在清醒状态下可能会诱发的潜在不适。目前全麻下 DBS 电极植入术主要有两种方式：基于术中 MRI 的实时影像 DBS 和基于术中 CT 的植入后即时影像 DBS。然而，在这些技术出现之前许多中心已经常规在全麻下进行无微电极记录的 DBS 植入术，并使用术后立即行 MRI 进行电极位点的确认。

在 21 世纪早期，Gill 和他的同事研发出一种新的电极植入方法，该方法是在电极植入之前将引导套管和不透射线的探针植入到 STN 里，并使用 MRI 确认靶点的精准度[4]。这种方法可在全麻患者中使用[5]，但是他们最初是通过 DBS 电极宏刺激来评估电极轨道调整的需要，据报道 1 年药物关期 UPDRS Ⅲ 评分提高了 61%。

多年来，Hariz 和他的同事认为在帕金森病患者中微电极记录对于 DBS 的成功植入不是必

需的,而是依靠动态电阻测定,也包括全麻下的患者[6]。这种方法是在 DBS 电极植入之前先将一个平滑且尖的射频电极送到靶点。紧接着植入 DBS 电极,然后所有的患者在脉冲发放器植入之前接受一个立体定向 MRI 扫描以确定电极位置,直到满意的电极位置确定后手术方才被视为成功。这个方法安全有效,1 年药物关期 UPDRS Ⅲ 评分改善 52%。

值得注意的是,Machado 和他的同事报道了一种 MRI 验证的 DBS,这种方法具体针对术中 MRI。他们研究了 33 例(总共 64 个电极,27 例帕金森病患者)运动障碍的患者。所有的患者接受了全麻下无微电极记录的标准的基于头架技术电极植入术[7]。电极植入术后立即扫描 MRI 并融合到术前计划中以验证精准度。作者报道了 27 例术中 MRI 辅助下 GPi 电极植入术的帕金森病患者,UPDRS Ⅲ 评分平均下降 46%。

三、术中计算机断层扫描验证的脑深部电刺激

Ponce 和他的同事提倡使用术中 CT 对全麻患者进行 DBS(iCT-DBS)电极位置的即时确认[8-10]。据报道,对于特发性震颤的治疗,使用这种方法在没有术中试验性刺激的情况下,全麻下 DBS 和局麻下 DBS 是同样安全有效的(*n*=17)[9]。在一个前瞻性随访研究中,在清醒时植入(*n*=16)与睡眠(*n*=40)时植入的受试者的结果没有差异[10]。这是相当引人注意的,因为丘脑中间腹侧核不能在 1.5T 或 3T 的 MRI 中显示,需要基于别的解剖标志进行直接的靶向定位。

对于帕金森病的 DBS 植入术,一项含 78 例(16 例清醒,62 例睡眠)GPi 受试者和 55 例(14 例清醒,41 例睡眠)STN 受试者的研究报道了 6 个月的数据结果[8]。清醒组和睡眠组之间 GPi(清醒,38.5%;睡眠,37.5%)或 STN(清醒,40.3%;睡眠,48.8%)靶点刺激后 UPDRS Ⅲ 评分改善率没有差异。Burchiel 和同事[11]的一项独立研究同样证明,在接受睡眠 DBS 植入术

(*n*=30)和清醒 DBS 植入术(*n*=39)的受试者之间,UPDRS Ⅱ 或 UPDRS Ⅲ 评分改善没有差异,但是清醒组是一个历史对照组,而不是前瞻性对照组。有趣的是,这项研究的结果显示接受睡眠状态下 DBS 植入术的患者在语言流畅性和生活质量方面优于清醒状态下的患者。

对比清醒和 iCT-DBS 电极植入术,发现二者的并发症、住院时间和 30 天再入院没有显著差异[12],而相对于清醒状态下手术,睡眠 iCT-DBS 的费用较低[13]。

四、术中或介入磁共振成像引导下的脑深部电刺激

iMRI-DBS 电极植入术依赖于精确轨道校准和电极植入的实时确认。术中 MRI 相对于其他解剖验证方法的好处在于,它可以使外科医生在植入电极前校准轨道设计的误差,通常只需一次脑穿刺就可以放置电极。利用微电极记录对电极位点进行功能验证,实现了 iMRI-DBS 领域的精确定位。微电极记录引导植入电极位置的影像学已经证明感觉运动区域位于 STN 的背外侧部分[14, 15]和 GPi 的腹后外侧部分[16],这可以实现通过 MRI 直接显示来识别这些核的功能域。

目前,ClearPoint 系统是唯一获得 FDA 批准用于术中 MRI 立体定向外科的平台。该平台由加州大学旧金山分校(University of California San Francisco,UCSF)的研究小组首创,基于前瞻性立体定向手术的概念,即在 MRI 系统中对颅骨安装的轨迹引导器进行校准[17]。这种方法可提供并发症的即时检测,消除对微电极定位的需要和减少脑穿刺。这个策略的关键特征是:①全麻下的患者平躺在 MRI 的升降床上;②在单次手术中整合计划、插入和 DBS 电极植入的 MRI 实时确认;③通过一个钻孔安装的轨道引导器进行轨道校准和 DBS 电极植入以代替传统的立体定向头架和圆弧系统;④以 MRI 等中心点标记靶点坐标,而不是以使用基点的独立的立体定向空间来标记。根据对硬脑膜打开方式的选

择，在钻孔形成和颅内空气进入后也可以获得目标图像，以解释脑移位。

在非人类灵长类动物中，第一次验证了 ClearPoint 系统的准确性[18]，随后在尸检人脑中进行了工作流程模拟[19]，两者都显示了小于 1mm 的平均定位误差。继 2012 年 FDA 批准以后，UCSF 报道了 iMRI-DBS 治疗帕金森病后 1 年 UPDRS Ⅲ 评分提高了 40%[20]。其他研究团队报道了 iMRI-DBS 治疗帕金森病的各种疗效指标，这些指标与基于微电极记录的 DBS 治疗帕金森病的疗效研究（表 4-1）相似，并发症发生率也较低。一个反对全麻状态下电极植入的经典论点是这种方法缺乏电极位点的功能验证，增加了刺激不良反应的风险。相反，我们对同期接受术中 MRI 或微电极记录引导的 DBS 电极植入术的 45 例患者进行回顾性研究，结果显示微电极记录组在首次开机中的不良反应阈值稍低，临床受益阈值相似和症状减少或左旋多巴剂量减少没有显著差异[21]。这些发现支持了以前的研究，表明 iMRI-DBS 电极植入具有更高的解剖学精确性，通过产生等效的临床结果证明是 STN 的适当功能位点[7, 20, 22, 23]。

重要的是，在 10 年的研究期间，UCSF 研究团队报道了在 164 台术中 MR 引导的过程中植入了 272 个电极，总体感染率为 3.6%[24]。在前 10 个患者之后对无菌操作进行了改进，感染率下降到 2.6%，所有感染均发生在 IPG 部位。

作者在 70 例 iMRI-DBS 患者中，仅遇到 1 例头皮感染，经静脉注射加口服抗生素治疗成功，没有拆除刺激器。

（一）术中 MRI 环境

根据各中心的资源，术中 MRI 操作可以在术中 MRI 或标准的诊断 MRI 套件中进行。在任何一种情况下，术中 MRI 环境中还需要考虑其他几个因素。首先，麻醉医生应该有足够的空间进行麻醉相关操作。这包括一个独立于 MRI 组件的区域，以便可以对患者进行气管插管和放置导线。大多数大医院的诊断扫描室能容纳呼吸机给患者进行辅助呼吸（图 4-1A），但并非所有的都可以给麻醉机器提供足够的空间。这种情况下，麻醉医生可能需要在扫描室外进行监测。此外，扫描室中 MRI 孔的对面必须有足够的空间，以便放置无菌工作台和为外科医生提供操作的空间（图 4-1B）。扫描仪室还必须配备足够的照明，连接较好的吸引器和气动的 MRI 兼容的电钻。最后，需要有大口径的扫描仪，为立体定向头架校准过程提供足够的间隙。

我们在一个 1.5T 的西门子磁共振扫描仪中使用 ClearPoint 系统进行所有的术中 MRI 手术。尽管 ClearPoint 平台允许在 3T MRI 中使用，但在这种场强中应该认真评估影像形变的可能性。UCSF 的研究团队首次直接对比了在 1.5T 和 3T 扫描仪中的电极植入术，并报道了在径向误差，

表 4-1　术中 MRI 研究报道的临床结果

研　究	方　法	受试者数目（靶点）	停药 UPDRS 评分改善率	术后随访时间（个月）	左旋多巴等效剂量减少（%）
Ostrem 等[25]	NexFrame 系统	17（STN）	49%	6	25
Sidiropoulos 等[23]	ClearPoint 系统	12；6（STN），6（GPi）	46%（STN），41%（GPi）	14（±4）	0
Saleh 等[22]	ClearPoint 系统	14（STN）	未报道	6	49
Ostrem 等[20]	ClearPoint 系统	20；16（STN），4（GPi）	40%	12	21
Lee 等[21]	ClearPoint 系统	21（STN）	—a	8（±4）	35

GPi. 苍白球内侧部；STN. 丘脑底核

a. 术前停药期对比术后停药期 / 无刺激期的数据没有收集；术前服药期对比术后服药期 / 刺激期改善率为 21%

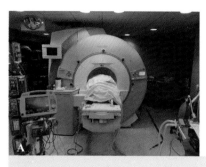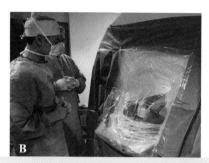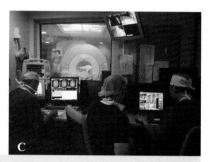

▲ 图 4-1　在 iMRI-DBS 期间的诊断成像套件

A. 通过 MRI 控制室窗户显示的麻醉设备在 MRI 升降床脚部的位置；B. 手术在孔的另一端进行；C. 外科医生移至 MRI 控制室进行计划和评估

额外的轨道数量或手术之间上没有差异[26]。有人建议 MR 物理学家为特定站点的 3T 核磁扫描仪上的扫描参数进行初始设置。

（二）解剖定位的 MRI 序列

用于术中 MRI 操作的 MRI 序列可清晰地显示靶点的位置。随着年龄的增长，STN 和 GPi 会出现铁沉积，这会在 MRI 上产生明显的假象。传统上，GPi 是用 T_1 像来定位的[27]。我们发现较新的 T_1 加权破坏梯度回波序列（GEO 控制台上的 BRAVO，西门子控制台上的 MPRAGE）也提供了良好的组织对比度，用于识别 GPi。3T-MRI 的快速灰质采集 T_1 反转恢复序列是显示苍白球的一种很流行的选择[28]。我们继续使用体积 T_2 加权快速自旋回波图像显示 STN[29]。这种扫描结合反转恢复序列也经常有助于可显示 GPi。磁敏感加权成像对 STN 内发现的铁高度敏感，与标准的 T_2 加权成像相比可以提供更好的 STN 标记[30]。但是，高场强会引起形变，必须用磁敏感图谱校正以防止定位错误[30]。与因铁的沉积而明显显示的 STN 和 GPi 靶点相比，丘脑中间腹侧核靶点在 1.5T 核磁上与周围的邻丘脑区域不可区分。未来，较高场强的 MRI[31] 和（或）示踪成像的增加[32] 或许可以实现更加精准的基于影像的丘脑内靶点定位。

（三）ClearPoint 工作流程

ClearPoint 系统具有专门设计的轨道引导器（智能头架）和集成的计划软件，使成像能够引导过程中的每一步：①采集初始容积 MRI 和轨道计划；②放置颅骨安装的智能头架和钻孔；③对 MRI 等中心点的目标坐标的标记；④轨道校准、硬膜穿刺和 DBS 电极植入；⑤DBS 电极放置的确认。

在气管插管和动脉导管放置后，首先剃头，并将含有局部麻醉剂的肾上腺素浸润到冠状缝水平处的头皮内，然后将患者转移到 MRI 扫描室。患者头部用带有头钉的固定器固定在 MRI 机架上的固定装置中，在头部两侧可放置两个线圈。患者的头部通过扫描仪的孔时用定制的弹性手术洞巾覆盖，这种洞巾可使头部在扫描器的孔中进出时不污染手术台。在接下来的段落中将会提供这个过程的重点和更新内容。值得注意的是，这一过程的详细步骤已经在其他地方进行了描述[33-35]，包括在性能卓越的 iBook 介入 MRI 引导下的脑深部电刺激（iBook Interventional MRI-Guided DBS）（https://itunes.apple.com/us/book/interventional-mri-guided-dbs/id554568402?mt=13）。

ClearPoint 计划软件在 MRI 控制室中的独立工作站上，并通过网络连接与 MR 控制台保持联系（图 4-1C）。在软件上，整个工作流程分为四个不同阶段：钻孔规划（进入）、靶点选择和轨道显示（定位）、校准轨道引导器（导航）和植入监测（评估）。该软件提供网格坐标，在坐标中创建进入点的钻孔。安装智能头架有两种方法：①牵开大的切口后直接在颅骨上安装基座；②通过经皮螺钉在颅骨上安装头架，再在头皮上增加固定螺钉以最大限度地提高稳定性。作者的实践已经发展到更喜欢使用经皮安装的底座，该底座使用两个小切口和缝合线牵开（图 4-2）。与传统基于头架的手术相比，侧方入口可能受到成像线圈的限制。同样，如果从中间向外侧计划轨道，可以同时定位 GPi，但是传统的矢状旁轨迹通常需要单侧依次植入 GPi，因为无法安装两

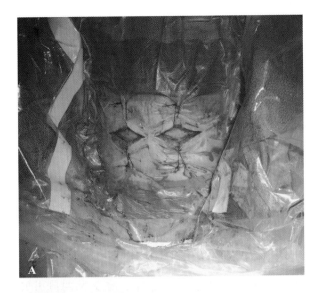

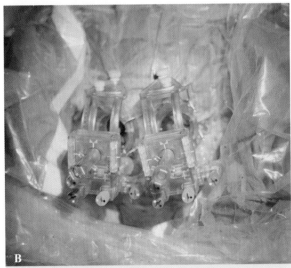

▲ 图 4-2　头皮安装的智能头架

A. 使用临时缝线牵拉双侧切口；B. 然后将智能头架并排安装。此图中，在粘贴智能头架基座后钻孔并在安装智能头架塔之前先安装了 DBS 制造商的电极锁基座。在当前的操作中我们在此阶段连接一个钛片，直到校准完成后使用手摇钻进行钻孔

个孔间距小于 4.5cm 智能头架的底座。

一旦头皮被打开，智能头架就被安装在先前由锥子做成的标记上。使用气动钻在这些锥子标记的中心钻孔，或者如果使用头皮安装头架，则可以在头架校准后使用手摇钻钻孔。我们最近已经停止使用 DBS 制造商提供的电极锁和基座，而是使用一个小钛板保护电极，这时电极被固定在一个螺丝钉上，为的是一旦电极位置合适就能用。我们更喜欢在这一步骤让硬膜保持完整，之后使用一陶瓷探针刺穿，然后植入电极。作者当前常用的工作流程见图 4-3。许多外科医生更喜欢在探针穿刺硬膜的过程中看大脑表面，尤其是接近软膜进入点的脑血管出现什么问题。如果硬膜打开范围较广，这些开口应该在重复解剖定位扫描之前这个阶段完成，以允许发生任何潜在的脑转移。

一旦获得定位扫描并传到 ClearPoint 软件，就能在直接解剖显示的基础上选择靶点。这一阶段最终的轨道依赖于轨道引导器的安装位置，因此必须确认该轨道与最初的轨道相匹配。如果

- ☐ 患者体位摆放和头部固定
- ☐ 消毒铺巾
- ☐ 容积增强 T_1 扫描
- ☐ 间接定位和轨道计划
- ☐ 切开并安装头皮安装智能头架
- ☐ 容积定位扫描
- ☐ 直接定位和轨道确认
- ☐ 如果需要 X-Y 切入点偏移
- ☐ 校准扫描
- ☐ 螺旋钻钻孔
- ☐ 校准确认
- ☐ 使用锐利的探针刺破硬膜
- ☐ 植入到靶点的光滑陶瓷探针
- ☐ 精准度验证扫描
- ☐ 电极植入
- ☐ 植入后扫描
- ☐ 结束

▲ 图 4-3　ClearPoint 工作流程

依次进行的双侧脑深部电极植入术步骤。尽管此处未显示，但是在"手术暂停"期间，患者体位摆放后检查了安全和病例启动核查表

智能头架与设计的皮质进入点不能很好地匹配，那么该软件就允许外科医生使用 X-Y 操作台使目标套管的尖端偏移 2.5mm。如果此操作已经开始进行，则必须预料到在随后的步骤中必须依靠俯仰角和侧倾角调整，因为在 X-Y 操作台上几乎没有余地。遵循随后的基于 MRI 的系列 SmartFrame 校对指令，应实现小于 0.5mm 的预计矢量误差。

一旦智能头架被校准，在 DBS 电极植入之前，我们用一个尖的陶瓷探针一次性刺破硬脑膜和软脑膜。每一侧使用一个单独的探针，以避免任何因重复使用而出现的问题（如塑料图层的皱缩或损坏），插入 1～2cm 的脑实质内，以确保钝的陶瓷探针随后顺利进入。当使用这种方法时，外科医生应该计划不要太靠近脑血管的探针入口。然后在电极植入之前，将钝的陶瓷探针植

入到靶点进行扫描以验证定位准确且无并发症。值得注意的是如果硬膜在之前被打开了，那么外科医生在植入钝的探针之前确认软膜被充分打开是很关键的，并且钝头探针以最小皮质偏差直观地进入软膜，以便将皮质出血的风险降到最低。在推进探针的时候，外科医生也应该注意没有异常的阻力，因为这种阻力可表明在钻孔边缘处探针有潜在的偏移。如果怀疑有并发症出现，可以在探针不完全植入的情况下获取影像并决定是否继续，调整或者终止操作。

一旦探针已经放置在靶点的深度，就可以进行最终评估，通过对比从探针到预定目标的距离来确定定位误差（图 4-4）。如果定位精确度不可接受，则软件可以在 X-Y 平台上计算必要的调整，而外科医生可以移除探头和套管进行调整，然后重新插入。在 DBS 电极上测量植

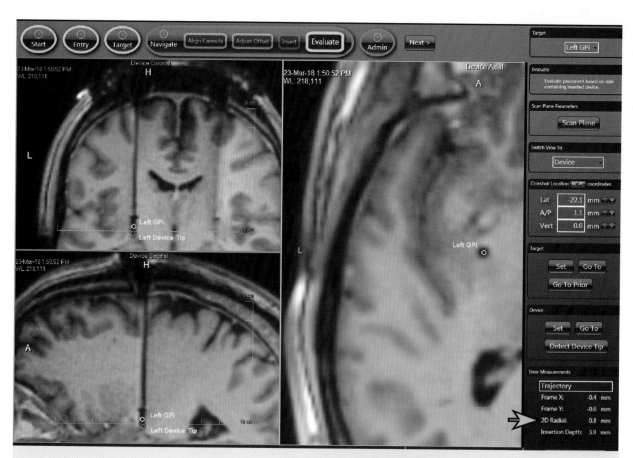

▲ 图 4-4 **ClearPoint iMRI-DBS 期间的评估步骤**

3 个磁共振平面显示了相对于目标位置（左侧 GPi）的最终导联位置（左侧设备尖端）。本例中显示了 0.8mm 的二维径向误差（蓝箭）

入的长度时，我们通常在定位到 STN 时加 2mm（目标平面通常在前连合 – 后连合线以下 4mm），定位到 GPi 时增加 4mm（目标平面通常在前连合 – 后连合线的水平）。这个操作的目的是定位到 GPi 时考虑将最深触点的底部放置在 STN 的腹侧边或在视束的正上方，这些距离和典型的 MER 引导的电极植入深度一致。

五、全麻下脑深部电刺激的患者选择

一般来讲，全麻下的 DBS 电极植入术也适合于所有的清醒状态下的 DBS 手术。然而，许多中心由于缺乏 MRI 扫描时间而将睡眠状态下 DBS 限制在强烈要求睡眠或不能耐受清醒状态下手术的患者中。有些患者由于气道控制的可靠性较差而不适用于镇静状态下的传统手术，例如有些患有严重斜颈或其他解剖学因素会增加气道阻塞可能性。很明显，在全麻状态下进行手术可以消除患者的严重焦虑，因为这种焦虑可能使患者无法配合清醒状态下手术。由于不需要患者为了术中测试症状而停止服药，因此在全麻手术中这种因不服药而引起的不适感也会消除。对于有严重构音障碍，耳聋或母语表达不流畅的交流障碍的患者也非常适合全麻状态下 DBS。在我们的标准中，许多患者直接进行术中 MRI 手术，其中最常见的适应证是严重焦虑，其后是继发于疾病晚期的身体不适。术中 MRI 和清醒程序均会提供给其余的患者，并允许他们选择自己的偏好。

六、展望

如果人们承认全麻状态下的 DBS 当前获得的临床结果与 MER 引导下的电极植入所获得的历史结果相同，那么就会出现一个问题，即如何获得更好的结果，关键在于改进和标准化靶点的显示。最近开发出了一些方法，将 7T MRI 可用的数据信息转移到标准临床 MRI 上准确地显示 STN 和 GPi，此外，使用基于个体化纤维失踪成

像分割技术来识别每个核的运动区域 [36-38]。通过启用个性化且高度特异的靶点计划，将此类进展整合到全麻状态下 DBS 的工作流程中可能会改善临床效果。

由于 DBS 领域正在进入闭环或自适应 DBS 的年代 [39]，所以考虑在全麻状态下 DBS 中如何放置电位皮质感应器是合理的。例如，是否需要对神经网络靶点的接入进行生理确认，或者这些网络是否可以在每个患者术前无创地绘制，并根据患者特定的解剖位置进行定位？在后一种情况下，需要开发用于实时验证皮质电极位置的成像方法。

总而言之，近来全麻状态下 DBS 的增加可能有助于将 DBS 治疗引起许多可能原本不考虑接受清醒手术的患者，从而使这些患者获得多年生活质量的改善和社会的下游受益。随着技术的发展不断改善全麻状态下 DBS 的结果，并和传统清醒状态下 DBS 的结果相同，该领域的一个新挑战是确定未来需要清醒手术的适应证和条件。

参考文献

[1] Weaver FM, Follett K, Stern M, et al. CSP 468 Study Group. Bilateral deep brain stimulation vs best medical therapy for patients with advanced Parkinson disease: a randomized controlled trial. JAMA. 2009; 301(1):63–73

[2] Schuepbach WM, Rau J, Knudsen K, et al. EARLYSTIM Study Group. Neurostimulation for Parkinson's disease with early motor complications. N Engl J Med. 2013; 368(7):610–622

[3] Deuschl G, Schade-Brittinger C, Krack P, et al. German Parkinson Study Group, Neurostimulation Section. A randomized trial of deep-brain stimulation for Parkinson's disease. N Engl J Med. 2006; 355(9):896–908

[4] Patel NK, Plaha P, Gill SS. Magnetic resonance imaging-directed method for functional neurosurgery using implantable guide tubes. Neurosurgery. 2007; 61(5) Suppl 2:358–365, discussion 365–366

[5] Patel NK, Heywood P, O'Sullivan K, Love S, Gill SS. MRI-directed subthalamic nucleus surgery for Parkinson's disease. Stereotact Funct Neurosurg. 2002; 78 (3–4):132–145

[6] Foltynie T, Zrinzo L, Martinez-Torres I, et al. MRI-guided STN-DBS in Parkinson's disease without microelectrode recording: efficacy and safety. J Neurol Neurosurg Psychiatry. 2011; 82(4):358–363

[7] Matias CM, Frizon LA, Nagel SJ, Lobel DA, Machado AG. Deep brain stimulation outcomes in patients implanted under general anesthesia with framebased stereotaxy and intraoperative MRI. J Neurosurg. 2018:1–7

[8] Chen T, Mirzadeh Z, Chapple KM, et al. Clinical outcomes following awake and asleep deep brain stimulation for Parkinson disease. J Neurosurg. 2018: 1–12

[9] Chen T, Mirzadeh Z, Chapple K, Lambert M, Dhall R, Ponce FA. "Asleep" deep brain stimulation for essential tremor. J Neurosurg. 2016; 124:1842–1849

[10] Chen T, Mirzadeh Z, Chapple KM, et al. Intraoperative test stimulation versus stereotactic accuracy as a surgical end point: a comparison of essential tremor outcomes after ventral intermediate nucleus deep brain stimulation. J Neurosurg. 2018; 129:290–298

[11] Brodsky MA, Anderson S, Murchison C, et al. Clinical outcomes of asleep vs awake deep brain stimulation for Parkinson disease. Neurology. 2017; 89 (19):1944–1950

[12] Chen T, Mirzadeh Z, Chapple K, Lambert M, Ponce FA. Complication rates, lengths of stay, and readmission rates in "awake" and "asleep" deep brain simulation. J Neurosurg. 2017; 127(2):360–369

[13] Jacob RL, Geddes J, McCartney S, Burchiel KJ. Cost analysis of awake versus asleep

deep brain stimulation: a single academic health center experience. J Neurosurg. 2016; 124(5):1517–1523

[14] Theodosopoulos PV, Marks WJ, Jr, Christine C, Starr PA. Locations of movement-related cells in the human subthalamic nucleus in Parkinson's disease. Mov Disord. 2003; 18(7):791–798

[15] Starr PA, Christine CW, Theodosopoulos PV, et al. Implantation of deep brain stimulators into the subthalamic nucleus: technical approach and magnetic resonance imaging-verified lead locations. J Neurosurg. 2002; 97(2):370–387

[16] Schönecker T, Gruber D, Kivi A, et al. Postoperative MRI localisation of electrodes and clinical efficacy of pallidal deep brain stimulation in cervical dystonia. J Neurol Neurosurg Psychiatry. 2015; 86(8):833–839

[17] Truwit CL, Liu H. Prospective stereotaxy: a novel method of trajectory alignment using real-time image guidance. J Magn Reson Imaging. 2001; 13(3): 452–457

[18] Richardson RM, Kells AP, Martin AJ, et al. Novel platform for MRI-guided convection-enhanced delivery of therapeutics: preclinical validation in nonhuman primate brain. Stereotact Funct Neurosurg. 2011; 89(3):141–151

[19] Larson PS, Starr PA, Bates G, Tansey L, Richardson RM, Martin AJ. An optimized system for interventional magnetic resonance imaging-guided stereotactic surgery: preliminary evaluation of targeting accuracy. Neurosurgery. 2012; 70(1) Suppl Operative:95–103, discussion 103

[20] Ostrem JL, Ziman N, Galifianakis NB, et al. Clinical outcomes using ClearPoint interventional MRI for deep brain stimulation lead placement in Parkinson's disease. J Neurosurg. 2016; 124(4):908–916

[21] Lee PS, Weiner GM, Corson D, et al. Outcomes of interventional-MRI versus microelectrode recording-guided subthalamic deep brain stimulation. Front Neurol. 2018; 9:241

[22] Saleh S, Swanson KI, Lake WB, Sillay KA. Awake neurophysiologically guided versus asleep MRI-guided STN-DBS for Parkinson disease: a comparison of outcomes using levodopa equivalents. Stereotact Funct Neurosurg. 2015; 93 (6):419–426

[23] Sidiropoulos C, Rammo R, Merker B, et al. Intraoperative MRI for deep brain stimulation lead placement in Parkinson's disease: 1 year motor and neuropsychological outcomes. J Neurol. 2016; 263(6):1226–1231

[24] Martin AJ, Larson PS, Ziman N, et al. Deep brain stimulator implantation in a diagnostic MRI suite: infection history over a 10-year period. J Neurosurg. 2017; 126(1):108–113

[25] Ostrem JL, Galifianakis NB, Markun LC, et al. Clinical outcomes of PD patients having bilateral STN-DBS using high-field interventional MR-imaging for lead placement. Clin Neurol Neurosurg. 2013; 115(6):708-712

[26] Southwell DG, Narvid JA, Martin AJ, Qasim SE, Starr PA, Larson PS. Comparison of deep brain stimulation lead targeting accuracy and procedure duration between 1.5- and 3-Tesla Interventional Magnetic Resonance Imaging Systems: an initial 12-month experience. Stereotact Funct Neurosurg. 2016; 94 (2):102–107

[27] Hirabayashi H, Tengvar M, Hariz MI. Stereotactic imaging of the pallidal target. Mov Disord. 2002; 17 Suppl 3:S130–S134

[28] Sudhyadhom A, Haq IU, Foote KD, Okun MS, Bova FJ. A high resolution and high contrast MRI for differentiation of subcortical structures for DBS targeting: the Fast Gray Matter Acquisition T1 Inversion Recovery (FGATIR). Neuroimage. 2009; 47 Suppl 2:T44–T52

[29] Starr PA, Vitek JL, DeLong M, Bakay RA. Magnetic resonance imaging-based stereotactic localization of the globus pallidus and subthalamic nucleus. Neurosurgery. 1999; 44(2):303–313, discussion 313–314

[30] O'Gorman RL, Shmueli K, Ashkan K, et al. Optimal MRI methods for direct stereotactic targeting of the subthalamic nucleus and globus pallidus. Eur Radiol. 2011; 21(1):130–136

[31] Tourdias T, Saranathan M, Levesque IR, Su J, Rutt BK. Visualization of intrathalamic nuclei with optimized white-matter-nulled MPRAGE at 7 T. Neuroimage. 2014; 84:534–545

[32] Sammartino F, Krishna V, King NK, et al. Tractography-based ventral intermediate nucleus targeting: novel methodology and intraoperative validation. Mov Disord. 2016; 31(8):1217–1225

[33] Richardson RM, Golby AJ. Chapter 13—Functional Neurosurgery: Deep Brain Stimulation and Gene Therapy. In: Chapter 13—Functional Neurosurgery: Deep Brain Stimulation and Gene Therapy. Academic Press; 2015:297–323

[34] Lee PS, Richardson RM. Interventional MRI-guided deep brain stimulation lead implantation. Neurosurg Clin N Am. 2017; 28(4):535–544

[35] Larson PS, Starr PA, Martin AJ. Deep brain stimulation: interventional and intraoperative MRI approaches. Prog Neurol Surg. 2018; 33:187–197

[36] Plantinga BR, Temel Y, Duchin Y, et al. Individualized parcellation of the subthalamic nucleus in patients with Parkinson's disease with 7 T MRI. Neuroimage. 2018; 168:403–411

[37] Patriat R, Cooper SE, Duchin Y, et al. Individualized tractography-based parcellation of the globus pallidus pars interna using 7 T MRI in movement disorder patients prior to DBS surgery. Neuroimage. 2018; 178: 198–209

[38] Shamir RR, Duchin Y, Kim J, et al. Microelectrode recordings validate the clinical visualization of subthalamic nucleus based on 7 T magnetic resonance imaging and machine learning for deep brain stimulation surgery. Neurosurgery. 2018

[39] Beudel M, Cagnan H, Little S. Adaptive brain stimulation for movement disorders. Prog Neurol Surg. 2018; 33:230–242

第 5 章　毁损手术治疗运动障碍疾病
Lesioning Methods for Movement Disorders

Shayan Moosa, Travis S. Tierney, Fred A. Lenz, William S. Anderson, W. Jeffrey Elias　著
张建国　杨岸超　译

摘要：尽管现代神经调控技术高速发展，毁损手术仍是神经外科治疗运动障碍疾病的重要手段，该技术从最初的立体定向射频丘脑切开术和苍白球切开术发展至目前脑内精准毁损的技术，包括 MR 热成像引导的微创激光间质治疗以及 MR 引导的超声聚焦毁损术。
关键词：毁损治疗术，射频热凝术，激光间质治疗，MRI 引导超声聚焦

一、概述

在 DBS（始于 20 世纪 90 年代中后期）广泛应用于运动障碍疾病治疗之前，立体定向射频（radiofrequency，RF）热凝技术是最被广泛使用的外科手段，其功效和安全性已被证实。但随着时间的推移，神经调控逐步发展，这些技术的使用大大减少。但对于一些来自经济条件落后的发展中国家的患者，术后难以跟踪随访；或者患者曾做过神经调控手术，但后来由于感染而被迫取出刺激器；或患者皮肤菲薄、伤口愈合不良、营养不良等情况，毁损手术仍然扮演着重要角色——射频毁损术仍被偶尔使用。此外，随着 MR 热成像的出现，现在可以通过 MR 引导超声聚焦技术（MR-guided focused ultrasound techiques，MRgFUS）进行毁损手术。同样，微创的立体定向激光间质内热凝（laser interstitial thermal therapy，LITT），也需要同时使用 MR 热成像技术。在本章，我们将简要回顾运动障碍病射频毁损术的历史，并介绍新的微创手术——MRgFUS 和 LITT 技术。

在随着多巴胺能药物以及后来 DBS 手术的出现而导致毁损术应用减少之前，有关组织毁损治疗运动异常的报道可追溯到 20 世纪初期。Victor Horsely 在 1906 年为舞蹈病患者行脑皮质切除手术[1]，Russell Meyers 在 20 世纪 30 年代首次报道经脑室基底核神经纤维离断术[2]。20 世纪 40 年代末，Spiegel 与 Wycis 教授为神经外科发明了立体定向头架[3]，其他学者进行了帕金森病的苍白球切开术（Leksell）[4]和震颤的丘脑切开术（Hassler）[5]，发展了立体定向技术。由于已经明确多巴胺能药物疗法有相当大的不良反应（异动症），以及帕金森病是持续进展性疾病且治疗窗很短[6]，毁损术再次成为治疗僵直、运动迟缓的重要临床手段[7]。随着 DBS 的引入[8]以及下文所述的微创毁损技术的发展，这类疾病的外科治疗技术得到进一步发展。

二、苍白球切开术

在 20 世纪 90 年代早期，Laitinen 等报道了一系列苍白球腹后部切开术的病例[7]。他们对

38 名帕金森病患者行立体定向苍白球切开术，术后平均随访 28 个月，主要临床适应证为运动迟缓 / 运动减少。患者术后行正规的运动测试，92% 的受试者的运动迟缓、僵直得到了显著改善，81% 的患者震颤也有显著改善，且药物引起的异动也减轻了。最常见的显著并发症是视野缺损（中枢同向性），原因是影响了腹侧的视束（6 例受试者）。

随后陆续有苍白球毁损术治疗帕金森病的报道 [9-13]，其中一些报道在术后通过视频资料对临床疗效进行盲评 [9, 10, 12]。此时在外科报道中开始使用两个帕金森病目前仍常用的临床评分等级（Hoehn 和 Yahr 分期 [14] 和统一帕金森病评级量表 UPDRS[15]）。这组患者通常是 Hoehn 和 Yahr Ⅲ 期或更严重的病例，术后 UPDRS 评分改善率在 14% ～ 70%（随访时间为 3 个月至 1 年），异动、开 / 关期症状波动以及帕金森病主要症状（行动迟缓、齿轮样肌强直、震颤和平衡障碍）等症状有特定的改善。

多伦多研究小组随后报道了一组病例，11 名帕金森病患者进行了苍白球毁损术，随访期 2 年 [16]。在随访期末 UPDRS 运动评分改善稳定保持在 28%，并且帕金森病的主要症状得到稳定改善。1994 年首次应用 DBS 治疗帕金森疾病 [17]，Siegfried 和 Lippitz 记录了 3 例行 GPi-DBS 的病例。这 3 名患者均为帕金森病进展期，术后在开 / 关期症状波动和异动方面均有显著改善。

立体定向苍白球切开术也确实存在手术风险。在一组 15 例接受手术的患者中 [11]，2 例出现无症状出血，1 例暂时性构音障碍，1 例既有构音障碍加重，1 例上 1/4 象限视野缺损，且随着时间的推移这些症状没有得到改善。该组病例还报道了与脑水肿相关的意识下降、面肌力弱等一过性症状。Ondo 等报道的一组 34 例接受苍白球切开术的患者中，有 5 例出现暂时的不良反应，包括失语和认知改变 [12]。

另一组 26 例行立体定向苍白球切开术的患者，出现 1 例致命性脑出血、3 例非致命性出血、3 例术后认知功能或行为功能下降、1 例失语、1

例长期轻偏瘫和 1 例构音障碍恶化。还有其他一些短期的神经功能障碍，如精神状态改变、面瘫和构音障碍。Dogali 等发表的一项 18 例行苍白球切开术的报道，术后无明显并发症 [9]。1998 年，匹兹堡研究小组发表一组 120 例行立体定向苍白球切开术的报道，称术后 5% 发生短期的构音障碍，无明显出血病例 [18]。Iacono 等发表的一组 126 例苍白球切开术病例，其中 68 例双侧手术 [19]。这些学者报道每侧苍白球切开术的出血概率为 3.2%。

Bie 等报道了一组历时 8 年、334 例单侧苍白球切开术的病例，13.8% 出现永久性明显的并发症，包括行为改变、构音障碍、视野缺损、吞咽困难 [20]。症状性出血为 3.9%，死亡率 1.2%。总体来说，在切开术之前进行微电极记录的患者似乎并发症出现频率较高 [18, 20]。

三、腹侧丘脑切开术

腹侧丘脑切开术，即毁损接收小脑传入纤维的丘脑核团（腹中间核），是一种治疗以震颤为主的帕金森病和原发性震颤的手术方法 [21, 22]。Fox 等报道了一组 36 例立体定向丘脑切开术治疗震颤型帕金森病的病例，术前 Hoehn & Yahr 分期平均为 2 ～ 4 期 [23]。31 例患者的震颤完全缓解，其中 2 例在 14 ～ 68 个月的随访期内复发。Diederich 等进行了一项有趣的盲法研究，对 17 名双侧对称性震颤的患者，将腹侧丘脑切开术对侧肢体与同侧肢体震颤的情况进行对比。在平均 11 年的随访内，通过录像进行症状学评估，他们发现患者手术对侧肢体震颤程度明显减轻 [24]。研究中还应用微电极记录定位毁损灶，并且发现紧邻丘脑腹嘴侧核后部后方的区域，是接受小脑传入纤维的区域（即腹中间核），随后发现腹中间核区有接近震颤频率的节律性暴发电活动 [25]。

1995 年，Jankovic 等发表了一篇回顾性研究，总结了 60 例多种病因的震颤患者的临床资料，其中帕金森病（42 例）、特发性震颤（6 例）、小脑震颤（6 例）、颅脑创伤后震颤（6 例）[21]。

行单侧丘脑腹中间核切开术（其中 2 例帕金森病行双侧手术）后，平均随访 > 50 个月，86% 的帕金森病患者震颤明显改善，83% 的特发性震颤患者有显著改善，小脑震颤和颅脑创伤后震颤有改善，但未达到统计学差异。1999 年约翰霍普金斯大学的一项研究亦得到类似结果，特发性震颤患者行丘脑腹中间核切开术后，72% 的患者震颤明显改善 [22]。有 2 项研究总结了丘脑腹中间核切开术相关的并发症 [21, 23]（发生率 58% ～ 70%），包括对侧肢体无力、构音障碍和吞咽困难、感觉变化、短暂性意识模糊和诱发肌张力障碍样动作等。这两项研究中出现永久性并发症比较少见，发生率 14% ～ 23%，包括力弱、协调障碍以及构音障碍。一般不推荐双侧丘脑腹中间核切开术，因为远期发生言语问题和吞咽困难的概率很高。在当前神经调控的时代，许多专家选择在之前丘脑腹中间核毁损手术的对侧植入 DBS 电极 [21, 24, 26]。

四、立体定向手术技术

术前 MRI 和（或）CT 图像以及微电极记录都被用于运动障碍毁损手术靶点的定位 [10, 22]。大家熟知的以解剖图谱为基础（atlas-based）的靶点定位技术是首先识别前、后连合，然后根据目标靶点与前后连合中点或后连合自身中点的相对位置进行定位，还可用单通道或多通道微电极记录进一步定位靶点 [27]。其他已有的定位方法还包括各种 CT/MRI 融合技术 [28]、脑室造影引导毁损技术，以及用微电极记录电极进行宏刺激来预测毁损效果 [29]。但目前还没有对这些技术进行系统比较的研究。

射频热凝术可以通过多种操作系统完成，但随着这项技术使用的减少，这类系统也越来越少。一种现有的比较常用的电极外径是 1.1mm，暴露在外的尖端长 3mm（Integra Radionics, Burlington, MA）。这些电极的顶端通常装有一个热敏电阻，用于测量温度。毁损术时，要有足够的射频功率使电极尖端的温度恒定在 60℃并

保持 1min。还有文献报道将温度再步进至 80℃进行额外 1min 的毁损 [26]。这些操作通常是在患者清醒、能互动的条件下完成，以便在毁损过程中可以对患者神经系统进行观察及测试。

五、放射外科毁损手术

一些中心已经阐述了放射外科应用立体定向技术形成毁损灶治疗运动障碍疾病的技术 [30-32]。这种技术（类似于 MRgFUS）对于有过刺激硬件感染史、自身健康状况不好或皮肤厚度不适合植入 DBS 的患者有一定优势。其治疗效果似乎与射频热凝相似。匹兹堡小组已经证明，γ 刀行丘脑腹中间核毁损术治疗特发性震颤有效率达 69%[30]。值得注意的是，放射外科不需要微电极记录定位，因此它是一种完全无切口的技术，但正是由于定位能力不足可能会导致并发症的发生率比较高 [33]。

Okun 等报道了放射外科毁损手术可能出现的相关并发症 [31]。该研究总结了 118 例接受放射外科毁损手术的患者，8 例出现并发症，其中包括力弱（3 例）、视野缺损（1 例）、构音困难（3 例）及 1 例吞咽困难引发吸入性肺炎。如以上研究所述，放射外科毁损手术可能最适合于术前有共患病，行 DBS 植入术或微电极记录引导射频热凝术存在安全隐患的患者。

六、磁共振热成像下激光间质热凝

LITT（MRI 热成像导引）主要用于治疗颅内癫痫灶、各种级别的脑肿瘤和其他局限性病变，包括下丘脑错构瘤和放射性坏死 [34, 35]。因为 MRI 热成像技术具有监测温度变化（包括监测手术区温度以及周围结构乃至功能区温度的变化）的优势，并且在大脑中植入激光探头具有相对微创的特点，一些小组已经开始探索使用 LITT 治疗运动障碍疾病。例如，Gross 和 Stern 最近报道了 2 名肌张力障碍患者接受 MRI 热成

像引导 LITT 进行苍白球切开术的病例[36]。1 例患者（12 岁男孩）是原发性 DYT-1（+）肌张力障碍并接受双侧 LITT 苍白球切开术。该患者表示右侧肌张力障碍症状得到改善，但左上肢张力增高加重并出现下颌肌张力障碍。第二例是一名广泛性肌张力障碍的 32 岁男性患者，接受了右侧苍白球切开术，术后他的中线症状和言语功能显著改善。LITT 治疗运动障碍尚处于起步阶段，但 MR 热成像辅助技术（不能与射频毁损手术同时使用）有助于提高手术安全性。

七、磁共振引导超声聚焦

利用声波能量进行颅内病变毁损的探索可以追溯到 20 世纪 50 年代[37]。近些年随着经颅声波能量传递、相位校正，MR 热成像技术的进展，可以保证微创和精确的毁损手术，该技术称为 MRgFUS[38]。该手术术前通过扫描头部 CT 来计算颅骨密度比（skull density ratio，SDR），测量颅骨密度对手术非常有帮助，可以勾画出阻碍声波传播的区域。再通过 CT 与 MR 图像融合进行精确定位。手术当天先给患者剃头，安装立体定向头架，头皮上贴硅胶膜（用来与超声波传感器接触，NeuroAblate 4000；Insightec）（图 5-1）。头皮和超声传感器之间注入冷却的脱气水。再扫描 T$_2$ 加权 MR 当作参考图像，传感器摆放到位使其焦点精确匹配到预期靶点。首先使用低能量超声行试验性毁损，在靶区加温至 40～45℃，随后达到能够产生临床效果的初始治疗温度 50～55℃。与 DBS 及射频热凝定位技术类似，可以根据临床测试的反馈情况进行调整。最后，继续增加能量，使温度达到 55～60℃，以达到永久毁损的效果。最终在毁损灶边缘达到大约 51℃ 的温度，形成 5mm 大小的毁损灶[39]。使用聚焦超声（focused ultrasound，FUS）行丘脑切开术治疗特发性震颤时，需要再将焦点向背侧移动 2mm，在上方扩大毁损灶范围[40]。可以通过 MRI 确认毁损位置的准确性，但通常是在术后第二天行高分辨率 MR 扫描，因为术后一天的病灶与 1 个月后的大小近似（图 5-2）[41]。

三项多中心、随机、空白对照队列研究验证了 MRgFUS 治疗药物难治性特发性震颤的有效性[42-45]。Elias 等总结了 MRgFUS 单侧丘脑切开术与未手术对照组共 76 例药物难治性特发性震颤患者资料，对他们的手部震颤及残疾程度进行评分。通过对第 3 个月录像的盲法评估，发现丘脑切开组的平均震颤和残疾评分分别改善了 47% 和 59%，改善持续 12 个月。对其中 67 例患者进行 2 年的随访发现，丘脑切开组患者的临床效果持久，平均震颤评分改善 56%，残疾评分改善 60%[46]。

已有研究表明，通过 MRgFUS 能够控制帕金森病患者的震颤症状，靶点为中间内侧核[47]及苍白球 - 丘脑束[48]。最近 Bond 等报道的一项临床研究将 27 名药物难治、震颤为主的帕金森病患者，随机分为单侧 FUS 丘脑切开组及假手术组，结果发现 FUS 丘脑切开组患者的药物开期震颤中位评分改善 62%，与假手术对照组 22% 的改善率有显著差异[49]。Obeso 等还发表了一项 10 例单侧 FUS 丘脑底核切开术的帕金森病患者队列研究。该研究表明这些患者的运动症状有所改善，但 1 例患者出现了轻度的偏身投掷症状，后期得到缓解[50]。单侧 FUS 苍白球切开术也用于治疗左旋多巴诱发的异动症[51]，目前正在进行一项多中心、随机对照研究，以评估单侧 FUS 丘脑切开术治疗晚期帕金森病患者异动的安全性及有效性（临床试验注册登记号：NCT03319485）。值得注意的是，MRgFUS 丘脑切开术现在已经被美国 FDA 批准用于治疗特发性震颤及以震颤为主要症状的帕金森病患者。

目前尚无 MRgFUS 治疗运动障碍疾病发生颅内出血或死亡的病例报道[52]。空化，即声场下形成微气泡，可能导致脑组织的非特意性破坏；但是，空化监测技术能在出现这种情况时自动停止发送超声。系统会同时监测患者的运动功能，自动终止对非治疗区的错误的超声输出。最常见的不良反应是感觉异常，一般是暂时出现，但少数患者也有长期存在的报道。此外，小脑症

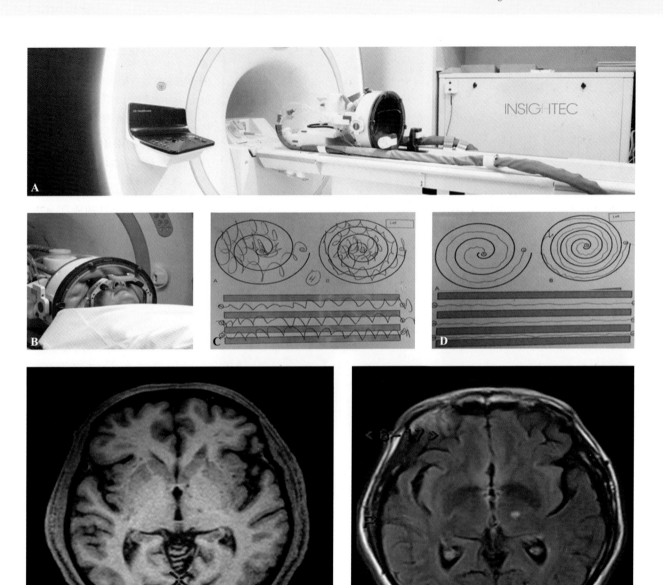

▲ 图 5-1　一种经 MRI 引导的超声聚焦热消融手术疗法

A. 商用的 FUS 设备，包括安装固定在改进的 MR 标准检查床上、与 CRW 头架适配的头盔。面板右侧所示的制冷单元在超声处理过程中输送冷却的脱气水，该过程在高场强磁体内进行，近乎实时地监测术中情况。该头盔配有声学麦克风和 1024 个压电驱动的换能器阵列，这些换能器能将高强度的声波聚焦并穿过颅骨进入大脑，可以在 56 ~ 60℃的目标峰值温度下对靶点实现几乎瞬时的热凝。B. 术前患者已剃头，安装了改进的 CRW 头架后牢固地固定在 MR 检查床上，并与相控阵列设备进行空间配准。该 CRW 头架就是通常用于立体定向手术的标准头架，但并不使用它的笛卡尔空间坐标系，只是用于头部固定。以防水的方式将白色的硅脂膜粘贴在头盔上，并环绕患者头部。脱气水在相控阵列元件和头皮之间流动，以降低声波灼伤皮肤的风险，并使声学设备与患者头部耦合。C、D. 丘脑腹中间内侧核切开前、后患者绘制的阿基米德螺旋图和线图。E、F. 手术后 30 天，前后连合中点平面轴位 FLAIR 和 T_1 加权图像显示左侧中间内侧核毁损灶的大小和位置。磁共振图像以放射学标准惯例显示（设备图像由 Insightec 公司的 Richard Schallhorn 友善提供并获允许使用）

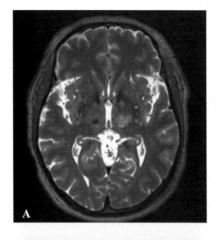

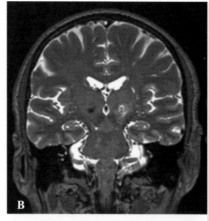

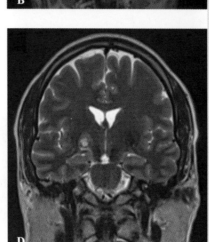

◀ 图 5-2　经颅磁共振引导超声聚焦消融术后磁共振影像

A. 左侧中间内侧核行 MRgFUS 切开术后 1 天的轴位 T_2 加权 MRI，用于控制患有药物难治性、原发性震颤患者的右手震颤症状；B. 冠状位。请注意，毁损灶中心区是低信号（ I 区）、边缘高信号（ Ⅱ 区），与凝固坏死区域一致。毁损灶外周（ Ⅲ 区）的轻度高信号区与细胞源性水肿一致；C. 右侧苍白球 MRgFUS 切开术治疗一位帕金森病患者左侧肢体异动及运动波动的术后 1 天的轴位 T_2 加权 MR 图像；D. 冠状位图像

状如平衡障碍或共济失调也有报道，但往往在一个月内自愈[43]。随着时间的推移，FUS 可能会像其他毁损手术一样出现疗效降低的现象，但可以通过 DBS 手术或再次毁损手术进行补救[53]。据报道，MRgFUS 出现严重不良事件的概率为 1.6%[52]，它良好的安全和耐受性，使其在门诊即可完成治疗。但这项新技术仍然存在一些问题需要解决，比如如何优化较低 SDR 患者的毁损参数，术后效果的持久性如何提高，治疗双侧震颤的安全问题，减少剃头范围的需要，如何减少手术时间，让患者感到舒适等。

八、结论

在神经调控发展的时代，对脑内特定靶点毁损的立体定向射频热凝手术明显减少。然而，在过去的 10 年里，微创的立体定向消融技术又有了新的发展。既往的相关文献显示射频热凝术治疗运动障碍疾病疗效大致相似，但缺乏可逆性，且术后不良反应的治疗、恢复手段有限[54]。对于先前因植入 DBS 硬件发生多次感染或伤口愈合不良的患者，毁损手术可能是首选方法。但那些行动不便或出行困难的老年患者、来自发展中国家或术后对神经调控设备支持有困难的国家的病患，均可能是毁损手术的适应人群。此外，手术植入及术后维护神经调控系统的成本很高，比如脉冲发生器电量耗尽时需要更换或可能出现其他一些硬件相关并发症，一些公共或私人医疗机构在决定选用哪种疗法时可能会权衡这一点。

参考文献

[1] Horsley V. The Linacre lecture on the function of the so-called motor cortex. BMJ. 1909; 2:125–132

[2] Meyers R. Surgical procedure for postencephalitic tremor, with notes on the physiology of premotor fibers. Arch Neurol Psychiatry. 1940; 44:455–459

[3] Spiegel EA, Wycis HT, Marks M, Lee AJ. Stereotaxic apparatus for operations on the human brain. Science. 1947; 106(2754):349–350

[4] Svennilson E, Torvik A, Lowe R, Leksell L. Treatment of parkinsonism by stereotatic thermolesions in the pallidal region. A clinical evaluation of 81 cases. Acta Psychiatr Scand. 1960; 35(3):358–377

[5] Hassler R, Riechert T. Indikationen und Lokalisationsmethode der gezielten Hirnoperationen. Nervenarzt. 1954; 25(11):441–447

[6] Marsden CD, Parkes JD. Success and problems of long-term levodopa therapy in Parkinson's disease. Lancet. 1977; 1(8007):345–349

[7] Laitinen LV, Bergenheim AT, Hariz MI. Leksell's posteroventral pallidotomy in the treatment of Parkinson's disease. J Neurosurg. 1992; 76(1):53–61

[8] Benabid AL, Pollak P, Gao D, et al. Chronic electrical stimulation of the ventralis intermedius nucleus of the thalamus as a treatment of movement disorders. J Neurosurg. 1996; 84(2):203–214

[9] Dogali M, Fazzini E, Kolodny E, et al. Stereotactic ventral pallidotomy for Parkinson's disease. Neurology. 1995; 45(4):753–761

[10] Lozano AM, Lang AE, Galvez-Jimenez N, et al. Effect of GPi pallidotomy on motor function in Parkinson's disease. Lancet. 1995; 346:1383–1386

[11] Baron MS, Vitek JL, Bakay RAE, et al. Treatment of advanced Parkinson's disease by posterior GPi pallidotomy: 1-year pilot study results. Ann Neurol. 1996; 40:355–366

[12] Ondo WG, Jankovic J, Lai EC, et al. Assessment of motor function after stereotactic pallidotomy. Neurology. 1998; 50(1):266–270

[13] Shannon KM, Penn RD, Kroin JS, et al. Stereotactic pallidotomy for the treatment of Parkinson's disease. Efficacy and adverse effects at 6 months in 26 patients. Neurology. 1998; 50(2):434–438

[14] Hoehn MM, Yahr MD. Parkinsonism: onset, progression and mortality. Neurology. 1967; 17(5):427–442

[15] Fahn S, Elton RL. Members of the UPDRS Development Committee. Unified Parkinson's Disease Rating S. In: Fahn S, Marsden CD, Calne DB, Goldstein M, eds. Recent Developments in Parkinson's Disease. Vol. 2. Florham Park: MacMillan Health Care Information; 1987:153–164

[16] Lang AE, Lozano AM, Montgomery E, Duff J, Tasker R, Hutchinson W. Posteroventral medial pallidotomy in advanced Parkinson's disease. N Engl J Med. 1997; 337(15):1036–1042

[17] Siegfried J, Lippitz B. Bilateral chronic electrostimulation of ventroposterolateral pallidum: a new therapeutic approach for alleviating all parkinsonian symptoms. Neurosurgery. 1994; 35(6):1126–1129, discussion 1129–1130

[18] Kondziolka D, Firlik AD, Lunsford LD. Complications of stereotactic brain surgery. Neurol Clin. 1998; 16(1):35–54

[19] Iacono RP, Shima F, Lonser RR, Kuniyoshi S, Maeda G, Yamada S. The results, indications, and physiology of posteroventral pallidotomy for patients with Parkinson's disease. Neurosurgery. 1995; 36(6):1118–1125, discussion 1125–1127

[20] de Bie RMA, de Haan RJ, Schuurman PR, Esselink RAJ, Bosch DA, Speelman JD. Morbidity and mortality following pallidotomy in Parkinson's disease: a systematic review. Neurology. 2002; 58(7):1008–1012

[21] Jankovic J, Cardoso F, Grossman RG, Hamilton WJ. Outcome after stereotactic thalamotomy for parkinsonian, essential, and other types of tremor. Neurosurgery. 1995; 37(4):680–686, discussion 686–687

[22] Zirh A, Reich SG, Dougherty PM, Lenz FA. Stereotactic thalamotomy in the treatment of essential tremor of the upper extremity: reassessment including a blinded measure of outcome. J Neurol Neurosurg Psychiatry. 1999; 66(6): 772–775

[23] Fox MW, Ahlskog JE, Kelly PJ. Stereotactic ventrolateralis thalamotomy for medically refractory tremor in post-levodopa era Parkinson's disease patients. J Neurosurg. 1991; 75(5):723–730

[24] Diederich N, Goetz CG, Stebbins GT, et al. Blinded evaluation confirms longterm asymmetric effect of unilateral thalamotomy or subthalamotomy on tremor in Parkinson's disease. Neurology. 1992; 42(7):1311–1314

[25] Guiot G, Hardy J, Albe-Fessard D. [Precise delimitation of the subcortical structures and identification of thalamic nuclei in man by stereotactic electrophysiology]. Neurochirurgia (Stuttg). 1962; 5:1–18

[26] von Coelln R, Kobayashi K, Kim JH, Anderson WS, Winberry J, Lenz FA. Thalamotomy. In: Kompoliti K, Verhagen ML, eds. Encyclopedia of Movement Disorders. Vol. 3. Elsevier, Oxford: Academic Press; 2010:226–229

[27] Garonzik IM, Hua SE, Ohara S, Lenz FA. Intraoperative microelectrode and semi-microelectrode recording during the physiological localization of the thalamic nucleus ventral intermediate. Mov Disord. 2002; 17 Suppl 3:S135– S144

[28] Carlson JD, Iacono RP. Electrophysiological versus image-based targeting in the posteroventral pallidotomy. Comput Aided Surg. 1999; 4(2):93–100

[29] Burchiel KJ. Thalamotomy for movement disorders. Neurosurg Clin N Am. 1995; 6(1):55–71

[30] Kondziolka D, Ong JG, Lee JY, Moore RY, Flickinger JC, Lunsford LD. Gamma Knife thalamotomy for essential tremor. J Neurosurg. 2008; 108(1):111–117

[31] Okun MS, Stover NP, Subramanian T, et al. Complications of gamma knife surgery for Parkinson disease. Arch Neurol. 2001; 58(12):1995–2002

[32] Friedman DP, Goldman HW, Flanders AE, Gollomp SM, Curran WJ, Jr. Stereotactic radiosurgical pallidotomy and thalamotomy with the gamma knife: MR imaging findings with clinical correlation–preliminary experience. Radiology. 1999; 212(1):143–150

[33] Jankovic J. Editorial: Surgery for Parkinson disease and other movement disorders: benefits and limitations of ablation, stimulation, restoration, and radiation. Arch Neurol. 2001; 58:1970–1972

[34] Willie JT, Laxpati NG, Drane DL, et al. Real-time magnetic resonance-guided stereotactic laser amygdalohippocampectomy for mesial temporal lobe epilepsy. Neurosurgery. 2014; 74(6):569–584, discussion 584–585

[35] Barnett GH, Voigt JD, Alhuwalia MS. A systematic review and meta-analysis of studies examining the use of brain laser interstitial thermal therapy versus craniotomy for the treatment of high-grade tumors in or near areas of eloquence: An examination of the extent of resection and major complication rates associated with each type of surgery. Stereotact Funct Neurosurg. 2016; 94(3):164–173

[36] Gross RE, Stern MA. Magnetic resonance-guided stereotactic laser pallidotomy for dystonia. Mov Disord. 2018; 33(9):1502–1503

[37] Fry WJ, Mosberg WH, Jr, Barnard JW, Fry FJ. Production of focal destructive lesions in the central nervous system with ultrasound. J Neurosurg. 1954; 11 (5):471–478

[38] Clement GT, White PJ, King RL, McDannold N, Hynynen K. A magnetic resonance imaging-compatible, large-scale array for trans-skull ultrasound surgery and therapy. J Ultrasound Med. 2005; 24(8):1117–1125

[39] Bond AE, Elias WJ. Predicting lesion size during focused ultrasound thalamotomy: a review of 63 lesions over 3 clinical trials. Neurosurg Focus. 2018; 44 (2):E5

[40] Wang TR, Bond AE, Dallapiazza RF, et al. Transcranial magnetic resonance imaging-guided focused ultrasound thalamotomy for tremor: technical note. Neurosurg Focus. 2018; 44(2):E3

[41] Wintermark M, Druzgal J, Huss DS, et al. Imaging findings in MR imagingguided focused ultrasound treatment for patients with essential tremor. AJNR Am J Neuroradiol. 2014; 35(5):891–896

[42] Chang WS, Jung HH, Kweon EJ, Zadicario E, Rachmilevitch I, Chang JW. Unilateral magnetic resonance guided focused ultrasound thalamotomy for essential tremor: practices and clinicoradiological outcomes. J Neurol Neurosurg Psychiatry. 2015; 86(3):257–264

[43] Elias WJ, Huss D, Voss T, et al. A pilot study of focused ultrasound thalamotomy for essential tremor. N Engl J Med. 2013; 369(7):640–648

[44] Lipsman N, Schwartz ML, Huang Y, et al. MR-guided focused ultrasound thalamotomy for essential tremor: a proof-of-concept study. Lancet Neurol. 2013; 12(5):462–468

[45] Elias WJ, Lipsman N, Ondo WG, et al. A randomized trial of focused ultrasound thalamotomy for essential tremor. N Engl J Med. 2016; 375(8):730– 739

[46] Chang JW, Park CK, Lipsman N, et al. A prospective trial of magnetic resonance-guided focused ultrasound thalamotomy for essential tremor: Results at the 2-year follow-up. Ann Neurol. 2018; 83(1):107–114

[47] Schlesinger I, Eran A, Sinai A, et al. MRI guided focused ultrasound thalamotomy for moderate-to-severe tremor in Parkinson's disease. Parkinsons Dis. 2015; 2015:219149

[48] Magara A, Bühler R, Moser D, Kowalski M, Pourtehrani P, Jeanmonod D. First experience with MR-guided focused ultrasound in the treatment of Parkinson's disease. J Ther Ultrasound. 2014; 2:11

[49] Bond AE, Shah BB, Huss DS, et al. Safety and efficacy of focused ultrasound thalamotomy for patients with medication-refractory, tremor-dominant Parkinson's disease: a randomized clinical trial. JAMA Neurol. 2017; 74(12): 1412–1418

[50] Martínez-Fernández R, Rodríguez-Rojas R, Del Álamo M, et al. Focused ultrasound subthalamotomy in patients with asymmetric Parkinson's disease: a pilot study. Lancet Neurol. 2018; 17(1):54–63

[51] Na YC, Chang WS, Jung HH, Kweon EJ, Chang JW. Unilateral magnetic resonance-guided focused ultrasound pallidotomy for Parkinson disease. Neurology. 2015; 85(6):549–551

[52] Fishman PS, Elias WJ, Ghanouni P, et al. Neurological adverse event profile of magnetic resonance imaging-guided focused ultrasound thalamotomy for essential tremor. Mov Disord. 2018; 33(5):843–847

[53] Wang TR, Dallapiazza RF, Moosa S, Huss D, Shah BB, Elias WJ. Thalamic deep brain stimulation salvages failed focused ultrasound thalamotomy for essential tremor: a case report. Stereotact Funct Neurosurg. 2018; 96(1):60–64

[54] Tasker RR, Munz M, Junn FSCK, et al. Deep brain stimulation and thalamotomy for tremor compared. Acta Neurochir Suppl (Wien). 1997; 68:49–53

第6章　脑深部电刺激靶点的计算机建模及纤维束成像

Computational Modeling and Tractography for DBS Targeting

Michael D. Staudt, Sarah Ridge, Jennifer A. Sweet　著

张建国　杨岸超　译

摘要：DBS 治疗运动障碍疾病的疗效已经得到证实，并且精神类疾病及癫痫亦成为新的手术适应证。然而，电刺激在细胞层面的作用机制及对神经网络电传导的影响仍不完全清楚。此外，对于通过直接和间接刺激轴索通路来调节功能失调的神经环路与临床疗效之间的相关性，目前的数据还很少。DBS 计算机建模技术，成为了解 DBS 及神经环路的有力工具，还能够提高电极植入靶区的准确性和改善刺激参数。先进的成像技术，包括纤维束成像和高场强 MRI，实现白质纤维束和单个细胞核团的可视，可能会引领针对患者个体或特定症状的治疗模式的发展。本章将介绍计算机建模和先进的成像技术在 DBS 治疗中的价值，以及在现有和未来的 DBS 中的应用。

关键词：计算机模型，脑深部电刺激，神经影像，纤维束成像

一、概述

DBS 是通过外科手术将电极植入患者脑内，并向大脑深部结构释放电脉冲达到治疗的目的。虽然 DBS 已被证明是治疗运动障碍疾病的有效方法，包括帕金森病 [1-3]、特发性震颤 [4, 5]、肌张力障碍 [6, 7] 及强迫症 [8, 9] 在内的新的神经精神疾病适应证，但 DBS 的确切作用机制仍不明确。由于历史上曾对许多当前颅内 DBS 靶点进行过毁损手术，并产生类似于 DBS 的治疗效果，因此最初认为 DBS 是通过抑制这些灰质靶区而起作用 [10]。然而近期研究表明，DBS 也可能诱发靶点周围白质轴突的兴奋 [11-13]，可以在远离靶点的部位产生下游效应（downstream effects）[14-21]。因此目前主流理论支持这样一种观点，即高频 DBS 最终会纠正神经元的异常电活动，并对神经网络起到广泛的调节作用 [11, 12, 22]。

DBS 的这种作用机制，包括刺激白质纤维束和影响神经元广泛传播的效应，能够解释 DBS 术后症状的改善以及许多不良反应的成因。因此，选择性激活这些复杂且相互关联的神经网络结构可能会进一步改善患者的术后效果。通过计算机建模技术和新的成像技术，可以进一步优化 DBS 靶点定位。该工具能够提高我们对 DBS 和脑网络的理解，并且也有助于提高手术准确性，可以为目前正在接受 DBS 治疗的患者带来更好的疗效。这些工具也有助于我们发现神经外科、精神疾病甚至认知障碍的手术新靶点。本章的目的是回顾计算机建模和先进成像技术在 DBS 治疗中的应用价值，并讨论现有和未来的 DBS 技术。

二、计算建模技术

计算机建模技术会在很大程度上帮助我们了解 DBS 治疗运动障碍的机制，使手术治疗更加有效。1999 年，Grill 通过电学模型演示了 DBS 电极产生的电场如何影响电极周围的神经结构[23]。这些模型显示神经结构在 DBS 刺激下存在不均匀性和各向异性，说明电刺激位置对获得所需临床疗效的重要性。通过这一模型，McIntyre 和 Grill 还证明了轴突是神经组织中最易兴奋的部分[24-26]。他们还发现通过对 DBS 周围组织的导电性、脑内电极的形状及其空间毗邻结构的了解，有助于预测 DBS 的电场范围及可能产生的神经反应[25, 26]。因此，了解 DBS 对周围神经结构的作用有助于提高预测临床疗效的准确性。

（一）组织激活场

计算机建模技术能够帮助研究人员更好地了解电极植入的位置及电场能够覆盖的邻近解剖结构，以及这种空间毗邻关系如何影响临床疗效[15, 27, 28, 29]。方法之一是对 DBS 激活场（volume of tissue activated，VTA）进行可视化建模。VTA 是基于有限元模型（finite element modeling，FEM）创建的，该模型结合了基于 DBS 植入者神经影像学数据建立的解剖模型，以及实际或理论上根据 DBS 刺激参数推算的形成空间电场的电模型[11, 15, 27]。电场范围取决于：①电极周围组织的构成，例如灰质与白质结构会影响电极周围的电容及阻抗；②刺激类型以及刺激参数[15]。通过对每个活化的 DBS 电极触点产生的假定电场以及邻近轴突产生动作电位阈值的综合测算，可以预测轴突的激活情况[11, 15, 27]。理想条件下，一个真正的"连接组学（connectomic）"技术能够识别电刺激对神经元不同部位（即胞体、轴突、树突）的不同影响，而后者是庞大的神经网络的组成单元[30]。目前计算机建模技术已经开始模拟电刺激对多室神经元（multi-compartmental neurons）网络的影响[31, 32]，但这些模型尚未转化到 DBS 的临床研究中。

通过 VTA 可以帮助判定产生 DBS 临床效果所对应的刺激部位。2004 年，McIntyre 等将脑组织电导率数据与有限元模型算法结合，计算出 DBS 标准参数刺激帕金森病患者 STN 所形成的电场形状和体积，并提出如果电极位置发生细微偏差就可能刺激不同的神经结构，从而产生非预期的临床表现[12]。Miocinovic 等借鉴此方法设计了一个计算机模型，该模型将帕金森病猕猴的 STN 解剖数据与 DBS 电场的有限元模型整合，同时还综合了 STN、GPi 神经元及内囊的生物物理特性数据[15]。通过该模型，他们预测了 STN-DBS 下轴突的激活模式，并指出尽管刺激该靶区会同时活化 STN 和 GPi 的纤维，但只有被激活的 STN 的体积才与特定的治疗效果相关[15]。

Butson 等对一位帕金森病患者术前、术后的影像资料融合并 VTA 建模，希望对电极位置的准确性进行研究并评估 STN-DBS 相应的临床效果[27]。他们又根据不同的 DBS 刺激参数创建多组 VTA 模型，并观察对应的临床疗效。该研究发现当 VTA 覆盖皮质脊髓束会出现皮质脊髓束受累的表现，而运动迟缓和僵直的改善与 VTA 覆盖未定带（zona incerta）有关[27]。2009 年，Maks 等回顾研究了 10 例 STN-DBS 的帕金森病患者，并根据影像学数据及每位受试者的活化电极报道建立 VTA 模型[28]。他们发现当活化电极触点靠近 STN 的背侧边界时，将会产生最理想的治疗效果。Mikos 等通过类似的研究方法发现 STN-DBS 的帕金森病患者，如果 VTA 累及 STN 的非运动区，会影响患者的语言流畅性，而 VTA 仅覆盖 STN 运动区则不会出现这种现象[29]。因此，可以通过 VTA 建模对既往植入 DBS 电极的患者进行回顾性评估，确定电场激活哪些神经结构会出现对应的临床效果，从而帮助在以后的工作中选择最佳的 DBS 靶点（图 6-1）[33]。

此外，针对患者个体建模也是非常有意义的事情，研究者可以前瞻性地将电极植入路径上的解剖结构设定为感兴趣区，通过计算预测该结构对 DBS 的反应。路径激活模型将纤维束成像等影像学数据与电极邻近结构的生物物理数据结

活性接触

激活场

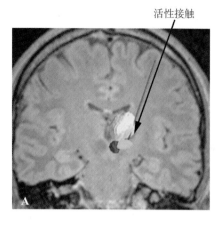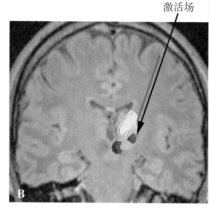

◀ 图 6-1　丘脑底核（STN）脑深部刺激模型中活性电极接触（A）的可视化和活性电极接触后组织激活（B，深粉色）的体积与周围核的关系

黄色为丘脑；绿色为 STN；红色为红核（引自 Sweet 等 [34]）

合，从理论上预估路径上激活场的范围[35]。该模型能够根据电极的构造、刺激参数、组织电导率、轴突几何结构以及轴突鞘膜的生物物理特征计算出 DBS 条件下轴突的活化反应[35]。传统的VTA 建模主要依靠激活场生成纤维束成像的种子点，并且主要是回顾性研究，而建立路径激活场模型需要耗费更大量的时间及资源[35, 36]，其分析潜力巨大，但目前该方法还不能对 DBS 在神经网络层面的作用效果进行量化分析。

（二）全脑网络模型

其他计算机建模技术已经推动了我们对DBS 对广泛而复杂的神经元网络作用的理解。2004 年 Rubin 和 Terman 创建网络算法模型用于研究 STN-DBS 如何治疗丘脑病理性节律导致的帕金森病的运动症状[37]。他们通过模拟健康状态、帕金森状态及帕金森 STN-DBS 状态下的 STN、GPi 及丘脑神经元及其周围的分子环境，证明了 STN-DBS 能够抑制基底核内神经元的异常震荡，最终恢复丘脑正常的中继传播[37]。2010 年 Hahn 和 McIntyre 将假定的由皮质及纹状体至基底核的传入纤维数据纳入计算机 VTA模型，可以进行 STN-DBS 对脑网络影响的研究，而不再局限于对细胞层面相互作用的研究[38]。作者发现 STN-VTA 对纠正帕金森病的 GPi 病理性暴发放电起关键作用，进而影响皮质 – 纹状体 – 丘脑网络。他们总结指出，对于 DBS 临床效果的研究，VTA 模型是非常重要的。

Humphries 和 Gurney 等开发了基底神经节计算机模型，证明了 STN-DBS 能够导致基底神经节传出神经元兴奋和抑制的混合反应[39]，他们推测这种基底神经节的多重反应会最终产生纵深的网络效应，并可能解释 DBS 的治疗机制。这些研究证实了帕金森病患者脑内神经传导通路的复杂性，DBS 对神经网络的下游作用以及计算模型在这些领域中的研究价值。

（三）超越传统刺激

传统 DBS 刺激参数主要包括频率、电流 / 电压、脉宽，研究者通过计算机模型开发了超越常规刺激的新刺激模式。协调重置（coordinated reset）就是一种全新的模式，它是针对帕金森病神经元病理性同步放电进行去同步化的技术[40]。Tass 等详细阐述了协调重置作用是通过 DBS 电极不同触点释放短暂、高频率脉冲电刺激，导致神经元病理性同步放电及突触连接的"失学"或"复位"[40-42]，首个基于计算机建模的协调重置刺激已被应用于早期帕金森病患者的研究，并被证明有望使运动功能得到早期及进行性改善[43, 44]。

三、先进的影像学技术

（一）弥散加权成像及纤维束成像技术

神经影像学技术的发展进步提高了我们对复杂神经环路以及 DBS 对这些环路调节作用的认识。如前所述，DBS 产生的临床效果部分是由于电场激活了相邻的白质纤维传导束。目前，通过磁共振弥散加权成像（diffusion-weighted imaging，DWI）及纤维束成像技术实现白质纤维束可视化的可能性越来越大。DWI 反映了水分子在脑内的弥散情况。由于水分子顺着细胞屏障的方向更容易扩散，例如在轴突膜内弥散，较难做跨膜运动，因此认为水的弥散路径近似于轴突行程，所以 DWI 技术可以近似反映大脑白质纤维的走行[45, 46]。通过描记水分子的弥散，并用张量模型显示有关水分子弥散方向的信息，可以得到弥散张量成像（diffusion tensor imaging，DTI）[46]。DTI 对粗大、已知的白质纤维束成像满意，但对较小、复杂和（或）未知的纤维束的显示不好。因此，纤维束成像技术需要通过多种计算机软件平台，运用数据驱动算法（data-driven algorithms），将核磁 T₁ 结构像数据与原始的 DWI 数据融合，才能精确识别在感兴趣区（regions of interest，ROI）之间走行的特定的白质纤维束（图 6-2）[46, 47]。

纤维束成像技术可以对认识 DBS 如何作用于解剖网络起到促进作用，并帮助术前定位靶点以及对术后效果进行评估。Pouratian 等使用概率学纤维束成像技术对丘脑进行分区，评估特发震颤患者丘脑腹中间内侧核植入 DBS 电极后核团内部的纤维联系[48]。尽管他们希望发现与激活电极接触的丘脑腹中间内侧核区域与运动皮质具有较多的纤维联系，却最终发现该区与前运动皮质联系更紧密，从而增加了人们对参与震颤控制的脑网络连接的认识。在 2014 年，Rozanski 等对 GPi-DBS 术后肌张力障碍患者的 GPi 核团的纤维联系进行研究，希望发现 GPi 腹侧刺激比背侧更有效的原因[49]。他们通过纤维束成像技术对 GPi 腹侧、背侧区域的传入、传出纤维进行可

视化成像，发现 GPi 内有显著的躯体纤维联系，其腹侧区域主要与初级感觉皮质及后运动皮质联系，而背侧区域主要与运动皮质及前运动皮质联系。因此，这项研究表明纤维束成像技术可以帮助我们更加深入地了解 DBS 治疗运动障碍疾病过程中对神经网络的作用。

此外，对白质纤维束位置的掌握可以允许 DBS 选择性地定位或避开这些纤维束，以产生满意的刺激效果。2014 年，Coenen 等研究了 11 名不同病因的震颤患者，他们利用微电极记录和清醒测试来定位丘脑腹中间内侧核内的最佳位置[47]。通过对患者的术前影像进行纤维束成像，对齿状红核丘脑束（dentatorubrothalamic tract，DRT）进行可视化建模，并对激活电极触点的电场建模。他们发现最有效的靶标是在齿状红核丘脑束内或其附近，或电场能够覆盖齿状红核丘脑束，从而认为可以利用纤维束成像技术辅助 DBS 靶点定位。同样，Sweet 等随访了 14 例以震颤为主要症状的行 STN-DBS 的帕金森病患者术后情况[34]。他们从程控小组内得知了激活电极的信息，并通过建模确定 VTA，然后将其与齿状红核丘脑束纤维束图像数据结合（图 6-3），他们发现激活电极距离齿状红核丘脑束越近，震颤控制越满意[34]。此外，对不同纤维束可视化成像，还能够最大限度地提高临床疗效，并且减少或避免不良反应。Hana 等报道了术前对皮质脊髓束及齿状红核丘脑束成像，以辅助 DBS 路径设计[50]。也有研究报道在术前和术后对皮质脊髓束、内侧丘系及齿状红核丘脑束进行可视化建模，通过纤维束成像辅助高频超声聚焦消融手术的靶点定位技术[51]。

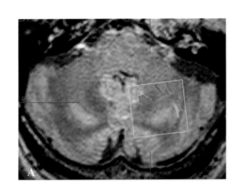
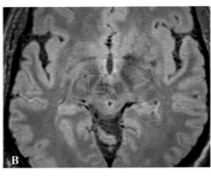

◀ 图 6-2　从齿状核到对侧红核的齿状 - 红核 - 丘脑束的可视化模型

A. 齿状核；B. 对侧红核；黄色框为感兴趣区

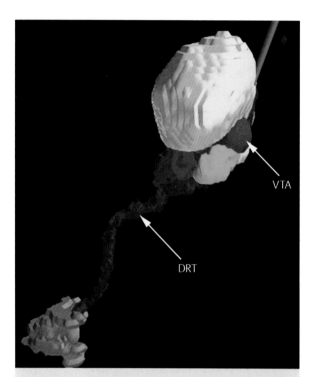

▲ 图 6-3　纤维束影像数据的计算机建模显示以震颤为主的帕金森病患者的丘脑底核激活场（**VTA**，深粉色）与邻近的齿状红核丘脑束（**DRT**，深蓝色）的空间位置关系

黄色 . 丘脑；绿色 .STN；红色 . 红核；浅粉色 . 齿状核（引自 Sweet 等 [33]）

有几项通过纤维束成像辅助 DBS 定靶治疗精神疾病的研究报道 [52-55]。2009 年，Gutman 等利用纤维束成像对有潜力治疗抑郁症的两个 DBS 靶点，即扣带回下部（subcallosal cingulate gyrus，SCC）和内囊前肢进行研究 [52]。他们发现这两个靶区有着各自固有的连接模式，但也含有重叠的白质纤维连接。Riva-Posse 等在术前通过纤维束成像辅助对 11 例难治性抑郁症患者的扣带回下部进行定靶，将被认为与抑郁症病理生理学有关的 4 条纤维束的交点进行可视化研究 [53]。他们发现通过这项技术，81.8% 的患者在 DBS 术后 1 年仍有效，其中 6 名患者进入恢复期。

尽管 DBS 在治疗难治性重度抑郁症和双相抑郁症的小样本、开放性研究中显示有效性，但大规模的随机试验显示在获得临床改善方面并不成功 [56, 57]。这些令人沮丧的结果可能是由于靶点定

位不准确，无法产生与毁损手术相同的效果。精神疾病的病理学复杂，可能起因于脑网络功能的障碍，而非简单的解剖连接异常，因此需要新的更准确的定靶方法。以假说理论为基础、包括纤维束成像在内的多种定靶方法的联合应用，有可能为特定的神经精神疾病患者提供治疗办法 [58]。Riva-Posse 等报道的治疗抑郁症的 DBS "连接组方法（connectomic approach）" 的早期结果，为外科使用纤维束成像定靶提供了一个充满希望的蓝图 [53]。

脑网络纤维束成像建模的固有局限性是由于仅依赖于方向性数据，所以会产生大量的假阳性传导束 [59]，尤其当白质内纤维束走行复杂或有交叉时，更会凸显这一不足 [60]。目前正在研发的多种方法学的革新，有望获得更好的计算模型，这些方法包括新的纤维束追踪算法、机器学习，通过流线滤波优化信号预测误差，以及对方向矢量进行高级微观结构建模 [59, 61]。尽管目前仍存在一些固有的局限性，但由于纤维束成像技术是一种无创且功能强大的研究工具，因此它在神经科学领域的应用必将进一步发展。

（二）解剖结构成像的进展

随着神经影像学技术的进步，靶点结构能够更好地显示，神经调控的治疗效果也将随之提高。在临床实践中，常采用 1.5T 或 3T 核磁对 DBS 靶点成像，能为某些结构如 STN 提供足够但不清晰的定位信息 [62]。这种磁场强度下获得的图像无法完全区分 STN 和黑质，也无法勾勒出丘脑的亚区。使用 7T 磁体的更高场强（所谓的超高场强）的核磁可以通过提高信噪比和增强图像对比度来提高目标结构的识别率 [63, 64]。

磁敏感加权成像（susceptibility-weighted imaging，SWI）也是一种很有前景的成像方法，它能很好地勾勒灰质和白质边界，特别是在高场强条件下 [65, 66]。Abosch 等报道了采用超高场强 SWI 成像方法，对 STN、黑质、苍白球内外侧部进行直接显示和区分 [66]。令人印象深刻的是，这一技术还可以显示丘脑内部核团界面 [66, 67]。这

些先进的解剖成像和纤维束成像技术的联合应用已经在恒河猴模型中得到了验证[67]，尚需进一步的临床研究和检验。最终，这些成像技术将为DBS 靶点的选择和验证提供一个令人兴奋的新的研究方向。

四、计算机建模和高级成像技术应用的未来

随着对神经元网络、脑连接以及 DBS 作用于这些复杂环路的认识不断深入，计算机建模和高级成像技术可以帮助我们发现已经或尚未通过 DBS 治疗的疾病的新调控靶点。例如，定位齿状红核丘脑束而非丘脑腹中间侧核或 STN 或将成为控制震颤最有效的治疗方法。尽管目前大部分的纤维束成像研究都是回顾性的，但专家们对于应用该技术进行前瞻性研究或术中定位最优的 DBS 靶点抱有极大的兴趣。新型的研究软件，如 StimVision，可以在提供交互式的术中可视化和 DBS 电极位置调整的信息，以及基于患者个体影像数据和纤维束成像的 VTA 模型[68]。

神经性厌食症[69]、阿尔茨海默病[70]、抑郁症[53-55]、癫痫[71]、疼痛[72]，以及许多其他疾病的研究和治疗可以通过此类技术得到很大的改善。目前这类疾病的靶点选择还是以假说理论为指导的，即认为这些复杂疾病的成因可能是由于神经网络功能的失衡，而不是孤立的神经递质或解剖结构的异常，因此对广泛的白质纤维连接和潜在脑环路的深入研究是找寻最佳靶点的基础。患者间的异质性需要以症状为导向或以患者为导向、个体化的最终治疗方法。利用计算机建模技术模拟对大脑特定区域的刺激，并将其与诸如纤维束成像技术相结合，可以深入地了解疾病的病理生理学，并观察治疗手段如何影响此类疾病的状态，同时也为 DBS 提供更有效的靶点定位方法。如果在日常实践和研究工作中掌握了这些有意义的工具，将为该领域的进步和患者的治疗做出重要的贡献。

参考文献

[1] Deuschl G, Schade-Brittinger C, Krack P, et al. German Parkinson Study Group, Neurostimulation Section. A randomized trial of deep-brain stimulation for Parkinson's disease. N Engl J Med. 2006; 355(9):896–908

[2] Follett KA, Weaver FM, Stern M, et al. CSP 468 Study Group. Pallidal versus subthalamic deep-brain stimulation for Parkinson's disease. N Engl J Med. 2010; 362(22):2077–2091

[3] Obeso JA, Olanow CW, Rodriguez-Oroz MC, Krack P, Kumar R, Lang AE, Deep-Brain Stimulation for Parkinson's Disease Study Group. Deep-brain stimulation of the subthalamic nucleus or the pars interna of the globus pallidus in Parkinson's disease. N Engl J Med. 2001; 345(13):956–963

[4] Limousin P, Speelman JD, Gielen F, Janssens M. Multicentre European study of thalamic stimulation in parkinsonian and essential tremor. J Neurol Neurosurg Psychiatry. 1999; 66(3):289–296

[5] Schuurman PR, Bosch DA, Bossuyt PM, et al. A comparison of continuous thalamic stimulation and thalamotomy for suppression of severe tremor. N Engl J Med. 2000; 342(7):461–468

[6] Fasano A, Lozano AM. Deep brain stimulation for movement disorders: 2015 and beyond. Curr Opin Neurol. 2015; 28(4):423–436

[7] Kupsch A, Benecke R, Müller J, et al. Deep-Brain Stimulation for Dystonia Study Group. Pallidal deep-brain stimulation in primary generalized or segmental dystonia. N Engl J Med. 2006; 355(19):1978–1990

[8] Nuttin B, Cosyns P, Demeulemeester H, Gybels J, Meyerson B. Electrical stimulation in anterior limbs of internal capsules in patients with obsessive-compulsive disorder. Lancet. 1999; 354(9189):1526

[9] Alonso P, Cuadras D, Gabriëls L, et al. Deep brain stimulation for obsessivecompulsive disorder: a meta-analysis of treatment outcome and predictors of response. PLoS One. 2015; 10(7):e0133591

[10] Kern DS, Kumar R. Deep brain stimulation. Neurologist. 2007; 13(5):237–252

[11] Butson CR, McIntyre CC. Tissue and electrode capacitance reduce neural activation volumes during deep brain stimulation. Clin Neurophysiol. 2005; 116 (10):2490–2500

[12] McIntyre CC, Savasta M, Kerkerian-Le Goff L, Vitek JL. Uncovering the mechanism(s) of action of deep brain stimulation: activation, inhibition, or both. Clin Neurophysiol. 2004; 115(6):1239–1248

[13] Lozano AM, Dostrovsky J, Chen R, Ashby P. Deep brain stimulation for Parkinson's disease: disrupting the disruption. Lancet Neurol. 2002; 1(4):225–231

[14] Grafton ST, Turner RS, Desmurget M, et al. Normalizing motor-related brain activity: subthalamic nucleus stimulation in Parkinson disease. Neurology. 2006; 66(8):1192–1199

[15] Miocinovic S, Parent M, Butson CR, et al. Computational analysis of subthalamic nucleus and lenticular fasciculus activation during therapeutic deep brain stimulation. J Neurophysiol. 2006; 96(3):1569–1580

[16] Kahan J, Mancini L, Urner M, et al. Therapeutic subthalamic nucleus deep brain stimulation reverses cortico-thalamic coupling during voluntary movements in Parkinson's disease. PLoS One. 2012; 7(12):e50270

[17] Gradinaru V, Mogri M, Thompson KR, Henderson JM, Deisseroth K. Optical deconstruction of parkinsonian neural circuitry. Science. 2009; 324(5925): 354–359

[18] Mayberg HS. Limbic-cortical dysregulation: a proposed model of depression. J Neuropsychiatry Clin Neurosci. 1997; 9(3):471–481

[19] Laxton AW, Tang-Wai DF, McAndrews MP, et al. A phase I trial of deep brain stimulation of memory circuits in Alzheimer's disease. Ann Neurol. 2010; 68 (4):521–534

[20] Figee M, Wielaard I, Mazaheri A, Denys D. Neurosurgical targets for compulsivity: what can we learn from acquired brain lesions? Neurosci Biobehav Rev. 2013; 37(3):328–339

[21] van Hartevelt TJ, Cabral J, Møller A, et al. Evidence from a rare case study for Hebbian-like changes in structural connectivity induced by long-term deep brain stimulation. Front Behav Neurosci. 2015; 9:167

[22] Grill WM, Snyder AN, Miocinovic S. Deep brain stimulation creates an informational lesion of the stimulated nucleus. Neuroreport. 2004; 15(7):1137– 1140

[23] Grill WM, Jr. Modeling the effects of electric fields on nerve fibers: influence of tissue electrical properties. IEEE Trans Biomed Eng. 1999; 46(8):918–928

[24] McIntyre CC, Grill WM. Excitation of central nervous system neurons by nonuniform electric fields. Biophys J. 1999; 76(2):878–888

[25] McIntyre CC, Grill WM. Finite element analysis of the current-density and electric field generated by metal microelectrodes. Ann Biomed Eng. 2001; 29 (3):227–235

[26] McIntyre CC, Grill WM. Extracellular stimulation of central neurons: influence of stimulus waveform and frequency on neuronal output. J Neurophysiol. 2002; 88(4):1592–1604

[27] Butson CR, McIntyre CC. Current steering to control the volume of tissue activated during deep brain stimulation. Brain Stimul. 2008; 1(1):7–15

[28] Maks CB, Butson CR, Walter BL, Vitek JL, McIntyre CC. Deep brain stimulation activation volumes and their association with neurophysiological mapping and therapeutic outcomes. J Neurol Neurosurg Psychiatry. 2009; 80(6): 659–666

[29] Mikos A, Bowers D, Noecker AM, et al. Patient-specific analysis of the relationship between the volume of tissue activated during DBS and verbal fluency. Neuroimage. 2011; 54 Suppl 1:S238–S246

[30] Cazemier JL, Clascá F, Tiesinga PH. Connectomic analysis of brain networks: novel techniques and future directions. Front Neuroanat. 2016; 10:110

[31] Kudela P, Anderson WS. Computational modeling of subdural cortical stimulation: a quantitative spatiotemporal analysis of action potential initiation in a high-density multicompartment model. Neuromodulation. 2015; 18(7): 552–564, discussion 564–565

[32] Boothe DL, Yu AB, Kudela P, Anderson WS, Vettel JM, Franaszczuk PJ. Impact of neuronal membrane damage on the local field potential in a large-scale simulation of cerebral cortex. Front Neurol. 2017; 8:236

[33] Sweet JA, Pace J, Girgis F, Miller JP. Computational modeling and neuroimaging

techniques for targeting during deep brain stimulation. Front Neuroanat. 2016; 10:71

[34] Sweet JA, Walter BL, Gunalan K, Chaturvedi A, McIntyre CC, Miller JP. Fiber tractography of the axonal pathways linking the basal ganglia and cerebellum in Parkinson disease: implications for targeting in deep brain stimulation. J Neurosurg. 2014; 120(4):988–996

[35] Gunalan K, Chaturvedi A, Howell B, et al. Creating and parameterizing patient-specific deep brain stimulation pathway-activation models using the hyperdirect pathway as an example. PLoS One. 2017; 12(4):e0176132

[36] Gunalan K, Howell B, McIntyre CC. Quantifying axonal responses in patientspecific models of subthalamic deep brain stimulation. Neuroimage. 2018; 172:263–277

[37] Rubin JE, Terman D. High frequency stimulation of the subthalamic nucleus eliminates pathological thalamic rhythmicity in a computational model. J Comput Neurosci. 2004; 16(3):211–235

[38] Hahn PJ, McIntyre CC. Modeling shifts in the rate and pattern of subthalamopallidal network activity during deep brain stimulation. J Comput Neurosci. 2010; 28(3):425–441

[39] Humphries MD, Gurney K. Network effects of subthalamic deep brain stimulation drive a unique mixture of responses in basal ganglia output. Eur J Neurosci. 2012; 36(2):2240–2251

[40] Tass PA. A model of desynchronizing deep brain stimulation with a demandcontrolled coordinated reset of neural subpopulations. Biol Cybern. 2003; 89 (2):81–88

[41] Tass PA, Majtanik M. Long-term anti-kindling effects of desynchronizing brain stimulation: a theoretical study. Biol Cybern. 2006; 94(1):58–66

[42] Ebert M, Hauptmann C, Tass PA. Coordinated reset stimulation in a largescale model of the STN-GPe circuit. Front Comput Neurosci. 2014; 8:154

[43] Adamchic I, Hauptmann C, Barnikol UB, et al. Coordinated reset neuromodulation for Parkinson's disease: proof-of-concept study. Mov Disord. 2014; 29 (13):1679–1684

[44] Syrkin-Nikolau J, Neuville R, O'Day J, et al. Coordinated reset vibrotactile stimulation shows prolonged improvement in Parkinson's disease. Mov Disord. 2018; 33(1):179–180

[45] Henderson JM. "Connectomic surgery": diffusion tensor imaging (DTI) tractography as a targeting modality for surgical modulation of neural networks. Front Integr Nuerosci. 2012; 6:15

[46] Klein JC, Lorenz B, Kang JS, et al. Diffusion tensor imaging of white matter involvement in essential tremor. Hum Brain Mapp. 2011; 32(6): 896–904

[47] Coenen VA, Allert N, Paus S, Kronenbürger M, Urbach H, Mädler B. Modulation of the cerebello-thalamo-cortical network in thalamic deep brain stimulation for tremor: a diffusion tensor imaging study. Neurosurgery. 2014; 75 (6):657–669, discussion 669–670

[48] Pouratian N, Zheng Z, Bari AA, Behnke E, Elias WJ, Desalles AA. Multiinstitutional evaluation of deep brain stimulation targeting using probabilistic connectivity-based thalamic segmentation. J Neurosurg. 2011; 115(5):995–1004

[49] Rozanski VE, Vollmar C, Cunha JP, et al. Connectivity patterns of pallidal DBS electrodes in focal dystonia: a diffusion tensor tractography study. Neuroimage. 2014; 84:435–442

[50] Hana A, Hana A, Dooms G, Boecher-Schwarz H, Hertel F. Depiction of dentatorubrothalamic tract fibers in patients with Parkinson's disease and multiple sclerosis in deep brain stimulation. BMC Res Notes. 2016; 9:345

[51] Chazen JL, Sarva H, Stieg PE, et al. Clinical improvement associated with targeted interruption of the cerebellothalamic tract following MRguided focused ultrasound for essential tremor. J Neurosurg. 2018; 129: 15–323

[52] Gutman DA, Holtzheimer PE, Behrens TE, Johansen-Berg H, Mayberg HS. A tractography analysis of two deep brain stimulation white matter targets for depression. Biol Psychiatry. 2009; 65(4):276–282

[53] Riva-Posse P, Choi KS, Holtzheimer PE, et al. A connectomic approach for subcallosal cingulate deep brain stimulation surgery: prospective targeting in treatment-resistant depression. Mol Psychiatry. 2018; 23(4):843–849

[54] Makris N, Rathi Y, Mouradian P, et al. Variability and anatomical specificity of the orbitofrontothalamic fibers of passage in the ventral capsule/ventral striatum (VC/VS): precision care for patient-specific tractography-guided targeting of deep brain stimulation (DBS) in obsessive compulsive disorder (OCD). Brain Imaging Behav. 2016; 10(4):1054–1067

[55] Schlaepfer TE, Bewernick BH, Kayser S, Mädler B, Coenen VA. Rapid effects of deep brain stimulation for treatment-resistant major depression. Biol Psychiatry. 2013; 73(12):1204–1212

[56] Dougherty DD, Rezai AR, Carpenter LL, et al. A randomized sham-controlled trial of deep brain stimulation of the ventral capsule/ventral striatum for chronic treatment-resistant depression. Biol Psychiatry. 2015; 78(4):240–248

[57] Holtzheimer PE, Husain MM, Lisanby SH, et al. Subcallosal cingulate deep brain stimulation for treatment-resistant depression: a multisite, randomised, sham-controlled trial. Lancet Psychiatry. 2017; 4(11):839–849

[58] Holtzheimer PE, Mayberg HS. Stuck in a rut: rethinking depression and its treatment. Trends Neurosci. 2011; 34(1):1–9

[59] Maier-Hein KH, Neher PF, Houde JC, et al. The challenge of mapping the human connectome based on diffusion tractography. Nat Commun. 2017; 8(1):1349

[60] Jbabdi S, Johansen-Berg H. Tractography: where do we go from here? Brain Connect. 2011; 1(3):169–183

[61] Thomas C, Ye FQ, Irfanoglu MO, et al. Anatomical accuracy of brain connections derived from diffusion MRI tractography is inherently limited. Proc Natl Acad Sci U S A. 2014; 111(46): 16574–16579

[62] Slavin KV, Thulborn KR, Wess C, Nersesyan H. Direct visualization of the human subthalamic nucleus with 3 T MR imaging. AJNR Am J Neuroradiol. 2006; 27(1):80–84

[63] Lenglet C, Abosch A, Yacoub E, De Martino F, Sapiro G, Harel N. Comprehensive in vivo mapping of the human basal ganglia and thalamic connectome in individuals using 7 T MRI. PLoS One. 2012; 7(1):e29153

[64] Vaughan JT, Garwood M, Collins CM, et al. 7 T vs. 4T: RF power, homogeneity, and signal-to-noise comparison in head images. Magn Reson Med. 2001; 46 (1):24–30

[65] Haacke EM, Xu Y, Cheng YC, Reichenbach JR. Susceptibility weighted imaging (SWI). Magn Reson Med. 2004; 52(3):612–618

[66] Abosch A, Yacoub E, Ugurbil K, Harel N. An assessment of current brain targets for deep brain stimulation surgery with susceptibility-weighted imaging at 7 tesla. Neurosurgery. 2010; 67(6):1745–1756, discussion 1756

[67] Xiao Y, Zitella LM, Duchin Y, et al. Multimodal 7T imaging of thalamic nuclei for preclinical deep brain stimulation applications. Front Neurosci. 2016; 10:264

[68] Noecker AM, Choi KS, Riva-Posse P, Gross RE, Mayberg HS, McIntyre CC. Stim-Vision software: examples and applications in subcallosal cingulate deep brain stimulation for depression. Neuromodulation. 2018; 21(2):191–196

[69] Lipsman N, Woodside DB, Giacobbe P, et al. Subcallosal cingulate deep brain stimulation for treatment-refractory anorexia nervosa: a phase 1 pilot trial. Lancet. 2013; 381(9875): 1361–1370

[70] Lozano AM, Fosdick L, Chakravarty MM, et al. A phase II study of Fornix deep brain stimulation in mild Alzheimer's disease. J Alzheimers Dis. 2016; 54 (2):777–787

[71] Fisher R, Salanova V, Witt T, et al. SANTE Study Group. Electrical stimulation of the anterior nucleus of thalamus for treatment of refractory epilepsy. Epilepsia. 2010; 51(5):899–908

[72] Boccard SG, Pereira EA, Aziz TZ. Deep brain stimulation for chronic pain. J Clin Neurosci. 2015; 22(10):1537–1543

第7章 闭环电刺激的应用现状及展望

Closed–Loop Stimulation Methods: Current Practice and Future Promise

Vivek P. Buch, Andrew I. Yang, Timothy H. Lucas, H. Isaac Chen **著**

胡文瀚 朱冠宇 张建国 **译**

摘要: 在传统的 DBS 和其他神经调控疗法中,刺激参数恒定且没有实时反馈(开环刺激)。虽然这种方法颇有成效,但其临床疗效难以进一步提高。在新一代神经调控疗法中,闭环刺激或自适应神经调控具有较好的前景,特点是通过实时反馈的信号触发刺激或调节刺激。理论上,相比于传统的开环刺激,闭环刺激具有以下优势:治疗窗更广,疗效更好,电池寿命更长。根据控制理论,闭环刺激系统由三个部分组成:反馈信号、信号提取及解析模块、刺激范式。每个部分的多种变化形式,使其变得复杂,同时也具备良好的前景。本章对各个组成部分的复杂性进行阐述,同时介绍市场上各种闭环系统产品和现有的临床数据。在临床上推广闭环神经调控,面临着理论和技术转化方面的各种挑战,我们将对此展开讨论。了解这些问题,是神经调控医生参与闭环系统的设计,使其功能最大化的关键。

关键词: Activa PC+S,自适应 DBS,β 振荡,闭环刺激,反馈信号,NeuroPace,反馈式神经调控

一、概述

目前传统的 DBS 技术建立在简单的环路和控制算法的基础上,该算法输出的刺激是恒定的,并需要反复调整刺激参数,以提升临床疗效[1, 2]。近期,出现了更直观的"闭环"或"自适应"的范例,它集成了实时的生理反馈信号(图 7-1)。这些技术不仅有望改善像运动障碍[3-7]这些适应证的预后,还可能会拓展神经调控技术的适应证[8]。

理论上,自适应 DBS 相比于现有技术具有以下优点。对于症状频繁波动的患者,比如帕金森病[9]或原发性震颤,闭环刺激能更有效地控制症状。对于像癫痫这样的发作性疾病,闭环调控会在癫痫快要发作时予以干预。此外,自适应

DBS 能够通过减少无症状期(如睡眠期间)的电流的发放以减少刺激时间,从而延长电池寿命。在反馈控制系统中,调节增益参数会减少多余刺激引起的不良反应,减少不必要的刺激,进而减少由靶外效应[10]引起的异常可塑性改变。综上,闭环调控可以减少术后就诊和调整参数的次数,缩减医疗成本。

另一方面,这项技术也伴随着一些缺点。在工程设计方面,闭环系统必须针对具体的应用。针对帕金森病的最优控制方案,对肌张力障碍、癫痫或特发性震颤来讲并非最优,因此需要多个独立的系统。由于控制机制变得更加复杂,像外科医生这样的终端用户对于其特点越来越陌生。与汽车发动机的发展历程相似,20 世纪 70 年代和 80 年代开发的标准发动机采用了常用的设计,

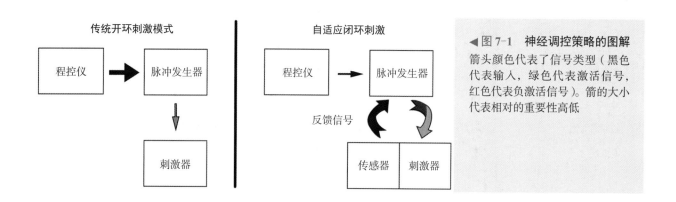

箭头颜色代表了信号类型（黑色代表输入，绿色代表激活信号，红色代表负激活信号）。箭的大小代表相对的重要性高低

让普通用户也能进行日常维修，相比之下，当今的高度自动化、定制的发动机，只有专业技术人员利用复杂的设备才能完成基本维护。因此，作为功能神经外科医生和其他参与神经调控的临床医生，有必要了解自适应 DBS 的基本原理。本章将总结新一代的神经调控系统及其适应证，并对该领域未来的发展方向做出展望。

二、闭环神经调控的方法

（一）设计最佳系统的因素

19 世纪中期，物理学家 James Clerk Maxwell[11] 首次正式提出闭环系统这一概念，这个概念起源于工程上的控制理论领域，并在 20 世纪得到进一步发展[12-14]。反馈控制理论包含三个相关的组件：控制器、系统和传感器。控制器向系统施加一个干预，称作控制行为，接着系统产生可测量的输出，称过程变量（process variable，PV）。

传感器接受过程变量之后，再向控制器发放一个反馈信号。然后，控制器将过程变量与预定的系统设定点（set point，SP）进行比较，并计算误差参数（PV-SP）。根据该误差参数，控制器调节其对于系统的控制（图 7-2）。集中供热就是一个常见的控制理论。加热器元件是控制器，室温是系统，恒温调节器是传感器。加热装置会根据恒温器读数（PV）与设定温度（SP）的相对大小，启动或关闭加热器（控制动作）。

闭环神经调控是将控制理论应用于实践的转化产物。在控制理论的术语中，系统会基于所测生理信号（PV）相对于所期望生理状态（SP）的大小，进而对神经系统发出刺激（控制行为）。了解应用于神经调控装置的控制理论，有利于促进神经外科医生和工程师之间的交流，推动成果的转化。

在上述转换过程中有几个影响因素（表7-1）。首先，每种疾病都需要一个特定的治疗方

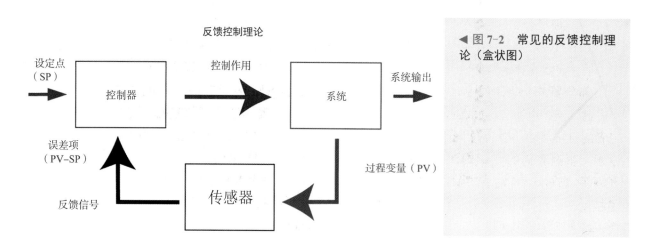

表 7-1　闭环系统的设计准则

准　　则	设计参数时考虑的因素
适应证	根据疾病特定的生理特征制定的控制算法和刺激范式
复杂性	参数复杂时,多样性增加,同时可行性减低
临床实用性	电极、电池以及交互性均会影响日常使用中的工效学性能和使用寿命
技术层面	在现有技术的有效性和新技术可能带来的获益之间进行权衡

案。例如,难治性癫痫需要敏感、特定的算法,检测窄时间窗内的癫痫发作。检测器快速地检测到发作继而触发反复电刺激,在癫痫广泛播散之前控制癫痫发作。相比之下,特发性震颤的放电特点是频率慢,时间跨度长的振荡,用基本的相位 – 振幅算法处理一段较长时间的信号,即可触发抑制性刺激。因此,设备要具备针对各种疾病的功能。为了适应某些患者的疾病特征,该设备还应在某范围内可动态调节。这是由于患者的生理性控制信号,具有一定的变异性。再次以癫痫为例,患者的发作类型多种多样,且癫痫发作的检测应符合病程的演变。因此,设备既要适用于特定疾病,也要符合某些患者的情况。

其次,在尺寸、重量、功率和成本之间要进行工程方面的权衡。在航空航天工程中的 SWAP-C,其设计上的权衡与医疗器械的开发类似。现在的设备更追求低功耗的架构、形状紧凑,重量最小化[15-17]。实际操作中,这些改变减少了环路的复杂性,但同时影响到算法的灵活性,目的是追求低功耗和缩减设备尺寸。简化能缩减产品成本,消除市场壁垒,也意味着可编程性的损失。神经外科医生和工程师应该开展合作,在有限条件之下,尽可能发挥其功能。

最后,患者直接调节系统的能力有限,系统设计的部分要结合患者的具体情况。在使用电极、底盘、连接电缆和外部设备时,要尽量不影响患者的日常活动。很多患者因为设备有创而拒绝手术。根据我们的经验,许多患者由于需要行开颅手术或术后不能进行脑部 MRI 检查,而拒绝接受 Neuro-Pace 系统植入。由于电池需要更换,患者需接受多次手术,也限制了广泛的应用。迷走神经刺激术后可能会出现颈部疼痛或反复的吞咽,造成不愉悦感。以上各种因素减少了该设备的应用,应在开发的早期阶段加以考虑。

为进一步阐释闭环神经调控的方法,接下来的章节总结了反馈来源,刺激策略和控制算法,以及受到越来越多关注的自适应 DBS 临床成果。

(二)反馈信号的来源

自适应 DBS 的主要特点通过生理信号的驱动,进行实时的调控。集成了多个信号源(图 7-3)。目前的自适应 DBS 版本接受单个反馈信号,未来的设备可能会接收多个同步信号。

1. 单细胞及多细胞活动

离散的生理数据的一个重要来源是细胞外动作电位。由于特定的神经元调控着特定的行为特征(如肢体运动的方向[18]和视觉刺激的方向[19]),设备对信号输入要求非常精确。通过这类信息可以驱动各种人脑 – 计算机接口(brain-computer interfaces,BCIs),包括控制神经假肢的系统[20]、图形用户界面[21]和功能性电刺激[22, 23]。

记录细胞外动作电位的电极需要较高电阻。多电极阵列通常采用 10×10 的电极阵列,如犹他阵列(Blackrock Microsystems, LLC, Salt Lake City, UT)。除应用于人脑 – 计算机接口外,犹他阵列还被用来研究癫痫发作期异常脑电的传播[24]。其他长期记录神经元的方法有密歇根探针和微导丝结构等。正在研发的阵列,如麻省理工学院媒体实验室(MIT's Media Lab)研发的,可能会用数以千计的触点进行长期记录。随着输入频道越来越多,数据处理和计算过程也会更加复杂。

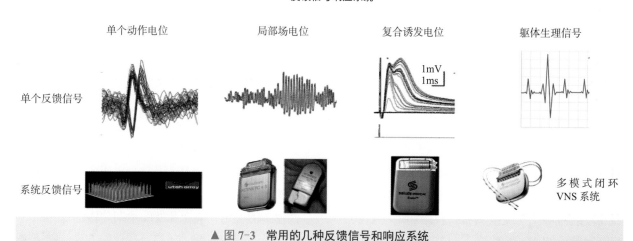

▲ 图 7-3　常用的几种反馈信号和响应系统

高度离散的输入信号可以用来执行单个或多个细胞活动，尽管它具有一些优点，但作为反馈信号，一些缺陷限制了它的使用。用这种方法记录患者活动时，仅能对一小部分区域采样。另外，这些阵列是为针对皮质表面设计的，而针对皮质下靶点的设计较少。独立单元的记录质量不够高，这是由于脑组织和电极之间的材料特性不匹配[25]。随着时间的推移，电极位置的微小偏移和电极电阻的变化，以及个体的神经元损伤均会造成信号的来源不稳定。因此，为了保证平稳地长期应用，需要将解码算法简化[26]，或反复校准[21]。这些问题限制了侵入性电极阵列的长期使用，也限制了它的临床推广。

2. 局部场电位

局部场电位（local field potentials，LFPs）显示了向皮质输入的整合模拟性突触信号，而不是这些神经元离散的棘波（即突触后活动[27]）。振荡按主要频段的范围分类（表 7-2），在大脑的记忆形成[28]和同步神经活动[29]等功能中发挥作用。不同频段的局部场电位之间，以及局部场电位和单簇神经元的放电之间，均存在相互作用（例如，在多项信息整合编码[30]中的 θ-γ 频段耦合），影响着帕金森病患者的病理状态。

目前的局部场电位技术是一种比较可靠的信号检测方法[31]。局部场电位可以用低阻抗电极记录局部组织信号，这是一个优点。但同时，局部场电位对组织破坏和胶质增生引起的电极阻抗变化不灵敏。现在不限制电极的尺寸，目前大片的电极阵列也可用于脑表面。此外，深部电极记录到的局部场电位信号呈同心圆形状，而且可以长时间地记录深部结构。这种相对灵活的设计使得同一个电极既可用作记录电极，也可用作刺激电极[32]，这是神经调控装置的一大优势。高度柔性的石墨烯阵列进一步提高了组织 – 电极的兼容性，这一特性得到了数百万次刺激和记录循环[33]的验证。而头端尖锐的微电极穿透性大、电阻高，破坏组织表面的稳定电离层，因此在长期刺激范式中的作用有限。

随着局部场电位数据的积累，提出了许多可用于闭环神经调控的生物标记物。帕金森病中的 β 振荡是一个典型的例子。虽然尚不清楚 β 振荡在

表 7-2　局部场电位的类型

振荡类型	频率（Hz）
δ	1～4
θ	4～10
α	10～14
β	14～36
低频 γ	36～70
高频 γ	＞70

帕金森病中的病理意义，但它和症状紧密相关，因此可以作为闭环系统中有价值的反馈信号。当健康的恒河猴苍白球内的神经活动不同步时，用1-甲基-4-苯基-1, 2, 3, 6-四氢吡啶（1-methyl-4-phenyl-1, 2, 3, 6-tetrahydropyridine，MPTP）可诱发大量神经元的周期性振荡[34]。同样，15 ～ 30Hz 频段的振荡是帕金森病患者 STN 记录的显著特征[35-37]。帕金森病患者基底核 β 振荡的能量与症状严重程度有关，当多巴胺耗竭时[38-40]，能量增加，而自主活动[39,41,42]和应用 DBS 时[43-45]，能量降低。此外，对患者的 STN 进行低频刺激（20Hz）可适度减缓运动症状[46]。β 振荡的原理尚不明确，但有证据提示它在运动皮质[47-49]和 STN- 苍白球外部环路[50, 51]发挥着作用。

最近有研究表明，DBS 减少了运动皮质的 β 振荡相位和宽频带振幅之间的耦合[52]。多巴胺除了 β 振荡外，还影响低频带的功率[40, 53]，非 β 频段与帕金森病症状[54]的关联性可能会更强。

局部场电位信号也有新的应用，例如应用于颅脑损伤后的康复。在此过程中，许多电极阵列会逐渐发生溶解，不再起作用，如可吸收的硅电极会在编定时间后溶解，无须移除[55]。

3. 外周肌电图和惯性传感器

神经系统疾病的临床表现很重要。在运动障碍疾病中，肢体功能的即时信息是闭环神经调控的自然反馈信息源。表面肌电图[56, 57]和多轴加速计[58-60]可监测震颤的振幅。这种功能甚至可以内置到智能手表[59]中。

随着这些系统的临床应用逐渐成熟，无线数据的准确性和安全性对设计起到了驱动作用。日常生活环境中的电磁噪声，会影响这些设备的使用和相应的控制算法。手机、智能手表、活动监视器和其他无线信号源可能会干扰无线医疗设备的通信。在现代化的今天，系统可能被黑客（有意或无意）攻击，工程师必须在设计通信系统时考虑这些因素。因此，必须开发安全、准确性高的通信协议。

4. 其他信号

虽然神经活动通常是用电测量的，但也有其他测量方式。在帕金森病中，从黑质输入纹状体的多巴胺减少引起了各种症状。DBS 可增加纹状体多巴胺的释放[61]。因此，多巴胺代谢物浓度可作为刺激疗效的生物学标志物。事实上，可用微透析评估 DBS 电极植入后细胞外神经递质的水平[62]。与胰岛素泵通过血糖测量调节胰岛素释放类似，同理可设计出以神经递质水平调节刺激的系统。这种系统可用于运动障碍或神经精神疾病，如难治性抑郁症。结合快速扫描循环伏安法或安培测量技术[63]，可以用碳纤维电极检测电活性分子，如多巴胺、腺苷和氧。这些方法主要在动物模型中验证[63, 64]，在人体中应用具备一定可行性[65]，但这项技术的长期应用仍需进一步研究。

应用神经工程方面的设计方法，在其他疾病中，或不同认知状态下也发现了可靠的生物标记物。一个新颖的方法是，用前额叶皮质的意志作为控制信号治疗精神疾病[66]。例如，在强迫症中由意志控制的诱发刺激系统，当侵入性的强迫思维出现时[67]，患者可以主动地让系统诱发刺激。

（三）控制系统和刺激模式

不同疾病或不同状态中，控制系统的生物标志物也不一样。癫痫系统的算法是针对癫痫发作的[68-71]。而帕金森病的生物标记物可能是 β 振荡，包括其振幅和相位。当 β 振荡的振幅达到阈值时，振幅调节的路径将发放刺激。相比之下，相位调控方法在特定相位触发刺激，这种刺激进一步改变振荡的幅度[72]。

选定一个合适的特征后，即可设置多种刺激范式（表 7-3）。最简单的策略是二进制调控，在特定条件激活预设的参数。106 型 Aspire 心脏敏感型 VNS（LivaNova PLC, London, United Kingdom previously Cyberonics, Inc., Houston, TX）就是一个例子。心率快速增加时，VNS 会执行一个刺激程序。另外有一种分步反应或分级反应策略。当满足特征时，会调控一个或多个刺激参数[31]。在此过程中，范式是分步的，反

表 7-3　闭环刺激中的刺激范式

范　式	闭环触发型刺激
二进制	预设刺激参数为"开"或"关"
等级	形态、强度、频率、脉冲宽度和位置的改变
协同复位	短时暴发性的高频脉冲串
混合	同步化监测，相位 – 振幅耦联，棘波 – 相位耦联，中央 – 外周生物标记物配对

馈信号调控的刺激强度的变化是连续性的[6]。控制理论中多种方面决定着反馈和刺激的相互关系[5-7]。范式的刺激变量包括刺激幅度级别、脉冲序列、频率、脉冲宽度、电极通道和复杂的参数组合。另一个范式是坐标设置。该方法通过高频脉冲序列的短期暴发使得网络活动去同步化，抑制负性可塑效应[73-75]。最后，混合范式中的反馈信号很复杂，如一致性检测器、尖峰相位和中央外围检测器。它们使用的输入方案可以集成多种来源的信息。理论上，该系统用可穿戴加速计检测运动皮质的 β 振荡和外周震颤的幅度，进而控制帕金森的震颤症状。

三、现有的电刺激产品和临床数据

具体见表 7-4。

（一）自适性脑深部电刺激系统 Activa PC + S 的设备参数

在美国，应用 Activa PC+S（Medtronic Inc., Minneapolis，MN）于研究中已得到批准。该系统的治疗刺激变量与临床认证的 Activa PC 相同（即脉冲宽度、频率、振幅和恒定电压与恒定电流），组成因素也相似。Activa PC+S 使用标准的美敦力电极，最多可容纳两根电极，每根电极有四个通道，共有八个同步刺激 / 感应通道。像过去的美敦力 DBS，Activa PC+S 也优化了刺激。频繁的记录会快速耗尽电量[76]，正在开发一个可充电的感应系统（Activa RC+S）。

每条导线最多可有两个通道，用于记录电压的时间序列 / 局部场电位或预定带宽（2.5 ～ 500Hz，带宽 ±1.5/8/16Hz）[77] 下的功率谱。时间序列可进行线下后处理，而功率谱可用于实时计算，数据收集时允许使用内部触发器，有两种数据收集的模式[78]。外部触发模式中可手动控制记录启动和停止，采样率为 200 ～ 800Hz。自动检测模式的采样率为 200 ～ 422Hz，在达到特定功率谱时，向缓存中连续存储数据。它可按 800Hz 的采样率存储 8min 的数据[79]。传感程序（Medtronic Inc., Minneapolis，MN）用无线遥感系统控制和处理这些数据。

即时分析感应信息和控制刺激的算法不是内置的，必须在外部计算机上设置后通过 Nexus-D

表 7-4　闭环神经调控目前在临床上的适应证

适应证	系　统	反馈信号	闭环靶点
帕金森病	PC+S	神经的 β 振荡	基底核（STN, GPi）
癫痫	RNS VNS	神经活动的时间序列 心率	致痫灶的位置 CN
慢性疼痛	SCS	脊髓背柱 ECAP	痛觉传导纤维

CN. 脑神经；ECAP. 诱发复合动作电位；GPi. 苍白球内侧核；RNS. 响应性神经刺激器；SCS. 脊髓电刺激；STN. 丘脑底核；VNS. 迷走神经刺激器

系统（Medtronic Inc., Minneapolis, MN）连接到 Activa PC+S，这是一个双向数据端口。在闭环内部计算机上验证通过的算法，可通过 Nexus-D 应用于 Activa PC+S 中。例如，将 Activa PC+S 植入抽动秽语综合征病患者脑内，用频谱分解法分解局部场电位。用该数据训练支撑向量机（support vector machine，SVM）分类器，将"抽搐"与"无抽搐"的数据分类并反馈给闭环刺激的控制系统[80]。

在帕金森病的研究中，使用灵长类动物的临床前模型，利用 Activa PC + S 检测来自感觉运动皮质和前肢近端肌肉[78]以及 STN 和苍白球[81]的数据。临床试验方面，通过 Activa PC + S 对[81]帕金森病患者的 STN[82-86]和运动皮质[85]进行了连续 1 年的记录[79]。上述研究记录了与运动相关的频段内的局部场电位信号（即 β 和 γ）。但是这些研究都没有使用环路中的控制信号调整刺激，因此不是闭环刺激。

自适应 DBS 临床数据

最初是非灵长类动物（nonhuman primate，NHP）的数据，提示闭环刺激能有效治疗运动障碍。Rosen 和同事发现，以苍白球或运动皮质放电作为控制信号[87]，对 GPi 的暴发性短刺激（即 130Hz 下的 7 个脉冲）相比于持续刺激更能有效缓解帕金森病的运动减少。选择性地将刺激延迟使之能与暴发性振荡耦合，这种振荡波形与震颤和病理性皮质 - 基底核同步化相关。

在动物研究的基础上，自适应 DBS 逐步地应用于运动障碍疾病患者，电极植入后，在外挂期或 Activa PC+S 系统开展实时研究（在植入脉冲发生器之前，当电极延伸电缆处于外部时）。一项研究纳入了 8 名帕金森病患者，当 STN 的 β 振荡功率超过阈值时[88]，发放单侧刺激。根据帕金森病统一评定量表（Unified Parkinson's Disease Rating Scale，UPDRS），自适应 DBS 患者运动症状比持续刺激下改善了 27%。此外，刺激次数减少了 55%。显然，非 β 节律触发的随机刺激效果不如自适应 DBS。对 4 名帕金森病患者的随访研究中，β 振荡触发的双侧自适应 DBS 明显改善了

步态和肢体症状（UPDRS 评分下降 43%）[89]。另一项 10 名帕金森病患者参与的研究中，使用 β 振荡触发的双侧刺激，也证实自适应 DBS 明显优于持续刺激，且不良反应更少[90]。这些课题展示了如何利用临床患者的数据开展研究。

另外，一些个案或探索性研究也应用了 β 活动调节的自适应 DBS。在一名帕金森病患者更换电池过程中，β 活动触发的刺激比持续刺激效果更明显[91]。自适应电压触发的 β 功率可改善运动迟缓和静止性运动障碍[31]。一项研究中应用了多位置刺激方案，6 名患者的运动症状得到改善[92]。相位[93]和振幅[59, 94]响应性刺激可用于治疗特发性震颤和肌张力障碍，用外部设备检测震颤活动。这两项研究在便携智能手表中安装了 Activa PC+S 测量震颤活动，根据控制信号的振幅调整刺激电压，以此定量地测量振幅响应性刺激。

用 Activa PC+S 记录中央中核 - 束旁核（center median-parafascicular，CM-PF）复合体和运动皮质的信号，然后根据 1 ～ 100Hz 的功率谱将抽动秽语综合征患者的行为状态分为抽动运动和自主运动[80]。尽管研究过程中显著特征有变化，但支撑向量机分类器经反复训练，能准确预测这些行为状态。该研究组的另一项研究，从 CM-PF 区域的 1 ～ 10Hz 的信号提取出抽搐特征，与手部运动皮质 β 频段的运动特征整合，然后相应地发放刺激[95]。其他使用 Activa PC+S 的研究，包括以内囊腹侧 / 纹状体腹侧（ventral capsule/ventral striatum，VC/VS）为靶点治疗强迫症，以及以膝下扣带回（cingulate gyrus，Cg25）为靶点治疗抑郁症，这些方法处于临床试验阶段（临床试验注册登记号：分别为 NCT03457675 和 NCT01984710）。

（二）治疗癫痫的闭环刺激

1. RNS 参数

反馈性神经调控系统（responsive neurosti-mulation system，RNS）具有一或两个记录或刺激电极，每个包含四个触点[96]。电极以致病灶为靶点，可以使用深部电极和皮质条状电极。刺

激参数包括电流振幅、频率、脉宽、放电时间和刺激数目上限。不同电极之间可组合刺激，如以刺激器作为正极发出的单极刺激。不同于 DBS 的是，RNS 的刺激器是植入在头部的。

与 Activa PC＋S 不同，RNS 是可调节的，默认为闭环刺激。它含有三种内置算法，可以监测临床发作时的电信号变化。在半波算法中，利用局部最大／局部最小触点间的振幅和距离[97]，探测特定频段的棘波和节律运动。Line-length 算法中，先求出短时程滑动时间窗内采样点的波幅差的平均值，与长时程滑动时间窗[98]得到的数据作对比。综上所述，这些算法对比长时程和短时程时间窗曲线下的平均绝对面积，进而测量信号的总能量[99]。医师可以根据具体情况调节参数，以更准确地监测癫痫发作。相比于 Activa PC＋S，RNS 的连续记录和间断的短时刺激效果更理想，而频繁刺激会快速耗尽电量[76]。

2. RNS 系统的临床疗效

RNS 系统可用于有两个癫痫病灶的难治性癫痫患者 [部分运动性癫痫、复杂性癫痫和（或）继发性全身性癫痫]。在一项前瞻性随机对照试验中，经过 12 周的盲法评估后，刺激治疗组（减少 40%）比假性刺激对照组（减少 17%）的癫痫发作显著减少。对于治疗效果，内侧颞叶癫痫和新皮质癫痫没有差异，一个癫痫灶与两个癫痫灶的患者之间，或接受迷走神经刺激（vagal nerve stimulator，VNS）或癫痫手术的患者之间也没有差异。盲法评估期结束时，应答率（癫痫发作减少≥ 50% 的患者百分比）最初为 29%，1 年后增加至 43%，2 年后增加至 46%[100]。随后利用末次观测值结转法对这组患者进行的随访表明，应答率进一步增加至 64.6%，癫痫发作减少的中位数为 70%[101]。随着时间推移，装置的程序会不断更新，同时慢性刺激也可能使癫痫网络自身发生转变。

（三）闭环的迷走神经电刺激

迷走神经刺激是一种治疗癫痫的开环刺激装置，按预设间隔（如打开 30s，关闭 5min）传送脉冲，还可以通过脉冲器上的外部磁铁发送附加的指令刺激[102]。由于各种原因，刺激指令在使用过程中受多种因素限制，比如认知障碍、发作期的固定、夜间发作或缺乏发作先兆。有证据表明，很多癫痫发作与显著的心率加快有关[103]，Aspire SR ™设备（LivaNova PLC, London, United Kingdom）在构建时考虑到这一因素。这种闭环迷走神经刺激装置采用了一种附加的刺激模式，其中 EKG 传感器监测心率，当心率加快时发出刺激。

Aspire SR 算法检测短期（显著）心率，并与 5min 内的基线（背景）心率比较，在心率增加 20%～ 70% 时发出 1s 的刺激。根据发作期心动过速和生理活动的基线水平之间的差异，可以按 10% 的增量调整阈值。刺激参数包括电流幅度、频率、脉冲宽度和两种模式的"开启"时间。此外，还要设定正常模式的"关闭"时间。

首个 Aspire SR（E-36）的前瞻性试验评估了 30 名患者，用癫痫监测单元（epilepsy-monitoring unit，EMU）做短期监测，成功地检测到 41% 的患者的癫痫[104]，检测成功的定义是癫痫发作后 2min 内可以触发治疗性的刺激。在癫痫发作期间给予刺激后，59% 的患者发作得到控制。另一项前瞻性试验（USE-37）纳入了 20 名患者，同样植入癫痫监测单元，结果显示 35% 可以成功被检测到癫痫发作（定义同前），61% 的发作得到控制[105]。对每位患者，基于发作期心率上升的趋势设定发作心率阈值。确定触发刺激的心率阈值仍是一个难题，因为不同患者和每个患者的多次癫痫发作之间有较大差异。目前没有研究对 Aspire SR 的与之前产品的疗效进行对比。

（四）闭环脊髓刺激

在 20 世纪 60 年代[106, 107]，脊髓电刺激（spinal cord stimulation，SCS）开始用于临床，能有效治疗神经性疼痛。人们很早就认识到姿势会改变有效刺激的振幅，很可能是因为体位会改变刺激电极和脊髓之间的距离[108, 109]。此外，对于不同患者，诱发麻痹所需的电压阈值不同，有些患者仰卧时阈值最低，而另一些患者取坐位时阈值最低[108]。

RestoreSensor 系统（Medtronic Inc.，Minneapolis，MN）的设计采用了三轴加速度计，该加速度计能够感知人体的位置和活动，相应调整刺激幅度。该系统需要训练加速度计适应各种姿势，例如直立、俯卧、仰卧、左侧卧位和右侧卧位。为了满足特定患者的需求，针对各种姿势都设置了相应的刺激程序。刺激设置包括循环与连续刺激模式、脉冲宽度、频率、振幅和活动电极数量。两根电极的八个触点通常以脊髓水平作为标准，因此诱发的感觉麻木覆盖了大部分痛觉区域[110]。

一项关于 RestoreSensor 系统（Medtronic Inc.，Minneapolis，MN）的前瞻性随机对照试验比较了自适应性刺激与传统的人工参数调整刺激，其结果显示 87% 的治疗组患者在灵活性不受影响的情况下，更好地缓解疼痛[111]，或者疼痛缓解不变的情况下，灵活性得以改进。自适应刺激治疗组的疼痛评分较人工调整组低，但差异无统计学意义。

四、关键问题和未来展望

（一）闭环刺激在 DBS 内部机制研究中的作用

最初提出开环 DBS 的理论是基于高频刺激（highfrequency stimulation，HFS；≥ 100Hz）和毁损之间的临床相似性。DBS 被认为是"功能性损伤"或"阻断环路"[112]。现在，我们对 DBS 作用机制的理解更加深入。DBS 治疗的获益时间窗差异很大，如帕金森病和特发性震颤的震颤只有几秒，但肌张力障碍和强迫症却长至数月，说明存在着多种机制[113]。这些机制包括：①神经网络的调节，如病理信息通路 / 连接的中断[114, 115]；②突触可塑性介导的网络活动或连接的变化，与自然行为中的神经元改变类似，

如学习；③神经保护或神经发生过程中的解剖改变[113]。

当前临床中大多数的 DBS 使用高频刺激。使用特定生物标记物的闭环刺激，其脉冲序列在时间上不规则，平均刺激频率更低，背后可能有不同的机制。举个例子，在帕金森病中，振幅响应性 DBS 能选择性地抑制长时程的 β 振荡[116]，而传统的持续刺激降低了全脑的 β 活动。RNS 可以使应答率逐渐增加，可见闭环神经调节也直接地改变神经网络的活性[101]。如果我们能够更好地理解闭合回路刺激对大脑神经回路的影响，将有助于进一步提高自适应 DBS 的疗效和特异性。

（二）应用机器学习改进控制算法

尽管已经有了指导决策的方法[2]，但调节 DBS 参数仍需要多次试错的实验，因此主观性强且耗时。刺激设置具有多种组合，高度依赖于临床医生的技能和经验。对于闭环刺激，编程可能更加复杂而费力，因为不仅刺激，而且传感参数也要为每个患者定制。在 RNS 关键试验中，要在临床疗效评估之前的 4 周对传感和刺激参数进行初步优化[96]。然而，每名受试者一年中需要进行 3 次（中位数，范围为 1 ~ 7 次）程序调整，从而获得结果进一步的优化[101]。

另外，目标信号的改变也增加了编程的难度。随着时间的推移，由于开环 DBS 患者的疾病状态和治疗效果在不断发生变化[117]，通常要重新校准刺激参数。可见，由于疾病进展或对刺激耐受性改变，患者的需求也在不断变化。一些研究表明，耐受性的发生率小于 10%[117-121]。许多神经系统疾病患者会出现不同的分型，比单纯的症状加重更加复杂。一项研究观察 8 名丘脑中间腹侧核 DBS 的帕金森病患者的震颤，平均随访 49 个月，其中 2 名患者出现了左旋多巴疼痛引起的运动障碍、运动波动和运动迟缓，震颤不再是主要症状[119]。此外，3 名患者震颤减轻，不需要丘脑 DBS[119]。运用闭环神经调控时，某些生物标记物随着时间变换而改变会大幅度增加操作难度。

由于上述问题，在患者中开展的临床试验，无法继续为闭环系统程序的优化提供合适、可调节的数据。将机器学习算法应用于闭环神经调节，可作为一种解决方案。在监督的模式下，手动地用数据对算法进行训练，以识别与特定行为或病理状态相关的神经元活动模式[122]。相反，无监督机器学习使算法直接应用于神经元数据，对哪些特征（如生物标记物）相关性最高或哪些刺激参数最有效这类问题，就不再需要进行先验假设。要根据数据本身识别采用的模式，并进行分类。一般来说，机器学习算法由三部分组成：特征提取、降维和模式分类。该算法不仅要有很高的精度，而且要有很高的计算效率，以便能够在线、实时地进行检测[123]。在绵羊模型的临床前工作中，采用了支持向量机方法对同步刺激期间的癫痫发作进行分类[32]。

（三）利用多个反馈信号

许多神经系统疾病对行为状态和内在的神经网络都有影响。例如，在帕金森病中，除了震颤、运动迟缓、僵硬和姿势障碍的运动症状，往往还有认知、自主神经和精神方面的改变。治疗中只用一个生物标记物，难以缓解多种症状，可以将多个反馈信号进行组合。要实现最佳组合方式，应理解内在的环路，细致地测试，也许还要用到机器学习算法。为了设计最有效的闭环系统，要减少多种生物标志物造成的信息冗余，满足附加硬件的要求。

在帕金森病中，β振荡的各种信息可以作为运动迟缓和僵硬的反馈信号，包括振荡的振幅[124]，低频β（13～20Hz）与高频β（21～35Hz）的功率谱之比[48]，β与其他频带[52]、高频γ振荡之间的交叉频率耦合[125]。虽然β的一些特征与僵直/运动减少有对应关系，但不同β振荡和多种运动症状之间的关联性仍不明确。相反，脚间核内的α活动与步态不稳定相关，能为该症状提供反馈信息[126]。创建不同症状的范式中的反馈信号，需要结合不同的频带和分析范式。

记录来自不同脑区的信号也有帮助。提高检测算法的精度，提高信噪比，将刺激最小化和减少外部噪音，都能提高控制信号的可靠性。虽然局部场电位在局部产生，但许多帕金森病研究表明，在运动基底核-丘脑皮质回路中存在同步化活动[127]。该网络内多个节点的活动证明，整个网络中的病理性β振荡受到抑制。一项正在进行的研究，针对Activa PC + S抽动秽语综合征患者，整合了运动皮质和CM-PF复合体的记录，前者作为一般运动的检测器，后者提供抽动的特异性数据[95]。

最后，把多个脑区的几种不同类型的信号（如局部场电位、EMG、生物化学信号等）整合起来，提供协同性的反馈[7]，这种方法能更有效地控制各种症状。

五、结论

闭环刺激技术正慢慢渗透到临床实践中，在不久的将来肯定会变得更加普遍。这一策略有望改善结果，拓宽神经调节的应用范围，减少副作用，更有效地利用资源。为了实现这些目标，大量的记录源、刺激模式和控制系统可供考虑和测试。随着新技术的发展和神经科学与技术的进步，这些选择可能会进一步扩大，产生更多可能的系统。目前有机会定义如何在这个参数空间内进行搜索，这在很大程度上需要由科学家、工程师和技术界推动。临床医生也应该参与这一讨论，但他们需要熟悉相关的原则和基础知识才能这样做。神经外科医生、神经学家和DBS界其他成员之间的积极合作对于实现闭环神经调节的可能性至关重要。

参考文献

[1] Bronstein JM, Tagliati M, Alterman RL, et al. Deep brain stimulation for Parkinson disease: an expert consensus and review of key issues. Arch Neurol. 2011; 68(2):165
[2] Volkmann J, Moro E, Pahwa R. Basic algorithms for the programming of deep brain stimulation in Parkinson's disease. Mov Disord. 2006; 21 Suppl 14: S284–S289
[3] Arlotti M, Rosa M, Marceglia S, Barbieri S, Priori A. The adaptive deep brain stimulation challenge. Parkinsonism Relat Disord. 2016; 28:12–17
[4] Beudel M, Brown P. Adaptive deep brain stimulation in Parkinson's disease. Parkinsonism Relat Disord. 2016; 22 Suppl 1:S123–S126
[5] Carron R, Chaillet A, Filipchuk A, Pasillas-Lépine W, Hammond C. Closing the loop of

deep brain stimulation. Front Syst Neurosci. 2013; 7:112
[6] Meidahl AC, Tinkhauser G, Herz DM, Cagnan H, Debarros J, Brown P. Adaptive deep brain stimulation for movement disorders: the long road to clinical therapy. Mov Disord. 2017; 32(6):810–819
[7] Parastarfeizabadi M, Kouzani AZ. Advances in closed-loop deep brain stimulation devices. J Neuroeng Rehabil. 2017; 14(1):79
[8] Lo MC, Widge AS. Closed-loop neuromodulation systems: next-generation treatments for psychiatric illness. Int Rev Psychiatry. 2017; 29(2): 191–204
[9] Ahlskog JE, Muenter MD. Frequency of levodopa-related dyskinesias and motor fluctuations as estimated from the cumulative literature. Mov Disord. 2001; 16(3):448–458
[10] Chen HI, Attiah M, Baltuch G, Smith DH, Hamilton RH, Lucas TH. Harnessing plasticity for the treatment of neurosurgical disorders: an overview. World Neurosurg. 2014; 82(5):648–659
[11] Maxwell JC. (1868). On Governors. Proceedings of the Royal Society of London. 16: 270–283. doi:10.1098/rspl.1867.0055. JSTOR 112510
[12] Flugge-Lotz, Irmgard; Titus, Harold A. (October 1962). "Optimum and Quasi-Optimum Control of Third and Fourth-Order Systems" (PDF). Stanford University Technical Report (134): 8–12
[13] Steffano JD, Stubberud AR, Williams IJ. Feedback and control systems. Schaums outline series, McGraw-Hill; 1967
[14] Weiner N. Cybernetics: or control and communication in the animal and the machine. Paris, (Hermann & Cie) & Camb. Mass. (MIT Press) ISBN 978-0- 262-73009-9; 1948, 2nd revised ed. 1961
[15] Kakkar V. An ultra low power system architecture for implantable medical devices. IEEE Access. 2018:1
[16] Liu X, Zhang M, Subei B, Richardson AG, Lucas TH, Van der Spiegel J. The PennBMBI: design of a general purpose Wireless Brain-Machine-Brain Interface System. IEEE Trans Biomed Circuits Syst. 2015; 9(2):248–258
[17] Liu X, Zhang M, Xiong T, et al. A fully integrated wireless compressed sensing neural signal acquisition system for chronic recording and brain machine interface. IEEE Trans Biomed Circuits Syst. 2016; 10(4):874–883
[18] Georgopoulos AP, Schwartz AB, Kettner RE. Neuronal population coding of movement direction. Science. 1986; 233(4771):1416–1419
[19] Hubel DH, Wiesel TN. Receptive fields, binocular interaction and functional architecture in the cat's visual cortex. J Physiol. 1962; 160:106–154
[20] Hochberg LR, Bacher D, Jarosiewicz B, et al. Reach and grasp by people with tetraplegia using a neurally controlled robotic arm. Nature. 2012; 485 (7398):372–375
[21] Jarosiewicz B, Sarma AA, Bacher D, et al. Virtual typing by people with tetraplegia using a self-calibrating intracortical brain-computer interface. Sci Transl Med. 2015; 7(313):313ra179
[22] Ajiboye AB, Willett FR, Young DR, et al. Restoration of reaching and grasping movements through brain-controlled muscle stimulation in a person with tetraplegia: a proof-of-concept demonstration. Lancet. 2017; 389(10081): 1821–1830
[23] Bouton CE, Shaikhouni A, Annetta NV, et al. Restoring cortical control of functional movement in a human with quadriplegia. Nature. 2016; 533 (7602):247–250
[24] Smith EH, Liou JY, Davis TS, et al. The ictal wavefront is the spatiotemporal source of discharges during spontaneous human seizures. Nat Commun. 2016; 7:11098
[25] Judy JW. Neural interfaces for upper-limb prosthesis control: opportunities to improve long-term reliability. IEEE Pulse. 2012; 3(2):57–60
[26] Chestek CA, Gilja V, Nuyujukian P, et al. Long-term stability of neural prosthetic control signals from silicon cortical arrays in rhesus macaque motor cortex. J Neural Eng. 2011; 8(4):045005
[27] Buzsáki G, Anastassiou CA, Koch C. The origin of extracellular fields and currents—EEG, ECoG, LFP and spikes. Nat Rev Neurosci. 2012; 13(6):407–420
[28] Buzsáki G, Moser EI. Memory, navigation and theta rhythm in the hippocampal-entorhinal system. Nat Neurosci. 2013; 16(2):130–138
[29] Singer W, Gray CM. Visual feature integration and the temporal correlation hypothesis. Annu Rev Neurosci. 1995; 18:555–586
[30] Lisman JE, Jensen O. The θ-γ neural code. Neuron. 2013; 77(6):1002–1016
[31] Rosa M, Arlotti M, Ardolino G, et al. Adaptive deep brain stimulation in a freely moving Parkinsonian patient. Mov Disord. 2015; 30(7):1003–1005
[32] Stanslaski S, Afshar P, Cong P, et al. Design and validation of a fully implantable, chronic, closed-loop neuromodulation device with concurrent sensing and stimulation. IEEE Trans Neural Syst Rehabil Eng. 2012; 20(4):410–421
[33] Lu Y, Lyu H, Richardson AG, Lucas TH, Kuzum D. Flexible neural electrode array based-on porous graphene for cortical microstimulation and sensing. Sci Rep. 2016; 6:33526
[34] Nini A, Feingold A, Slovin H, Bergman H. Neurons in the globus pallidus do not show correlated activity in the normal monkey, but phase-locked oscillations appear in the MPTP model of parkinsonism. J Neurophysiol. 1995; 74 (4):1800–1805
[35] Levy R, Hutchison WD, Lozano AM, Dostrovsky JO. High-frequency synchronization of neuronal activity in the subthalamic nucleus of parkinsonian patients with limb tremor. J Neurosci. 2000; 20(20):7766–7775
[36] Levy R, Hutchison WD, Lozano AM, Dostrovsky JO. Synchronized neuronal discharge in the basal ganglia of parkinsonian patients is limited to oscillatory activity. J Neurosci. 2002b; 22(7):2855–2861
[37] Weinberger M, Mahant N, Hutchison WD, et al. Beta oscillatory activity in the subthalamic nucleus and its relation to dopaminergic response in Parkinson's disease. J Neurophysiol. 2006; 96(6):3248–3256
[38] Brown P, Oliviero A, Mazzone P, Insola A, Tonali P, Di Lazzaro V. Dopamine dependency of oscillations between subthalamic nucleus and pallidum in Parkinson's disease. J Neurosci. 2001; 21(3):1033–1038
[39] Levy R, Ashby P, Hutchison WD, Lang AE, Lozano AM, Dostrovsky JO. Dependence of subthalamic nucleus oscillations on movement and dopamine in Parkinson's disease. Brain. 2002a; 125(Pt 6):1196–1209
[40] Priori A, Foffani G, Pesenti A, et al. Rhythm-specific pharmacological modulation of subthalamic activity in Parkinson's disease. Exp Neurol. 2004; 189 (2):369–379
[41] Cassidy M, Mazzone P, Oliviero A, et al. Movement-related changes in synchronization in the human basal ganglia. Brain. 2002; 125(Pt 6):1235–1246
[42] Foffani G, Bianchi AM, Baselli G, Priori A. Movement-related frequency modulation of beta oscillatory activity in the human subthalamic nucleus. J Physiol. 2005; 568(Pt 2):699–711
[43] Eusebio A, Thevathasan W, Doyle Gaynor L, et al. Deep brain stimulation can suppress pathological synchronisation in parkinsonian patients. J Neurol Neurosurg Psychiatry. 2011; 82(5):569–573
[44] Giannicola G, Marceglia S, Rossi L, et al. The effects of levodopa and ongoing deep brain stimulation on subthalamic beta oscillations in Parkinson's disease. Exp Neurol. 2010; 226(1): 120–127
[45] Rosa M, Giannicola G, Servello D, et al. Subthalamic local field beta oscillations during ongoing deep brain stimulation in Parkinson's disease in hyperacute and chronic phases. Neurosignals. 2011; 19(3):151–162
[46] Chen CC, Litvak V, Gilbertson T, et al. Excessive synchronization of basal ganglia neurons at 20 Hz slows movement in Parkinson's disease. Exp Neurol. 2007; 205(1):214–221
[47] Brown P. Abnormal oscillatory synchronisation in the motor system leads to impaired movement. Curr Opin Neurobiol. 2007; 17(6):656–664
[48] Fogelson N, Williams D, Tijssen M, van Bruggen G, Speelman H, Brown P. Different functional loops between cerebral cortex and the subthalmic area in Parkinson's disease. Cereb Cortex. 2006; 16(1):64–75
[49] Pavlides A, Hogan SJ, Bogacz R. Computational models describing possible mechanisms for generation of excessive beta oscillations in Parkinson's disease. PLOS Comput Biol. 2015; 11(12):e1004609
[50] Holgado AJ, Terry JR, Bogacz R. Conditions for the generation of beta oscillations in the subthalamic nucleus-globus pallidus network. J Neurosci. 2010; 30(37):12340–12352
[51] Tachibana Y, Iwamuro H, Kita H, Takada M, Nambu A. Subthalamo-pallidal interactions underlying parkinsonian neuronal oscillations in the primate basal ganglia. Eur J Neurosci. 2011; 34(9):1470–1484
[52] de Hemptinne C, Swann NC, Ostrem JL, et al. Therapeutic deep brain stimulation reduces cortical phase-amplitude coupling in Parkinson's disease. Nat Neurosci. 2015; 18(5):779–786
[53] Alonso-Frech F, Zamarbide I, Alegre M, et al. Slow oscillatory activity and levodopa-induced dyskinesias in Parkinson's disease. Brain. 2006; 129(Pt 7): 1748–1757
[54] Thevathasan W, Pogosyan A, Hyam JA, et al. Alpha oscillations in the pedunculopontine nucleus correlate with gait performance in parkinsonism. Brain. 2012; 135(Pt 1):148–160
[55] Yu KJ, Kuzum D, Hwang SW, et al. Bioresorbable silicon electronics for transient spatiotemporal mapping of electrical activity from the cerebral cortex. Nat Mater. 2016; 15(7):782–791
[56] Basu I, Tuninetti D, Graupe D, Slavin KV. Adaptive control of deep brain stimulator for essential tremor: entropy-based tremor prediction using surface- EMG. Conf Proc IEEE Eng Med Biol Soc. 2011; 2011:7711–7714
[57] Yamamoto T, Katayama Y, Ushiba J, et al. On-demand control system for deep brain stimulation for treatment of intention tremor. Neuromodulation. 2013; 16(3):230–235, discussion 235
[58] Basu I, Graupe D, Tuninetti D, et al. Pathological tremor prediction using surface electromyogram and acceleration: potential use in 'ON-OFF' demand driven deep brain stimulator design. J Neural Eng. 2013; 10(3):036019
[59] Malekmohammadi M, Herron J, Velisar A, et al. Kinematic adaptive deep brain stimulation for resting tremor in Parkinson's disease. Mov Disord. 2016; 31(3):426–428
[60] Shukla P, Basu I, Graupe D, Tuninetti D, Slavin KV. A neural network-based design of an on-off adaptive control for deep brain stimulation in movement disorders. Conf Proc IEEE Eng Med Biol Soc. 2012; 2012:4140–4143
[61] Lee KH, Blaha CD, Garris PA, et al. Evolution of deep brain stimulation: human electrometer and smart devices supporting the next generation of therapy. Neuromodulation. 2009; 12(2):85–103
[62] Kilpatrick M, Church E, Danish S, et al. Intracerebral microdialysis during deep brain stimulation surgery. J Neurosci Methods. 2010; 190(1):106–111
[63] Grahn PJ, Mallory GW, Khurram OU, et al. A neurochemical closed-loop controller for deep brain stimulation: toward individualized smart neuromodulation therapies. Front Neurosci. 2014; 8:169
[64] Chang SY, Kimble CJ, Kim I, et al. Development of the Mayo Investigational Neuromodulation Control System: toward a closed-loop electrochemical feedback system for deep brain stimulation. J Neurosurg. 2013; 119(6): 1556–1565
[65] Kishida KT, Sandberg SG, Lohrenz T, et al. Sub-second dopamine detection in human striatum. PLoS One. 2011; 6(8):e23291
[66] Widge AS, Moritz CT. Pre-frontal control of closed-loop limbic neurostimulation by rodents using a brain-computer interface. J Neural Eng. 2014; 11 (2):024001
[67] Widge AS, Dougherty DD, Moritz CT. Affective brain-computer interfaces as enabling technology for responsive psychiatric stimulation. Brain Comput Interfaces (Abingdon). 2014; 1(2):126–136
[68] Baldassano S, Wulsin D, Ung H, et al. A novel seizure detection algorithm informed by hidden Markov model event states. J Neural Eng. 2016; 13(3): 036011
[69] Baldassano SN, Brinkmann BH, Ung H, et al. Crowdsourcing seizure detection: algorithm development and validation on human implanted device recordings. Brain. 2017; 140(6): 1680–1691
[70] Echauz J, Esteller R, Tcheng T, et al. Long-term validation of detection algorithms suitable for an implantable device. Epilepsia. 2001; 42 Suppl 7:35–36
[71] Kossoff EH, Ritzl EK, Politsky JM, et al. Effect of an external responsive neurostimulator on seizures and electrographic discharges during subdural electrode monitoring. Epilepsia. 2004; 45(12):1560–1567
[72] Azodi-Avval R, Gharabaghi A. Phase-dependent modulation as a novel approach for therapeutic brain stimulation. Front Comput Neurosci. 2015; 9:26
[73] Lourens MA, Schwab BC, Nirody JA, Meijer HG, van Gils SA. Exploiting pallidal plasticity for stimulation in Parkinson's disease. J Neural Eng. 2015; 12(2): 026005
[74] Popovych OV, Lysyansky B, Rosenblum M, Pikovsky A, Tass PA. Pulsatile desynchronizing delayed feedback for closed-loop deep brain stimulation. PLoS One. 2017; 12(3):e0173363
[75] Tass PA. A model of desynchronizing deep brain stimulation with a demandcontrolled coordinated reset of neural subpopulations. Biol Cybern. 2003; 89 (2):81–88
[76] Neuropace. (2014). RNS System Clinical Summary. (https://www.neuropace. com/

manuals/ClinicalSummary.pdf. Accessed April 27, 2018

[77] Stanslaski S, Cong P, Carlson D, et al. An implantable bi-directional brainmachine interface system for chronic neuroprosthesis research. Conf Proc IEEE Eng Med Biol Soc. 2009; 2009:5494–5497

[78] Ryapolova-Webb E, Afshar P, Stanslaski S, et al. Chronic cortical and electromyographic recordings from a fully implantable device: preclinical experience in a nonhuman primate. J Neural Eng. 2014; 11(1):016009

[79] Swann NC, de Hemptinne C, Miocinovic S, et al. Chronic multisite brain recordings from a totally implantable bidirectional neural interface: experience in 5 patients with Parkinson's disease. J Neurosurg. 2018; 128:605–616

[80] Shute JB, Okun MS, Opri E, et al. Thalamocortical network activity enables chronic tic detection in humans with Tourette syndrome. Neuroimage Clin. 2016; 12:165–172

[81] Connolly AT, Muralidharan A, Hendrix C, et al. Local field potential recordings in a non-human primate model of Parkinson's disease using the Activa PC + S neurostimulator. J Neural Eng. 2015; 12(6):066012

[82] Houston B, Blumenfeld Z, Quinn E, Bronte-Stewart H, Chizeck H. Long-term detection of Parkinsonian tremor activity from subthalamic nucleus local field potentials. Conf Proc IEEE Eng Med Biol Soc. 2015; 2015:3427–3431

[83] Neumann WJ, Staub F, Horn A, et al. deep brain recordings using an implanted pulse generator in Parkinson's disease. Neuromodulation. 2016; 19 (1):20–24

[84] Quinn EJ, Blumenfeld Z, Velisar A, et al. Beta oscillations in freely moving Parkinson's subjects are attenuated during deep brain stimulation. Mov Disord. 2015; 30(13):1750–1758

[85] Swann NC, de Hemptinne C, Miocinovic S, et al. Gamma oscillations in the hyperkinetic state drive common human brain recordings in Parkinson's disease. J Neurosci. 2016; 36(24):6445–6458

[86] Trager MH, Koop MM, Velisar A, et al. Subthalamic beta oscillations are attenuated after withdrawal of chronic high frequency neurostimulation in Parkinson's disease. Neurobiol Dis. 2016; 96:22–30

[87] Rosin B, Slovik M, Mitelman R, et al. Closed-loop deep brain stimulation is superior in ameliorating parkinsonism. Neuron. 2011; 72(2):370–384

[88] Little S, Pogosyan A, Neal S, et al. Adaptive deep brain stimulation in advanced Parkinson's disease. Ann Neurol. 2013; 74(3):449–457

[89] Little S, Beudel M, Zrinzo L, et al. Bilateral adaptive deep brain stimulation is effective in Parkinson's disease. J Neurol Neurosurg Psychiatry. 2016a; 87 (7):717–721

[90] Little S, Tripoliti E, Beudel M, et al. Adaptive deep brain stimulation for Parkinson's disease demonstrates reduced speech side effects compared to conventional stimulation in the acute setting. J Neurol Neurosurg Psychiatry. 2016b; 87(12):1388–1389

[91] Piña-Fuentes D, Little S, Oterdoom M, et al. Adaptive DBS in a Parkinson's patient with chronically implanted DBS: a proof of principle. Mov Disord. 2017; 32(8):1253–1254

[92] Adamchic I, Hauptmann C, Barnikol UB, et al. Coordinated reset neuromodulation for Parkinson's disease: proof-of-concept study. Mov Disord. 2014; 29 (13):1679–1684

[93] Cagnan H, Pedrosa D, Little S, et al. Stimulating at the right time: phasespecific deep brain stimulation. Brain. 2017; 140(1):132–145

[94] Herron JA, Thompson MC, Brown T, Chizeck HJ, Ojemann JG, Ko AL. Chronic electrocorticography for sensing movement intention and closed-loop deep brain stimulation with wearable sensors in an essential tremor patient. J Neurosurg. 2017; 127(3):580–587

[95] Deeb W, Giordano JJ, Rossi PJ, et al. Proceedings of the Fourth Annual Deep Brain Stimulation Think Tank: a review of emerging issues and technologies. Front Integr Neurosci. 2016; 10:38

[96] Morrell MJ, RNS System in Epilepsy Study Group. Responsive cortical stimulation for the treatment of medically intractable partial epilepsy. Neurology. 2011; 77(13):1295–1304

[97] Gotman J. Automatic recognition of epileptic seizures in the EEG. Electroencephalogr Clin Neurophysiol. 1982; 54(5):530–540

[98] Esteller R, Echauz J, Tcheng T, Litt B, Pless B. Line length: an efficient feature for seizure onset detection. In Engineering in Medicine and Biology Society, 2001. Proceedings of the 23rd Annual International Conference of the IEEE (Vol. 2, pp. 1707–1710). IEEE

[99] Litt B, Esteller R, Echauz J, et al. Epileptic seizures may begin hours in advance of clinical onset: a report of five patients. Neuron. 2001; 30(1):51–64

[100] Heck CN, King-Stephens D, Massey AD, et al. Two-year seizure reduction in adults with medically intractable partial onset epilepsy treated with responsive neurostimulation: final results of the RNS System Pivotal trial. Epilepsia. 2014; 55(3):432–441

[101] Geller EB, Skarpaas TL, Gross RE, et al. Brain-responsive neurostimulation in patients with medically intractable mesial temporal lobe epilepsy. Epilepsia. 2017; 58(6):994–1004

[102] Morris GL, III. A retrospective analysis of the effects of magnet-activated stimulation in conjunction with vagus nerve stimulation therapy. Epilepsy Behav. 2003; 4(6):740–745

[103] Eggleston KS, Olin BD, Fisher RS. Ictal tachycardia: the head-heart connection. Seizure. 2014; 23(7):496–505

[104] Boon P, Vonck K, van Rijckevorsel K, et al. A prospective, multicenter study of cardiac-based seizure detection to activate vagus nerve stimulation. Seizure. 2015; 32:52–61

[105] Fisher RS, Afra P, Macken M, et al. Automatic vagus nerve stimulation triggered by ictal tachycardia: clinical outcomes and device performance—The U.S. E-37 Trial. Neuromodulation. 2016; 19(2):188–195

[106] Cameron T. Safety and efficacy of spinal cord stimulation for the treatment of chronic pain: a 20-year literature review. J Neurosurg. 2004; 100(3) Suppl Spine:254–267

[107] Shealy CN, Mortimer JT, Reswick JB. Electrical inhibition of pain by stimulation of the dorsal columns: preliminary clinical report. Anesth Analg. 1967; 46(4):489–491

[108] Cameron T, Alo KM. Effects of posture on stimulation parameters in spinal cord stimulation. Neuromodulation. 1998; 1(4):177–183

[109] Olin JC, Kidd DH, North RB. Postural changes in spinal cord stimulation perceptual thresholds. Neuromodulation. 1998; 1(4):171–175

[110] Kumar K, Buchser E, Linderoth B, Meglio M, Van Buyten JP. Avoiding complications from spinal cord stimulation: practical recommendations from an international panel of experts. Neuromodulation. 2007; 10(1):24–33

[111] Schultz DM, Webster L, Kosek P, Dar U, Tan Y, Sun M. Sensor-driven position-adaptive spinal cord stimulation for chronic pain. Pain Physician. 2012; 15(1):1–12

[112] Benabid AL, Benazzouz A, Hoffmann D, Limousin P, Krack P, Pollak P. Longterm electrical inhibition of deep brain targets in movement disorders. Mov Disord. 1998; 13 Suppl 3:119–125

[113] Herrington TM, Cheng JJ, Eskandar EN. Mechanisms of deep brain stimulation. J Neurophysiol. 2016; 115(1):19–38

[114] Chiken S, Nambu A. Mechanism of deep brain stimulation: inhibition, excitation, or disruption? Neuroscientist. 2016; 22(3):313–322

[115] Gradinaru V, Mogri M, Thompson KR, Henderson JM, Deisseroth K. Optical deconstruction of parkinsonian neural circuitry. Science. 2009; 324(5925): 354–359

[116] Tinkhauser G, Pogosyan A, Little S, et al. The modulatory effect of adaptive deep brain stimulation on beta bursts in Parkinson's disease. Brain. 2017; 140(4):1053–1067

[117] Shih LC, LaFaver K, Lim C, Papavassiliou E, Tarsy D. Loss of benefit in VIM thalamic deep brain stimulation (DBS) for essential tremor (ET): how prevalent is it? Parkinsonism Relat Disord. 2013; 19(7):676–679

[118] Koller WC, Lyons KE, Wilkinson SB, Troster AI, Pahwa R. Long-term safety and efficacy of unilateral deep brain stimulation of the thalamus in essential tremor. Mov Disord. 2001; 16(3):464–468

[119] Kumar R, Lozano AM, Sime E, Lang AE. Long-term follow-up of thalamic deep brain stimulation for essential and parkinsonian tremor. Neurology. 2003; 61(11):1601–1604

[120] Lyons KE, Koller WC, Wilkinson SB, Pahwa R. Long term safety and efficacy of unilateral deep brain stimulation of the thalamus for parkinsonian tremor. J Neurol Neurosurg Psychiatry. 2001; 71(5):682–684

[121] Papavassiliou E, Rau G, Heath S, et al. Thalamic deep brain stimulation for essential tremor: relation of lead location to outcome. Neurosurgery. 2008; 62 Suppl 2:884–894

[122] Deo RC. Machine learning in medicine. Circulation. 2015; 132(20):1920–1930

[123] Mohammed A, Zamani M, Bayford R, Demosthenous A. Toward on-demand deep brain stimulation using online Parkinson's disease prediction driven by dynamic detection. IEEE Trans Neural Syst Rehabil Eng. 2017; 25(12): 2441–2452

[124] Hammond C, Bergman H, Brown P. Pathological synchronization in Parkinson's disease: networks, models and treatments. Trends Neurosci. 2007; 30 (7):357–364

[125] Yang AI, Vanegas N, Lungu C, Zaghloul KA. Beta-coupled high-frequency activity and beta-locked neuronal spiking in the subthalamic nucleus of Parkinson's disease. J Neurosci. 2014; 34(38):12816–12827

[126] Fraix V, Bastin J, David O, et al. Pedunculopontine nucleus area oscillations during stance, stepping and freezing in Parkinson's disease. PLoS One. 2013; 8(12):e83919

[127] Brown P, Williams D. Basal ganglia local field potential activity: character and functional significance in the human. Clin Neurophysiol. 2005; 116(11): 2510–2519

第8章 帕金森病的治疗
Parkinson's Disease Application

Charles B. Mikell, Bradley Ashcroft **著**

胡文瀚 朱冠宇 张建国 **译**

摘要：DBS 能够缓解帕金森病患者的运动和认知症状。DBS 的疗效与经典多巴胺类药物"开期"的最佳状态相当，并在药物减量的同时控制症状。对于几个靶点进行了研究，其中以丘脑底核和苍白球内侧核为主。一些技术可以定位这些靶点。引导植入的方法分为有头架和无头架两种，多种 MRI 模式与微电极记录结合，可以准确定位靶点，并指导电极植入。DBS 是一种可靠的治疗方法，药物难以控制症状的帕金森病患者应考虑行 DBS 治疗。

关键词：帕金森病，脑深部刺激，丘脑底核，苍白球内侧核，头架辅助植入技术，无头架植入技术，靶点定位

> "帕金森病是一种进行性的疾病。"
>
> ——Guy Schwartz, MD

一、概述

帕金森病是一种对患者的运动、步态和认知能力造成改变的退行性疾病。截至 2010 年，超过 63 万美国人患有帕金森病；预计到 2040 年[1]，这一数字将翻倍。①神经科医生通常用增强多巴胺转运的药物治疗帕金森患者；对于多数患者，左旋多巴类药物通常是一线治疗药物[2]。②尽管这些药物对大多数帕金森病患者有效，随着用药时间延长，药物的反应性开始下降，或随用药剂量增加，患者对药物不良反应难以耐受，药物的获益减退。帕金森的主要运动症状包括强直、震颤、运动迟缓、步态和姿势异常。此外还有许多非运动性症状，如抑郁 / 焦虑、疲劳、嗅觉减退和认知改变。如果患者的症状对多巴胺药物有反应，但没有得到很好的控制，或者患者的开 / 关期时间变得不理想，以及对药物不敏感，则应视为手术候选者。

虽然最初我们认为的适应证是严重的帕金森患者，但最近的证据表明，运动障碍疾病的患者应在发病的初期考虑手术。根据 FDA 的证据，包括病程很长的患者外，出现 4 年运动症状的波动或难以控制的患者，均可考虑美敦力 DBS 系统。该证据是根据早期试验的数据得出的，在该试验中，随机地纳入了接受手术和应用药物疗效良好的患者，患者均具有 4 年的病程。用帕金森问卷（PDQ-39）[3, 4] 进行评估的结果显示，3 名接受手术的患者的生活质量有所提高，而药物治疗组的患者病情无明显改善或病情加重。基于这些结果，如果药物难以实现对运动症状的完全控制，应该考虑 DBS，否则病情将进一步加重。

二、患者入选

帕金森患者通常年龄较大，可能合并多种疾病。但也有例外，少数较年轻的患者也适合接受外科手术，因为帕金森病的发病率随着年龄增长而增加[5]。一般来说，DBS 并不是高风险手术，一些年龄较大的患者也适合手术。我们认为没有明确的年龄界限，经过多学科团队对患者病情进行讨论后才能做出手术决定，包括神经科医生、外科医生以及神经精神科医生、物理治疗师，还应征求患者和家属的意见。在决定治疗方式时，Schwartz 医生的建议是：疾病只会随时间推移变得越来越重。

对多巴胺能药物的反应性，是决定能否接受 DBS 关键的因素。一般情况下，手术可以改善患者对于卡比多巴 / 左旋多巴或多巴胺激动剂的反应性。帕金森的主要症状，包括强直、震颤和运动迟缓，通常对多巴胺治疗敏感，手术同样能控制这些症状[6]。震颤与其他症状的不同，即使产生了药物的耐受，DBS 仍然有效。然而，步态的改变更为复杂。根据之前的报道，DBS 可以改善步幅和速度，但对冻结步态效果不明显[7, 8]。最近的研究表明，高频 DBS 可能会使冻结步态加重，而低频 DBS（60Hz）能改善冻结步态[9, 10]。我们发现，如果药物能改善步态，那么手术后步态异常往往也能得到改善，我们会将这种不确定性提前告知患者。我们通过研究产生了自己的观点，但同时，手术对步态的影响在研究领域尚未达成共识。最后，构音障碍比较特殊，有的研究发现手术能减轻发音力弱的症状，其他研究则报道了相反的结果。患者对 DBS 的反应性与对药物的反应没有明显的联系。一项研究中用聚类分析来识别应用 DBS 后语音功能障碍的亚型；构音障碍与皮质丘脑刺激有关的部分患者，STNDBS 对其音量减低产生了作用[11]。一项研究中提出假设：这种差异与患者齿状红核丘脑束的位置变化有关[12]。一般来说，药物治疗效果好的患者手术后症状也会好转。

DBS 对帕金森病的疗效很明显，对多巴胺反应性高的帕金森病患者，一旦运动症状无法通过药物完全控制或出现药物不良反应，就应该考虑 DBS，因为随病程延长，病情只会逐渐加重。为了明确对多巴胺能药物的反应性，大多数中心在服药和停药状态下，分别用 UPDRS 量表对患者进行评分；UPDRS Ⅲ 评分下降 30% 者可以考虑接受手术[13]。通常刺激能有效地控制震颤症状，但药物治疗中需要很高剂量的左旋多巴才有效，因此，一些以震颤为主要表现的患者，即使 UPDRS 评分下降不足 30% 也可以考虑 DBS 治疗[14]。

根据 FDA 批准的两种品牌的设备说明，接受手术的患者应具备 4 年以上有症状的病史。而更多情况下，患者在出现运动症状多年之后，才考虑手术。虽然病程不足 4 年的患者并不是手术的一般适应证，但我们会在向患者解释后考虑手术。我们还会提醒患者，帕金森叠加综合征具有与帕金森病相似的一些运动症状，但对多巴胺药物并不敏感，另外一些在病程后期很明显自主神经或认知功能障碍，对 DBS 治疗反应性也较差。此外，尽管一些动物实验中有显著结果，但目前还没有证据表明 DBS 治疗能改变帕金森病的病程或有神经保护作用[15, 16]。对于以前药物控制得很好，但现在药物不能完全控制，或者出现开关期药效波动的患者，手术能有效地控制其运动症状。

尽管 DBS 对于帕金森病的效果普遍较好，但仍存在大量的绝对禁忌证和相对禁忌证。绝对禁忌证是有些症状对多巴胺类似物没有反应。这些症状常见于帕金森综合征，比如多系统萎缩（multiple system atrophy，MSA）和进行性核上麻痹。为观察左旋多巴 / 卡比多巴的反应性，从而判断患者是否适合手术，需要神经科医生的长期随访以明确诊断。明显的痴呆和自主神经症状（多系统萎缩的特征）要经过多年的观察才能明确。然而，多系统萎缩患者可能有晕厥和体位性低血压，帕金森病患者也常出现这些症状，这些可能是卡比多巴 / 左旋多巴的不良反应，并非疾病的症状。在这些情况下，我们会果断选择电极植入，当病程较长时，可以观察有无帕金森综合征的其他症状。相反，对多巴胺无反应或反应性低，是 DBS 的绝对禁忌证。

DBS 的相对禁忌证包括认知障碍、并发症和体质虚弱。DBS 可能会加重认知障碍。之前的报道表明，GPi-DBS 是伴有认知障碍患者的首选[17]；然而，最近的一项荟萃分析表明，尽管 STN-DBS 使认知功能下降范围更加广泛，这两个靶点的刺激对认知的影响基本相似。许多中心术前进行神经心理学评估，以估计手术后认知能力下降的风险。严重的并发症可能增加手术的风险。最后，身体虚弱或身体健康状况不佳，会导致伤口愈合不良和感染，且生理储备有限的情况下[18, 19]，患者难以耐受长时间的手术。虚弱的患者往往术后恢复更困难，恢复期更长，他们可能需要住院康复治疗。特别说明，年龄因素不作为禁忌证，因为年轻和老年帕金森病患者都可能身体虚弱；因此，身体虚弱比年龄更值得注意。身体虚弱对发病率、手术后的死亡率和住院周期均有预测价值[20-22]。这些是相对禁忌证，而不是绝对禁忌证，这些均应作为知情同意的一部分向患者及家属说明。术前讨论还要特别注意的是，有无其他的替代治疗方案。

三、治疗目标

在确定患者是 DBS 合适的候选者之后，临床医生应该清楚地告知患者手术的目标。最重要的目标是延长"开期"，即患者可以进行活动。大规模的随机试验显示，DBS 可以将每日"开期"延长 4h[23, 24]。在 STN 手术后，用药剂量平均可减少 30% ～ 50%，而 GPi 手术后减药量则较小[24, 25]，但其"开期"和等效的 UPDRS 改善仍然显著增加。所有类型手术的共同目标，都是希望对药物有所改善的那些症状得到进一步的改善，包括僵直、运动迟缓和震颤。但要提醒患者的是，期望不应该设定在像"最佳状态"那样好。手术不能完全治愈帕金森病，要注意强调，患者术后可能仍有运动障碍。此外，帕金森病的非运动性症状通常难以被 DBS 治愈。总之，不能夸大其词，要谨慎地交代。

一个常见的问题是疗效将会持续多久。在长期的随访研究中，DBS 的效果会持续很多年，通在 5 ～ 10 年的随访中比药物治疗效果更好[26, 27]。然而，这种疾病始终在进展（"病情恶化"），运动症状将不可避免地加重。非多巴胺反应性症状，如认知和自主神经问题，可能在疾病的后期更容易导致残疾。即使疾病在不断进展，治疗目的通常在于长期地缓解多巴胺反应性症状。然而，每个患者的预期不同，在制订手术计划时要考虑到这些因素。

四、靶点选择

手术的治疗目的与外科医生和患者的个人意愿有很大关系。DBS 的最佳靶点是 STN 和 GPi。尽管随机试验没有证明不同靶点的效果有差异，但许多神经科医生更倾向于 STN 植入，因为术后患者服用的药量更少。然而，GPi 植入有一些优点。一些试验表明，GPi 植入比 STN 植入后认知障碍发生率低[24, 28]，虽然存在质疑[17]。此外，GPi 比 STN 周围的重要解剖结构少，从而减少了植入和程序设置的难度。此外，单侧 GPi 植入比单侧 STN 植入效果更明显，因此不能很好地耐受双侧手术的身体虚弱患者，可选择单侧 GPi 植入[29]。表 8-1 总结了 STN 和 GPi 的其他优缺点。

其他靶点

1. 丘脑腹中间核

丘脑腹侧中间核刺激的主要效果是改善震颤[31, 32]。然而，STN 和 GPi 手术除了控制强直和运动迟缓外，也能控制震颤，因此帕金森病的丘脑腹侧中间核手术是二线选择。

2. 未定带 / 丘脑底区后部

该区域位于 STN 后核和红核之间，刺激该区域对控制震颤的效果显著[33]；有至少一项对比未定带刺激和丘脑腹侧中间核刺激疗效的随机

表 8–1　帕金森病患者的 DBS 疗法中选择 STN 和 GPi 作为植入靶点的优势和劣势 [30]

靶　点	优　势	劣　势
STN	定位准确，同时安全性高	周围的关键解剖结构更多
	能通过 3T 磁共振可靠地识别，可用微电极记录	编程难度大
	药物减量更多	比 GPi 的体积小
	由于对运动症状的改善更明显，选择该靶点者更多	通常需要双侧植入才能达到临床疗效
	术者通常对 STN 更熟悉	存在损伤神经认知能力的风险
	术中的效果非常明显	造成声音受损的风险
GPi	开期的疗效与 STN 相当	明显改善运动症状，即使 STN 略微优于 GPi
	周围的关键解剖结构少	部分术者不熟悉该靶点
	体积更大，且定位靶点的程序编写比 STN 简单	药物减量比 STN 核少
	相比于单侧 STN 植入，单侧 GPi 植入的疗效可能更好	对认知能力的影响比 STN 核小，但有待进一步证实
	更适合年老、体弱的患者	

DBS. 脑深部电刺激；GPi. 苍白球内侧部；STN. 丘脑底核

试验正在开展中 [34]。然而，有几个团队报道了刺激该区域 [35-37] 对运动迟缓和强直疗效，还需要更大规模的随机试验对疗效进行验证。

3. 中线核团 / 束旁核团

在早期的研究中，丘脑中央核的损伤可以改善强直和震颤 [38]。中央中核的 DBS 可以改善冻结步态 [39]，也可以治疗异动 [40]，但有疗效的患者较少。

4. 脚桥核

脚桥核是脑干的胆碱能核团，被认为是针对步态症状，特别是冻结步态的 DBS 靶点 [41]。根据早期研究，应用明显的低频设置对该区域进行单侧和（或）双侧刺激，能够改善冻结步态 [42-44]。然而，最近的一项系统综述描述了植入技术存在很大偏倚，对其疗效提出了质疑 [45, 46]。对植入患者的进一步研究和（或）入组可能有助于理解该靶点的作用。

5. Meynert 基底核

最近，一项的临床试验探讨了刺激 Meynert 基底核对帕金森病患者痴呆症状的缓解作用 [47]。尽管患者的神经精神检查略有改善，但认知能力没有显著的提高。尽管如此，在本试验和其他

试验中，患者对植入性手术和刺激都有良好的耐受能力。认知能力下降是无法治愈的，因此应该对帕金森病和其他痴呆性疾病进行更深一步的研究 [47, 48]。

五、脑深部电刺激术的获益

如前所述，DBS 的获益主要在于对"开期"的改善。应该告知患者，DBS 能使他们达到"最佳状态"，但仍会保留帕金森病的各种运动障碍。对多巴胺有反应的各种症状，如震颤、僵硬和运动迟缓，也能得到改善。药物引起的运动障碍以及其他的不良反应（如直立性低血压和便秘），也可以通过 DBS 改善。DBS 常见的一些疗效见表 8–2。

六、脑深部电刺激术的风险

DBS 手术的风险分为长期和短期。DBS 的直接风险包括电极路径出血，可能导致永久性神经功能缺损（0.7% ～ 7%）[49]、感染（2.2% ～ 8%）[50, 51]、围术期癫痫发作，以及一种精神错乱

表 8-2　帕金森病 DBS 治疗常见的优势

帕金森病 DBS 治疗的优势	
对运动症状有明显的改善	达到药物减量：使药物不良反应减少，减少药效波动
提高了行走能力	使药物引起的异动减少
快速而稳定地达到了多巴胺类药物的最大化药效的阈值	电刺激与药物的化学作用共同起效，增强疗效
相比于多巴胺类药物，提升了功能最佳状态的时间（开期）	直接的电刺激可能有神经保护作用，但目前的数据尚不足以证实

DBS. 脑深部电刺激术

状态，特点是围术期内（2% ～ 20%）[24, 52] 意识朦胧、认知功能差和平衡障碍。根据文献报道，前三种情况的占比都不足 1/10。有证据表明，出血与微电极穿过的次数有关，但数据不够充分 [53]。体质虚弱患者和伴明显皮质萎缩患者，可能需要更长的术后恢复期。但长期来看，这些患者预后良好。

DBS 的长期风险包括器械性并发症，如感染和腐蚀，以及刺激的不良反应。导线和延长导线偶尔会断裂，需要后期微调 [54, 55]。这些风险包括：导线断裂（1.4% ～ 3%）、导线侵蚀 / 感染（1.7% ～ 10%）和导线移动（3% ～ 12%）[55-57]。IPG 的故障很罕见。更常见的是，连接线周围会形成瘢痕，出现所谓"弓弦"[58] 而使头部运动受限。遇到这种情况通常保守处理，但要经常维护。最后，刺激可能导致不良反应，如面部抽搐（如果电极靠近内囊或其他关键结构），这些与刺激强度有关。随着疾病进展，患者的刺激需求可能会增加，刺激强度相关的胶囊效应逐步凸显。在极少数情况下，需要将电极调整到更靠内侧或更靠后的位置。定向刺激技术的出现，是我们不再需要后期调整，但目前还没有这方面的数据 [59]。

七、技术

DBS 植入技术包括头架式或无头架式，可以选择使用或不使用微电极记录。在我们的机构，我们将无头架技术（StarFix）与微电极记录结合起来，植入后同时进行双侧记录。然而，外科医生的偏好差异很大，每种技术各有千秋。我们将在下文对各项技术进行介绍。

（一）头架辅助的植入

大多数神经外科医生选择使用头架植入，包括 CRW 或 Leksell 头架。两种头架均在术前固定，然后进行扫描以便于定位。两种头架都会造成一些不适感，这种不适感个体差异很大。另外，一些患者希望在全身麻醉下使用头架，这样可能会延长手术时间。总体来说，头架的使用方法简单、准确、可靠。

（二）无头架的植入

现有几种常用的无头架的植入技术。美敦力 NexFrame ™系统是一种以骨性标记物为基准的系统，将一个塑料塔与骨锚定，然后进行立体定向注册。NexFrame 可与微电极记录 [60]、术中磁共振 [61] 或 CT[62] 相结合以更准确地寻找定位点。虽然最初 NexFrame 使用术中磁共振进行植入，但新系统 ClearPoint ™（MRI Interventions, Irvine，CA）已经取代了大部分 MRI 引导的 DBS 植入术。ClearPoint 也是一种安装在头盖骨上的设备，用于在 MRI 环境中进行术中成像。它既可用于"术中"MRI，也可用于常规磁共振扫描仪。另外，StarFix ™平台（FHC Inc.，Bowdoin，ME）以 3D 打印的一次性头架作为目标 [63]，是另一种以骨性标记物为基准的系统。我们选择 StarFix，其优势包括前期投入成本低，使用方便，能双侧同时植入。

（三）立体定位靶点

1. 丘脑底核

STN 是 DBS 治疗帕金森病中最常用的靶点。手术要求将电极精确植入到 STN 背外侧，要将靶点的图像和微电极记录相结合来完成。以下是几种定位靶点的方法。

2. 直接定位（影像引导）

在现代的 3T 磁共振上，STN 通常在 T_2 上呈低密度的杏仁状结构，位于红核的侧面（图 8-1）[64]。由于其铁含量高[65, 66]，磁敏感加权成像也可以显示 STN 靶点。在这两项研究以及其他直接定位靶点的研究中[67]，作者均使用了微电极记录。若两种可靠的两种方法得出的定

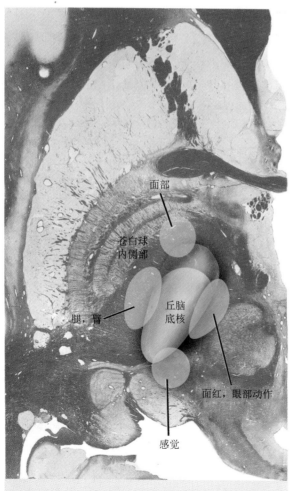

▲ 图 8-1　丘脑底核

丘脑底核是一个小的、杏仁状的结构，位于红核外侧。刺激的脱靶效应可以提示我们电极该如何移动

位相吻合，那么该靶点是可靠的。

3. 前连合 - 后连合坐标系定位

多数神经外科医生使用一种坐标系定位的靶点，该坐标系以前连合和后连合之间的连线作为基准，STN 靶点在前后连合中点旁开 11 ～ 12mm，向后 3mm，再向下 4mm[68]。这种方法由来已久，是在先进的神经成像技术出现前就已经应用的。这种方法通常与微电极记录[68]联合起来考虑，还要用阻抗测量和宏刺激来印证靶点[69, 70]。

4. 红核作为靶点

另一种成像导航技术将红核作为识别 STN 的内部参考[71]。STN 位于红核外侧约 3mm 处，结合红核界以下 2mm 与红核的前界一致的水平为基准。根据一份报道，基于红核定位靶点的方法优于基于坐标系或直接定位的方法[71]，尽管本文的发表比 3T 磁共振的广泛应用更早。目前，几种成像技术均得到了数据的验证（可用 MRI 的情况下）。

5. 更正靶点位置：丘脑底核的微电极记录

确定立体定向的靶点后，大多数外科医生选择在冠状缝处做切口，位于脑室的侧方。在此处，外科医生通常用微电极记录来确认靶点。除了确认靶点外，许多外科医生还会指定四条除了中心轨道之外的附加轨道，使其与 BenGun 附属物中的五个孔对应（见第 3 章，微电极记录方法）。微电极记录的优势在于验证 STN 的靶点位置、边界和周围结构。运动神经元支配肢体和关节的运动，受疾病和震颤细胞的影响，微电极记录可识别这些运动神经元。

多数外科医生从 STN 上方 10 ～ 15mm 处开始记录。穿过的重要结构见表 8-3。

（四）立体定向靶点：苍白球内侧核

DBS 治疗帕金森病的另一个常用靶点是 GPi。与 STN 的定位方法类似，将影像定位的靶点和 MER 相结合可以更精确地找准结构。

1. 直接定位

MRI 对于 GPi 的显示比 STN 更直观。大多

数外科医生选择后腹侧 GPi（运动神经元所在的位置）的一个区域，该区域位于视束上方[75]，内髓板和苍白球外侧核的内侧。在质子密度或 T_2 加权 MRI 上[76]，可以清晰地显示这些结构。然而，当基于图像定位的靶点与微电极记录都纳入考虑时，靶点的核心仅有 64% 的使用率，这表明直接定位 GPi 的准确性与直接定位（图像引导）STN 相当。

2. 坐标系定位

由于 GPi 在影像上容易显示，通常会把 MRI 与坐标系联合应用，除非缺少 MRI。常用的 GPi 靶点位于联合间中点的外侧 20～22mm，前方 2～3mm，下方 3～6mm。该区域内有震颤细胞（其放电与患者的震颤相关），以及与肢体运动相关的细胞[77]。

（五）靶点确认

1. 微电极记录在丘脑底核靶点的应用

微电极记录通常用于确定 STN 的边界，以及识别帕金森病患者手、臂和腿区域内的运动感知细胞（震颤细胞与之相关）。一般来说，套管沿着靶点上方 10～20mm 的深度插入，钨微电极以小于 1mm 的距离推进，检测到 STN 特征性的细胞时停止。在理想的微电极记录的路径上，我们首先探测到丘脑细胞，然后在静默的未定带

出现短暂间歇，接着是 5mm 厚度的 STN 细胞以及与黑质的边界。每一个区域都有特定的放电率和模式（表 8-3）。特别是，运动感知细胞是一个有效的标志，帮助我们定位 STN。

实际上，监测信号面临许多困难，比如检测到的区域往往比我们的预期更小。我们使用两个微电极记录套管，对穿经额叶的传导束的信息进行综合。总的来说，我们探测得到的 STN 深度，对其他路径有提示作用。STN 的形状像杏仁，尖端朝向内下方；因此，如果到达预期位置仍没有探测到 STN，说明靶点偏向外侧和后方。如果提前探测到 STN，那么很可能偏向了背侧或外侧。另一个有效的标志是丘脑，如果仅探测到部分丘脑，位置可能靠近外侧。

一般来说，我们使用微电极记录验证影像学定位的靶点。在过去，MRI 无法显示 STN 和红核结构，因此微电极记录必不可少，但如今利用影像直接定位所得的靶点与微电极记录相当[57]。虽然通过躯体感觉确认 STN 有一定价值，但有证据表明，刺激 STN 的躯体感觉部分是间接的，并且仅有少数影像学研究显示，激活的电极与手/腿部响应性细胞同样位于 STN 前背侧区域[78]。最后，有方向性的 DBS 可以更直接、特异性地定位 STN 的某些部分，从而提高电刺激的疗效。总之，微电极记录对 DBS 中有很大的价值，但

表 8-3　植入 STN 的路径中经过的各结构的神经生理特性[72-74]

STN 结构和分区 / 细胞类型		MER 神经生理
丘脑	网状核 丘脑外侧极核 丘脑腹外侧前核	在到达靶点之前 6～10mm 处存在双峰的细胞群 ● 暴发性细胞：（15±19）Hz ● 非暴发性细胞：（28±19）Hz
未定带	同质性细胞群体	细胞活动最弱
丘脑底核	多数对运动知觉有反应性的紧张性 / 高频细胞 部分对运动知觉有反应性的异常 / 长间歇细胞 部分振荡 / 慢波活动的细胞 32%～40% 的细胞对于运动知觉敏感 ●所有对运动知觉敏感的神经元都位于核团的背侧 2/3 ●78% 位于核团的背侧 1/3	背景活动增强 平均频率（37±17）Hz ● 25～45Hz，长度介于 3～8mm，暴发性细胞的数量相对较少 ● 丘脑 8% vs 50% ●可能与震颤同步 通常以震颤为主的患者中存在震颤细胞（4～6Hz） 26% 为运动 - 刺激，4% 为运动 - 抑制
黑质	多数为紧张性 / 高频	相对规律的放电模式：（71±23）Hz

STN. 丘脑底核；MER. 微电极记录

并不是最关键的。

2. MER 在苍白球内侧靶点的应用

一般来说，定位 GPi 的限制比 STN 少，因为它体积更大，附近的功能区少（图 8-1 和图 8-2）。GPi 内部的运动编码细胞和震颤细胞较多，类似于 STN 的神经元。在抵达 GPi 后，往往会出现一段与内髓板对应的静默期，然后识别出 GPi 神经元。GPi 的神经元编码运动和震颤，类似于 STN 的神经元。GPi 与 STN 的重要区别在于，GPi 的腹后侧下方有视束。当亮光照射眼睛时，我们会记录到视束中神经元的放电。如果没有探测到，则应调整靶点的位置，表 8-4 中列出了电生理的特点。

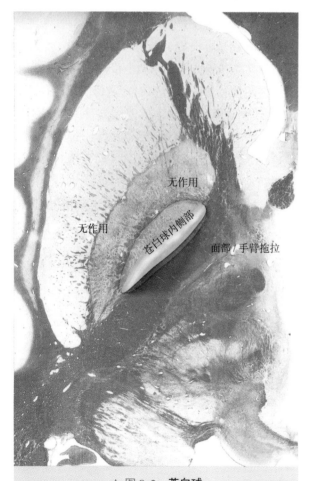

▲ 图 8-2　苍白球

苍白球是豆状核中最内侧的部分。该靶点定位的要求不如丘脑底核严格；脱离靶点的电刺激通常不会引起病理性的症状，除非电极偏离靶点很远

3. 对丘脑底核的宏刺激

STN 周围有一些功能性结构，通过刺激这些结构能获得我们想要的信息（图 8-1）。脑神经核和相关的白质纤维束在其内侧；如果电极太靠近内侧，就会出现视线偏斜。内囊位于 STN 的前外侧，电极偏向外侧或前方，可能造成面部或上肢抽搐。内侧丘系位于后部，刺激会诱发感觉异常。黑质位于 STN 下方，如果电极插得太深，可引起焦虑和自主神经效应。如果在测试刺激过程中出现不良反应，外科医生应考虑电压（如美敦力等恒压系统）或电流（如 Abbott infinity 等恒流系统）是否合适，如不合适，应该重新放置电极。像电极刺激一样，用 FHC 微电极套管进行图谱定位，结果并不优于永久大电极进行的宏刺激。

4. 对 GPi 的宏刺激

如前所述，由于 GPi 体积更大，并且放电与症状之间联系小，定位靶点的要求相对较低（图 8-2）。然而，内囊位于 GPi 的内侧后部，刺激到内囊的表现与 STN 类似，会导致面部或腿部的抽搐。视束位于 GPi 的深部，刺激可诱发暗点或闪光（phosphenes）的感觉。然而，光刺激并非总能诱发出相同区域的棘波，原因并不清楚[80]。

当电极植入 GPi 或 STN 的最佳位置时，"微毁损"效应可能会使震颤和僵硬立即得到改善。开机后，帕金森病患者的主要症状应该会得到改善，包括震颤、僵硬和运动迟缓，且不良反应小。运动障碍也会得到控制，可理解为电极刺激代替了药物的作用。

八、术后

电极被固定在皮下的隧道，在 1～2 周后进行第二次手术放置 IPG。如果患者年纪较小，术后可以在较低或齐平地板的床上休息，但是老年人或体质弱的患者可以留在 ICU 观察。对于特别虚弱的患者，我们要么分期植入电极和 IPG，少数时候一次手术完成所有操作（电极和 IPG）。通常，患者出院后在康复机构中恢复，而不是家中。然而，大多数患者能够顺利出院，没有并

表 8-4　植入 GPi 的路径中经过的各结构的神经生理特性 [77-80]

GPi 结构和分区 / 细胞类型		MER 神经生理
GPe	20% 正常细胞 71.1% 异常细胞 8.9% 暴发性细胞	正常的紧张性高频活动 接近内侧板时活动减慢，但呈暴发性 ● 平均（52±18）Hz ● 范围 45 ～ 60Hz
苍白球内侧板	厚度为 1 ～ 2mm	相对于 GPe 电活动减少 ● 异常的刺激 5 ～ 30Hz
GPi	外部 部分苍白球板 内部 29.3% 正常细胞 65.9% 异常细胞 4.8% 暴发和间歇细胞 通过运动知觉反应可以探测主动和被动的运动 可能存在震颤细胞	相对于 GPe，强度更大，振幅更高的电活动 ● 平均（96±23）Hz ● GPi 外部 20 ～ 200Hz 的暴发和间歇 接近视束时规律的和低振幅的放电增多
视束	正常的，非暴发性的，振幅极低的细胞	GPi 下极的电活动中尖波减少 亮光刺激眼睛时出现神经元放电

GPe. 苍白球外侧部；GPi. 苍白球内侧部；MER. 微电极记录

发症。

我们（和其他人）在 2 ～ 4 周后启动程序，等待微损毁效应消失。本章不再对程序设计进行讨论，但我们将总结一些方法。在外科医生检查伤口后，患者在停药状态下接受神经科医生问诊，对电极进行单极触点测试。在单极性检查时，神经科医生会系统地记录有效参数（电流幅度或电压，取决于不同系统），并记录产生不良反应的相关设置。"治疗窗口"指能产生疗效而尚未出现不良反应的参数范围。在之后的数月里，我们调整了刺激的设置，相应地减少了药物剂量，为了用刺激改善症状，从而减少对药物的刺激。随着刺激的持续发放，开期会逐渐延长，不良反应逐渐减轻。

九、总结

DBS 的临床疗效显著，可以提高患者的生活质量。应在发病早期进行手术，不应等到药物难以控制，症状非常明显时。治疗的目的是延长每天的开期时间，理想地控制症状，减轻运动障碍；一些研究表明，开期每天延长 4 ～ 6h。然而，DBS 并不是一种根治性手术，应该告知患者，手术无法根治帕金森病导致的残疾。一定要告知患者手术的风险，如中风或术后效果不明显。对于预期合理的患者，DBS 是一个很好的选择，而且操作并不复杂。我们建议将微电极记录作为影像引导下定位的辅助手段，也可以单纯使用宏刺激。手术后 6 个月，手术的疗效才能完全显现。大多数接受 DBS 手术的患者都有良好的疗效，由于帕金森病的运动症状只会不断恶化，我们建议处于出现运动并发症的帕金森病患者，在病程早期接受 DBS 手术。

参考文献

[1] Kowal SL, Dall TM, Chakrabarti R, Storm MV, Jain A. The current and projected economic burden of Parkinson's disease in the United States. Mov Disord. 2013; 28(3):311–318

[2] Holloway RG, Shoulson I, Fahn S, et al. Parkinson Study Group. Pramipexole vs levodopa as initial treatment for Parkinson disease: a 4-year randomized controlled trial. Arch Neurol. 2004; 61(7):1044–1053

[3] Schuepbach WM, Rau J, Knudsen K, et al. EARLYSTIM Study Group. Neurostimulation for Parkinson's disease with early motor complications. N Engl J Med. 2013; 368(7):610–622

[4] Martinez-Martin P, Jeukens-Visser M, Lyons KE, et al. Health-related qualityof- life scales in Parkinson's disease: critique and recommendations. Mov Disord. 2011; 26(13):2371–2380

[5] Van Den Eeden SK, Tanner CM, Bernstein AL, et al. Incidence of Parkinson's disease: variation by age, gender, and race/ethnicity. Am J Epidemiol. 2003; 157(11):1015–1022

[6] Fahn S, Oakes D, Shoulson I, et al. Parkinson Study Group. Levodopa and the progression of Parkinson's disease. N Engl J Med. 2004; 351(24):2498–2508

[7] Allert N, Volkmann J, Dotse S, Hefter H, Sturm V, Freund HJ. Effects of bilateral pallidal or subthalamic stimulation on gait in advanced Parkinson's disease. Mov Disord. 2001; 16(6):1076–1085
[8] Stolze H, Klebe S, Poepping M, et al. Effects of bilateral subthalamic nucleus stimulation on parkinsonian gait. Neurology. 2001; 57(1):144–146
[9] Moreau C, Defebvre L, Destée A, et al. STN-DBS frequency effects on freezing of gait in advanced Parkinson disease. Neurology. 2008; 71(2):80–84
[10] Xie T, Kang UJ, Warnke P. Effect of stimulation frequency on immediate freezing of gait in newly activated STN-DBS in Parkinson's disease. J Neurol Neurosurg Psychiatry. 2012; 83(10):1015–1017
[11] Tsuboi T, Watanabe H, Tanaka Y, et al. Distinct phenotypes of speech and voice disorders in Parkinson's disease after subthalamic nucleus deep brain stimulation. J Neurol Neurosurg Psychiatry. 2015; 86(8):856–864
[12] Fenoy AJ, McHenry MA, Schiess MC. Speech changes induced by deep brain stimulation of the subthalamic nucleus in Parkinson disease: involvement of the dentatorubrothalamic tract. J Neurosurg. 2017; 126(6):2017–2027
[13] Bronstein JM, Tagliati M, Alterman RL, et al. Deep brain stimulation for Parkinson disease: an expert consensus and review of key issues. Arch Neurol. 2011; 68(2):165
[14] Morishita T, Rahman M, Foote KD, et al. DBS candidates that fall short on a levodopa challenge test: alternative and important indications. Neurologist. 2011; 17(5):263–268
[15] Musacchio T, Rebenstorff M, Fluri F, et al. Subthalamic nucleus deep brain stimulation is neuroprotective in the A53 T α-synuclein Parkinson's disease rat model. Ann Neurol. 2017; 81(6):825–836
[16] Wallace BA, Ashkan K, Heise CE, et al. Survival of midbrain dopaminergic cells after lesion or deep brain stimulation of the subthalamic nucleus in MPTPtreated monkeys. Brain. 2007; 130(Pt 8):2129–2145
[17] Combs HL, Folley BS, Berry DT, et al. Cognition and depression following deep brain stimulation of the subthalamic nucleus and globus pallidus pars internus in Parkinson's disease: a meta-analysis. Neuropsychol Rev. 2015; 25(4): 439–454
[18] Partridge JS, Harari D, Dhesi JK. Frailty in the older surgical patient: a review. Age Ageing. 2012; 41(2):142–147
[19] Xue QL. The frailty syndrome: definition and natural history. Clin Geriatr Med. 2011; 27(1):1–15
[20] Farhat JS, Velanovich V, Falvo AJ, et al. Are the frail destined to fail? Frailty index as predictor of surgical morbidity and mortality in the elderly. J Trauma Acute Care Surg. 2012; 72(6):1526–1530, discussion 1530–1531
[21] Robinson TN, Wu DS, Stiegmann GV, Moss M. Frailty predicts increased hospital and six-month healthcare cost following colorectal surgery in older adults. Am J Surg. 2011; 202(5):511–514
[22] Sündermann S, Dademasch A, Praetorius J, et al. Comprehensive assessment of frailty for elderly high-risk patients undergoing cardiac surgery. Eur J Cardiothorac Surg. 2011; 39(1):33–37
[23] Deuschl G, Schade-Brittinger C, Krack P, et al. German Parkinson Study Group, Neurostimulation Section. A randomized trial of deep-brain stimulation for Parkinson's disease. N Engl J Med. 2006; 355(9):896–908
[24] Follett KA, Weaver FM, Stern M, et al. CSP 468 Study Group. Pallidal versus subthalamic deep-brain stimulation for Parkinson's disease. N Engl J Med. 2010; 362(22):2077–2091
[25] Vitek JL. Deep brain stimulation for Parkinson's disease. A critical re-evaluation of STN versus GPi-DBS. Stereotact Funct Neurosurg. 2002; 78(3–4):119– 131
[26] Aviles-Olmos I, Kefalopoulou Z, Tripoliti E, et al. Long-term outcome of subthalamic nucleus deep brain stimulation for Parkinson's disease using an MRI-guided and MRI-verified approach. J Neurol Neurosurg Psychiatry. 2014; 85(12):1419–1425
[27] Moro E, Lozano AM, Pollak P, et al. Long-term results of a multicenter study on subthalamic and pallidal stimulation in Parkinson's disease. Mov Disord. 2010; 25(5):578–586
[28] Okun MS, Fernandez HH,Wu SS, et al. Cognition and mood in Parkinson's disease in subthalamic nucleus versus globus pallidus interna deep brain stimulation: the COMPARE trial. Ann Neurol. 2009; 65(5):586–595
[29] Zahodne LB, Okun MS, Foote KD, et al. Greater improvement in quality of life following unilateral deep brain stimulation surgery in the globus pallidus as compared to the subthalamic nucleus. J Neurol. 2009; 256(8):1321–1329
[30] Obeso JA, Olanow CW, Rodriguez-Oroz MC, Krack P, Kumar R, Lang AE, Deep-Brain Stimulation for Parkinson's Disease Study Group. Deep-brain stimulation of the subthalamic nucleus or the pars interna of the globus pallidus in Parkinson's disease. N Engl J Med. 2001; 345(13):956–963
[31] Benabid AL, Pollak P, Gervason C, et al. Long-term suppression of tremor by chronic stimulation of the ventral intermediate thalamic nucleus. Lancet. 1991; 337(8738):403–406
[32] Benabid AL, Pollak P, Louveau A, Henry S, de Rougemont J. Combined (thalamotomy and stimulation) stereotactic surgery of the VIM thalamic nucleus for bilateral Parkinson disease. Appl Neurophysiol. 1987; 50(1- 6):344–346
[33] Plaha P, Khan S, Gill SS. Bilateral stimulation of the caudal zona incerta nucleus for tremor control. J Neurol Neurosurg Psychiatry. 2008; 79(5):504–513
[34] Skogseid IM. (2017, May 31, 2017). A Controlled Comparison of Two DBS Targets for Upper Extremity Action Tremor (Tremorstim). Retrieved from https://clinicaltrials.gov/ct2/show/NCT03156517
[35] Plaha P, Ben-Shlomo Y, Patel NK, Gill SS. Stimulation of the caudal zona incerta is superior to stimulation of the subthalamic nucleus in improving contralateral parkinsonism. Brain. 2006; 129(Pt 7):1732–1747
[36] Velasco F, Carrillo-Ruiz JD, Salcido V, Castro G, Soto J, Velasco AL. Unilateral stimulation of prelemniscal radiations for the treatment of acral symptoms of Parkinson's disease: long-term results. Neuromodulation. 2016; 19(4):357– 364
[37] Velasco F, Jiménez F, Pérez ML, et al. Electrical stimulation of the prelemniscal radiation in the treatment of Parkinson's disease: an old target revised with new techniques. Neurosurgery. 2001; 49(2):293–306, discussion 306–308
[38] Adams JE, Rutkin BB. Lesions of the centrum medianum in the treatment of movement disorders. Confin Neurol. 1965; 26(3):231–245
[39] Mazzone P, Stocchi F, Galati S, et al. Bilateral implantation of centromedian-parafascicularis complex and GPi: a new combination of unconventional targets for deep brain stimulation in severe Parkinson's disease. Neuromodulation. 2006; 9(3):221–228
[40] Stefani A, Peppe A, Pierantozzi M, et al. Multi-target strategy for parkinsonian patients: the role of deep brain stimulation in the centromedian-parafascicularis complex. Brain Res Bull. 2009; 78(2–3):113–118
[41] Pahapill PA, Lozano AM. The pedunculopontine nucleus and Parkinson's disease. Brain. 2000; 123(Pt 9):1767–1783
[42] Moro E, Hamani C, Poon YY, et al. Unilateral pedunculopontine stimulation improves falls in Parkinson's disease. Brain. 2010; 133(Pt 1):215–224
[43] Plaha P, Gill SS. Bilateral deep brain stimulation of the pedunculopontine nucleus for Parkinson's disease. Neuroreport. 2005; 16(17):1883–1887
[44] Stefani A, Lozano AM, Peppe A, et al. Bilateral deep brain stimulation of the pedunculopontine and subthalamic nuclei in severe Parkinson's disease. Brain. 2007; 130(Pt 6):1596–1607
[45] Thevathasan W, Debu B, Aziz T, et al. Movement Disorders Society PPN DBS Working Groupin collaboration with the World Society for Stereotactic and Functional Neurosurgery. Pedunculopontine nucleus deep brain stimulation in Parkinson's disease: A clinical review. Mov Disord. 2018; 33(1):10–20
[46] Wang JW, Zhang YQ, Zhang XH, Wang YP, Li JP, Li YJ. Deep brain stimulation of pedunculopontine nucleus for postural instability and gait disorder after parkinson disease: a meta-analysis of individual patient data. World Neurosurg. 2017; 102:72–78
[47] Gratwicke J, Zrinzo L, Kahan J, et al. Bilateral deep brain stimulation of the nucleus basalis of meynert for parkinson disease dementia: a randomized clinical trial. JAMA Neurol. 2018; 75(2):169–178
[48] Kuhn J, Hardenacke K, Lenartz D, et al. Deep brain stimulation of the nucleus basalis of Meynert in Alzheimer's dementia. Mol Psychiatry. 2015; 20(3): 353–360
[49] Binder DK, Rau G, Starr PA. Hemorrhagic complications of microelectrodeguided deep brain stimulation. Stereotact Funct Neurosurg. 2003; 80(1–4): 28–31
[50] Blomstedt P, Hariz MI. Hardware-related complications of deep brain stimulation: a ten year experience. Acta Neurochir (Wien). 2005; 147(10):1061– 1064, discussion 1064
[51] Umemura A, Jaggi JL, Hurtig HI, et al. Deep brain stimulation for movement disorders: morbidity and mortality in 109 patients. J Neurosurg. 2003; 98(4): 779–784
[52] Appleby BS, Duggan PS, Regenberg A, Rabins PV. Psychiatric and neuropsychiatric adverse events associated with deep brain stimulation: a meta-analysis of ten years' experience. Mov Disord. 2007; 22(12):1722–1728
[53] Ben-Haim S, Asaad WF, Gale JT, Eskandar EN. Risk factors for hemorrhage during microelectrode-guided deep brain stimulation and the introduction of an improved microelectrode design. Neurosurgery. 2009; 64(4):754–762, discussion 762–763
[54] Lyons KE, Wilkinson SB, Overman J, Pahwa R. Surgical and hardware complications of subthalamic stimulation: a series of 160 procedures. Neurology. 2004; 63(4):612–616
[55] Oh MY, Abosch A, Kim SH, Lang AE, Lozano AM. Long-term hardware-related complications of deep brain stimulation. Neurosurgery. 2002; 50(6):1268– 1274, discussion 1274–1276
[56] Fenoy AJ, Simpson RK, Jr. Risks of common complications in deep brain stimulation surgery: management and avoidance. J Neurosurg. 2014; 120(1):132–139
[57] Morishita T, Hilliard JD, Okun MS, et al. Postoperative lead migration in deep brain stimulation surgery: incidence, risk factors, and clinical impact. PLoS One. 2017; 12(9):e0183711
[58] Miller PM, Gross RE. Wire tethering or 'bowstringing' as a long-term hardware-related complication of deep brain stimulation. Stereotact Funct Neurosurg. 2009; 87(6):353–359
[59] Rebelo P, Green AL, Aziz TZ, et al. Thalamic directional deep brain stimulation for tremor: spend less, get more. Brain Stimul. 2018; 11(3):600–606
[60] Kelman C, Ramakrishnan V, Davies A, Holloway K. Analysis of stereotactic accuracy of the Cosman-Robert-Wells frame and NexFrame frameless systems in deep brain stimulation surgery. Stereotact Funct Neurosurg. 2010; 88(5): 288–295
[61] Starr PA, Martin AJ, Ostrem JL, Talke P, Levesque N, Larson PS. Subthalamic nucleus deep brain stimulator placement using high-field interventional magnetic resonance imaging and a skull-mounted aiming device: technique and application accuracy. J Neurosurg. 2010; 112(3):479–490
[62] Burchiel KJ, McCartney S, Lee A, Raslan AM. Accuracy of deep brain stimulation electrode placement using intraoperative computed tomography without microelectrode recording. J Neurosurg. 2013; 119(2):301–306
[63] Konrad PE, Neimat JS, Yu H, et al. Customized, miniature rapid-prototype stereotactic frames for use in deep brain stimulator surgery: initial clinical methodology and experience from 263 patients from 2002 to 2008. Stereotact Funct Neurosurg. 2011; 89(1):34–41
[64] Slavin KV, Thulborn KR, Wess C, Nersesyan H. Direct visualization of the human subthalamic nucleus with 3 T MR imaging. AJNR Am J Neuroradiol. 2006; 27(1):80–84
[65] Lefranc M, Derrey S, Merle P, et al. High-resolution 3-dimensional T2*- weighted angiography (HR 3-D SWAN): an optimized 3-T magnetic resonance imaging sequence for targeting the subthalamic nucleus. Neurosurgery. 2014; 74(6):615–626, discussion 627
[66] Rasouli J, Ramdhani R, Panov FE, et al. Utilization of quantitative susceptibility mapping for direct targeting of the subthalamic nucleus during deep brain stimulation surgery. Oper Neurosurg (Hagerstown). 2018; 14(4):412–419
[67] Tonge M, Kocabicak E, Ackermans L, Kuijf M, Temel Y. Final electrode position in subthalamic nucleus deep brain stimulation surgery: a comparison of indirect and direct targeting methods. Turk Neurosurg. 2016; 26(6):900–903
[68] Bakay RA. Movement Disorder Surgery: The Essentials. 1st ed. Thieme; 2008
[69] Foltynie T, Zrinzo L, Martinez-Torres I, et al. MRI-guided STN-DBS in Parkinson's disease without microelectrode recording: efficacy and safety. J Neurol Neurosurg Psychiatry. 2011; 82(4):358–363
[70] Yoshida F, Martinez-Torres I, Pogosyan A, et al. Value of subthalamic nucleus local field potentials recordings in predicting stimulation parameters for deep brain stimulation in Parkinson's disease. J Neurol Neurosurg Psychiatry. 2010; 81(8):885–889
[71] Andrade-Souza YM, Schwalb JM, Hamani C, et al. Comparison of three methods of targeting the subthalamic nucleus for chronic stimulation in Parkinson's disease.

Neurosurgery. 2005; 56(2) Suppl:360–368, discussion 360–368

[72] Benazzouz A, Breit S, Koudsie A, Pollak P, Krack P, Benabid AL. Intraoperative microrecordings of the subthalamic nucleus in Parkinson's disease. Mov Disord. 2002; 17 Suppl 3:S145–S149

[73] Hutchison WD, Allan RJ, Opitz H, et al. Neurophysiological identification of the subthalamic nucleus in surgery for Parkinson's disease. Ann Neurol. 1998; 44(4):622–628

[74] Rodriguez-Oroz MC, Rodriguez M, Guridi J, et al. The subthalamic nucleus in Parkinson's disease: somatotopic organization and physiological characteristics. Brain. 2001; 124(Pt 9):1777–1790

[75] Vayssiere N, Hemm S, Cif L, et al. Comparison of atlas- and magnetic resonance imaging-based stereotactic targeting of the globus pallidus internus in the performance of deep brain stimulation for treatment of dystonia. J Neurosurg. 2002; 96(4):673–679

[76] O'Gorman RL, Shmueli K, Ashkan K, et al. Optimal MRI methods for direct stereotactic targeting of the subthalamic nucleus and globus pallidus. Eur Radiol. 2011; 21(1):130–136

[77] Lozano AM, Hutchison WD. Microelectrode recordings in the pallidum. Mov Disord. 2002; 17 Suppl 3:S150–S154

[78] Saint-Cyr JA, Hoque T, Pereira LC, et al. Localization of clinically effective stimulating electrodes in the human subthalamic nucleus on magnetic resonance imaging. J Neurosurg. 2002; 97(5):1152–1166

[79] Bour LJ, Contarino MF, Foncke EM, et al. Long-term experience with intraoperative microrecording during DBS neurosurgery in STN and GPi. Acta Neurochir (Wien). 2010; 152(12):2069–2077

[80] Lozano A, Hutchison W, Kiss Z, Tasker R, Davis K, Dostrovsky J. Methods for microelectrode-guided posteroventral pallidotomy. J Neurosurg. 1996; 84(2): 194–202

第 9 章 特发性震颤中的应用
Essential Tremor Application

June Y. Guillet, Abhijeet Gummadavelli, Dwaine Cooke, Jason Gerrard　著

刘焕光　刘钰晔　陈颖川　张建国　译

摘要：震颤是最常见的运动障碍。随着年龄增加，特发性震颤影响着很大一部分人口。虽然特发性震颤可以通过一些临床测试来鉴别，但运动障碍协会最近发布了特发性震颤等级评估量表（The Essential Tremor Rating Assessment Scale，TETRAS），提供了统一和更准确的特发性震颤严重程度和功能影响的测量方法。内科治疗中，普利米酮是初始治疗特发性震颤的 A 级推荐，β 受体阻滞药（普萘洛尔）治疗特发性震颤有着 50%～60% 的反应率。在最初治疗有效的患者中，有 10%～15% 将在治疗后 1 年内出现耐受性，失败率随着时间的推移而增加。

外科治疗特发性震颤已被证明是安全和高效的。DBS 丘脑腹中间核或丘脑腹外侧核是外科治疗特发性震颤的金标准，据报道震颤平均改善 80%～85%。单侧或双侧丘脑腹中间核是最常用的靶点。丘脑腹中间核在 MRI 上不能直接观察到，传统的清醒手术仍然是最常用的技术。丘脑腹中间核 DBS 公认的不良反应，包括吞咽困难、构音障碍和平衡失调，在双侧丘脑腹中间核刺激中更容易发生。不能或不愿意接受 DBS 手术的患者通过 γ 刀丘脑切开术和高频聚焦超声等侵袭性较小的丘脑切开术也可以显著改善震颤。

关键词：脑深部电刺激，特发性震颤，丘脑腹侧中间核，丘脑切开术，外科技术

一、概述

特发性震颤是最常见的神经运动障碍病之一，据估计影响着世界人口的 0.4%～1%，在 65 岁以上的人群中患病率不断增加（4%～7%）[1]。规律 8～12Hz 的周期性和进行性运动性震颤是特发性震颤体格检查的诊断特征，多为双上肢震颤，也可能影响头部、面部、声音和下肢，可能是体位性的。特发性震颤通常是双侧对称的，与帕金森病单侧或不对称的静止性震颤不同。单侧震颤或进展在特发性震颤中较少发生，可能提示较差的预后[2]。最近的研究还表明，特发性震颤

的非运动症状也可能影响或加重认知、精神和感觉障碍[3]。详细的临床检查至关重要，据报道特发性震颤有 37% 的误诊率[4]。需要鉴别的疾病包括帕金森病、甲状腺功能亢进、肌张力障碍震颤、Wilson 病、药物效应和生理性震颤，可根据病史和体格检查鉴别，很少应用实验室检查和影像学。典型的帕金森病震颤在相关的运动迟缓的环境中主要表现为静止性震颤；肌张力障碍震颤常与肢体姿势有关；生理性震颤是在情绪激动状态下加剧，一般不包括头部震颤。最近的神经生理学研究提出了震颤稳定性指数来帮助确定震颤的运动学特征，以便区分最可能的震颤病理分

类，准确率达到 92%[5]。

（一）特发性震颤的分类

运动障碍学会在 1998 年提出了关于震颤分类的共识，为识别特发性震颤提供了有用的症状和临床分类 [5]。国际帕金森和运动障碍病学会关于震颤分类的工作组正在进行重新分类，更新遗传、病理生理、特发性震颤病因的病理证据 [6]。特发性震颤的分类在于试图揭示病理生理学的同质性，以帮助评估预后和定制治疗方案。特发性震颤可按遗传易感性（遗传性和散发性亚组）、发病年龄（早起和晚起；65 岁为界）和震颤的解剖学分布（仅有手臂、手臂和头部、其他局灶性震颤）进行分类。遗传性特发性震颤具有临床意义，在 60 岁时症状完全表现出来 [1]。发病年龄较大的特发性震颤不太可能是遗传的，并且可能进展更快 [1]。与仅有手臂震颤相比，涉及头部震颤的患者可能进展更快 [7]。发病年龄较早的特发性震颤可能是家族性的 [1]。

（二）震颤严重程度的评价

特发性震颤的严重程度可以通过观察到的震颤的严重性、日常生活活动的损害 [Bain and Findley 震颤日常生活活动问卷（ADL）] 和对生活质量的影响 [特发性震颤生活质量问卷（QUEST）] 来描述 [5]。

与特发性震颤相关的损害可以通过简单的书写（书写姓名和句子）或绘图来展现。Fahn-Tolosa-Marin（FTM）震颤评定量表广泛用于评价震颤的严重程度，也被称为临床震颤评定量表（Clinical Tremor Rating Scale，CRST），包括：①震颤部位（A 部分：手臂、头部、面部等，1～4 级，休息时、姿势性和运动性）；②特定运动任务（B 部分：书写、绘画、倾倒液体）；③功能障碍（C 部分：说话、吃饭、喝水等）[6]。由于 FTM 量表在严重特发性震颤中的局限性，研究组发布了被称为 *Essential Tremor Rating Assessment Scale*（TETRAS）的综合性特发性震颤评定量表，该量表具有很高的可靠性，特别是

对于头部和上肢震颤 [7]。特发性震颤中的震颤评定量表将在本章后面进一步讨论。

二、基因

超过 50% 的特发性震颤患者有阳性家族史，这表明遗传有很重要的影响 [8]。特发性震颤被认为是常染色体显性遗传 [9]。对单卵双胞胎和异卵双胞胎的分析表明，单卵双胞胎具有明显更高的一致性 [10]。然而在现有遗传研究中的问题，包括表型异质性样本、小样本量、重复性等方面，限制了这些研究的影响力 [11]。通过全基因组关联研究（genome-wide association studies，GWAS）、作图研究、连锁分析和外显子测序已将一些基因与特发性震颤相关联。连锁研究发现与特发性震颤相关的三个位点：① ETM1，是 *DRD3* 基因（染色体 13q13.31）中的一种多态性，编码在包括小脑在内的许多脑区域中发现的多巴胺受体亚型 [12]；② ETM2 位点定位于 *HS1BP3* 基因（造血谱系细胞特异性蛋白结合蛋白 3，Ch2p25–p22）[13]；③ ETM3 位点（6p23），相关基因表达不明确 [14]。最近的连锁分析表明 Ch5q35 也与特发性震颤有关 [15]。在一个法国 – 加拿大特发性震颤家族中进行的全外显子测序，发现了无义介导的 *FUS* 基因产物的 mRNA 衰减（融合在肉瘤中，CH 16p11）[16]。GWAS 研究表明的多态性还提示了其他的基因，包括 *LINGO1*（亮氨酸重复和 Ig 结构域包含 1，参与细胞内信号传导对髓鞘相关抑制剂的响应）（染色体 15q24）[17]；*SLC1A2*（CH11p13），其基因产物 EAAT2 谷氨酸再摄取转运蛋白在下橄榄核中高表达 [18]；*STK32B*（丝氨酸 / 苏氨酸激酶）、*PPARGC1A*（转录激活剂）和 *CTNNA3*（细胞黏附分子）与特发性震颤相关 [19]。特发性震颤的遗传是复杂的，尽管已经找到了许多感兴趣的候选基因，但还没有发现明确的致病基因，可能因为群体固有的表型和诊断变异性 [20]。有趣的是，这些基因中的一些可能定位于小脑和橄榄神经回路，而其在小脑和下橄榄神经中的作用可能影响了被认为是特发性震颤基础的网络振荡 [21]。

三、病理生理学和震颤环路

震颤病理生理学的橄榄小脑假说是特发性震颤干扰节律性网络振荡的主要理论[22]。来自骆驼蓬碱诱导的震颤动物模型和特发性震颤患者的人类神经生理学研究的初始数据指出，下橄榄核（inferior olivary nucleus，ION）的电生理功能障碍是特发性震颤功能障碍的根源。病理性下橄榄核细胞的暴发性振荡性质，通过网状和前庭脊髓途径扩散到四肢[23, 24]。然而更多的数据质疑下橄榄核的参与，因为特发性震颤患者的死后神经病理检查显示下橄榄核没有结构差异，神经影像学研究显示没有下橄榄核激活[25, 26]。

最新的数据提示着小脑假说[27]。来自特发性震颤患者的静息状态功能磁共振成像（functional magnetic resonance imaging，fMRI）的神经成像数据显示，与对照组患者相比，网络特性存在内在差异，特别是在小脑、中央前回和中央后回、辅助运动区（supplementary motor area，SMA）和中央旁小叶[28]。来自特发性震颤患者的死后病理生理学证据显示了包括结构性（浦肯野细胞形态）和功能性（浦肯野－篮状细胞和浦肯野－攀缘纤维界面功能障碍）成分[29]以及病理结果（"鱼雷"和Bergmann胶质细胞）的变化[30]。在细胞水平上，这一过程可能是由Purkinje神经元丢失驱动的，研究表明，与对照组相比，特发性震颤患者的细胞计数减少，细胞间距离增加[31]。从这个角度，特发性震颤具有在其他神经退行性疾病病例中看到的特异性细胞丢失的特征。神经影像学、病理学和电生理学研究表明，震颤环路涉及橄榄－小脑－丘脑－皮质连接。下橄榄核是攀缘纤维到小脑浦肯野抑制细胞的主要输入；小脑浦肯野细胞的输出是到小脑深部核，然后到腹外侧核。腹外侧核的输出包括运动皮质和运动前皮质。有趣的是，震颤的病理和电生理特征可能由电路内功能障碍的特定性质决定；震颤可能由机械振荡、反射驱动的振荡、中心驱动的振荡或由前馈或反馈回路驱动的振荡产生[22]。特发性震颤被认为是一种中枢驱动的震颤；橄榄小脑网络的结构和功能变化导致丘脑节律性去抑制。震颤振荡受小脑齿状核投射到丘脑时γ－氨基丁酸（gamma-aminobutyric acid，GABA）能障碍的影响。神经化学研究支持小脑的这种GABA能功能障碍[32]。通过经颅交流电刺激对特发性震颤患者小脑回路进行非侵入性瞬时操作可同步神经振荡[33]。

四、诊断性检查

特发性震颤没有诊断性检查；诊断通常是在临床评估的基础上进行的，即存在典型的运动性/体位性震颤。头部CT和MRI扫描通常是正常的，没有特征性表现[34]。可以使用单光子发射CT（single-photon emission CT，SPECT）和ioflupain [123]I（DaTSCAN）排除其他震颤病因，如帕金森病[35-37]。特发性震颤的机制尚不明确，但对特发性震颤患者进行的DTI显示红核中的表观弥散系数增加，这提示是神经退行性疾病导致的细胞丢失[38]。一些结构和功能成像研究已经确定了小脑（齿状核、蚓部和小脑上下脚）、下橄榄核、红核、丘脑、皮质以及连接通路的病理性改变[34]。但这些发现的临床意义和应用仍不清楚。

测试和评估量表

特发性震颤的简单床边测试包括以下几个方面。

- 伸臂试验。
- 手指指鼻测试。
- 脚跟胫骨测试。
- 画螺旋线。
- 画一条直线。
- 阿基米德螺旋
- 签名。
- 把水来回从一个杯子倒到另一个杯子里。
- 让患者发出单一的声音，如"aaahhh"或"eeehhh"，并尽可能长时间地保持。

在测试某些功能时，注意震颤的存在及其频

率和振幅方面的特征。手指指鼻子测试是一般人群中最有用的筛查测试，在大约 50% 的特发性震颤患者中是异常的[29]。为了排除正常受试者，诸如持续伸臂、画螺旋线和倒水等测试非常有效[29, 39]。

有几种特发性震颤分级标准和筛查工具，运动障碍学会工作组推荐的震颤分级量表包括以下几种[40]。

● TETRAS。

● FTM 震颤评定量表。

● 特发性震颤生活质量问卷。

● Bain and Findley 临床震颤评定量表。

● Bain and Findley 呼吸描记法量表。

● Bain and Findley 日常生活活动震颤评定量表。

● 华盛顿 Heights-Inwood 特发性震颤基因研究（Washington Heights-Inwood Genetic Study of Essential Tremor，WHIGET）震颤评定量表，第 2 版。

运动障碍学会工作组进一步推荐 WHIGET 震颤评定量表，第 1 版作为特发性震颤的筛查工具[40]。在该系统中，患者被分类为可能、可疑的或明确的特发性震颤。震颤（体位性和运动性）

根据运动任务表现分为 0～3 级。评分 2 级及以上，特发性震颤的诊断明确[40]。TETRAS 是一种简短、有效且易于使用的量表，专为临床评估特发性震颤的严重程度而设计[7]。它通过 10 个项目评分从 0～4 对震颤进行评级（表 9-1）。

FTM 震颤评定量表

该量表分为三个主要部分 A、B 和 C，其中 A 部分（第 1～9 项）观察特定部位（面部、舌头、声音、头部、双侧上肢和下肢以及躯干）的静息、姿势和运动震颤的幅度；B 部分（第 10～14 项）评估手写、绘画和倾倒液体时的震颤程度；C 部分（第 15～21 项）评估日常生活活动（说话、饮食、个人卫生、着装、书写和工作）[6, 40]。本量表评分为 0～4 分，最高总分 144 分（表 9-2）。总分以 144 的百分比计算。此外，可以基于评估者（表 9-3）和患者（表 9-4）主观评价患者执行日常生活活动的能力[6]。

表 9-4 还可以用于患者随访。

TETRAS 和 FTM 震颤评定量表用于运动性震颤，已被证明具有相关性；由于 TETRAS 的简单性和在评估严重震颤时没有 FTM 震颤评定量表所见的天花板效应，因此 TETRAS 更具有优势[41]。

表 9-1　特发性震颤等级评估量表（TETRAS）

测　试	1	2	3	4
头部（震颤幅度）	＜ 0.5cm	0.5～2.5cm	2.5～5cm	＞ 5cm
面部 舌	轻微	可观察到的震颤	存在于面肌自主收缩时的明显震颤	明显的震颤
语音	轻微：仅在发"啊"和"咿"时有震颤	在发"啊"和"咿"时有震颤，说话时有轻微震颤	说话时有明显震颤	部分语言难以理解
上肢	轻微	1～3cm	5～10cm	≥ 20cm
下肢	轻微	轻度	＜ 5cm	＞ 5cm
螺旋	轻微	明显	部分图形无法辨认	整个图形无法辨认
书写	轻微	明显	部分单词不清晰	完全不清晰
指点试验	轻微	1～3cm	5～10cm	＞ 20cm
站立	轻微	明显	中度	重度

表 9-2 FTM 震颤评定量表

测 试	0 正常	1 轻度异常	2 中度异常	3 明显异常	4 重度异常
A (1~9) 震颤 1 静止性 2 姿势性 3 动作性	无震颤	幅度 <0.5cm	幅度 0.5~1cm	幅度 1~2cm	幅度 >2cm
(10) 书写 患者书写自己的名字，标注日期并手写出标准语句"这是我最好的字迹"	无震颤	略显凌乱，字迹颤抖	不难辨认，但有明显的字迹颤抖	难以辨认	难以持笔，或需要另一只手按着才能持笔写字
B (11~13) 绘画（A、B、C）要求患者连接图纸上的点而线不交叉。每只手都要单独测试。项目A、B（阿基米德螺线）和项目C（窄矩形框内的直线）	正常	线条有波浪	中度异常，频繁地穿越黑线	十分艰难的完成测试，错误很多	无法完成测试
(14) 倒水试验 患者使用硬质塑料杯，约8cm高，倒水至杯口离水1cm	正常	比无震颤患者更小心的倒水，没有水洒出	洒出一部分水（达到总量的10%）	洒出相当一部分水（达到总量的10%~50%）	洒出大部分的水
(15) 语言 包括痉挛性发音困难	正常	仅在紧张时才有轻微的声音音颤抖	轻微声音音颤抖	中度声音音颤抖	严重的声音颤抖
(16) 进食	正常	轻度异常，可以将所有的固体食物吃到口中，并且几乎没有洒出	频繁地撒落食物，过程中需头部半朝向食物	无法用手使用切削类餐具进食 a	需要他人喂食
(17) 饮水	正常	可以使用汤勺饮水，但是汤勺不能完全盛满	不能使用汤勺，可以使用杯子	需要双手持杯子才能饮水	必须使用吸管饮水
C (18) 个人卫生	正常	比一般人要小心的情况下完成测试	伴有差错的完成所有测试	不能完成精细动作测试，如画口红/刮胡子	不能完成任何精细活动
(19) 穿衣	正常	可以完成所有测试	可以完成所有测试，但有差错	不能完成大部分精细活动测试	即使是很粗大的动作也需要向他人寻求帮助
(20) 书写	正常	很好辨认，并长期保持书写	很好辨认，但不再书写	难以辨认	无法签署支票或其他文件
(21) 工作	震颤并不影响工作	能够工作，但需要比一般人做得更加仔细才能完成	伴有错误地完成所有工作	无法从事常规工作，可能已经因为震颤更换了工作，料理家务也有一定的受限	无法进行任何户外工作，料理家务也十分受限

a. 译者注：原书为"需要双手持杯子才能饮水"，似乎有误，已修订

积分表

A 部分

震颤位置	休　息	姿　势	行动 / 意图
1. 面部震颤			
2. 舌震颤			
3. 语音震颤			
4. 头部震颤			
5. 右上肢震颤			
6. 左上肢震颤			
7. 躯干震颤			
8. 右下肢震颤			
9. 左下肢震颤			
总分			

B 部分

	右	左
10. 书写		
11. 绘画 A		
12. 绘画 B		
13. 绘画 C		
14. 倒水试验		
总分		

C 部分

15. 语言	
16. 进食	
17. 饮水	
18. 个人卫生	
19. 穿衣	
20. 书写	
21. 工作	
总分	

表 9-3　评估人员的评分百分率

分　数	损　伤
0	无功能受损
1	轻度功能受损（1%～24% 受损）
2	中度功能受损（25%～49% 受损）
3	明显功能受损（50%～74% 受损）
4	重度功能受损（75%～100% 受损）

表 9-4　随访评价表

分　数	改善 / 下降
+3	明显改善（50%～100%）
+2	中度改善（25%～49%）
+1	轻度改善（10%～24%）
0	不变
-1	轻度恶化（10%～24%）
-2	中度至明显恶化（25%～49%）
-3	明显恶化（50%～100%）

五、特发性震颤的内科治疗

特发性震颤的药物治疗在很大程度上依赖于 β 肾上腺素能阻滞药（普萘洛尔）、抗惊厥药（扑米酮）、第二代抗精神病药物（氯氮平）、抗抑郁药（米氮平）的使用，以及酒精和肉毒杆菌毒素 A 注射[42, 43]。

普萘洛尔和普萘洛酮都是特发性震颤药理管理的一线药物[42, 43]。普萘洛尔阻断外周 β_2 肾上腺素受体，50%～70% 的特发性震颤患者对其有反应，特别是能降低上肢和下肢的震颤幅度[42]。需要注意的是，哮喘和糖尿病患者应避免使用。普萘洛尔的起始剂量为 40mg/12h，增加至每日维持量每 8～12h 服用 120～320mg[42]。与普萘洛尔一样，扑米酮可以使 50%～70% 的患者减少震颤[42]。由于其镇静作用，年轻患者对这种抗惊厥药物的耐受性较差。在一线治疗失败的情况下，通常会考虑其他药物，如托吡酯；氯

氮平已被证明对上肢震颤有良好效果；肉毒杆菌毒素对头部和颈部震颤是一个很好的选择，但它的有效性仅限于 3 个月，并且仅应用于头部和颈部震颤，因为它会导致四肢无力[43]。肉毒杆菌毒素在上肢震颤中可能有效，但患者必须愿意接受由此产生的肌肉无力。

六、特发性震颤的手术治疗

（一）患者选择

DBS 手术中最具挑战性的障碍之一是选择合适的患者。许多中心由运动障碍神经学家、功能神经外科医生、神经心理学家、患者协调员以及物理、语言治疗师组成的多学科小组协作，进行术前评估。每个想手术的患者都会进行系统的评估，然后进行术前讨论，该小组将评估手术的风险和获益，给出统一意见。这种个体化的小组评估过程有助于确保患者的外科处理最大获益[44, 45]。评估包括每个患者的震颤特征、对生活质量的影响、失败的药物数量和治疗持续时间、患者的医疗既往病史和心理并发症，以及患者身体素质。此外，还将分析患者调节已知潜在的不良反应（如平衡障碍或构音障碍）的能力。

（二）震颤评估

对于特发性震颤患者，手臂和手部的震颤最常见，但也会出现头部震颤（40%），声音震颤（20%），以及腿部或躯干的震颤（20%）[46, 47]。手术对上肢远端意向震颤的特发性震颤患者最有利。声音震颤比较难用 DBS 来控制，但双侧手术有明显的改善[45, 48]。

值得注意的是，大多数接受手术的患者都有药物难治性特发性震颤[46, 49]。虽然还没有一个标准的指南，但美国神经病学学会建议，A 级证据表明扑米酮和普萘洛尔应作为首选治疗[47]。由专家进行的详细评估有助于对震颤的特征进行分类，还有助于确定病因，区分手术对每个患者获益的可能[50]。

（三）生活质量

震颤可以严重影响患者执行日常生活活动的能力、工作能力和社会中的功能。在严重情况下，执行日常生活活动，如饮食、喝水、书写或交流可能是非常困难的[47]。患者应对 DBS 或丘脑切开术有合理的期望。DBS 的可调控特性是一种优势，可以通过调节参数提高震颤控制的效果并减少不良反应。此外，目前 DBS 脉冲发生器能够支持多个刺激程序，患者可以根据需要，在程序组之间选择严格控制震颤或选择接受轻微的震颤，以减少不良反应。研究表明，头部震颤和声音震颤对 DBS 的反应可能是可变的和不确定的[45]。因此，必须告知头部、颈部或声音震颤严重的患者，可能较上肢震颤的患者震颤控制效果差一些。

（四）并发症

与任何选择性手术一样，必须评估患者的手术风险。术前评估通常关注患者既往病史或麻醉史（即高血压、糖尿病、麻醉并发症），应特别注意肺或心血管问题的患者，这些患者在基于头架的清醒手术中可能会增加气道损害的风险。进行术前实验室检查，并且 65 岁以上的患者一般接受心电图和胸部 X 线检查，根据患者的病史进行进一步的术前评估。此外，神经精神病学评估会提供关于患者认知功能和精神或情绪障碍的重要信息。最近的研究表明，特发性震颤与认知障碍或痴呆之间存在关联，应慎重考虑有明显认知障碍或精神状况的患者，认知、精神和情绪障碍、严重的脑萎缩和酒精中毒的患者不建议行 DBS 手术[46, 48]。此外，在微电极记录和测试期间需要患者配合[50]，还必须考虑患者的年龄和预期寿命。丘脑电刺激可能会使构音障碍和吞咽困难恶化，已经存在这些问题的患者要慎重考虑手术[47, 51]。

（五）家庭支持

接受手术的患者及其家人必须明白，DBS 治疗不是一劳永逸的，需要多次术后程控和电池更换[45]。可充电电池可以减少电池更换手术，但需要在家中对设备充电。家庭支持有助于缓解患者的后勤保障问题，例如记住不同的预约时间、前往不同的设施，恢复期间或出现并发症、不良反应或意外结果时的情感支持，以及对低电量、硬件故障或感染的预防。

七、手术步骤

（一）安装立体定向头架

手术当天需要在患者头部安装立体定向头架。嘱患者当天上午不要服用抗震颤药物，以便术中测试。若手术时间较长，可静脉注射镇静剂、抗生素和抗高血压药物。可以利用温和（或）短效镇静剂来辅助立体定向头架的放置。了解药物对微电极记录的潜在影响是很重要的。备皮，在局部麻醉后安装立体定向头架，我们更喜欢短效和长效局部麻醉药（例如利多卡因和布比卡因）按 9 : 1 的比例混合，并加入碳酸氢钠注射。在耳部放置耳杆会减少安装过程中的横向移动或旋转，头架平行于前连合 - 后连合固定，并且尽可能对称。我们更喜欢在立体定向头架安装完成后使用 CT 成像，也可以使用具有立体定向头架的 MRI，但限于 1.5T MRI。在 MRI 中有来自钛头架的小的畸变，在 3T MRI 中应用 Leksell 头架的试验表明畸变对于立体定向手术来说太大了。完成影像采集后，患者返回手术室，仰卧躺在手术床上。密切监测血压是必不可少的，尽管可以通过血压袖带测量，我们更喜欢用动脉导管进行密集监测和控制，特别是术前高血压患者。建议在整个手术过程中，特别是在放置电极期间，收缩压应保持在 140mmHg 以下。

（二）靶点和路径规划（图 9-1）

在计算机计划系统上完成立体定向计划。在我们中心，将患者佩戴立体定向头架的 CT 影像与高质量的术前 MRI 融合，进行定位。有多种序列可用于立体定向规划，我们应用的是高分辨率

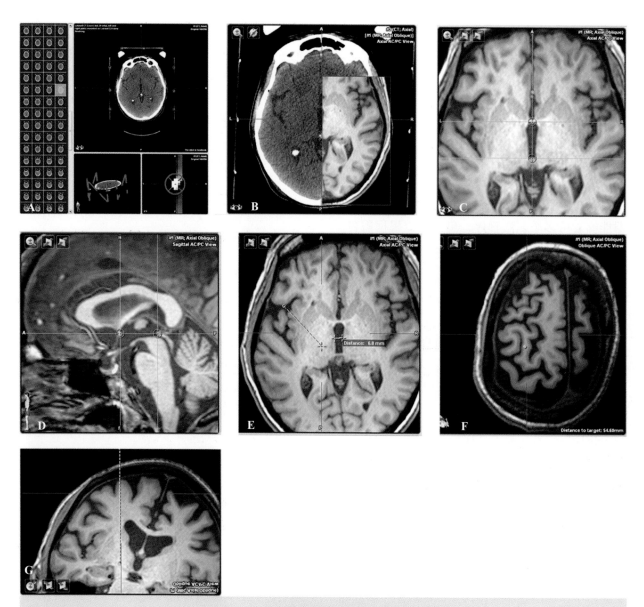

▲ 图 9-1　丘脑中间腹侧核靶点选择和路径规划

A. 定位：Vim-DBS 手术计划的第一步，通过 Brainlab 软件自动选择每个轴向 CT 图像上的立体定向头架的标记，左下角面板显示具有三个代表头架标记的蓝色 "N" 的轴向 CT 图像，右下角面板显示所选头架标记周围的蓝色圆圈，该标记与所选轴向平面成直线；B. 融合：其他成像序列如 T_1，与 CT 图像融合，显示 CT 和 MRI 图像对齐可；C. 前连合 - 后连合定位：在 MRI 上选择前和后连合，前连合点是前连合后缘的中点，后连合点是后连合前缘的中点（绿色圆圈）；D. 软件将图像平行于前连合 - 后连合线（绿线）对齐；E. 靶点选择：丘脑中间腹侧核靶点的坐标为：X 坐标通常是旁开 11.5mm+1/2 第三脑室宽度，Y 坐标在后连合前方前连合 - 后连合线长度的 20%，Z 坐标在前连合 - 后连合线的平面内；十字准线表示右侧丘脑中间腹侧核核团，虚线表示路径；F. 显示入路点（绿点），靠近冠状缝，通常距中线 2.5 ～ 4.5cm；G. 所选择的路径显示在冠状面（虚线）中，典型的角度为前 60° ～ 75°，侧面平行于中矢状面，确保避开血管和脑沟

T_1 序列、磁化快速梯度回波成像（magnetization-prepared rapid gradient echo，MPRAGE）与 MRI 液体衰减反转恢复序列（fluid-attenuated inversion recovery，FLAIR）或反转恢复序列。MPRAGE 序列用于精确融合、前连合和后连合的定位，以

及路径规划。完成这一步后，用能直接成像的第二序列确认目标。许多中心使用短头反转恢复（short tau inversion recovery，STIR）序列进行灰白质区分，用于直接目标验证。我们中心一般应用体积 FLAIR 序列。但丘脑腹外侧和中间腹侧

核核团在 MRI 上不能被清楚地观察到，一般通过间接坐标确认。在建立前连合 – 后连合线之后，使用基于后连合点的典型立体定向坐标寻找中间腹侧核的坐标。

X：11.5 mm + 第三脑室的 1/2 宽度

Y：后连合前方前连合 – 后连合线路长度的 20%

Z：在前连合 – 后连合线平面内

靶点确定后，选择标准角度的路径，包括前 60°～75°，并尽可能侧向平行于中矢状面，根据需要调整路径以避免血管和脑沟。我们强烈建议避免侧脑室，只有当靶点需要直角通过脑室时，才横穿侧脑室。切口一般在冠状缝附近，距中线 2.5～4.5cm。立体定向规划设计，记录系统坐标，包括 X、Y、Z、环和圆弧设置。在双侧情况下，根据需要确定平均 Y 和 Z。

手术时患者半斜坡位，颈部处于不影响呼吸的舒适位置，并将头架固定在架子上。在手术靶点一侧画线；我们更喜欢线性半角切口，但也可以使用其他替代方法，例如半圆形切口。手术部位进行局部麻醉，形成整个区域阻滞。在弧弓上组装立体定向系统和电极植入系统。再次检查靶点坐标，然后使用套管在头皮上标记进入位置并根据需要调整切口。

使用高速穿孔钻打孔，约 14.5mm，立即涂抹骨蜡，清除孔中的骨骼碎片，并根据需要调整大小。可以使用基于钻孔的 DBS 电极锁定装置固定。然后将硬脑膜烧灼并以十字架方式打开。组装 X-Y 工作台、套管和微驱动器。使用的电极和平台有多种，对正在使用的特定平台的设计和功能熟悉了解非常重要。套管有多种类型和长度，将其下降到指定位置，在靶点坐标处停止，更常见的是在靶点定位点上方的一定距离处结束（在目标上方 15mm 或 25mm）。套管就位后将明胶海绵放置在钻孔中，然后应用密封剂密封钻孔，减少脑脊液泄漏量和避免潜在的脑部移位。然后将微电极放置到套管中并连接到记录系统。对于丘脑中间腹侧核靶标，我们一般使用两个微电极，一个放置在靶标上，另一个放置在靶标后

2mm 的位置，用于识别腹尾侧核。

接下来进行微电极记录（参见"术中记录"）。选择好路径后，进行 X 线透视并移除微电极，为放置 DBS 电极做准备。用荧光透视或 CT 验证 DBS 电极位置。将电极连接到临时刺激装置上进行刺激，测试疗效和不良反应，注意记录电压和哪些触点组合产生了效果。如果在低 DBS 电流或正常 DBS 电流下观察到任何不良反应，应根据记录结果移除并重新定位电极（参见"术中记录"）。

测试完成后将电极固定，将套管从大脑中取出。有多种电极固定技术，例如美敦力硅胶钻孔固定装置，带有直钛迷你板和螺钉的甲基丙烯酸甲酯，或 Medtronic Stimloc，St.Jude Guardian™，Boston Scientific SureTek™ 钻孔盖。再次进行影像学检查以确保电极位置稳定。制作一个帽状腱膜下空隙，将电极的远端通过皮下通道和多余的导线一起放入其中。用 2L 抗生素冲洗伤口，检查止血情况，并分两层缝合。

（三）术中记录

通过微电极记录和试验性刺激进行丘脑定位对于 DBS 电极的正确放置至关重要。电极位置太靠近后方（腹尾侧核，感觉异常）或太靠近侧方（内囊，肌肉收缩）可能因为不可调整的不良反应而难以应用。将微电极连接到记录系统，略微向前并检查阻抗。电极类型多种多样，但为了记录单个神经元，阻抗通常在 400kΩ～1MΩ，频率为 1000kHz。电极阻抗较低将记录到多单元或场电位，可能在微电极记录期间区分出较少的单个单元。在微电极记录期间识别的特征性神经元放电模式将在后面的章节和图 9-2、图 9-3 中回顾。除了记录功能之外，通过记录电极的微刺激可以用于测试不良反应。对于丘脑中间腹侧核靶点，我们使用两个微电极、中央束和后束，以便描绘感兴趣的两个核团，即接收动觉、前庭和小脑运动控制输入的丘脑中间腹侧核，以及接收来自内侧丘脑束和脊髓丘脑束输入的感觉核腹尾侧核。

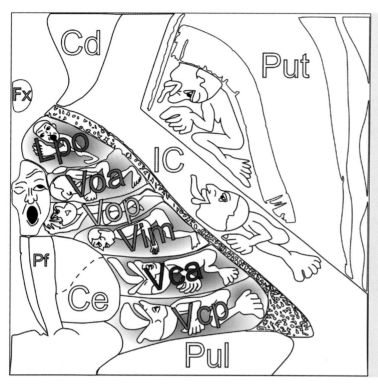

◄图 9-2　丘脑定位示意

减少震颤的最佳靶点是中间腹侧核，特别是包括"手臂"和"手"区域在内的震颤。足部动觉神经元位于外侧，面部和下颌动觉神经元主要提示电极定位在中间。电极放置偏后刺激时将产生感觉异常，因为接近腹侧尾侧前核（参见表 9-5）。丘脑结构使用 Hassler 的人类丘脑解剖分类进行标记：Ce. 中央正中核；Lpo. 外侧后核；Pf. 束旁核；Vca. 腹侧尾侧前核；Vcp. 腹侧尾侧后核；Vim. 中间腹侧核；Voa. 腹前核。丘脑外解剖：Cd. 尾状核；Fx. 穹窿；Pul. 枕叶；Put. 壳核

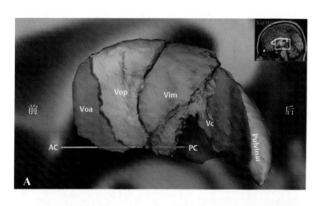

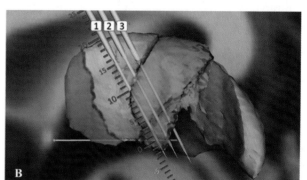

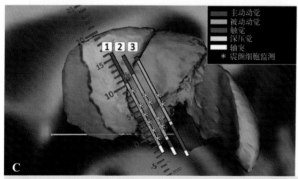

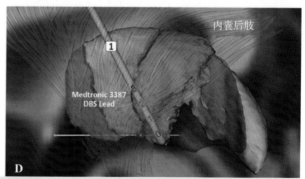

▲图 9-3　丘脑腹侧矢状面

A. 丘脑腹侧矢状面图展示出丘脑腹前核和腹后核（黄色），腹中间核（绿色）和腹尾侧核（红色），AC-PC 线显示为黄线；B. 在矢状面上显示三条平行的路径，这些微电极通过 Vop、Vim 和 Vc 后束；路径 1 与深度标尺（红色）吻合，其中 0 处为靶点；C. 三个 MER 路径中遇到的典型神经元反应由不同颜色显示，震颤细胞显示为星号（*）；D. 在路径 1 中放置 DBS 电极，此路径包括自愿和动觉神经元反应，包括一些震颤细胞，并且由于缺乏触觉或压力反应没有进入 Vc，最大限度地降低了刺激引起的感觉异常的风险

1. 微电极记录中的细胞反应（图 9-3）

特发性震颤患者的 DBS 电极远端位于丘脑中间腹侧核的底部，距腹尾侧核边界 2 ～ 4mm，电极轴放置在距中线 13 ～ 16mm 的丘脑中间腹侧核上肢。在微电极记录和刺激描记期间，微驱动器缓慢地将微电极向下推进，会遇到不同的细胞类型。沿着微电极的轨迹路径经常记录以下细胞。

● 动觉神经元（kinesthetic neurons）：这些神经元在对侧躯体关节的被动运动时激发。随着关节的运动，可以听到变化或增强的放电活动。这些神经元位于背侧丘脑中间腹侧核以及其他丘脑和丘脑底核。

● 震颤神经元（tremor neurons）：该神经元具有与患者震颤相关的放电，最常位于丘脑中间腹侧核，有时位于腹尾侧核或丘脑腹后核。

● 触觉神经元（tactile neurons）：这些神经元对感觉输入做出反应，如轻触或压力。这些神经元位于腹尾侧核作为感觉系统的一部分，在到达目标之前识别到触觉神经元表明微电极轨迹偏后。

● 自愿细胞（voluntary cells）：当患者自愿移动身体的一部分时，这些细胞就会被激发。它们位于丘脑腹后核中，通常在中间腹侧核之前。

2. 中间腹侧核的解剖学和神经生理学

通常情况下通向中间腹侧核的路径将通过背侧丘脑。背侧丘脑的丘脑神经元通常会表现标志性的暴发或紧张性放电特性。从背侧丘脑到腹侧丘脑的转变通常以整体或背景细胞活动的增加为标志，然后可能会识别到动觉和（或）自愿细胞。典型的情况是在目标上方 8 ～ 10mm 处开始遇到一些动觉细胞（图 9-3）。在理想的中间腹侧核路径中，在目标之前不会遇到触觉/感觉神经元。我们利用两个记录电极，在目标靶点的中心和后部区域，这与图 9-3 中的轨迹 1 和 2 理想地匹配。在这种设计中，后部电极刚好在靶点通过前从中间腹侧核过渡到尾侧腹核（靶点上方 1 ～ 2mm）。尾侧腹核可以通过放电频率的转变以及触觉或压力反应神经元的存在来识别。中间腹侧核 / 尾侧腹核转变的识别为中间腹侧核核内 DBS 电极的定位提供了依据。肌电图或加速度计记录可与微电极记录结合使用，以更好地识别震颤细胞并监测 DBS 手术期间的运动 / 震颤（图 9-4）。

3. 刺激测试

微电极记录识别到通过中间腹侧核后，可以通过微电极的刺激来验证位置。微电极有很多种，其中一些具有专为刺激而设计的触点，这些触点与电极尖端具有一定的距离。了解被刺激的触点以及由触点和产生的电流源密度很重要，因为这将影响刺激的效果。我们主要利用微刺激进行不良反应测试，如果设计的路径良好，最常见的是患者震颤明显改善。存在不良反应可能提示电极过于靠近一些关键结构（即尾侧腹核或内囊），需要重新定位。

确定放置位置合适后，移除微电极并且将 DBS 电极下降到该位置。有多种电极间距可选择，我们通常使用触点间距为 1.5mm 的电极（美敦力 3387 型）。然后将 DBS 电极连接到临时刺激装置，进行双极刺激。使用几组触点进行刺激测试，记录每对触点的治疗和不良反应以及电流 / 电压（表 9-5）。如果观察到任何不良反应，例如在低电流时出现感觉异常（尾侧腹核）或肌肉收缩（内囊），需要重新定位。在高电流和（或）高脉宽刺激下可能出现不良反应，不一定要求重新定位电极。

（四）术后管理

本手术一般使用监测麻醉护理或清醒局部麻醉，患者通常苏醒很快，手术结束后就能够交谈和做指定动作。术后患者在麻醉恢复室甚至重症监护病房进行密切观察。术后 2 ～ 4h 内进行神经系统检查；制订疼痛控制方案和严格的血压参数监测（收缩压 < 140mmHg），确保患者不会增加颅内压升高或静脉出血的风险。患者的饮食随着耐受性的增加而逐渐恢复，恢复所有术前药物。如果在手术期间使用了 Foley 导尿管，在手术结束后将其移除，患者必须自主排尿后才能出院。

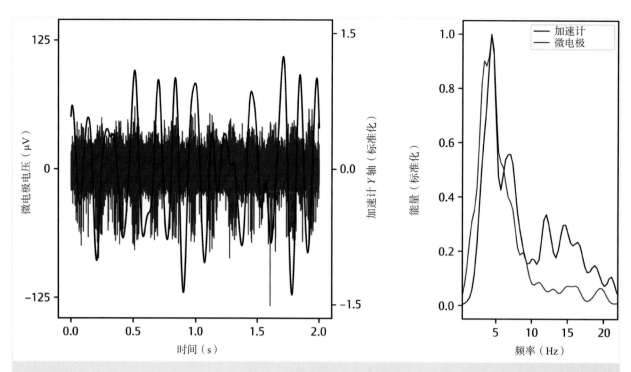

▲ 图 9-4　震颤细胞和加速计

震颤细胞通常表现出的放电模式振荡频率与帕金森患者的震颤相似。来自患者手上的加速计的数据与术中测试期间记录的 MER 数据进行时间匹配。左图显示两秒的高通滤波（300～900Hz）微电极记录（红色）和标准化后的加速计数据（黑色），神经元活动的振荡模式与加速计记录的震颤运动频率相似。右图显示宽带微电极（红色）和加速计数据的峰值标准化功率谱，均在 5Hz 附近显示出类似的峰值（图中数据由 Shane Lee 和 Wael F. Asaad 根据 Schaeffer 等[52] 进行制作）

表 9-5　基于位置的记录和刺激反应

位置[a]	微电极记录表现	刺激反应
靠后	细胞对深压力有反应（尾侧腹核前部或本体感受部） 触摸患者，细胞有反应 移出丘脑比预计要低	随着刺激的增加而加重的感觉异常（尾侧腹核团）
靠前	进入丘脑比预计要低 患者主动运动时细胞有反应（丘脑腹后核） 没有震颤细胞同步放电（丘脑腹后核） 震颤细胞（丘脑腹后核、中间腹侧核） 移出丘脑比预计要高	无反应（丘脑腹前核） 较高刺激时部分震颤改善（丘脑腹后核）
靠外	较晚或没有进入中间腹侧核 与下肢运动相关的动觉细胞活动 与下肢触觉刺激相关的感觉细胞反应（尾侧腹核）	构音障碍，肌肉收缩（内囊）
靠内	与下肢运动相关的动觉细胞活动（中间腹侧核） 如果在尾侧腹核内，与口腔 / 面部触觉刺激相关的感觉细胞反应	除震颤控制外，可能有构音障碍（内侧中间腹侧核） 无反应（中央中核 / 束旁核，内侧中间腹侧核）
较浅[b]	低振幅，偶发放电细胞（背侧丘脑）	无反应（背侧丘脑） 控制部分震颤（背侧中间腹侧核 / 丘脑腹后核） 外侧和背侧：构音障碍，肌肉收缩（内囊）
较深	低振幅，偶发放电细胞（未定带）	可能对运动障碍和（或）震颤的影响（Zi） 腹侧和内侧：共济失调（小脑结合臂） 腹侧和后侧：感觉异常（内侧丘系） 腹侧和外侧：构音障碍，肌肉收缩（内囊）

a. 与后腹侧中间核的关系；b. 在计划的路径上

经许可转载，引自 Medtronic, Inc.©2019

手术后的晚上，通常需要进行术后 CT 或 MRI 扫描，筛查任何可能的并发症，特别是出血或静脉梗死，并确认导线放置。只要患者能正常进食、无明显疼痛、自主排尿，并且能够走动，大多数可以在手术后的第二天出院。患者 1～4 周后返回，放置延伸导线并在胸壁内植入 IPG，通常为门诊手术。IPG 被植入胸部皮肤囊袋中，将头部 DBS 导线通过皮下隧道连接到胸部导线延伸部。延伸导线和 IPG 通常放置在与电极相同的身体一侧。在我们的中心，如果在一次手术中植入两个电极，发生器优先放置在胸部的右侧，左侧可放置心脏起搏器或其他设备。

（五）并发症

与 DBS 手术相关的并发症是由手术过程或长期随访期间硬件、刺激参数造成的。虽然医生会采取预防措施将这些并发症的风险降到最低，但有时它们是不可避免的。

1. 手术并发症

最具潜在破坏性的并发症是出血，立体定向手术的出血风险为 2%～4%[51, 53]。放置微电极或 DBS 电极导线穿过脑实质可导致小血管破裂或引流静脉损伤，从而导致静脉梗死继而出血，或可能导致硬膜下血肿。虽然有些小出血和实质内出血是无症状的，也有严重症状或致命出血的报道。其他直接的并发症包括术后恶心、头痛、癫痫和围术期的混乱[51, 53]。

2. 刺激并发症

丘脑中间腹侧核 DBS 所特有的并发症中，最常见的原因是接近尾侧腹核或内侧丘系，导致 21% 的患者感觉异常，通过减少刺激可以得到改善[51]。其他的不良反应包括头痛、共济失调、虚弱或轻瘫（激活皮质脊髓纤维）或构音障碍[53]。

3. 硬件并发症

与任何植入物一样，硬件可能会出现并发症。感染是一种麻烦的并发症，每个导线的发生率为 2%～3%[53]。为了对抗感染，术前大约 30min 在切口前给予抗生素，围术期静脉抗生素每 4～6h 重复一次。手术创面用抗生素灌洗。

患者术后口服抗生素 3d。

在极少数情况下，也可能发生电极的不正确放置，可能会根据被刺激的解剖结构而产生各种症状。患者可能会出现感觉异常、共济失调、构音障碍或吞咽困难、轻瘫或认知问题[48]。在这些情况下，如果没有出血，停止刺激后不良反应应该消失。应更换电极到适当的位置。在极少数情况下，电极位置合适且刺激不良作用不可耐受或治疗不令人满意时，可考虑在另一靶点放置补救电极。硬件侵蚀皮肤容易出现于皮下组织较薄的患者中。还可能发生疼痛或颈部拉扯的感觉，或因导线或 IPG 周围的瘢痕挛缩而引起的胸腔疼痛。此外，导线移位和断裂可能会导致疗效下降，或产生类似冲击的感觉。

（六）无头架 DBS 手术

有几种无头架立体定向技术可用于 DBS 手术。其中包括 StarFix Microtarget Platform®（FHC Inc.，Bowdoin，ME、USA）、NexFrame®（Medtronic，Minneapolis，MN、USA），以及 ROSA®（MedTech/Zimmer Biomet）等机器人立体定向平台。StarFix 平台在颅骨中放置骨基准点后获得的术前成像，然后使用该成像来创建用于 DBS 电极放置的坐标和路径。在完成手术计划后，将一个特制的平台固定在患者头骨上，并提供预设的靶点路径。NexFrame® 系统利用无头架神经导航系统进行靶点定位和路径规划，与患者的头部共同注册，还有一个完成靶点规划路径的机械臂。更多详细信息请参阅本书第 2 章。应用这些平台手术时的术中记录和描记如上所述。

八、微创手术

（一）γ 刀丘脑切开术

虽然 DBS 手术或不频繁的射频热凝是治疗药物难治性 ET 特发性震颤患者的有效方法，但一些患者可能不适宜手术，或者不愿意接受手术相关的风险，或者不愿意长期植入设备。γ 刀丘脑切开术是一种侵袭性较小的神经外科手术，为药物治疗无效的震颤提供了另一种治疗方法。由于不涉及开颅手术或设备植入，没有颅内出血、感染或与手术相关的硬件并发症的风险。患有严重心脏或呼吸系统疾病、免疫抑制、临界或认知障碍、高龄、使用抗凝剂和依从性较差的患者是 γ 刀丘脑切开术的潜在候选者 [54, 55]。在大多数情况下，γ 刀丘脑切开术可以在抗凝患者中进行。没有数据表明 γ 刀丘脑切开术有任何认知或记忆风险。在我们中心，γ 刀丘脑切开术的术前评估与 DBS 相同，治疗方法由 DBS/ 运动障碍小组决定。

γ 刀丘脑切开术与 DBS 手术中应用立体定向头架的方式相同。仅需要局部麻醉，可以使用一些温和的镇静（如咪达唑仑）来缓解患者的焦虑。安装头架后进行 1.5T MRI 扫描，需要至少包括 MPRAGE 区分灰质和白质结构的序列，例如 STIR 或 FLAIR 序列，可以增加其他序列例如 DTI 等，辅助最终靶点定位。中间腹侧核的靶点定位类似于 DBS，但有一些重要的区别。首先，γ 刀丘脑切开术的靶点是要损伤的丘脑区域的中心，而 DBS 靶点通常是核团的最腹侧。其次，γ 刀丘脑切开术的最终位置由 MRI 确定。MPRAGE 序列用于识别前连合 – 后连合线路，然后确定前后位置，通常为中联合点后方 5 ～ 6mm 或后连合前 1 mm+ 前连合 – 后连合距离的 25%。随后应用冠状位影像，让目标处于外侧和背腹侧平面中。一些专家主张使用与 DBS 相同的横向坐标作为初始靶标。然后将单个 4mm 准直器与该位置的等中心对准，最大剂量范围为 130 ～ 140Gy，应用 110° 的 γ 角，以创建与丘脑中间腹侧核体积相近的等中心形状。

根据最能区分灰质和白质结构的 MRI 序列，在侧面和背腹平面中调整靶标，将靶标放置在丘脑外侧下缘。关于这项技术有各种报道，建议将 50% 等剂量线放置在丘脑边缘，有的建议将 20% 等剂量线保持在内囊的内侧。虽然这两种方法有时会重叠，但在我们的中心，我们利用术前 MRI 序列融合，以确保 20% 等剂量线保持在内

囊的内侧并高于白质束 [56]。

自 20 世纪 90 年代初第一次报道以来 [57]，有部分研究表明 γ 刀丘脑切除术的安全性和有效性 [56, 58-60]，少数研究表明长期疗效。据报道，70% ～ 92% 的患者在 γ 刀丘脑切开术后震颤减少，主要评价标准为 FTM 评分。据报道，在 1 年的随访中，震颤平均改善为 51% ～ 60%。2010 年，Young 等报道在 58 个月的平均随访中，72% 的患者继续显示出平均 58% 的改善 [59]。通常 γ 刀丘脑切开术后震颤减少通常有延迟，一般为 3 ～ 6 个月，另有一些研究报道治疗后 1 年内震颤减少 [61]。

不良反应包括运动障碍、感觉异常或构音障碍，但报道的不良事件发生率（1.6% ～ 8.4%）低于 DBS。虽然规模较小，但一项前瞻性、盲法试验报道了 2% 的不良事件发生率，均为暂时性的 [60]。γ 刀丘脑切开术后出现感觉或运动并发症的 60 名患者已被证明具有较大的损毁和（或）水肿。病灶周围水肿已被证明对类固醇有部分或完全的反应 [62]，一些报道提到这类问题可以通过类固醇和时间来解决。

（二）高频聚焦超声

虽然使用超声进行神经毁损的概念是在 20 世纪 50 年代提出的，但 MRgFUS 作为一种非侵入性方法在脑内精确定位深部病灶的方法，实际应用相对较晚。对 DBS 耐受性差的患者可以选择这种治疗。成本效益分析表明，FUS 比 DBS 具有更高的效用，可与放射医学相媲美 [63]。

FUS 依赖于立体定向，类似于放射外科技术。简单地说，备皮后使用局部麻醉剂，并将立体定向头架固定到患者的颅骨上，将填充水的隔板放置在头皮上并连接到超声换能器。然后将患者置于带有高密度高频率换能器的 MRI 超声系统中，像 DBS 应用前连合 – 后连合坐标一样设定立体定向靶点。在 FUS 靶向温度为 40 ～ 45℃ 时进行 MRI 扫描，以确认靶点。应用低功率 10 ～ 20s 治疗性超声波，同时使用 MR 热像仪监测温度，目标为 55 ～ 63℃ [64]。该温度会导致靶

点丘脑中的蛋白质变性并最终发生坏死 [64, 65]。

FUS 在小样本研究中表明，它可以安全有效地用于特发性震颤患者的丘脑中间腹侧核病灶，使震颤减少 75% ～ 80%[64, 66, 67]，FUS 的唯一双盲随机对照试验纳入 76 名药物治疗无效的中重度特发性震颤患者，随机分为单侧中间腹侧核 FUS 治疗或假性治疗 [64]。应用 FTM 震颤评定量表评估，FUS 治疗使上肢震颤评分显著降低，生活质量显著改善。治疗导致 76 例不良事件，包括 34% 的感觉异常（1 年时 14%），36% 的步态障碍（1 年时 9%），以及 1 年时有 5% 的小脑缺陷。2016 年 7 月，FUS 被食品和药物管理局批准用于特发性震颤。为进一步发展 FUS 的适应证和技术，相关研究正在迅速开展 [68]。FUS 的限制包括患者的 MRI 兼容性和（或）耐受性，不能应用于对头部、声音、躯干中轴震颤症状，以及由于颅骨特征不能在一些患者中进行。

九、未来展望

基于 DTI 图像导引的 DBS 与清醒下 MER 导引的 DBS

随着 MRI 功能越来越强大，成像技术从气颅造影和前连合 – 后连合坐标衍生的丘脑靶向技术有了很大的进步。特发性震颤的靶点，即中间腹侧核，在当前成像上很难与丘脑其他核区区分开来，因此目前依赖于使用立体定向坐标的间接靶向以及微电极记录和术中刺激测试。一些对啮齿类动物的研究表明，DBS 的疗效与传入核团纤维束的激活有关，而不是由于刺激了核团本身 [69]。

DTI 是一种使用多个弥散加权图像在不同梯度方向上可视化白质束的技术 [70]。它可以描绘齿状丘脑束的纤维，而齿状丘脑束被认为是震颤的躯体运动通路，从齿状核垂直延伸到红核，然后沿水平方向横向延伸到丘脑 [71]。齿状丘脑束与震颤手术的三个经典的立体定向靶点 / 区域相交——中间腹侧核、丘脑底核和尾部未定

带 [72]。双侧 DBS 刺激齿状丘脑束的中间区域对治疗患者的肌张力障碍性头部震颤有 90% 的效果 [72]。另一项研究发现，通过中间腹侧核 DBS 刺激显著减少了震颤患者的小脑、脑干、丘脑具有相似的连接 [73]，该研究突出了丘脑和初级运动皮质之间结构连接的解剖网络在震颤发生中的重要性 [73]。

全身麻醉下可以使用直接靶向方法（如 DTI）或使用立体定向坐标的间接靶向方法，但不能使用清醒手术中微电极记录和刺激测试来确认其靶点的立体定向和功能准确性。全麻手术的支持者认为，全麻是安全的，具有最小的立体定向误差，并将微电极多次通过颅内造成的出血风险降到最低，且与接受"清醒"手术的患者相比，在减少震颤方面结果相似 [74]。全身麻醉下手术正被逐渐接受，如果需要，也可以使用。用 7T MRI 获得的基底核和丘脑结构的磁化率加权图像提供了更好的解剖定位和 DBS 靶点的结构描绘，使其成为中间腹侧核定位的有用工具 [75]。用 7T MRI 影像直接定位是可行的，但很少能获得该影像，并且不能戴头架完成扫描 [74, 76]。最近有一项单中心试验，直接比较全麻下 DTI 辅助的 DBS 手术与清醒下微电极记录和术中测试验证的立体定向 DBS 手术疗效 [77]。

参考文献

[1] Louis ED, Ferreira JJ. How common is the most common adult movement disorder? Update on the worldwide prevalence of essential tremor. Mov Disord. 2010; 25(5):534–541

[2] Putzke JD, Whaley NR, Baba Y, Wszolek ZK, Uitti RJ. Essential tremor: predictors of disease progression in a clinical cohort. J Neurol Neurosurg Psychiatry. 2006; 77(11):1235–1237

[3] Bermejo-Pareja F, Puertas-Martín V. Cognitive features of essential tremor: a review of the clinical aspects and possible mechanistic underpinnings. Tremor Other Hyperkinet Mov (N Y). 2012; 2:02–74–541–1

[4] Jain S, Lo SE, Louis ED. Common misdiagnosis of a common neurological disorder: how are we misdiagnosing essential tremor? Arch Neurol. 2006; 63 (8):1100–1104

[5] di Biase L, Brittain JS, Shah SA, et al. Tremor stability index: a new tool for differential diagnosis in tremor syndromes. Brain. 2017; 140(7):1977–1986

[6] Fahn S. Clinical Rating Scale for Tremor. In: Jankovic J, Tolosa E, eds. Parkinson's and Movement Disorders. In. Baltimore-Munich: Urban and Schwarzenberg; 1988:225–234

[7] Elble R, Comella C, Fahn S, et al. Reliability of a new scale for essential tremor. Mov Disord. 2012; 27(12):1567–1569

[8] Tio M, Tan EK. Genetics of essential tremor. Parkinsonism Relat Disord. 2016; 22 Suppl 1:S176–S178

[9] Bain PG, Findley LJ, Thompson PD, et al. A study of hereditary essential tremor. Brain. 1994; 117(Pt 4):805–824

[10] Lorenz D, Frederiksen H, Moises H, Kopper F, Deuschl G, Christensen K. High concordance for essential tremor in monozygotic twins of old age. Neurology. 2004; 62(2):208–211

[11] Clark LN, Louis ED. Challenges in essential tremor genetics. Rev Neurol (Paris).

2015; 171(6–7):466–474

[12] Gulcher JR, Jónsson P, Kong A, et al. Mapping of a familial essential tremor gene, FET1, to chromosome 3q13. Nat Genet. 1997; 17(1):84–87

[13] Higgins JJ, Lombardi RQ, Pucilowska J, Jankovic J, Tan EK, Rooney JP. A variant in the HS1-BP3 gene is associated with familial essential tremor. Neurology. 2005; 64(3):417–421

[14] Shatunov A, Sambuughin N, Jankovic J, et al. Genomewide scans in North American families reveal genetic linkage of essential tremor to a region on chromosome 6p23. Brain. 2006; 129(Pt 9):2318–2331

[15] Hicks JE, Konidari I, Scott BL, et al. Linkage of familial essential tremor to chromosome 5q35. Mov Disord. 2016; 31(7):1059–1062

[16] Merner ND, Girard SL, Catoire H, et al. Exome sequencing identifies FUS mutations as a cause of essential tremor. Am J Hum Genet. 2012; 91(2):313–319

[17] Stefansson H, Steinberg S, Petursson H, et al. Variant in the sequence of the LINGO1 gene confers risk of essential tremor. Nat Genet. 2009; 41(3):277–279

[18] Thier S, Lorenz D, Nothnagel M, et al. Polymorphisms in the glial glutamate transporter SLC1A2 are associated with essential tremor. Neurology. 2012; 79 (3):243–248

[19] Müller SH, Girard SL, Hopfner F, et al. Genome-wide association study in essential tremor identifies three new loci. Brain. 2016; 139(Pt 12):3163–3169

[20] Kuhlenbäumer G, Hopfner F, Deuschl G. Genetics of essential tremor: metaanalysis and review. Neurology. 2014; 82(11):1000–1007

[21] Hopfner F, Deuschl G. Is essential tremor a single entity? Eur J Neurol. 2018

[22] Deuschl G, Raethjen J, Lindemann M, Krack P. The pathophysiology of tremor. Muscle Nerve. 2001; 24(6):716–735

[23] Lamarre Y, Mercier LA. Neurophysiological studies of harmaline-induced tremor in the cat. Can J Physiol Pharmacol. 1971; 49(12):1049–1058

[24] Elble RJ. Physiologic and essential tremor. Neurology. 1986; 36(2):225–231

[25] Rajput A, Robinson CA, Rajput AH. Essential tremor course and disability: a clinicopathologic study of 20 cases. Neurology. 2004; 62(6):932–936

[26] Lenka A, Bhalsing KS, Panda R, et al. Role of altered cerebello-thalamocortical network in the neurobiology of essential tremor. Neuroradiology. 2017; 59(2):157–168

[27] Louis ED, Lenka A. The olivary hypothesis of essential tremor: time toILay this model to rest? Tremor Other Hyperkinet Mov (N Y). 2017; 7:473

[28] Yin W, Lin W, Li W, Qian S, Mou X. Resting state fMRI demonstrates a disturbance of the cerebello-cortical circuit in essential tremor. Brain Topogr. 2016; 29(3):412–418

[29] Louis ED. Twelve clinical pearls to help distinguish essential tremor from other tremors. Expert Rev Neurother. 2014; 14(9):1057–1065

[30] Louis ED, Vonsattel JP, Honig LS, Ross GW, Lyons KE, Pahwa R. Neuropathologic findings in essential tremor. Neurology. 2006; 66(11):1756–1759

[31] Choe M, Cortés E, Vonsattel JP, Kuo SH, Faust PL, Louis ED. Purkinje cell loss in essential tremor: random sampling quantification and nearest neighbor analysis. Mov Disord. 2016; 31(3):393–401

[32] Marin-Lahoz J, Gironell A. Linking essential tremor to the cerebellum: neurochemical evidence. Cerebellum. 2016; 15(3):243–252

[33] Brittain JS, Cagnan H, Mehta AR, Saifee TA, Edwards MJ, Brown P. Distinguishing the central drive to tremor in Parkinson's disease and essential tremor. J Neurosci. 2015; 35(2):795–806

[34] Sharifi S, Nederveen AJ, Booij J, van Rootselaar AF. Neuroimaging essentials in essential tremor: a systematic review. Neuroimage Clin. 2014; 5:217–231

[35] Antonini A, Berto P, Lopatriello S, Tamma F, Annemans L, Chambers M. Costeffectiveness of 123I-FP-CIT SPECT in the differential diagnosis of essential tremor and Parkinson's disease in Italy. Mov Disord. 2008; 23(15):2202–2209

[36] Cuberas-Borrós G, Lorenzo-Bosquet C, Aguadé-Bruix S, et al. Quantitative evaluation of striatal I-123-FP-CIT uptake in essential tremor and parkinsonism. Clin Nucl Med. 2011; 36(11):991–996

[37] Tolosa E, Borght TV, Moreno E, DaTSCAN Clinically Uncertain Parkinsonian Syndromes Study Group. Accuracy of DaTSCAN (123I-Ioflupane) SPECT in diagnosis of patients with clinically uncertain parkinsonism: 2-year follow-up of an open-label study. Mov Disord. 2007; 22(16):2346–2351

[38] Jia L, Jia-Lin S, Qin D, Qing L, Yan Z. A diffusion tensor imaging study in essential tremor. J Neuroimaging. 2011; 21(4):370–374

[39] Louis ED, Ford B, Wendt KJ, Lee H, Andrews H. A comparison of different bedside tests for essential tremor. Mov Disord. 1999; 14(3):462–467

[40] Elble R, Bain P, Forjaz MJ, et al. Task force report: scales for screening and evaluating tremor: critique and recommendations. Mov Disord. 2013; 28 (13):1793–1800

[41] Ondo W, Hashem V, LeWitt PA, et al. Comparison of the Fahn-Tolosa-Marin Clinical Rating Scale and the Essential Tremor Rating Assessment Scale Movement Disorders Clinical Practice Early View Im Internet: http://onlinelibrary. wiley.com/doi/10.1002/mdc3.12560/abstract

[42] Burke D. Essential Tremor Treatment and Management. In: Medscape; 2016

[43] Zesiewicz TA, Elble RJ, Louis ED, et al. Evidence-based guideline update: treatment of essential tremor: report of the Quality Standards subcommittee of the American Academy of Neurology. Neurology. 2011; 77(19): 1752–1755

[44] Higuchi MA, Topiol DD, Ahmed B, et al. Impact of an Interdisciplinary Deep Brain Stimulation Screening Model on post-surgical complications in essential tremor patients. PLoS One. 2015; 10(12):e0145623

[45] Machado AG, Deogaonkar M, Cooper S. Deep brain stimulation for movement disorders: patient selection and technical options. Cleve Clin J Med. 2012; 79 Suppl 2:S19–S24

[46] Deuschl G, Bain P. Deep brain stimulation for tremor [correction of trauma]: patient selection and evaluation. Mov Disord. 2002; 17 Suppl 3:S102–S111

[47] Munhoz RP, Picillo M, Fox SH, et al. Eligibility criteria for deep brain stimulation in Parkinson's disease, tremor, and dystonia. Can J Neurol Sci. 2016; 43 (4):462–471

[48] Eller JL, Burchiel KJ. Deep Brain Stimulation for Tremor. In: Bakay R, Hrsg. Movment Disorder Surgery, The Essentials: Thieme Medical Publishers; 2009:153–165

[49] Rodriguez RL, Fernandez HH, Haq I, Okun MS. Pearls in patient selection for deep brain stimulation. Neurologist. 2007; 13(5):253–260

[50] Metman LV. Selection of Centers, Diseases, and Patients for Movement Disorder Surgery. In: Bakay R, Hrsg. Movement Disorder Surgery, The Essentials: Thieme Medical Publishers; 2009:48–57

[51] Richter EO, Hamani C, Lozano AM. Efficacy and Complications of Deep Brain Stimulation for Movement Disorders. In: Bakay R, Hrsg. Movement Disorder Surgery, The Essentials: Thieme Medical Publishers; 2009:227–236

[52] Schaeffer EL, Liu DY, Guerin J, Ahn M, Lee S, Asaad WF. A low-cost solution for quantification of movement during DBS surgery. J Neurosci Methods. 2018; 303:136–145

[53] Starr PA. Avoiding Complications and Correcting Errors. In: Bakay, Hrsg

[54] Young R. Stereotactic Radiosurgery for Movement Disorders. In: Starr P, Hrsg. Neurosurgical Operative Atlas. Second. Aufl. New York: Thieme Medical Publishers; 2009:165–168

[55] Elaimy AL, Demakas JJ, Arthurs BJ, et al. Gamma knife radiosurgery for essential tremor: a case report and review of the literature. World J Surg Oncol. 2010; 8:20

[56] Kooshkabadi A, Lunsford LD, Tonetti D, Flickinger JC, Kondziolka D. Gamma knife thalamotomy for tremor in the magnetic resonance imaging era. J Neurosurg. 2013; 118(4):713–718

[57] Guo WY, Lindqvist M, Lindquist C, et al. Stereotaxic angiography in gamma knife radiosurgery of intracranial arteriovenous malformations. AJNR Am J Neuroradiol. 1992; 13(4):1107–1114

[58] Kondziolka D, Ong JG, Lee JY, Moore RY, Flickinger JC, Lunsford LD. Gamma knife thalamotomy for essential tremor. J Neurosurg. 2008; 108(1):111–117

[59] Young RF, Li F, Vermeulen S, Meier R. Gamma knife thalamotomy for treatment of essential tremor: long-term results. J Neurosurg. 2010; 112(6):1311–1317

[60] Witjas T, Carron R, Krack P, et al. A prospective single-blind study of gamma knife thalamotomy for tremor. Neurology. 2015; 85(18):1562–1568

[61] Ohye C, Shibazaki T, Ishihara J, Zhang J. Evaluation of gamma thalamotomy for parkinsonian and other tremors: survival of neurons adjacent to the thalamic lesion after gamma thalamotomy. J Neurosurg. 2000; 93 Suppl 3:120–127

[62] Friedman DP, Goldman HW, Flanders AE, Gollomp SM, Curran WJ, Jr. Stereotactic radiosurgical pallidotomy and thalamotomy with the gamma knife: MR imaging findings with clinical correlation—preliminary experience. Radiology. 1999; 212(1):143–150

[63] Ravikumar VK, Parker JJ, Hornbeck TS, et al. Cost-effectiveness of focused ultrasound, radiosurgery, and DBS for essential tremor. Mov Disord. 2017; 32 (8):1165–1173

[64] Elias WJ, Lipsman N, Ondo WG, et al. A randomized trial of focused ultrasound thalamotomy for essential tremor. N Engl J Med. 2016; 375(8):730–739

[65] Elias WJ, Huss D, Voss T, et al. A pilot study of focused ultrasound thalamotomy for essential tremor. N Engl J Med. 2013; 369(7):640–648

[66] Lipsman N, Schwartz ML, Huang Y, et al. MR-guided focused ultrasound thalamotomy for essential tremor: a proof-of-concept study. Lancet Neurol. 2013; 12(5):462–468

[67] Zaaroor M, Sinai A, Goldsher D, et al. Magnetic resonance-guided focused ultrasound thalamotomy for tremor: a report of 30 Parkinson's disease and essential tremor cases. J Neurosurg. 201 8:202–210

[68] Fishman PS, Frenkel V. Focused ultrasound: an emerging therapeutic modality for neurologic disease. Neurotherapeutics. 2017; 14(2):393–404

[69] Gradinaru V, Mogri M, Thompson KR, Henderson JM, Deisseroth K. Optical deconstruction of parkinsonian neural circuitry. Science. 2009; 324(5925):354–359

[70] Nimsky C. Diffusion Tensor Imaging-Guided Resection. In: al. He, Hrsg. Intraoperative MR-Guided Neurosurgery: Thieme Medical Publishers; 2011:139–149

[71] Schlaier J, Anthofer J, Steib K, et al. Deep brain stimulation for essential tremor: targeting the dentato-rubro-thalamic tract? Neuromodulation. 2015; 18 (2):105–112

[72] Coenen VA, Allert N, Mädler B. A role of diffusion tensor imaging fiber tracking in deep brain stimulation surgery: DBS of the dentato-rubro-thalamic tract (drt) for the treatment of therapy-refractory tremor. Acta Neurochir (Wien). 2011; 153(8):1579–1585, discussion 1585

[73] Klein JC, Barbe MT, Seifried C, et al. The tremor network targeted by successful VIM deep brain stimulation in humans. Neurology. 2012; 78(11):787–795

[74] Chen T, Mirzadeh Z, Chapple K, Lambert M, Dhall R, Ponce FA. "Asleep" deep brain stimulation for essential tremor. J Neurosurg. 2016; 124(6):1842–1849

[75] Abosch A, Yacoub E, Ugurbil K, Harel N. An assessment of current brain targets for deep brain stimulation surgery with susceptibility-weighted imaging at 7 tesla. Neurosurgery. 2010; 67(6):1745–1756, discussion 1756

[76] Chen T, Mirzadeh Z, Ponce FA. "Asleep" deep brain stimulation surgery: a critical review of the literature.World Neurosurg. 2017; 105:191–198

[77] Sajonz BE, Amtage F, Reinacher PC, et al. Deep Brain Stimulation for Tremor Tractographic Versus Traditional (DISTINCT): study protocol of a randomized controlled feasibility trial. JMIR Res Protoc. 2016; 5(4):e244

第 10 章　脑深部电刺激治疗肌张力障碍：临床回顾和外科考虑

Deep Brain Stimulation for Dystonia—Clinical Review and Surgical Considerations

Ankur Butala, Teresa Wojtasiewicz, Kelly Mills, Taylor E. Purvis, William S. Anderson　**著**

刘焕光　刘钰晔　陈颖川　张建国　**译**

摘要： 肌张力障碍是一种异质性和致残性的神经疾病，通常药物治疗无效。在本章中，我们将回顾肌张力障碍的临床表现，无论局灶性如颈部肌张力障碍还是全身性肌张力障碍，都严重影响患者的生活质量。本章回顾了不断发展的诊断概念：基因型 – 表型相关性，以及探讨了一种独特的病理生理学机制。我们回顾了治疗的方案，包括口服药物和肉毒杆菌毒素等，更重要的是 DBS 术前、术中和术后的外科管理。

关键词： 肌张力障碍，DYT，斜颈，脑深部电刺激，苍白球内侧部

一、概述

肌张力障碍是一种复杂的运动障碍，由 Hermann Oppenheim 博士于 1911 年发现，其特征是"一种非常特殊的（障碍）……明显的紧张性痉挛状态……在颈部，头部和近端……异常的步态……自发性运动、抽搐运动和舞蹈形式运动的不可分割的混合"。肌张力障碍是一种综合征分类，而不是病因分类，其特征是间歇性或持续性不自主肌肉收缩或四肢的姿势，通常是扭曲、扭动或颤抖 [1, 2]。由此产生的异常姿势导致患者日常生活活动困难、独立性降低、失去工作能力、慢性疼痛，并增加最终不可逆的肌肉骨骼共病的风险，如脊柱侧凸、肢体和轴性骨畸形以及挛缩。在本章中，我们回顾有关肌张力障碍的临床特征，重点放在神经外科手术前、围术期和术后。

二、肌张力障碍的分级和检查

过去肌张力障碍的诊断并不精确，如今国际专家小组使用两个维度重新分类：临床和病因 [3-6]。临床鉴别尤其与手术前评估相关，本章会进一步阐述。尽管最近在病理生理学方面取得了进展，但仍然缺乏全球公认的现象学或发病机制解释 [7, 8]。肌张力障碍可能是节段性（连续区域）、多灶性（非连续）或偏身性（半侧，通常继发于获得性病理结构）。当涉及躯干和其他两个区域时，肌张力障碍可能是"全身性"。这些肌张力障碍容易导致终身残疾，常常需要更积极的干预，如 DBS。

（一）临床学

肌张力障碍的诊断仍然是床边诊断，需要存在几种表现和诱发现象，最低限度为主动肌和拮

抗肌同时收缩，例如前臂屈肌和伸肌，导致手和手指的姿势活动异常。收缩的持续时间可能有很大差异，从短暂的瞬间（类似肌阵挛持续时间[9]）到持续的痉挛（可能与挛缩混淆）。通常伴随姿势异常的是有节律或半节律的运动，表现为震颤，并被误认为是特发性或红核性震颤。时间波动和局灶性受累阻碍了及时诊断，并成为研究焦点[8]。局灶性肌张力障碍可能是更普遍的肌张力障碍类型（如 DYT5 的下肢异常或 ADCY5 的嘴部异常[10]）。当肌张力障碍完全没有对抗时，震颤可能会短暂减弱，处于一个"零点"，这可能被认为是肢体的新的默认的"休息状态"。

肌张力障碍可能导致不正常的扭转姿势，因此历史术语"扭转痉挛"也被使用。应该特别注意症状的分布，无论是涉及身体的孤立区域（局灶性肌张力障碍，最常见的表现为痉挛性斜颈或颈部肌张力障碍），多个相邻区域（节段性肌张力障碍，以前称为 Meige 综合征或口下颌肌张力障碍），还是全身性的。有时存在共病，如运动迟缓、静止性震颤、肌阵挛或小脑病变表现，这可能提示有其他的病因学。还需要注意时间变异性，包括白天的波动或在阵发性"风暴"之前存在正常时期。

其次，应评估诱发动作或活动的状态，许多肌张力障碍现在被认为具有任务特异性或由特定行动诱发。特定任务的肌张力障碍可能发生在熟练或重复运动的身体部分，如书写或演奏乐器时，如手风琴运动障碍[11, 12]。动作诱发的肌张力障碍以前被怀疑是功能性的（即心理原因的），可能很难从现象学上阐明。人们可能会下意识地通过邻近或近端拮抗肌收缩来产生对抗，但仍缺乏明确的特异性肌张力障碍的诊断标准[8]。

最后，细微的溢出、镜像或拮抗姿势可以支持肌张力障碍的诊断。溢出现象是指异常肌肉邻近的同侧或对侧的肌肉无意识地被激活，通常与产生的异常动作一致。与此相反，当使用不太严重或未受影响的肢体（单侧肌张力障碍）引起同侧肌张力障碍运动时，称为镜像运动。这些现象用于确认特定任务的肌张力障碍存在，有较高的

阳性预测值，但灵敏度可能较低[13]。

特别需要考虑的是缓解动作[14]，以前被称为感觉诡计或姿势拮抗，由此出现了肌张力障碍的感觉运动回路抑制模型。患者可能通过触摸脸颊或下巴使痉挛性斜颈改善[15]，这是缓解动作最常见的触觉示例。文献中的患病率报道各不相同，但超过 70% 的肌张力障碍患者具有不同效果的缓解动作。最新的研究表明，感官、非触觉刺激[16, 17]和内感受器[18]可能具有缓解或加重症状的效果[19]。来自眨眼反射预脉冲抑制和肌电图[20, 21]的证据表明，运动传出和感觉传入系统之间的感觉运动整合功能存在异常门控[22]。因此反馈信号例如触摸，可以短暂将皮质促进和抑制之间的病理失衡正常化[23]。

（二）病因学

从病因上讲，肌张力障碍可能是"原发"的，不能归因于后天原因。原发性（或遗传性）肌张力障碍可能以全身性或局灶性的表现出现。在 20 世纪 90 年代早期测出多巴反应性肌张力障碍（又称 Segawa 病，DRD）的相关基因 DYT5a-GCH1[24]。从那时起，已经测序出超过 25 种单基因形式[25]。这些可以细分为"孤立"或"组合"。一般来说，多基因性肌张力障碍与肌阵挛、帕金森病或多动运动有关。尽管外显率可变，大多数都是常染色体显性遗传，例如 TOR1A（DYT1）或 THAP1（DYT6）突变引起的早发性全身性肌张力障碍均为常染色体显性遗传，外显率分别为 30% ～ 60%[26]。

此外，肌张力障碍可能会随焦虑、昼夜节律、运动或饥饿而波动。动作特异性意味着与动作的可重复和一致性相关，可能导致重复进行某种动作的人的严重功能障碍，例如作家痉挛，音乐家肌张力障碍或跑步者肌张力障碍[11]。

虽然大多数原发性肌张力障碍具有常染色体显性遗传，但也有例外，包括 X 连锁肌张力障碍 – 帕金森综合征（Lubag 肌张力障碍，DYT3-TAF1，Xq13.1），常染色体隐性变异型 DRD（DYT5b-th，11p15.5），或与母系线粒体疾

病相关的肌张力障碍，如 Leigh 综合征。肌张力障碍是一种全球性疾病，在基因同质性较高的人群中具有更高的发病率，例如具有 Ashkenazi 血统[27] 或来自法罗岛的人[28]。多个基于人群的大量样本（$n > 1000$ 万）研究分析表明，原发性肌张力障碍的总患病率为 16.4/100 万人[29]。最主要类型是局灶性肌张力障碍（主要是优势手，如作家痉挛或原发书写震颤）和颈部肌张力障碍，合并患病率分别为 15.4‰ 和 5.0‰，实际可能更高。

相反，继发性获得性肌张力障碍的发生率是未知的，可能因为复杂的基因型 – 表型相互作用和隐蔽的环境触发因素。丘脑或基底核的肿瘤性、出血性或缺血性损伤可能导致局灶性、节段性或半身性肌张力障碍，伴有或不伴有舞蹈样动作或肌阵挛[30, 31]。甚至围产期缺氧缺血性损伤也可能表现为成年早期的肌张力障碍[32, 33]。各种药物可能导致迟发性肌张力障碍，包括抗精神病药物、抗呕吐药物、抗抑郁药物和抗惊厥药物[34]。

（三）评分量表

鉴于原发性和继发性肌张力障碍的异质性，无论临床表现还是病因学，都需要严格的系统评价方法，以便于分类和进一步研究。为此，目前已经有一些与特定肌张力障碍和全身障碍相关的标准化评定量表。有许多不同的量表可用于眼睑痉挛[35]、颈部肌张力障碍[36]、局灶性[37] 和全身性肌张力障碍[38]。虽然全面的回顾量表与本文的目的无关，但运动障碍协会组推荐了一些与术前评估相关的评分，这些量表如下。

● 多伦多西部痉挛性斜颈评定量表（Toronto Western Spasmodic Torticollis Rating Scale, TWSTRS）[36]：该量表自 1994 年以来一直用于临床评估，是肉毒杆菌毒素、药物治疗和 DBS 临床试验中有效的结果衡量标准。它有三个子量表，用于测量临床医生评估的身体严重程度和对缓解手法的反应，以及关于功能和疼痛的患者自述部分。它是最广泛使用的颈部肌张力障碍量表，具有良好的评价者间可靠性，但有人认为它

过于泛泛，不适合常规临床使用。

● Fahn-Marsden 肌张力障碍评定量表（Fahn-Marsden Dystonia Rating Scale, FMDRS）[39, 40]：FMDRS 是一种广泛使用的临床医生评定量表，通过区域运动表现和功能障碍来评估全身性肌张力障碍。尽管它是用来评估成人的原发性肌张力障碍，也被广泛用于评价成人和儿童的 DBS 疗效。

三、内科治疗

许多肌张力障碍患者无须手术即可充分控制其症状，但目前没有任何疗法可以改变疾病的自然病史[41]。一般而言，肌张力障碍的内科治疗可分为三类：①非药理学选择，如物理治疗和支持治疗；②药物治疗；③化学神经治疗（肉毒杆菌毒素）。

（一）物理和支持治疗

肌张力障碍有多种非药物疗法，如生物反馈训练、姿势练习、支持和行为疗法[41-44]。这些疗法的大多数研究都是案例报道，很少有临床试验[41-44]。最近关于运动训练和经皮神经电刺激（transcutaneous electrical nerve stimulation, TENS）治疗局灶性肌张力障碍（如作家或音乐家痉挛）的研究是很有希望的。但 TENS 似乎不能改善原发性书写障碍[45-47]。由于缺乏物理疗法对肌张力障碍疗效的高质量证据，这些疗法都是辅助治疗，而不是一线治疗[43]。临床证据确实支持其他疗法结合使用物理康复方案，例如肉毒杆菌毒素注射[48]，但需要进一步的证据来说明哪些具体的物理治疗干预对患者有用。

（二）药物治疗

到目前为止，还没有针对任何肌张力障碍的疾病改善疗法，治疗方案都是针对功能缺失最主要的方面控制症状。很少有有影响力的盲性临床试验研究肌张力障碍的药理选择，现有的建议主要基于经验观察和开放性研究。

1. 多巴胺能类药物

肌张力障碍有一些类型可能对多巴胺非常敏感，如 DRD（Segawa 病，*DYT5a*）。通常首先在出现不明原因的肌张力障碍的人身上尝试多巴胺 [49, 50]，以迅速筛选鉴别诊断。典型的 DRD 对低剂量左旋多巴反应迅速，但最终可能需要更高的剂量治疗。如果在 3 个月内无明显反应，表明需要重新检查可疑的病因学。

2. 多巴胺拮抗药和耗竭药

多巴胺拮抗药如氯氮平，已经用于治疗急性迟发性肌张力障碍和特发性肌张力障碍 [51-53]，尽管疗效不明确且不良反应显著。通过抑制囊泡单胺转运蛋白 2（vesicular monoamine transporter 2，VMAT2；如四苯嗪、缬苯嗪）调节多巴胺似乎对迟发性肌张力障碍 [54] 和特发性肌张力障碍有疗效 [55]。在美国，这些药物昂贵且难以获得，多巴胺调节剂主要用于肌张力障碍伴随舞蹈病、肌阵挛或抽搐 [56-58]。

3. 抗胆碱能药物

在 FDA 批准肉毒杆菌毒素和外科干预出现之前，肌张力障碍的药物治疗依赖于抗胆碱能药物，可以改善抗精神病药物引起的急性张力障碍反应 [59-61]。最早的观察结果主要是 20 世纪初的经验和报道。Fahn 认识到抗胆碱能三己基苯基在儿童中的耐受性比成人更好，在高剂量下成人常见口干症、尿潴留和便秘 [62]。早期临床试验数据支持这一观察 [63]，患者肌张力障碍严重程度和功能障碍得到改善。继发性肌张力障碍如脑瘫，也观察到了类似的疗效 [64, 65]。但肉毒杆菌毒素始终显示出优于抗胆碱能药的疗效和耐受性 [66]。现有的证据主要是儿童的报道，在成人中几乎没有系统的证据 [67]。

4. 抗惊厥药物

早期研究表明，在阵发性肌张力障碍的动物模型中使用吡咯烷酮衍生物、吡拉西坦和左乙拉西坦可能改善疾病症状 [68]。最初有一些局灶性和全身性肌张力障碍的病例报道支持 [69, 70]，但一项更大的开放标签前瞻性研究否定了这些发现 [71]。

（三）肉毒素注射

肌内注射肉毒杆菌毒素被认为是肌张力障碍的一线治疗方法，几个多学科的组织 [42] 和国家机构推荐了 1A 级 [72-74]。证据支持肉毒杆菌注射用于原发性头部（不包括口颌）肌张力障碍、颈肌张力障碍和书写痉挛 [75-77]。肉毒杆菌对成人和儿童患者都是安全的 [78]。美国有两种血清型的肉毒杆菌毒素，即 A 型肉毒杆菌毒素和 B 型肉毒杆菌毒素，它们的药理作用机制不同，但对肌张力障碍的治疗都有效 [79, 80]。

四、手术治疗

在过去的一个世纪里，神经调控治疗肌张力障碍显著增加。现代外科手术方法包括 20 世纪 40—60 年代实施的各种类型的消融性姑息性苍白球切开术和丘脑切开术 [81, 82]，以及 DBS 手术 [83, 84]。证据表明苍白球的 DBS 可以提供极好的缓解，但结果可能根据患者的特点而有所不同 [85-91]。详细的术前评估和关于手术合理的预期对于患者至关重要。有多种 DBS 治疗肌张力障碍的方法，在这里，我们将回顾经典的立体定向头架为基础的术中 MRI 引导的 GPi 入路。

（一）脑深部电刺激

GPi-DBS 是许多药物治疗和肉毒杆菌注射无效的肌张力障碍患者的公认治疗方法。多个随机对照试验的长期随访显示，DBS 在原发性全身性肌张力障碍和颈部肌张力障碍中具有显著的疗效 [85-90]。也有证据表明，虽然 DBS 在许多肌张力障碍亚型中是有益的，患有特定继发性肌张力障碍的患者可能会获益更多 [85]。许多其他因素也可以影响患者对 DBS 的反应。由多学科团队进行的术前评估可以确保肌张力障碍患者从治疗中获得最大效果。多学科团队也有助于后续的围术期护理和术后优化管理。

虽然 GPi 是最常见的刺激靶标，也有其他靶点的研究，包括皮质和丘脑 [92-94]。当肌张障碍伴随明显的震颤时，单侧[95, 96]、双侧[97] 应用丘脑腹中间核 DBS，或与 GPi-DBS 联用[94, 98-100] 均可以改善肌张力障碍和震颤。以丘脑腹外侧核后区为靶点的 DBS 在一些病例中也显示出改善肌张力障碍的效果[101]。

帕金森病中 STN-DBS 改善继发性肌张力障碍的临床观察，促使人们对 STN 和 STN 邻近的靶点进行了研究[93, 102]。随后，附近区域，例如尾部未定带[103] 或丘脑底核后部可能是更相关的靶点[104-106]。到目前为止，现有的文献并不能说明哪个靶点更有效，未来需要进行随机对照试验。

1. 基于头架的 DBS 手术步骤

首先进行术前检查和评估，包括一般医学检查和多学科运动障碍小组的评估。在大多数中心，基于头架的手术要求患者在过程中保持清醒。在手术前，进行 MRI 扫描以协助靶点规划，包括增强 T_1 成像以及具有快速自旋回波的 T_2 容积成像，3D 梯度回波和轴向反转恢复图像。立体定向头架与法兰克福平面平行固定在患者头部。进行 CT，并在计算机计划工作站上将其与术前 MRI 融合。利用计算机中立体定向计划工作站，可以执行基于前连合 – 后连合距离、其他中线结构（间接定位）和 MRI 引导定位（直接定位）相结合的定位方法。确定靶点，记录 X、Y、Z 以及圆弧和环角坐标。将立体定向头架固定在手术台上，最大限度地减少手术期间头部的移动。切开皮肤，并在每个入口点钻孔。套管沿术中 X 线或 CT 显示的设定路径放置，微电极放入套管，可以合理地设计微电极的放置分布进行微电极记录，如平行放置两个微电极，其中一个处于设定路径的中心，以评估强直反应。由于使用的电极和电极通道数的差异，微电极记录技术可能在不同的 DBS 中心之间有所不同。长期以来，大多数北美和欧洲 DBS 中心一直在使用微电极记录，但术中图像引导（随后讨论）正在改变这一方法。

为了进行微电极记录，高阻抗铂铱微电极被放入套管中，套管连接到位于钻孔上方的微驱动

器上。由生理学家、神经学家或神经外科医生检测电信号，微电极推送到距目标 15mm 以内，随后逐步推进。观察相关的灰质核团或感觉运动区的特征放电模式和对被动运动的反应，验证电极位置。可以基于高频或低频活动模式、无反应（暗示白质束）、阶段放电模式和背景环境噪声来划分区域。微电极记录之后可以在微电极的底部触点进行高频刺激，电流设定在 0.5 ～ 5mA 之间，观察是否存在不良反应。观察患者是否有症状变化，但术中改善并不常见。更重要的是，术中刺激有助于早期检测出视觉和感觉异常，支持基于图像的视束、内囊和内侧丘系的定位。

根据微电极记录收集的信息可以修改最初规划的靶点，确定植入 DBS 电极的最终路径。之前用微电极测试不良反应用的是单极刺激，可以用 DBS 电极双极方式再次刺激。DBS 电极的定位和深度可以通过术中透视或 CT 确认，这是术中可以修正位置的最后阶段。然后用颅骨固定系统固定导线，并且将导线从头皮隧道穿过，准备以后的第二阶段 IPG。在后续的日子里，患者返回植入 IPG，优先放置在胸部的右侧，左侧可用于放置心脏起搏器。

2. MRI 引导下的 DBS 手术步骤[107, 108]

术中影像引导的肌张力障碍 DBS 可利用 MRI 或 CT 分别实时验证电极位置，即术中 MRI 或术中 CT。由于皮质和皮质下解剖学的更高分辨率，术中 MRI 引导可能比 CT 引导更有利。在这里回顾术中 MRI 作为肌张力障碍术中成像的步骤。对于 DBS 中术中 CT 可以参考 Servello 等[109] 和 Bot 等[110] 的报道。

MRI 引导下 DBS 的术前评估与全身麻醉的要点类似。患者在手术室进行气管内全身麻醉诱导，然后躺在磁共振兼容头部固定系统中（图 10-1 和图 10-2），并在常规准备后将导航网格放置在预计的头皮切口处，用于 GPi 定位（图 10-3）。进行增强 3D T_1 扫描确定靶点和路径。在每个路径入口点进行切口，然后固定定位底座（图 10-4）。重复全头 3D T_1 扫描（无增强）和高分辨率薄层扫描，以可视化相关的解剖

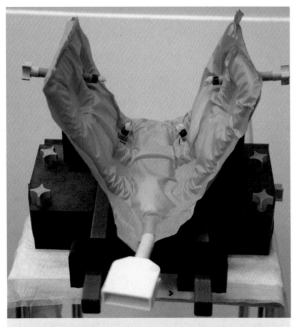

▲ 图 10-1　带有头部固定装置的术中 MRI 装置

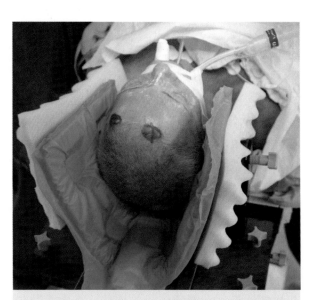

▲ 图 10-2　插管患者于 MRI 装置中，仰卧位

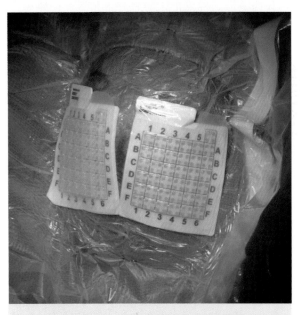

▲ 图 10-3　MRI 之前的导航网格定位

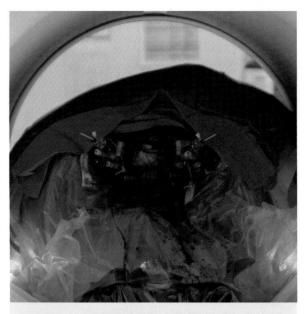

▲ 图 10-4　双侧导航装置，患者位于术中 MRI 扫描设备中

靶点。这些扫描是用来对准引导套管，以实现小于 1mm 的瞄准径向误差。陶瓷引导探针通过套管插入目标位置。再次进行 3D T_1 扫描，确认其在 GPi 中的定位并量化放置误差（图 10-5）。随后将患者从 MRI 设备中移出，用两个 DBS 电极替换探针。DBS 导线用钻孔固定系统固定，缝合切口后，稍后为患者植入 IPG。

（二）术后并发症

虽然 DBS 治疗肌张力障碍被认为是安全有

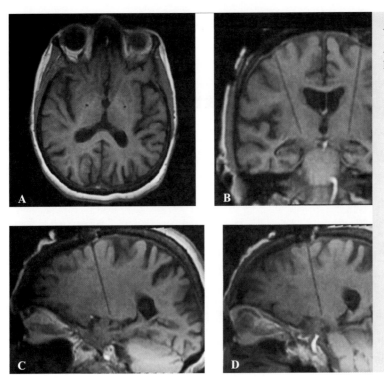

◀ 图 10-5　**MRI 显示术中 GPi 电极位置**
A. 轴位图像；B. 冠状位图像；C. 左侧矢状面；
D. 右侧矢状面

效的，但该手术与 DBS 治疗其他运动障碍的并发症类型相同[111-125]。由 DBS 引起的并发症可能是与手术、硬件或与刺激相关的。

1. 手术相关并发症

包括出血、术后谵妄 / 精神异常和癫痫[111-124]。DBS 的许多手术相关的并发症是自限性的，不会永久存在[111-124]。DBS 具有颅内出血的风险，可导致明显的神经功能缺损和死亡[114, 116, 118, 121, 123, 126]。DBS 后的出血率相当低，为 0.78% ～ 5%，其中大约一半的患者出现症状[114, 116, 118, 121, 123, 126]，肌张力障碍患者也是如此。其他患者因素，如年龄较大和高血压，与出血相关[123]。一些研究发现 GPi-DBS 的出血率高于 STN-DBS，但进一步的分析没有显示解剖靶点与出血风险之间的关联[125, 127, 128]。需要特别注意的是肌张力障碍持续状态，这是一种罕见的由治疗变化、感染或脱水引发的肌张力障碍症状的急性加重，导致自主神经不稳定、呼吸受损、横纹肌溶解或急性肾衰竭，可能会危及生命[129, 130]。肌张力障碍持续状态需要在重症监护病房中监护，给予静脉补液和其他支持性药物治疗，如苯二氮䓬类和解热药[129, 130]。

2. 硬件相关并发症

与硬件相关的并发症，包括感染、伤口破裂、导线移位、导线断裂、IPG 故障和瘢痕挛缩、疼痛，术后数年也可能出现。感染是 DBS 最常见的并发症，包括术后即时感染和伤口破裂引起的延迟感染，平均发生率为 5% ～ 6%[111, 114, 116-119, 121, 122, 131-136]。感染最常见的部位似乎是 IPG 位置[111, 117, 118, 122, 131, 137, 138]，或局限于 IPG 皮肤囊袋的浅表感染[136, 137, 139]，保守治疗可以使 50% 的患者保留部分或全部 DBS 系统[117, 118, 136, 137, 139]。严重感染或那些保守治疗失败的患者需要移除设备和抗生素治疗数月。基于诊断的感染风险没有明显差异，因此肌张力障碍不需要特别考虑感染预防[111, 114, 116-119, 121, 122, 131-136]。但肌张力障碍患者可能会发展为肌张力障碍持续状态，由感染的生理压力或突然停止治疗触发。导线相关的并发症，包括导线断裂或其他硬件故障，首先检查 DBS 系统阻抗，随后进行 X 线成像[140]。与其他运动障碍患者相比，肌张力障碍患者发生导线断裂的风险似乎更高，高达 5.6%[111, 117, 131, 133, 141, 142]，可能与颈部姿势异常有关[111, 117, 131, 133, 141, 142]。

3. 刺激相关并发症

在没有出血或导线断裂的情况下，DBS 可能产生刺激相关并发症，与解剖靶点有关。GPi 是治疗肌张力障碍最常见的靶点，其耐受性相对较好。肌张力障碍患者在 GPi-DBS 后似乎没有出现明显的认知下降，许多精神病学结果显示术后情绪的总体评价有所改善[143-145]。构音障碍是肌张力障碍患者中最常见的刺激相关并发症，发生率为 4% ~ 11%，理论上可以通过调整参数来改善。但一些患者即使在调整参数后仍有持续的症状[119, 131, 146]。刺激 GPi 可能诱发运动迟缓和不同程度的步态"冻结"[132, 147-149]。运动迟缓的发生率很难评估，因为在 DBS 治疗后，即使没有出现运动迟缓症状的患者也有运动反应减慢的迹象[90, 150]。

五、DBS 程控和疗效

具体见图 10-6。

（一）原发性全身性肌张力障碍

原发性全身性肌张力障碍一直是肌张力障碍亚型中研究的焦点。双侧 GPi 植入的早期报道显示，在长达 66 个月的随访期间，Burke-Fahn-Marsden 肌张力障碍评分量表（Burke-Fahn-Marsden Dystonia Rating Scale，BFMDRS）运动评分提高了 22% ~ 86%[101, 152-157]。这些令人鼓舞的结果促使 GPi-DBS 在原发性全身性肌张力障碍中进行了几项前瞻性对照试验。在第一批关于高频 GPi 刺激的前瞻性研究中，Vidailhet 等报道，植入 12 个月后，BMFDRS 的客观运动评分和功能评分改善了 50% 以上，少数受试者表现出高达 75% 的改善[89]。Krupsh 等报道的随机、假刺

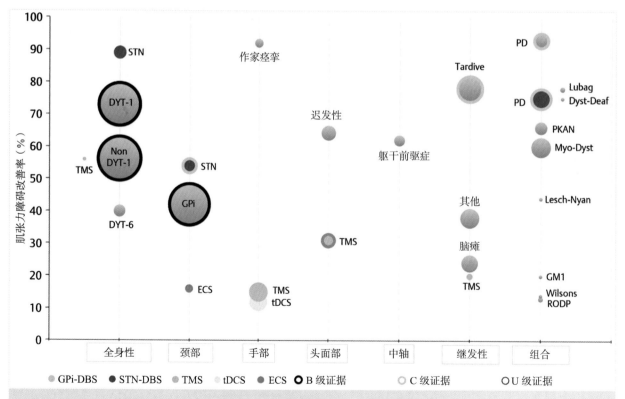

▲ 图 10-6　脑深部电刺激对肌张力障碍有效的证据（来自 Fox 和 Alterman[151]）

每个气泡都代表着特定类型的大脑刺激对特定类型的肌张力障碍有效的证据。气泡沿 y 轴的位置反映了肌张力障碍严重程度的平均改善，气泡的大小反映了研究的患者数量，气泡轮廓反映了美国神经病学学会标准评估的证据质量（B 级，黑色轮廓；C 级，灰色轮廓；U 级，无轮廓）。有较好效果证据的治疗，气泡更大、在图表上位置较高、轮廓颜色更深

激试验结果显示，3 个月后，双侧 GPi-DBS 患者 BFMDRS 运动评分改善 39.9%，而假刺激时评分改善 4.5%[90]；12 个月后，与基线相比，患者 BFMDRS 运动评分改善 45%[90]。2010 年的另一项多中心前瞻性试验显示，与术前基线相比，12 个月后 BFMDRS 运动评分提高了 43.8%[158]。随访显示，GPi-DBS 的疗效是长期持续的，大多数患者随着时间的推移逐渐改善，随访 3 ～ 20 年，有 58% ～ 76% 的患者长期改善（基于 BFMDRS 运动评分）[119, 133, 134, 159-161]。尽管患者中精神共病的人群患病率高于预期，GPi-DBS 对神经精神疾病没有明显影响[162]。

一些临床观察表明，遗传特征的原发性肌张力障碍可能对 DBS 更敏感。Panov 等对 47 名患有 DYT1 肌张力障碍的患者进行了长达 10 年的随访，显示出运动和功能持续改善 30% 以上，有几名受试者可以停止药物治疗[133]。

（二）局灶性肌张力障碍（颈部）

药物和肉毒素难治性特发性颈部肌张力障碍已经进行了最严格等级的研究，与原发性肌张力障碍相比，局灶性肌张力障碍如颈部肌张力障碍，具有更多样的治疗结果。有几个回顾性的、开放性的研究显示手术结果与原发性全身性肌张力障碍相当[91]。虽然术后疗效报道不相同，但都较术前显著提高，TWSTRS 严重程度评分改善 28% ～ 70.2%[141, 146, 163-167]，并随着时间的推移进一步提高，术后 3 ～ 20 个月随访显示 TWSTRS 各部分均改善（严重程度为 38% ～ 63%，功能为 54% ～ 69%，疼痛为 38% ～ 50%）[141]。相反，有报道提出大部分症状改善发生在 1 年内，此后评分相对稳定[87, 167, 168]。长期随访表明 GPi-DBS 治疗原发性颈部肌张力障碍疗效稳定，经过平均 7.7 年的随访，比基线 TWSTRS 评分提高 47.6%。但临床医生评定的肌张力障碍严重程度的改善可能与患者自评的结果（如生活质量、疼痛或功能）不一致[163]。

特发性颅颈部肌张力障碍（Meige 综合征）是一种节段性肌张力障碍，涉及眶周肌、面肌、

颊肌和颈肌，通常对药物治疗和肉毒素注射无效，后者往往受到不良反应的限制。Ostrem 等也证明了双侧 GPi-DBS 在相关的眼睛和面部 BMFDRS 运动亚分上有 4 ～ 5 分的改善，功能评估也有改善[169]。类似于颈部和全身性肌张力障碍的反应率，在病例报道和小样本量报道中，BFMDRS 在植入后 10 年内改善高达 80%[170-173]。在最近对 69 例双侧 GPi-DBS 和 6 例双侧 STN-DBS 患者的回顾研究表明，运动量表和功能量表的平均改善分别为 66.9% 和 56%，发病年龄、疾病持续时间对治疗结果无明显影响[174]。治疗中常应用高电压（> 3.0V）和脉宽（> 185ms）。

（三）继发性肌张力障碍

继发性肌张力障碍是具有肌张力障碍症状的异质性病理组[175]。某些亚型的继发性肌张力障碍似乎特别适合于 DBS。证据支持大多数来自病例报道和开放性研究，并没有严格的随机双盲对照研究。迟发性肌张力障碍是一种严重的顽固性肌张力障碍，由多巴胺能拮抗药物的不良反应引起，这种类型似乎对 DBS 表现出良好的反应，症状改善报道的范围很广，大多数患者在至少 6 个月内症状改善 50% ～ 70%[86, 93, 176-181]。脑瘫患者在 DBS 治疗后症状改善较温和，为 23.6% ～ 49.5%[182-185]。一些研究表明，尽管 BFMDRS 评分缺乏改善，但患者生活质量的改善是显著的[184]。对于这些患者，即使效果不如对其他亚型肌张力障碍的影响大，但也能从手术中获益[184, 185]。研究证据表明，DBS 可能对一系列其他类型的继发性肌张力障碍有效，包括多发性硬化症、Lesch-Nyhan 综合征和卒中后肌张力障碍。

（四）作用机制假说

从历史上看，DBS 主要是作为消融手术的替代品，使用高频刺激在细胞群中诱导"去极化阻滞"[186]。然而，术中早期观察表明，STN 刺激可以诱导肌肉强直收缩而不是不全性麻痹。这些临床观察得到了通过微透析发现的苍白球神经

元放电率[187]和突触谷氨酸升高的电生理学研究的支持[188]。目前已经提出了与肌张力障碍有关的各种作用机制假设，如 Murrow 简要总结的那样：神经元活动的规律化[189]，病理性皮质纹状体丘脑 β 振荡的破坏[190]，和增加抑制性 GABA 释放[191]。此外，肌张力障碍和其他脑部疾病新兴的计算信息学模型通过无序的信息传递来研究病理生理学[192, 193]。总而言之，介入性 DBS 技术不仅提供了治疗机会，而且使人们对疾病发病机制有了新的认识，为将来更好的治疗提供了可能。

（五）DBS 程控参数

一般初次开机是在术后 4 周的无药效状态下进行，此时微毁损效应消退，身体表现出全部症状。早期开机也是可行的，如在急性肌张力障碍危象期间[130, 194]。现代 DBS 系统是"开环的"，程控医生基于症状调整刺激。参数包括：电流（mA）或电压（V）、脉冲宽度（μs）、频率（Hz）和外壳或电极极性（正极 – 负极）。刺激参数调整可以增加或减小 VTA 的大小和强度。DBS 程控的一般指导原则是改善运动症状，同时将不良反应影响降至最低。肌张力障碍的程控很具有挑战性，因为某些症状最初可能会短暂改善，但整体改善可能需要几个月的持续刺激（图 10-7）。

目前为止，还没有专门针对肌张力障碍的"理想"DBS 参数设置的共识，虽然已经提出了许多方法，都具有最大限度地提高运动和最大限度地减少不良影响的一致性要求[194-196]。由于可能不会立刻表现出效果，开机包括激活单极中的每个导联触点，一般电池外壳作为正极、触点作为负极，并逐渐增加刺激强度[197, 198]，直到观察到变化或持续的不良反应。程控时需要考虑到 GPi 和 STN 的差异，不良反应可能包括上肢或下肢肌肉痉挛、构音障碍、感觉异常、神经精神症状、复视或眼前闪光感。

刺激后外侧 GPi 的触点似乎可以产生最大疗效，其次是电极的背侧触点，通常位于 GPi

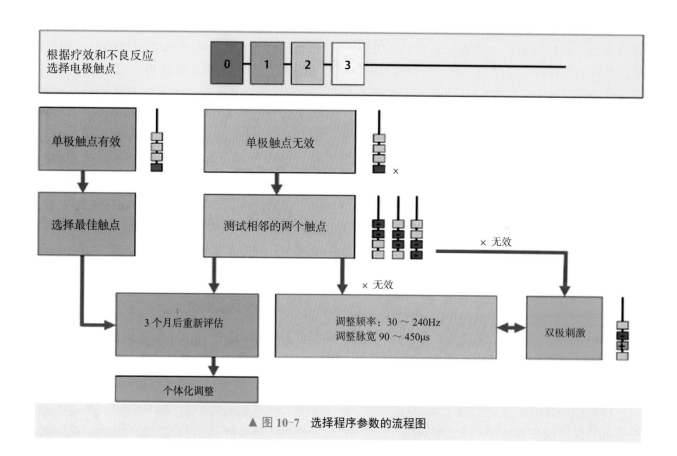

▲ 图 10-7　选择程序参数的流程图

腹侧，可能会引起眼前闪光感[199–201]。与帕金森病相似，保守的初始参数是中高频（130Hz）和窄脉冲宽度（60～90μs），也可以应用高脉宽[155, 202]或调整频率[153, 155, 166, 191, 203]。对于局灶性肌张力障碍与全身性肌张力障碍，已有报道对低频或高频刺激的差异反应。在缺乏明确的临床反应的情况下，应用患者可以耐受的最高刺激幅度观察，或者建议在几周内迅速增加刺激强度。使用标准化评定量表进行季度随访，以评估延迟疗效和调整程控参数。在最大化 VTA 之后，许多专家倾向于将脉宽递增至 450μs。如果所有其他刺激参数都无明显效果，可以尝试低频刺激（＜60Hz）。

肌张力障碍 DBS 程控突出了"开环刺激"和当前程控方法的局限性。新的研究方向包括改变传统的矩形 DBS 波形从被动变为主动电荷平衡[204]和低频特异性刺激[205]。如今对小脑调节基底神经节活动的广泛认识正在开辟新的治疗途径和新的刺激靶点[206–210]。

六、总结

在本章中，我们做了肌张力障碍临床特征和病因学因素的概述，重点放在 DBS 治疗上。无论症状部位、遗传分布或是继发性的肌张力障碍，DBS 都是一种显著改善患者生活质量的方法。更重要的是，DBS 提供了能实时检测体内生理信号的一种途径，有机会发现肌张力障碍的病理问题。此外，由于肌张力障碍环路模型被广泛认为接近其他神经精神疾病的机制，DBS 在治疗肌张力障碍中的效果，为治疗其他疾病提供了希望，并突出了疾病环路模型的持久相关性。

参考文献

[1] Klein C, Fahn S. Translation of Oppenheim's 1911 paper on dystonia. Mov Disord. 2013; 28(7):851–862

[2] Oppenheim H. Über eine eigenartige Krampfkrankheit des kindlichen und jugendlichen Alters (Dysbasia lordotica progressiva, Dystonia musculorum deformans). Neurologisches Centralblatt. 1911; 30:1090–1107

[3] Marsden CD. Dystonia: the spectrum of the disease. Res Publ Assoc Res Nerv Ment Dis. 1976; 55:351–367

[4] Albanese A, Bhatia K, Bressman SB, et al. Phenomenology and classification of dystonia: a consensus update. Mov Disord. 2013; 28(7):863–873

[5] Morgan VL, Rogers BP, Abou-Khalil B. Segmentation of the thalamus based on BOLD frequencies affected in temporal lobe epilepsy. Epilepsia. 2015; 56 (11):1819–1827

[6] Morgante F, Klein C. Dystonia. Continuum (Minneap Minn). 2013; 19 5 Movement Disorders:1225–1241

[7] Albanese A. How many dystonias? Clinical evidence. Front Neurol. 2017; 8:18

[8] Pirio Richardson S, Altenmüller E, Alter K, et al. Research priorities in limb and task-specific dystonias. Front Neurol. 2017; 8:170

[9] Obeso JA, Rothwell JC, Lang AE, Marsden CD. Myoclonic dystonia. Neurology. 1983; 33(7):825–830

[10] Carapito R, Paul N, Untrau M, et al. A de novo ADCY5 mutation causes earlyonset autosomal dominant chorea and dystonia. Mov Disord. 2015; 30(3): 423–427

[11] Torres-Russotto D, Perlmutter JS. Task-specific dystonias: a review. Ann N Y Acad Sci. 2008; 1142:179–199

[12] Frucht SJ, Fahn S, Greene PE, et al. The natural history of embouchure dystonia. Mov Disord. 2001; 16(5):899–906

[13] Sitburana O, Wu LJ, Sheffield JK, Davidson A, Jankovic J. Motor overflow and mirror dystonia. Parkinsonism Relat Disord. 2009; 15(10):758–761

[14] Patel N, Hanfelt J, Marsh L, Jankovic J, members of the Dystonia Coalition. Alleviating manoeuvres (sensory tricks) in cervical dystonia. J Neurol Neurosurg Psychiatry. 2014; 85(8):882–884

[15] Broussolle E, Laurencin C, Bernard E, Thobois S, Danaila T, Krack P. Early illustrations of geste antagoniste in cervical and generalized dystonia. Tremor Other Hyperkinet Mov (N Y). 2015; 5:332

[16] Lee CN, Eun MY, Kwon DY, Park MH, Park KW. "Visual sensory trick" in patient with cervical dystonia. Neurol Sci. 2012; 33(3):665–667

[17] Stojanovic M, Kostic V, Stankovic P, Sternic N. Improvement in laryngeal dystonia with background noise. Mov Disord. 1997; 12(2):249–250

[18] Greene PE, Bressman S. Exteroceptive and interoceptive stimuli in dystonia. Mov Disord. 1998; 13(3):549–551

[19] Asmus F, von Coelln R, Boertlein A, Gasser T, Mueller J. Reverse sensory geste in cervical dystonia. Mov Disord. 2009; 24(2):297–300

[20] Gómez-Wong E, Martí MJ, Tolosa E, Valls-Solé J. Sensory modulation of the blink reflex in patients with blepharospasm. Arch Neurol. 1998; 55(9): 1233–1237

[21] Peterson DA, Sejnowski TJ. A dynamic circuit hypothesis for the pathogenesis of blepharospasm. Front Comput Neurosci. 2017; 11:11

[22] Abbruzzese G, Berardelli A. Sensorimotor integration in movement disorders. Mov Disord. 2003; 18(3):231–240

[23] Ramos VF, Karp BI, Hallett M. Tricks in dystonia: ordering the complexity. J Neurol Neurosurg Psychiatry. 2014; 85(9):987–993

[24] Ozelius L, Kramer PL, Moskowitz CB, et al. Human gene for torsion dystonia located on chromosome 9q32-q34. Neuron. 1989; 2(5):1427–1434

[25] Klein C. Genetics in dystonia. Parkinsonism Relat Disord. 2014; 20 Suppl 1: S137–S142

[26] Phukan J, Albanese A, Gasser T, Warner T. Primary dystonia and dystoniaplus syndromes: clinical characteristics, diagnosis, and pathogenesis. Lancet Neurol. 2011; 10(12):1074–1085

[27] Inzelberg R, Hassin-Baer S, Jankovic J. Genetic movement disorders in patients of Jewish ancestry. JAMA Neurol. 2014; 71(12):1567–1572

[28] Joensen P. High prevalence of primary focal dystonia in the Faroe Islands. Acta Neurol Scand. 2016; 133(1):55–60

[29] Steeves TD, Day L, Dykeman J, Jetté N, Pringsheim T. The prevalence of primary dystonia: a systematic review and meta-analysis. Mov Disord. 2012; 27(14):1789–1796

[30] Hawker K, Lang AE. Hypoxic-ischemic damage of the basal ganglia. Case reports and a review of the literature. Mov Disord. 1990; 5(3):219–224

[31] Lee MS, Marsden CD. Movement disorders following lesions of the thalamus or subthalamic region. Mov Disord. 1994; 9(5):493–507

[32] Burke RE, Fahn S, Gold AP. Delayed-onset dystonia in patients with "static" encephalopathy. J Neurol Neurosurg Psychiatry. 1980; 43(9):789–797

[33] Saint Hilaire MH, Burke RE, Bressman SB, Brin MF, Fahn S. Delayed-onset dystonia due to perinatal or early childhood asphyxia. Neurology. 1991; 41 (2 (Pt 1)):216–222

[34] Zádori D, Veres G, Szalárdy L, Klivényi P, Vécsei L. Drug-induced movement disorders. Expert Opin Drug Saf. 2015; 14(6):877–890

[35] Jankovic J, Kenney C, Grafe S, Goertelmeyer R, Comes G. Relationship between various clinical outcome assessments in patients with blepharospasm. Mov Disord. 2009; 24(3):407–413

[36] Consky E, Lang A. Clinical assessments of patients with cervical dystonia. In: Jankovic J, Hallett M, eds. Therapy with botulinum toxin. Vol. 25. New York, NY: Marcel Dekker; 1994:211–237

[37] Müller J, Wissel J, Kemmler G, et al. Craniocervical dystonia questionnaire (CDQ-24): development and validation of a disease-specific quality of life instrument. J Neurol Neurosurg Psychiatry. 2004; 75(5):749–753

[38] Comella CL, Leurgans S, Wuu J, Stebbins GT, Chmura T, Dystonia Study Group. Rating scales for dystonia: a multicenter assessment. Mov Disord. 2003; 18(3):303–312

[39] Krystkowiak P, du Montcel ST, Vercueil L, et al. SPIDY Group. Reliability of the Burke-Fahn-Marsden scale in a multicenter trial for dystonia. Mov Disord. 2007; 22(5):685–689

[40] Burke RE, Fahn S, Marsden CD, Bressman SB, Moskowitz C, Friedman J. Validity and reliability of a rating scale for the primary torsion dystonias. Neurology. 1985; 35(1):73–77

[41] Jankovic J. Medical treatment of dystonia. Mov Disord. 2013; 28(7):1001–1012

[42] Albanese A, Asmus F, Bhatia KP, et al. EFNS guidelines on diagnosis and treatment of primary dystonias. Eur J Neurol. 2011; 18(1):5–18

[43] Delnooz CC, Horstink MW, Tijssen MA, van de Warrenburg BP. Paramedical treatment in primary dystonia: a systematic review. Mov Disord. 2009; 24 (15):2187–2198

[44] De Pauw J, Van der Velden K, Meirte J, et al. The effectiveness of physiotherapy for cervical dystonia: a systematic literature review. J Neurol. 2014; 261 (10):1857–1865

[45] Espay AJ, Hung SW, Sanger TD, Moro E, Fox SH, Lang AE. A writing device improves writing in primary writing tremor. Neurology. 2005; 64(9):1648–1650
[46] Meunier S, Bleton JP, Mazevet D, et al. TENS is harmful in primary writing tremor. Clin Neurophysiol. 2011; 122(1):171–175
[47] Tinazzi M, Farina S, Bhatia K, et al. TENS for the treatment of writer's cramp dystonia: a randomized, placebo-controlled study. Neurology. 2005; 64(11): 1946–1948
[48] Tassorelli C, Mancini F, Balloni L, et al. Botulinum toxin and neuromotor rehabilitation: an integrated approach to idiopathic cervical dystonia. Mov Disord. 2006; 21(12):2240–2243
[49] Nygaard TG, Marsden CD, Duvoisin RC. Dopa-responsive dystonia. Adv Neurol. 1988; 50:377–384
[50] Segawa M, Hosaka A, Miyagawa F, Nomura Y, Imai H. Hereditary progressive dystonia with marked diurnal fluctuation. Adv Neurol. 1976; 14:215–233
[51] Karp BI, Goldstein SR, Chen R, Samii A, Bara-Jimenez W, Hallett M. An open trial of clozapine for dystonia. Mov Disord. 1999; 14(4):652–657
[52] Jankovic J. Tardive syndromes and other drug-induced movement disorders. Clin Neuropharmacol. 1995; 18(3):197–214
[53] Shapleske J, Mickay AP, Mckenna PJ. Successful treatment of tardive dystonia with clozapine and clonazepam. Br J Psychiatry. 1996; 168(4):516–518
[54] Simpson GM. The treatment of tardive dyskinesia and tardive dystonia. J Clin Psychiatry. 2000; 61 Suppl 4:39–44
[55] Jankovic J, Beach J. Long-term effects of tetrabenazine in hyperkinetic movement disorders. Neurology. 1997; 48(2):358–362
[56] Chen JJ, Ondo WG, Dashtipour K, Swope DM. Tetrabenazine for the treatment of hyperkinetic movement disorders: a review of the literature. Clin Ther. 2012; 34(7):1487–1504
[57] Jankovic J. Treatment of hyperkinetic movement disorders with tetrabenazine: a double-blind crossover study. Ann Neurol. 1982; 11(1):41–47
[58] Jankovic J, Orman J. Tetrabenazine therapy of dystonia, chorea, tics, and other dyskinesias. Neurology. 1988; 38(3):391–394
[59] Boyer WF, Bakalar NH, Lake CR. Anticholinergic prophylaxis of acute haloperidol-induced acute dystonic reactions. J Clin Psychopharmacol. 1987; 7 (3):164–166
[60] Holloman LC, Marder SR. Management of acute extrapyramidal effects induced by antipsychotic drugs. Am J Health Syst Pharm. 1997; 54(21):2461–2477
[61] Stern TA, Anderson WH. Benztropine prophylaxis of dystonic reactions. Psychopharmacology (Berl). 1979; 61(3):261–262
[62] Fahn S. High dosage anticholinergic therapy in dystonia. Neurology. 1983; 33(10):1255–1261
[63] Burke RE, Fahn S, Marsden CD. Torsion dystonia: a double-blind, prospective trial of high-dosage trihexyphenidyl. Neurology. 1986; 36(2):160–164
[64] Sanger TD, Bastian A, Brunstrom J, et al. Child Motor Study Group. Prospective open-label clinical trial of trihexyphenidyl in children with secondary dystonia due to cerebral palsy. J Child Neurol. 2007; 22(5):530–537
[65] van den Heuvel CNAM, Tijssen MA, van de Warrenburg BPC, Delnooz C. The symptomatic treatment of acquired dystonia: a systematic review. Mov Disord Clin Pract. 2016; 3(6):548–558
[66] Brans JW, Lindeboom R, Snoek JW, et al. Botulinum toxin versus trihexyphenidyl in cervical dystonia: a prospective, randomized, double-blind controlled trial. Neurology. 1996; 46(4):1066–1072
[67] Albanese A, Barnes MP, Bhatia KP, et al. A systematic review on the diagnosis and treatment of primary (idiopathic) dystonia and dystonia plus syndromes: report of an EFNS/MDS-ES Task Force. Eur J Neurol. 2006; 13(5): 433–444
[68] Löscher W, Richter A. Piracetam and levetiracetam, two pyrrolidone derivatives, exert antidystonic activity in a hamster model of paroxysmal dystonia. Eur J Pharmacol. 2000; 391(3):251–254
[69] Sullivan KL, Hauser RA, Louis ED, Chari G, Zesiewicz TA. Levetiracetam for the treatment of generalized dystonia. Parkinsonism Relat Disord. 2005; 11 (7):469–471
[70] Zesiewicz TA, Louis ED, Sullivan KL, Menkin M, Dunne PB, Hauser RA. Substantial improvement in a Meige's syndrome patient with levetiracetam treatment. Mov Disord. 2004; 19(12):1518–1521
[71] Hering S, Wenning GK, Seppi K, Poewe W, Mueller J. An open trial of levetiracetam for segmental and generalized dystonia. Mov Disord. 2007; 22(11): 1649–1651
[72] Hallett M, Albanese A, Dressler D, et al. Evidence-based review and assessment of botulinum neurotoxin for the treatment of movement disorders. Toxicon. 2013; 67:94–114
[73] Simpson DM, Hallett M, Ashman EJ, et al. Practice guideline update summary: Botulinum neurotoxin for the treatment of blepharospasm, cervical dystonia, adult spasticity, and headache: Report of the Guideline Development Subcommittee of the American Academy of Neurology. Neurology. 2016; 86(19):1818–1826
[74] Simpson DM, Blitzer A, Brashear A, et al. Therapeutics and Technology Assessment Subcommittee of the American Academy of Neurology. Assessment: Botulinum neurotoxin for the treatment of movement disorders (an evidence-based review): report of the Therapeutics and Technology Assessment Subcommittee of the American Academy of Neurology. Neurology. 2008; 70(19):1699–1706
[75] Kruisdijk JJ, Koelman JH, Ongerboer de Visser BW, de Haan RJ, Speelman JD. Botulinum toxin for writer's cramp: a randomised, placebo-controlled trial and 1-year follow-up. J Neurol Neurosurg Psychiatry. 2007; 78(3):264–270
[76] Bentivoglio AR, Fasano A, Ialongo T, Soleti F, Lo Fermo S, Albanese A. Fifteenyear experience in treating blepharospasm with Botox or Dysport: same toxin, two drugs. Neurotox Res. 2009; 15(3):224–231
[77] Truong D, Duane DD, Jankovic J, et al. Efficacy and safety of botulinum type A toxin (Dysport) in cervical dystonia: results of the first US randomized, double- blind, placebo-controlled study. Mov Disord. 2005; 20(7):783–791
[78] Albavera-Hernández C, Rodríguez JM, Idrovo AJ. Safety of botulinum toxin type A among children with spasticity secondary to cerebral palsy: a systematic review of randomized clinical trials. Clin Rehabil. 2009; 23(5):394–407
[79] Pappert EJ, Germanson T, Myobloc/Neurobloc European Cervical Dystonia Study Group. Botulinum toxin type B vs. type A in toxin-naïve patients with cervical dystonia: Randomized, double-blind, noninferiority trial. Mov Disord. 2008; 23(4):510–517
[80] Duarte GS, Castelão M, Rodrigues FB, et al. Botulinum toxin type A versus botulinum toxin type B for cervical dystonia. Cochrane Database Syst Rev. 2016; 10:CD004314
[81] Cooper IS. Clinical and physiologic implications of thalamic surgery for disorders of sensory communication. 2. Intention tremor, dystonia, Wilson's disease and torticollis. J Neurol Sci. 1965; 2(6):520–553
[82] Cooper IS. 20-year follow-up study of the neurosurgical treatment of dystonia musculorum deformans. Adv Neurol. 1976; 14:423–452
[83] Gildenberg PL. Evolution of basal ganglia surgery for movement disorders. Stereotact Funct Neurosurg. 2006; 84(4):131–135
[84] Cif L, Hariz M. Seventy years with the globus pallidus: pallidal surgery for movement disorders between 1947 and 2017. Mov Disord. 2017; 32(7): 972–982
[85] Pretto TE, Dalvi A, Kang UJ, Penn RD. A prospective blinded evaluation of deep brain stimulation for the treatment of secondary dystonia and primary torticollis syndromes. J Neurosurg. 2008; 109(3):405–409
[86] Damier P, Thobois S, Witjas T, et al. French Stimulation for Tardive Dyskinesia (STARDYS) Study Group. Bilateral deep brain stimulation of the globus pallidus to treat tardive dyskinesia. Arch Gen Psychiatry. 2007; 64(2):170–176
[87] Kiss ZH, Doig-Beyaert K, Eliasziw M, Tsui J, Haffenden A, Suchowersky O, Functional and Stereotactic Section of the Canadian Neurosurgical Society, Canadian Movement Disorders Group. The Canadian multicentre study of deep brain stimulation for cervical dystonia. Brain. 2007; 130(Pt 11):2879–2886
[88] Diamond A, Shahed J, Azher S, Dat-Vuong K, Jankovic J. Globus pallidus deep brain stimulation in dystonia. Mov Disord. 2006; 21(5):692–695
[89] Vidailhet M, Vercueil L, Houeto JL, et al. French Stimulation du Pallidum Interne dans la Dystonie (SPIDY) Study Group. Bilateral deep-brain stimulation of the globus pallidus in primary generalized dystonia. N Engl J Med. 2005; 352(5):459–467
[90] Kupsch A, Benecke R, Müller J, et al. Deep-Brain Stimulation for Dystonia Study Group. Pallidal deep-brain stimulation in primary generalized or segmental dystonia. N Engl J Med. 2006; 355(19):1978–1990
[91] Moro E, LeReun C, Krauss JK, et al. Efficacy of pallidal stimulation in isolated dystonia: a systematic review and meta-analysis. Eur J Neurol. 2017; 24(4): 552–560
[92] Romito LM, Franzini A, Perani D, et al. Fixed dystonia unresponsive to pallidal stimulation improved by motor cortex stimulation. Neurology. 2007; 68 (11):875–876
[93] Sun B, Chen S, Zhan S, Le W, Krahl SE. Subthalamic nucleus stimulation for primary dystonia and tardive dystonia. Acta Neurochir Suppl (Wien). 2007; 97(Pt 2):207–214
[94] Woehrle JC, Blahak C, Kekelia K, et al. Chronic deep brain stimulation for segmental dystonia. Stereotact Funct Neurosurg. 2009; 87(6):379–384
[95] Racette BA, Dowling J, Randle J, Mink JW. Thalamic stimulation for primary writing tremor. J Neurol. 2001; 248(5):380–382
[96] Minguez-Castellanos A, Carnero-Pardo C, Gómez-Camello A, et al. Primary writing tremor treated by chronic thalamic stimulation. Mov Disord. 1999; 14(6):1030–1033
[97] Kuncel AM, Turner DA, Ozelius LJ, Greene PE, Grill WM, Stacy MA. Myoclonus and tremor response to thalamic deep brain stimulation parameters in a patient with inherited myoclonus-dystonia syndrome. Clin Neurol Neurosurg. 2009; 111(3):303–306
[98] Hedera P, Phibbs FT, Dolhun R, et al. Surgical targets for dystonic tremor: considerations between the globus pallidus and ventral intermediate thalamic nucleus. Parkinsonism Relat Disord. 2013; 19(7):684–686
[99] Morishita T, Foote KD, Haq IU, Zeilman P, Jacobson CE, Okun MS. Should we consider Vim thalamic deep brain stimulation for select cases of severe refractory dystonic tremor. Stereotact Funct Neurosurg. 2010; 88(2):98–104
[100] Fasano A, Bove F, Lang AE. The treatment of dystonic tremor: a systematic review. J Neurol Neurosurg Psychiatry. 2014; 85(7):759–769
[101] Vercueil L, Pollak P, Fraix V, et al. Deep brain stimulation in the treatment of severe dystonia. J Neurol. 2001; 248(8):695–700
[102] Ostrem JL, San Luciano M, Dodenhoff KA, et al. Subthalamic nucleus deep brain stimulation in isolated dystonia: a 3-year follow-up study. Neurology. 2017; 88(1):25–35
[103] Plaha P, Khan S, Gill SS. Bilateral stimulation of the caudal zona incerta nucleus for tremor control. J Neurol Neurosurg Psychiatry. 2008; 79(5):504–513
[104] Buhmann C, Moll CK, Zittel S, Münchau A, Engel AK, Hamel W. Deep brain stimulation of the ventrolateral thalamic base and posterior subthalamic area in dystonic head tremor. Acta Neurochir Suppl (Wien). 2013; 117:67–72
[105] Blomstedt P, Fytagoridis A, Tisch S. Deep brain stimulation of the posterior subthalamic area in the treatment of tremor. Acta Neurochir (Wien). 2009; 151(1):31–36
[106] Blomstedt P, Sandvik U, Fytagoridis A, Tisch S. The posterior subthalamic area in the treatment of movement disorders: past, present, and future. Neurosurgery. 2009; 64(6):1029–1038, discussion 1038–1042
[107] Anderson WS, Lenz FA. Surgery insight: deep brain stimulation for movement disorders. Nat Clin Pract Neurol. 2006; 2(6):310–320
[108] Starr PA, Turner RS, Rau G, et al. Microelectrode-guided implantation of deep brain stimulators into the globus pallidus internus for dystonia: techniques, electrode locations, and outcomes. Neurosurg Focus. 2004; 17(1):E4
[109] Servello D, Zekaj E, Saleh C, Pacchetti C, Porta M. The pros and cons of intraoperative CT scan in evaluation of deep brain stimulation lead implantation: A retrospective study. Surg Neurol Int. 2016; 7 Suppl 19:S551–S556
[110] Bot M, van den Munckhof P, Bakay R, Stebbins G, Verhagen Metman L. Accuracy of intraoperative computed tomography during deep brain stimulation procedures: comparison with postoperative magnetic resonance imaging. Stereotact Funct Neurosurg. 2017; 95(3):183–188
[111] Jitkritsadakul O, Bhidayasiri R, Kalia SK, Hodaie M, Lozano AM, Fasano A. Systematic review of hardware-related complications of deep brain stimulation: do new indications pose an increased risk? Brain Stimul. 2017; 10(5): 967–976
[112] Brüggemann N, Kühn A, Schneider SA, et al. Short- and long-term outcome of chronic pallidal neurostimulation in monogenic isolated dystonia. Neurology. 2015; 84(9):895–903
[113] Romito LM, Zorzi G, Marras CE, Franzini A, Nardocci N, Albanese A. Pallidal stimulation for acquired dystonia due to cerebral palsy: beyond 5 years. Eur J Neurol. 2015; 22(3):426–e32
[114] Beric A, Kelly PJ, Rezai A, et al. Complications of deep brain stimulation surgery.

Stereotact Funct Neurosurg. 2001; 77(1–4):73–78

[115] Burdick AP, Fernandez HH, Okun MS, Chi YY, Jacobson C, Foote KD. Relationship between higher rates of adverse events in deep brain stimulation using standardized prospective recording and patient outcomes. Neurosurg Focus. 2010; 29(2):E4

[116] Chen T, Mirzadeh Z, Chapple K, Lambert M, Ponce FA. Complication rates, lengths of stay, and readmission rates in "awake" and "asleep" deep brain simulation. J Neurosurg. 2017; 127(2):360–369

[117] Constantoyannis C, Berk C, Honey CR, Mendez I, Brownstone RM. Reducing hardware-related complications of deep brain stimulation. Can J Neurol Sci. 2005; 32(2):194–200

[118] Fenoy AJ, Simpson RK, Jr. Risks of common complications in deep brain stimulation surgery: management and avoidance. J Neurosurg. 2014; 120(1): 132–139

[119] Isaias IU, Alterman RL, Tagliati M. Deep brain stimulation for primary generalized dystonia: long-term outcomes. Arch Neurol. 2009; 66(4):465–470

[120] Kaminska M, Perides S, Lumsden DE, et al. Complications of deep brain stimulation (DBS) for dystonia in children: the challenges and 10 year experience in a large paediatric cohort. Eur J Paediatr Neurol. 2017; 21(1):168–175

[121] Patel DM, Walker HC, Brooks R, Omar N, Ditty B, Guthrie BL. Adverse events associated with deep brain stimulation for movement disorders: analysis of 510 consecutive cases. Neurosurgery. 2015; 11 Suppl 2:190–199

[122] Sillay KA, Larson PS, Starr PA. Deep brain stimulator hardware-related infections: incidence and management in a large series. Neurosurgery. 2008; 62 (2):360–366, discussion 366–367

[123] Zrinzo L, Foltynie T, Limousin P, Hariz MI. Reducing hemorrhagic complications in functional neurosurgery: a large case series and systematic literature review. J Neurosurg. 2012; 116(1):84–94

[124] Buhmann C, Huckhagel T, Engel K, et al. Adverse events in deep brain stimulation: A retrospective long-term analysis of neurological, psychiatric and other occurrences. PLoS One. 2017; 12(7):e0178984

[125] Gorgulho A, De Salles AA, Frighetto L, Behnke E. Incidence of hemorrhage associated with electrophysiological studies performed using macroelectrodes and microelectrodes in functional neurosurgery. J Neurosurg. 2005; 102 (5):888–896

[126] Park CK, Jung NY, Kim M, Chang JW. Analysis of delayed intracerebral hemorrhage associated with deep brain stimulation surgery. World Neurosurg. 2017; 104:537–544

[127] Binder DK, Rau GM, Starr PA. Risk factors for hemorrhage during microelectrode-guided deep brain stimulator implantation for movement disorders. Neurosurgery. 2005; 56(4):722–732, discussion 722–732

[128] Xiaowu H, Xiufeng J, Xiaoping Z, et al. Risks of intracranial hemorrhage in patients with Parkinson's disease receiving deep brain stimulation and ablation. Parkinsonism Relat Disord. 2010; 16(2):96–100

[129] Allen NM, Lin JP, Lynch T, King MD. Status dystonicus: a practice guide. Dev Med Child Neurol. 2014; 56(2):105–112

[130] Termsarasab P, Frucht SJ. Dystonic storm: a practical clinical and video review. J Clin Mov Disord. 2017; 4(10):10

[131] Kenney C, Simpson R, Hunter C, et al. Short-term and long-term safety of deep brain stimulation in the treatment of movement disorders. J Neurosurg. 2007; 106(4):621–625

[132] Meoni S, Fraix V, Castrioto A, et al. Pallidal deep brain stimulation for dystonia: a long-term study. J Neurol Neurosurg Psychiatry. 2017; 88(11):960–967

[133] Panov F, Gologorsky Y, Connors G, Tagliati M, Miravite J, Alterman RL. Deep brain stimulation in DYT1 dystonia: a 10-year experience. Neurosurgery. 2013; 73(1):86–93, discussion 93

[134] Sobstyl M, Kmieć T, Ząbek M, Szczałuba K, Mossakowski Z. Long-term outcomes of bilateral pallidal stimulation for primary generalised dystonia. Clin Neurol Neurosurg. 2014; 126:82–87

[135] Tagliati M, Krack P, Volkmann J, et al. Long-term management of DBS in dystonia: response to stimulation, adverse events, battery changes, and special considerations. Mov Disord. 2011; 26 Suppl 1:S54–S62

[136] Piacentino M, Pilleri M, Bartolomei L. Hardware-related infections after deep brain stimulation surgery: review of incidence, severity and management in 212 single-center procedures in the first year after implantation. Acta Neurochir (Wien). 2011; 153(12):2337–2341

[137] Fenoy AJ, Simpson RK, Jr. Management of device-related wound complications in deep brain stimulation surgery. J Neurosurg. 2012; 116(6):1324–1332

[138] Umemura A, Jaggi JL, Hurtig HI, et al. Deep brain stimulation for movement disorders: morbidity and mortality in 109 patients. J Neurosurg. 2003; 98 (4):779–784

[139] Bhatia S, Zhang K, Oh M, Angle C, Whiting D. Infections and hardware salvage after deep brain stimulation surgery: a single-center study and review of the literature. Stereotact Funct Neurosurg. 2010; 88(3):147–155

[140] Fernández FS, Alvarez Vega MA, Antuña Ramos A, Fernández González F, Lozano Aragoneses B. Lead fractures in deep brain stimulation during longterm follow-up. Parkinsons Dis. 2010; 2010(409356):409356

[141] Krauss JK, Loher TJ, Pohle T, et al. Pallidal deep brain stimulation in patients with cervical dystonia and severe cervical dyskinesias with cervical myelopathy. J Neurol Neurosurg Psychiatry. 2002; 72(2):249–256

[142] Yianni J, Nandi D, Shad A, Bain P, Gregory R, Aziz T. Increased risk of lead fracture and migration in dystonia compared with other movement disorders following deep brain stimulation. J Clin Neurosci. 2004; 11(3):243–245

[143] Jahanshahi M, Czernecki V, Zurowski AM. Neuropsychological, neuropsychiatric, and quality of life issues in DBS for dystonia. Mov Disord. 2011; 26 Suppl 1:S63–S78

[144] Hälbig TD, Gruber D, Kopp UA, Schneider GH, Trottenberg T, Kupsch A. Pallidal stimulation in dystonia: effects on cognition, mood, and quality of life. J Neurol Neurosurg Psychiatry. 2005; 76(12):1713–1716

[145] de Gusmao CM, Pollak LE, Sharma N. Neuropsychological and psychiatric outcome of GPi-deep brain stimulation in dystonia. Brain Stimul. 2017; 10 (5):994–996

[146] Volkmann J, Mueller J, Deuschl G, et al. DBS study group for dystonia. Pallidal neurostimulation in patients with medication-refractory cervical dystonia: a randomised, sham-controlled trial. Lancet Neurol. 2014; 13(9):875–884

[147] Schrader C, Capelle HH, Kinfe TM, et al. GPi-DBS may induce a hypokinetic gait

disorder with freezing of gait in patients with dystonia. Neurology. 2011; 77(5):483–488

[148] Blahak C, Capelle HH, Baezner H, Kinfe TM, Hennerici MG, Krauss JK. Micrographia induced by pallidal DBS for segmental dystonia: a subtle sign of hypokinesia? J Neural Transm (Vienna). 2011; 118(4):549–553

[149] Berman BD, Starr PA, Marks WJ, Jr, Ostrem JL. Induction of bradykinesia with pallidal deep brain stimulation in patients with cranial-cervical dystonia. Stereotact Funct Neurosurg. 2009; 87(1):37–44

[150] Huebl J, Brücke C, Schneider GH, Blahak C, Krauss JK, Kühn AA. Bradykinesia induced by frequency-specific pallidal stimulation in patients with cervical and segmental dystonia. Parkinsonism Relat Disord. 2015; 21(7):800–803

[151] Fox MD, Alterman RL. Brain stimulation for torsion dystonia. JAMA Neurol. 2015; 72(6):713–719

[152] Yianni J, Bain PG, Gregory RP, et al. Post-operative progress of dystonia patients following globus pallidus internus deep brain stimulation. Eur J Neurol. 2003; 10(3):239–247

[153] Kupsch A, Klaffke S, Kühn AA, et al. The effects of frequency in pallidal deep brain stimulation for primary dystonia. J Neurol. 2003; 250(10):1201–1205

[154] Katayama Y, Fukaya C, Kobayashi K, Oshima H, Yamamoto T. Chronic stimulation of the globus pallidus internus for control of primary generalized dystonia. Acta Neurochir Suppl (Wien). 2003; 87:125–128

[155] Coubes P, Cif L, El Fertit H, et al. Electrical stimulation of the globus pallidus internus in patients with primary generalized dystonia: long-term results. J Neurosurg. 2004; 101(2):189–194

[156] Vayssiere N, van der Gaag N, Cif L, et al. Deep brain stimulation for dystonia confirming a somatotopic organization in the globus pallidus internus. J Neurosurg. 2004; 101(2):181–188

[157] Eltahawy HA, Saint-Cyr J, Giladi N, Lang AE, Lozano AM. Primary dystonia is more responsive than secondary dystonia to pallidal interventions: outcome after pallidotomy or pallidal deep brain stimulation. Neurosurgery. 2004; 54 (3):613–619, discussion 619–621

[158] Valldeoriola F, Regidor I, Mínguez-Castellanos A, et al. Grupo ESpañol para el EStudio de la EStimulación PALidal en la DIStonía. Efficacy and safety of pallidal stimulation in primary dystonia: results of the Spanish multicentric study. J Neurol Neurosurg Psychiatry. 2010; 81(1):65–69

[159] Vidailhet M, Vercueil L, Houeto JL, et al. French SPIDY Study Group. Bilateral, pallidal, deep-brain stimulation in primary generalised dystonia: a prospective 3 year follow-up study. Lancet Neurol. 2007; 6(3):223–229

[160] Loher TJ, Capelle HH, Kaelin-Lang A, et al. Deep brain stimulation for dystonia: outcome at long-term follow-up. J Neurol. 2008; 255(6):881–884

[161] Volkmann J,Wolters A, Kupsch A, et al. DBS study group for dystonia. Pallidal deep brain stimulation in patients with primary generalised or segmental dystonia: 5-year follow-up of a randomised trial. Lancet Neurol. 2012; 11 (12):1029–1038

[162] Meoni S, Zurowski M, Lozano AM, et al. Long-term neuropsychiatric outcomes after pallidal stimulation in primary and secondary dystonia. Neurology. 2015; 85(5):433–440

[163] Cacciola F, Farah JO, Eldridge PR, Byrne P, Varma TK. Bilateral deep brain stimulation for cervical dystonia: long-term outcome in a series of 10 patients. Neurosurgery. 2010; 67(4):957–963

[164] Hung SW, Hamani C, Lozano AM, et al. Long-term outcome of bilateral pallidal deep brain stimulation for primary cervical dystonia. Neurology. 2007; 68(6):457–459

[165] Krauss JK, Pohle T, Weber S, Ozdoba C, Burgunder JM. Bilateral stimulation of globus pallidus internus for treatment of cervical dystonia. Lancet. 1999; 354(9181):837–838

[166] Moro E, Piboolnurak P, Arenovich T, Hung SW, Poon YY, Lozano AM. Pallidal stimulation in cervical dystonia: clinical implications of acute changes in stimulation parameters. Eur J Neurol. 2009; 16(4):506–512

[167] Yamada K, Hamasaki T, Hasegawa Y, Kuratsu J. Long disease duration interferes with therapeutic effect of globus pallidus internus pallidal stimulation in primary cervical dystonia. Neuromodulation. 2013; 16(3):219–225, discussion 225

[168] Walsh RA, Sidiropoulos C, Lozano AM, et al. Bilateral pallidal stimulation in cervical dystonia: blinded evidence of benefit beyond 5 years. Brain. 2013; 136(Pt 3):761–769

[169] Ostrem JL, Marks WJ, Jr, Volz MM, Heath SL, Starr PA. Pallidal deep brain stimulation in patients with cranial-cervical dystonia (Meige syndrome). Mov Disord. 2007; 22(13):1885–1891

[170] Inoue N, Nagahiro S, Kaji R, Goto S. Long-term suppression of Meige syndrome after pallidal stimulation: a 10-year follow-up study. Mov Disord. 2010; 25(11):1756–1758

[171] Sako W, Morigaki R, Mizobuchi Y, et al. Bilateral pallidal deep brain stimulation in primary Meige syndrome. Parkinsonism Relat Disord. 2011; 17(2): 123–125

[172] Lyons MK, Birch BD, Hillman RA, Boucher OK, Evidente VG. Long-term follow-up of deep brain stimulation for Meige syndrome. Neurosurg Focus. 2010; 29(2):E5

[173] Reese R, Gruber D, Schöenecker T, et al. Long-term clinical outcome in meige syndrome treated with internal pallidum deep brain stimulation. Mov Disord. 2011; 26(4):691–698

[174] Wang X, Zhang C, Wang Y, et al. Deep brain stimulation for craniocervical dystonia (Meige syndrome): a report of four patients and a literature-based analysis of its treatment effects. Neuromodulation. 2016; 19(8):818–823

[175] Vidailhet M, Jutras MF, Grabli D, Roze E. Deep brain stimulation for dystonia. J Neurol Neurosurg Psychiatry. 2013; 84(9):1029–1042

[176] Chang EF, Schrock LE, Starr PA, Ostrem JL. Long-term benefit sustained after bilateral pallidal deep brain stimulation in patients with refractory tardive dystonia. Stereotact Funct Neurosurg. 2010; 88(5):304–310

[177] Sako W, Goto S, Shimazu H, et al. Bilateral deep brain stimulation of the globus pallidus internus in tardive dystonia. Mov Disord. 2008; 23(13): 1929–1931

[178] Trottenberg T, Volkmann J, Deuschl G, et al. Treatment of severe tardive dystonia with pallidal deep brain stimulation. Neurology. 2005; 64(2):344–346

[179] Gruber D, Trottenberg T, Kivi A, et al. Long-term effects of pallidal deep brain stimulation in tardive dystonia. Neurology. 2009; 73(1):53–58

[180] Capelle HH, Blahak C, Schrader C, et al. Chronic deep brain stimulation in patients

with tardive dystonia without a history of major psychosis. Mov Disord. 2010; 25(10):1477–1481

[181] Spindler MA, Galifianakis NB, Wilkinson JR, Duda JE. Globus pallidus interna deep brain stimulation for tardive dyskinesia: case report and review of the literature. Parkinsonism Relat Disord. 2013; 19(2):141–147

[182] Marks WA, Honeycutt J, Acosta F, Jr, et al. Dystonia due to cerebral palsy responds to deep brain stimulation of the globus pallidus internus. Mov Disord. 2011; 26(9):1748–1751

[183] Vidailhet M, Yelnik J, Lagrange C, et al. French SPIDY-2 Study Group. Bilateral pallidal deep brain stimulation for the treatment of patients with dystoniachoreoathetosis cerebral palsy: a prospective pilot study. Lancet Neurol. 2009; 8(8):709–717

[184] Gimeno H, Tustin K, Selway R, Lin JP. Beyond the Burke-Fahn-Marsden Dystonia Rating Scale: deep brain stimulation in childhood secondary dystonia. Eur J Paediatr Neurol. 2012; 16(5):501–508

[185] Koy A, Hellmich M, Pauls KA, et al. Effects of deep brain stimulation in dyskinetic cerebral palsy: a meta-analysis. Mov Disord. 2013; 28(5):647–654

[186] Magariños-Ascone C, Pazo JH, Macadar O, Buño W. High-frequency stimulation of the subthalamic nucleus silences subthalamic neurons: a possible cellular mechanism in Parkinson's disease. Neuroscience. 2002; 115(4): 1109–1117

[187] Hashimoto T, Elder CM, Okun MS, Patrick SK, Vitek JL. Stimulation of the subthalamic nucleus changes the firing pattern of pallidal neurons. J Neurosci. 2003; 23(5):1916–1923

[188] Windels F, Bruet N, Poupard A, et al. Effects of high frequency stimulation of subthalamic nucleus on extracellular glutamate and GABA in substantia nigra and globus pallidus in the normal rat. Eur J Neurosci. 2000; 12(11): 4141–4146

[189] Dorval AD, Kuncel AM, Birdno MJ, Turner DA, Grill WM. Deep brain stimulation alleviates parkinsonian bradykinesia by regularizing pallidal activity. J Neurophysiol. 2010; 104(2):911–921

[190] Kühn AA, Kempf F, Brücke C, et al. High-frequency stimulation of the subthalamic nucleus suppresses oscillatory beta activity in patients with Parkinson's disease in parallel with improvement in motor performance. J Neurosci. 2008; 28(24):6165–6173

[191] Liu LD, Prescott IA, Dostrovsky JO, Hodaie M, Lozano AM, Hutchison WD. Frequency-dependent effects of electrical stimulation in the globus pallidus of dystonia patients. J Neurophysiol. 2012; 108(1):5–17

[192] Johnson MD, Miocinovic S, McIntyre CC, Vitek JL. Mechanisms and targets of deep brain stimulation in movement disorders. Neurotherapeutics. 2008; 5 (2):294–308

[193] Grill WM, Snyder AN, Miocinovic S. Deep brain stimulation creates an informational lesion of the stimulated nucleus. Neuroreport. 2004; 15(7):1137–1140

[194] Kupsch A, Tagliati M, Vidailhet M, et al. Early postoperative management of DBS in dystonia: programming, response to stimulation, adverse events, medication changes, evaluations, and troubleshooting. Mov Disord. 2011; 26 Suppl 1:S37–S53

[195] Picillo M, Lozano AM, Kou N, Munhoz RP, Fasano A. Programming deep brain stimulation for tremor and dystonia: the Toronto Western Hospital Algorithms. Brain Stimul. 2016; 9(3):438–452

[196] Isaias IU, Fadil H, Tagliati M, Marks WJ Jr. Managing dystonia patients treated with deep brain stimulation. In: Marks Jr. WJ, ed. Deep Brain Stimulation Management. Cambridge University Press; 2015:108–117

[197] Beaulieu-Boire I, Fasano A. Current or voltage? Another Shakespearean dilemma. Eur J Neurol. 2015; 22(6):887–888

[198] Bronstein JM, Tagliati M, McIntyre C, et al. The rationale driving the evolution of deep brain stimulation to constant-current devices. Neuromodulation. 2015; 18(2):85–88, discussion 88–89

[199] Pinsker MO, Volkmann J, Falk D, et al. Deep brain stimulation of the internal globus pallidus in dystonia: target localisation under general anaesthesia. Acta Neurochir (Wien). 2009; 151(7):751–758

[200] Noecker AM, Alterman RL, McIntyre CC, Tagliati M. Defining a therapeutic target for pallidal deep brain stimulation for dystonia. Ann Neurol. 2014; 76(1):22–30

[201] Hamani C, Moro E, Zadikoff C, Poon YY, Lozano AM. Location of active contacts in patients with primary dystonia treated with globus pallidus deep brain stimulation. Neurosurgery. 2008; 62(3) Suppl 1:217–223, discussion 223–225

[202] Vercueil L, Houeto JL, Krystkowiak P, et al. Spidy GROUP (French Pallidal stimulation Group for dystonia). Effects of pulse width variations in pallidal stimulation for primary generalized dystonia. J Neurol. 2007; 254 (11):1533–1537

[203] Bereznai B, Steude U, Seelos K, Bötzel K. Chronic high-frequency globus pallidus internus stimulation in different types of dystonia: a clinical, video, and MRI report of six patients presenting with segmental, cervical, and generalized dystonia. Mov Disord. 2002; 17(1):138–144

[204] Almeida L, Martinez-Ramirez D, Ahmed B, et al. A pilot trial of square biphasic pulse deep brain stimulation for dystonia: the BIP dystonia study. Mov Disord. 2017; 32(4):615–618

[205] Cagnan H, Pedrosa D, Little S, et al. Stimulating at the right time: phasespecific deep brain stimulation. Brain. 2017; 140(1):132–145

[206] Bologna M, Berardelli A. Cerebellum: an explanation for dystonia? Cerebellum Ataxias. 2017; 4:6

[207] Calderon DP, Fremont R, Kraenzlin F, Khodakhah K. The neural substrates of rapid-onset Dystonia-Parkinsonism. Nat Neurosci. 2011; 14(3):357–365

[208] Chen CH, Fremont R, Arteaga-Bracho EE, Khodakhah K. Short latency cerebellar modulation of the basal ganglia. Nat Neurosci. 2014; 17(12):1767–1775

[209] Shakkottai VG, Batla A, Bhatia K, et al. Current opinions and areas of consensus on the role of the cerebellum in dystonia. Cerebellum. 2017; 16(2):577–594

[210] Shaikh AG, Zee DS, Crawford JD, Jinnah HA. Cervical dystonia: a neural integrator disorder. Brain. 2016; 139(Pt 10):2590–2599

第 11 章　脑深部电刺激治疗强迫症
Deep Brain Stimulation for Obsessive Compulsive Disorder

Garrett P. Banks，Pranav Nanda，Ruchit V. Patel，Sameer A. Sheth　著

张　华　刘德峰　张建国　译

摘要：DBS 治疗强迫症始于 1999 年，已逐渐成为难治性强迫症的一种有效治疗手段。循证医学证据包括一些开放性研究，以及一些随机、双盲、对照临床试验。这些研究报道的应答率为 50%～80%，考虑到受试者症状的严重性和难治性，治疗效果明显。多中心试验证明 DBS 治疗强迫症效果稳定，适宜推广。尽管有研究证明 STN 作为靶点有效，但腹侧内囊 / 腹侧纹状体区域是 DBS 治疗强迫症最常见和最有效的靶点。目前多数证据表明，在腹侧内囊 / 腹侧纹状体区域内，DBS 作用的结构不是灰质核团，而是白质纤维束。穿行于该区域的白质纤维束将丘脑与前额叶腹内侧皮质和眶额皮质连接起来，该理论强调了皮质 – 基底核 – 丘脑 – 皮质(cortico–basal ganglia–thalamocortical，CBTC) 对于强迫症的重要性，并提出调节 CBTC 环路可以减轻强迫症症状。DBS 不仅通过影响靶点周围区域，而且通过影响更广泛而弥散的神经网络来发挥作用。目前的临床试验专注于将新技术新设备与上述神经网络结合，整合临床医生、神经科学家和工程师团队，从而进一步了解 DBS 治疗难治强迫症的机制。

关键词：脑深部电刺激，强迫症，腹侧内囊 / 腹侧纹状体，神经调控，焦虑症，精神神经外科

一、概述

强迫症表现为反复出现的强迫观念、思想、感受和行为，尽管患者试图控制但依然存在，往往伴有明显焦虑 [1]。这种疾病严重影响患者的社交活动和工作能力。强迫症的终身患病率为 2%～3%，有 1.2% 的人在最近一年时间中出现过 OCD 症状 [2]。目前的一线方案是行为干预联合药物治疗，然而，即使充分接受最佳的药物和行为疗法，仍有 10%～20% 的患者控制不佳。考虑到因为担心药物不良反应而停药等情况的存在，症状控制率可能更低 [3]。因此，尽管行为干预与药物治疗不断进展，仍有不少患者受到严重

且难治的强迫症影响。这些强迫症患者有望从外科手术干预中获益。

二、立体定向神经外科治疗强迫症的发展历程

第一例人体立体定向神经外科手术，内侧丘脑切开术，是用于治疗精神 / 行为障碍。神经内科医生 Ernst Spiegel 和神经外科医生 Henry Wycis 改进了 Horsley-Clarke 40 年前用于动物实验的立体定向仪，从而创建适用于人的立体定向系统。他们在 1947 年发表的具有里程碑意义的论著中报道了运用该技术治疗一例"情绪反应性"

的患者，并简要描述了适应证和结果[4]。接下来的20年，治疗精神疾病的术式逐步发展，出现了内囊切开术，扣带回切开术和尾状核下束切开术等。

在Spiegel和Wycis报道之后，精神科医生/神经外科医师Jean Talairach采用立体定向的方法定位内囊前肢（the anterior limb of the internal capsule，ALIC），从而进行了首次内囊切开术[5]。Talairach的内囊切开术与Wycis的丘脑切开术一样，是通过立体定向手术植入电极进行靶点热凝毁损。几年后，神经外科医生Lars Leksell使用立体定向靶向放射进行了首次内囊切开术，从而创造了立体定向放射外科领域[6]。内囊切开术被认为是通过改变丘脑与前额皮质（prefrontal cortical，PFC）（尤其是眶额和额叶内侧皮质）之间的联络来发挥作用的。一些中心至今仍进行内囊切开手术，应答率[耶鲁-布朗强迫症量表（Yale-Brown Obsessive-Compulsive Scale，YBOCS）降低≥35%]为40%～70%[7-9]。

扣带回切开术的毁损靶点位于扣带回皮质背侧前部和扣带束。Foltz和White在1962年首先描述了该术式[10]，随后Ballantine重复了该术式并进行了更加深入的研究[11, 12]。毁损该区域的理论基础是基于Papez描述的从海马到乳突体的环路，其包括对处理情绪和焦虑至关重要的扣带回皮质[13]。最近关于扣带回切开术治疗强迫症的报道显示其应答率为30%～50%[14, 15]。

尾状核下束切开术靶点位于尾状头下方的额叶白质，旨在破坏额叶皮质与丘脑的连接。Knight于20世纪60年代初首先通过立体定向置入ytrrium-90放射性核素进行治疗[16]。在使用YBOCS作为评估方法的时代（20世纪90年代之后），该术式的研究数据很少，并且在现代实践中也很少作为一个独立式。

Kelly在20世纪70年代初期引入联合扣带回切开术和尾状核下束切开术的组合式，被称之为边缘叶切开术[17]。该术式可以作为单次手术进行[18]，也可以分期进行，例如，对扣带回切开术无效的患者进行尾状核下束切开术[14, 19]。

从立体定向神经外科发展早期开始，作为治疗精神疾病的另一种手术方式，对靶点进行刺激就一直与毁损并存，但由于设备技术的限制，在最初的几十年中并没有受到关注。1954年，Pool报道了植入电极并刺激尾状核治疗严重抑郁症的患者，该研究发现患者的能动性和情绪得到改善[20]。Benabid在20世纪80年代开发了现代形式的DBS系统，并逐渐发展为治疗运动障碍疾病的有效手术方式[21]，于1999年首次应用于精神疾病，当时Nuttin报道了首例DBS治疗强迫症的病例，研究显示3/4患者对内囊前肢刺激具有临床反应[22]。当时普遍认为DBS是通过功能性毁损起作用，然而后来的研究表明其作用机制更为复杂[23-25]，至今尚存疑问。

三、强迫症病理生理学

20世纪80年代中期，人们认识到皮质和皮质下环路的结构及其对行为调节的作用，基于这些理论提出了CBTC环路，该环路的信息传递涉及皮质、纹状体、苍白球、丘脑底核和丘脑[26]。这些截然不同但相互重叠的环路调节着运动、情感、情绪以及决策。这些环路的功能障碍可导致行为异常，表现为各种神经精神疾病。因此可以推测，通过确认环路功能障碍的具体情况，并运用针对性的干预措施（例如DBS），我们能够恢复环路的正常功能，从而达到治疗疾病的目的。DBS对运动障碍性疾病的治疗效果正是通过恢复调节运动的CBTC环路的功能而实现的。其他几个环路异常与精神疾病相关，涉及行为支配的皮质区域，包括前额叶皮质，例如眶额皮质（orbitofrontal cortex，OFC）、前额叶背外侧皮质（dorsolateral prefrontal cortex，dlPFC）和前扣带回皮质（anterior cingulate cortex，ACC）。

目前普遍认为强迫症的病理生理机制是基于CBTC理论以及前额叶功能障碍[20]。相关环路之一涉及眶额皮质和尾状核腹正中部，其被认为可以调节强烈刺激引起的情绪反应。当我们全面审视健康个体的CBTC环路，发现其处于兴奋性直接通路和抑制性间接通路相互平衡的状态。然而，在强迫症患者中直接通路病理性亢进，推测环路内存在着目前尚未能检测到的正反馈途径[20]。这种病理性亢进已经被功能性影像学研究证据有力证实[27-29]，并用于解释强迫症患者被害妄想的症状[30]。强迫行为起初是作为暂时的缓解方式出现，最终被增强并固化为强迫症定式的强迫行为。在小鼠模型中进行的光遗传学研究表明，眶额皮质和纹状体之间通路的慢性激活会产生类似强迫症的重复性行为[31]。

另一个受累的 CBTC 环路涉及前额叶背外侧皮质和尾状核背外侧部[22]。该途径增强执行功能并促进认知灵活性。它在强迫症患者中活性减低，导致认知僵硬，使患者无法脱离仪式性强迫行为[32, 33]。伴随上述 CBTC 环路的异常，环路中的病理活动还会引起焦虑相关性强迫，异常的强迫行为会暂时缓解焦虑相关性强迫，但是由于缺乏灵活性而不能摒弃这些固化的行为模式[34]。

前扣带回皮质与强迫症的病理生理相关。前扣带回皮质与其他所涉及的额叶区域整合在一起，作为认知控制功能的枢纽[35]。它与前额叶背外侧皮质具有广泛的相互连接，并在调节认知灵活性和执行功能中发挥重要作用[36, 37]。此外，前扣带回皮质与运动区、运动前区和辅助运动区有投射纤维，参与运动的执行和终止[27, 38]。在静息态和症状诱发的功能影像学研究中，观察到强迫症患者的前扣带回皮质异常激活[39-42]。此外，扣带回切开术能够减轻强迫症症状，进一步支持了前扣带回皮质参与强迫症的病理生理[15]。

四、DBS 治疗强迫症靶点的发展

针对强迫症的 DBS 治疗，已有多个靶点可供选择（图 11-1）。首次运用也是最常用的靶点是内囊前肢，它是作为内囊切开术的直接延伸[28]。该区域附近的靶点名称已有严格的定义。内囊前肢仅指整个白质结构，因为最初的内囊切开术的相关研究就是针对整个白质区域。另一个广泛使用的靶点被定义为腹侧内囊/腹侧纹状体，

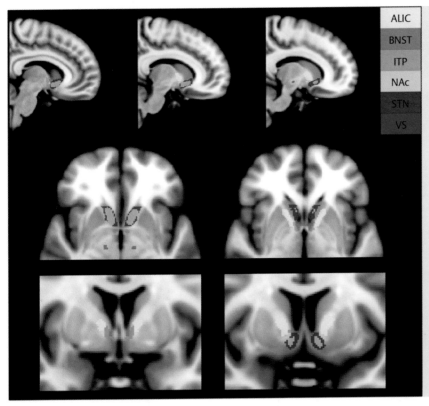

◀ 图 11-1　DBS 治疗强迫症的靶点区域

该图显示已发表的 DBS 治疗强迫症的研究中使用的靶点区域。ALIC. 内囊前肢（黄色）；BNST. 终纹床核（绿色）；ITP. 丘脑下脚（橙色）；NAc. 伏隔核（青色）；STN. 丘脑底核（红色）；VS. 腹侧纹状体（蓝色）

| ALIC |
| BNST |
| ITP |
| NAc |
| STN |
| VS |

指的是绝大部分内囊前肢的腹侧，以及紧邻内囊前肢下方的腹侧内囊的灰质。将靶点定义为内囊前肢或腹侧内囊/腹侧纹状体，是为了强调将白质作为靶点的想法，刺激靶点是通过影响穿过该区域的白质纤维起作用。刺激这些白质纤维，相当于作用在CBTC环路上，从而影响白质纤维相连接的区域（前额皮质和皮质下区域）。强调将白质作为靶点已成为该领域的主流观点[43, 44]。尽管如此，一些较早的研究是将该区域内的灰质作为靶点的，如腹侧纹状体及伏隔核（nucleus accumbens，NAc）。

在研究该靶点区域的DBS治疗作用中，发现可逆性毁损效应所导致的部分阻碍信息传递的作用不足以完全解释[45, 46]。DBS可能还通过超阈值刺激产生持续的轴突激活而影响白质通路[23]。此外，刺激可能影响邻近的灰质结构，例如纹状体。最近有人提出，在腹侧内囊/腹侧纹状体刺激中，终纹床核（the bed nucleus of the stria terminalis，BNST）可能是疗效的关键[47]。

STN也已被用于治疗强迫症。STN是CBTC环路中间接通路的重要组成部分[48]。它可分为多个亚区，包括运动亚区（作为治疗帕金森病的靶点）、眼动亚区、联合亚区和边缘亚区[49]。尽管作用机制并不完全明了，刺激边缘亚区可降低强迫症患者症状的严重程度，这可能与调节了STN和CBTC环路的相互作用有关[50]。

五、纳入标准

DBS治疗强迫症的临床试验纳入标准基本上与数十年前毁损手术相同，主要涉及诊断、病程、严重性和难治性。首先，主要诊断应为强迫症。常见的并发症包括情绪障碍、焦虑症、进食障碍等，但这些并发症不应作为主要诊断。某些并发症是需要排除的，见后文。强迫症病程≥5年视为典型的慢性病程。也有一些研究团队采用严重症状最短持续时间。强迫症的严重程度通常使用YBOCS来衡量[51]。大多数研究团队纳入的最低分数约28分，如果只有强迫或强迫行为，则约14分。难治性是相对于药物治疗和认知行为疗法而言。典型的标准是至少接受三种≥12周最大耐受剂量的5-羟色胺再摄取抑制剂的治疗（选择性或非选择性），其中至少包含氯米帕明治疗，至少接受两种加强策略治疗，例如使用抗精神病药或三环抗抑郁药，以及接受至少长达20h的强迫症的暴露/响应预防专家治疗（如果对于治疗不能耐受，容许更短的治疗时间）。其他入选标准包括年龄（18—75岁）、具有知情同意的能力以及对手术结果的适当期望。排除标准包括合并可能干扰治疗的其他精神性疾病、显著影响脑功能或脑结构的疾病、认知能力差、物质使用障碍，以及最近有自杀企图或明显的自杀意念。

六、DBS对强迫症的有效性

Nuttin于1999年首次发表了DBS治疗强迫症有效性的研究[28]。4例重度强迫症患者植入双侧电极，靶点位于内囊前肢，其中3例有效，1例患者自诉强迫行为减少90%。报道的结果是描述性的，并没有使用YBOCS标准症状量表[51]。然而，它证明了DBS治疗强迫症的安全性及其缓解症状的潜力。

首次研究发表之后，陆续有许多关于DBS治疗强迫症的研究结果公布，包括从非对照的队列研究到随机双盲试验等各种类型的研究。我们重点关注病例数＞6名的研究（表11-1），为了避免重复排除其结果延后发表的研究[52, 53]。迄今为止，共有8项研究符合这些标准[28, 29, 47, 50, 54-57]。其中仅1项研究为单侧DBS[54]，其余研究均采用双侧植入。6项选择内囊前肢或腹侧内囊/腹侧纹状体作为靶点，虽然在各个研究中使用了不同的名称，但是其靶点包括伏隔核[54, 55]、腹侧内囊/腹侧纹状体[56, 57]、终纹床核[47]及丘脑下脚（inferior thalamic peduncle，ITP）[29]，1项研究以STN作为靶点[50]。最近的一项研究以腹侧内囊/腹侧纹状体和STN作为靶点，试图比较这两个靶点的疗效[58]。

表 11-1　DBS 治疗强迫症临床试验

第一作者	靶　点	例　数	试验设计	结　论	应答率
Nuttin 等[28]	ALIC	4	开放性	探索性的发现 VC / VS 刺激能够缓解强迫症症状	N/A
Mallet 等[50]	STN	17	随机双盲交叉对照	刺激期和假刺激期的 YBOCS 评分有显著差异，假刺激期 YBOCS 为 28，刺激期 YBOCS 为 19	N/A
Huff 等[54]	Right NAc	10	随机双盲交叉对照	刺激与假刺激之间没有显著差异。随访 12 个月，YBOSC 平均下降了 7 分。只有 1/10 患者 YBOCS 减少 35%	1/10（10%）
Denys 等[55]	NAc	16	开放试验阶段 + 随机双盲交叉对照阶段	刺激与假刺激比较，YBOCS 降低了 8.3 分。随访 2 年，9 例 /16 例患者为应答者。	9/16（56%）
Goodman 等[56]	VC/VS	6	随机双盲逐渐入组统一随访	刺激与假刺激之间没有显著差异，在 1 年随访期内，4 例 /6 例患者为应答者。	4/6（66%）
Greenberg 等[57]	VC/VS	26	开放性	长期随访，16 例 /26 例患者为应答者。	16/26（62%）
Jimenez 等[29]	ITP	6	开放性	全部 6 名患者均为应答者。平均 YBOCS 比基线减低一半	6/6（100%）
Luyten 等[47]	ALIC/BNST	24	开放试验阶段 + 随机双盲交叉对照阶段	刺激与假刺激比较，YBOCS 评分降低 37%。随访 4 年，17 例 /24 例患者症状减轻 66%，在最后一次随访时，15 例 /24 例患者为应答者。作者认为靶点邻近 BNST 是获得症状缓解的关键。	15/24（63%）
Tyagi 等[58]	STN+ VC/VS	6	随机双盲交叉对照	3 个月的短期随访结果显示，VC / VS 刺激比 STN 刺激疗效好，两者结合刺激可获得更低的 YBOCS 评分	5/6（83%）

ALIC. 内囊前肢；BNST. 终纹床核；DBS. 脑深部电刺激；ITP. 丘脑下脚；NAc. 伏隔核；STN. 丘脑底核；VC/VS. 腹侧内囊 / 腹侧纹状体；YBOCS. 耶鲁 – 布朗强迫症量表；N / A. 不适用

　　2008 年，法国的研究团队公布了一项交叉、双盲、多中心研究的结果，16 例强迫症患者接受 STN 前部刺激[50]。经过 2 个月的植入后恢复阶段，研究人员通过测试所有触点的刺激参数建立个体化的最佳刺激方案。随后 3 个月将患者按 1 : 1 的比例随机分为刺激组（DBS on）和假刺激组（DBS off）。再经历 1 个月的洗脱期（两组均为 DBS off），之后 3 个月两组患者交叉，即每位患者转变为另一种治疗方法。因此，有 8 名患者属于 on-off 组，另外 8 名患者属于 off-on 组，每名患者均作自身对照。在每个阶段结束时评估临床疗效。值得注意的是，YBOCS 降低 25% 被视为应答，然而大多数 DBS 研究中使用降低 35% 被视为应答。这项研究的主要指标是假刺激期与刺激期 YBOCS 评分差异。这项研究确实达到了其主要目的，因为刺激期后的 YBOCS 评分明显低于假刺激期后（分别为 19 和 28，$P = 0.01$）。作为辅助评估指标，在刺激期后，功能评价和临床症状的评分也得到了显著改善，这表明症状严重程度和生活质量均得到了显著改善。刺激期神经心理的抑郁和焦虑评估并没有明显改变。因此，该试验提供了 I 级证据，表明 STN-DBS 可减轻强迫症的症状[59]。

　　2 年后，来自德国科隆的团队报道了采用双盲交叉设计的单中心研究结果，共 10 例患者接受了单侧内囊前肢和伏隔核刺激[54]。患者被植入了右侧 DBS 电极，远端两触点位于伏隔核，近端两触点位于内囊前肢腹侧。然后将患者随机分为刺激组或假刺激组，3个月后交叉换组，再进行为期3个月的治疗。两组交叉之间没有中间洗脱期，双盲延长至术后12个月。

主要评估指标是术后12个月的YBOCS评分变化。只有1名患者（10%）达到了完全缓解（使用降低 $\geq 35\%$ 的标准），但是与手术前基线相比，YBOCS评分的总体变化具有显著性差异（32.2 *vs* 25.4，$P = 0.012$）。另外4名患者（40%）达到部分缓解（较低25%~34%）。分析交叉期数据，基线和刺激时之间存在显著差异（分别为32.2和27.9，$P = 0.033$），而刺激组和假刺激组之间没有显著差异（分别为31.1和27.9，$P = 0.205$）。因此，尽管在揭盲后显示刺激组YBOCS评分显著下降，但刺激组和假刺激组之间缺乏显著性差异，不足以支持单侧内囊前肢/伏隔核DBS的有效性[59]。

2010年发表的其他三项研究描述了双侧腹侧内囊/腹侧纹状体区域刺激的效果。荷兰阿姆斯特丹的研究团队为16名患者植入了双侧伏隔核电极[55]。该试验包括三个阶段。首先是8个月的植入后开放阶段，此阶段包括2个月的DBS刺激结合强迫症暴露疗法治疗。开放期后是为期4周的双盲对照阶段。患者随机分配为刺激组和假刺激组并治疗2周，然后交叉换组治疗2周，没有中间洗脱期。第三阶段是维持阶段。

在开放期，整体YBOCS评分降低了46%（$P < 0.001$），并且16名患者中有9名（56%）达到了缓解标准（降低 $\geq 35\%$）。在双盲对照阶段，on-off组（先在刺激组，后在假刺激组）与off-on组有效性结果并不一致。on-off组没有显著性差异（刺激组为25.8，假刺激组为30.7，$P = 0.18$），可能是由于担心盲期刺激效果减弱（反安慰剂效应）导致刺激组YBOCS评分增高。相反，off-on组表现出显著差异（刺激组29.5，假刺激组17.6，$P = 0.009$）。汇总整个队列的数据，刺激组的YBOCS评分降低幅度明显高于假刺激组（8.3分，降低25%，$P = 0.004$）。维持阶段YBOCS评分与术前基线相比也明显降低

（17.5分，降低52%，$P = 0.001$）。刺激组抑郁和焦虑评分也明显降低。就靶点而言，当触点在伏隔核边缘和内囊白质之间的边界地带优于在伏隔核核心区。该试验的局限性在于其单中心设计、盲期短和盲期前较长的开放期，这可能使得患者掌握了盲期分组的线索。该试验提供了支持双侧伏隔核/内囊前肢DBS的Ⅱ级证据[59]。

美国佛罗里达大学的一个多中心研究团队对6名患者进行了腹侧内囊/腹侧纹状体DBS治疗，采用不同时间入组但同时随访的策略[56]。植入后，3名患者在术后30d，另外3名患者在60d，以双盲的方式开机。在120d时揭盲，然后进行开放刺激。在第2个月，早期和延迟开机组之间没有显著差异，但需要考虑到观察时间较短以及较短的交替入组时间的限制。另一方面，在试验的12个月中，YBOCS评分显著下降（15.7分，$P = 0.0392$），并且6名患者中有4名（67%）是有反应的（定义为YBOCS $\geq 35\%$ 下降且评分 ≤ 16）。在研究过程中，还发现抑郁症状明显改善。该试验提供了支持双侧腹侧内囊/腹侧纹状体DBS的Ⅲ级证据。

布朗大学的Greenberg等在2010年进行的另一项研究中，报道了他们DBS治疗OCD的国际多中心研究结果[57]。该队列包括26名患者，分别来自比利时和美国的四个中心，采用开放式设计，靶点位于腹侧内囊/腹侧纹状体区域。刺激1个月后，7名患者（28%）达到了应答标准（YBOCS评分降低 $\geq 35\%$）。到3个月时，应答率为50%，平均YBOCS评分从术前基线的34.0降低到21.0（38%）。平均随访时间31.4个月，应答率为61.5%。这种随着时间的推移而不断改善是DBS治疗强迫症研究中的典型特征，可能与寻找最佳刺激参数以及缓慢诱导目标神经环路的可塑性有关。

除了包括多个机构，这项研究还跨越了近10年。在所有四个中心中，越是近期植入电极的患者症状改善越好。由于患者选择在整个过程中都是相似的，因此认为是由于在研究过程中对手术靶点的不断认知和解剖定位的不断改进（主

要是向后方移动）所引起。早期患者电极植入往往位于传统内囊切开术附近区域内，前连合前方几毫米处。后期的患者的电极植入更靠后部，几乎平齐前连合。并且靶点也略微向内移动，以便确保位电极于内囊前肢内。随着靶点的这种改变，研究人员观察到更低的刺激电压便可以达到症状改善的效果，这表明后内侧位置更靠近最佳靶点。重要的是，这项研究的结果促成了美国 FDA 于 2009 年以人道主义设备豁免（Humanitarian Device Exemption，HDE）的形式有限地批准了 DBS 用于强迫症治疗。

2013 年，来自墨西哥的研究团队报道了他们治疗 6 例强迫症患者的结果，靶点选择丘脑下脚，采用开放式研究[29]。正如作者所述，选择该靶点是考虑到其所包含的连接丘脑和眶额皮质的纤维束的重要性。作者定位丘脑下脚在穹窿外侧几毫米，前连合后方约 4mm 处，与 Greenberg 等报道的位置相比偏后几毫米[57]。因此丘脑下脚靶点可被认为是内囊前肢靶点中的一员。在 36 个月的随访期间，YBOCS 评分稳定下降。在 12 个月时，中位 YBOCS 评分从术前基线的 35.8 降低到 17.5，差异具有统计学意义，并且所有 6 例患者评分降低 ≥ 40%。但是，到 24 个月时，有 3 名患者退出，即使其余 3 名患者的评分仍得到改善，但无法进行统计分析显示其差异。这项研究为丘脑下脚 DBS 提供了 Ⅲ 级证据，但需要通过更大的队列和对照设计进行确定。

最初采用 DBS 治疗强迫症的比利时团队随后在 24 例患者中进行了更大规模的试验[47]。其研究自 1998—2010 年跨度 12 年，结果于 2015 年发表。该团队最初选择内囊前肢作为靶点，大约位于前连合前方 15mm 处，但在整个研究过程中靶点逐渐向后移动。最后几名患者的靶点位于前连合后方。最深的触点位于终纹床核的灰质内，终纹床核是小神经核团，位于穹窿和隔核的稍外侧，伏隔核后方，前后位与前连合大致重叠。与 Greenberg 等的研究相似[57]，靶点向后方移动的趋势是临床疗效观察的结果，即越靠后效果越好。

患者电极植入后先经历几个月的开放期，然后进行随机双盲分组，进入刺激组或假刺激组并历时 3 个月，最后 3 个月是交叉分组阶段。共有 17 位患者完成了交叉分组阶段试验，相对于假刺激组，刺激组的 YBOCS 评分显著提高（中位数 37%）。与此同时，抑郁、焦虑和生活质量的评分也得到了显著改善。植入后 4 年和最后一次随访时，患者的 YBOCS 评分显著改善（中位数为 45%），24 例患者中的 16 例（67%）应答。作者还根据靶点进行了解剖学分组：主要位于内囊前肢（n = 6），主要位于终纹床核（n = 15）或涵盖两者区域（n = 3）。使用此分类，内囊前肢组中有 1 名（总数 6 名），终纹床核组中有 12 名（总数 15 名），以及内囊前肢 / 终纹床核组的所有 3 名患者在最后一次随访时都显示出症状缓解，这表明刺激终纹床核或邻近终纹床核的内囊前肢区域均可获得较好的长期疗效。这项研究对于终纹床核治疗强迫症提供了令人信服的证据。值得注意的是，终纹床核不是 CBTC 环路的经典节点。动物研究报道了其在调节恐惧和焦虑中的作用[60]，但其在人体中的功能并未得到很好的阐述。这项试验提出了一个疑问：缓解症状的关键是来自刺激终纹床核本身产生的，还是因为刺激了终纹床核周围的纤维束。

最近，英国牛津的研究团队进行的一项关于 STN 和腹侧内囊 / 腹侧纹状体靶点的临床试验[58]。研究结果于 2017 年以摘要形式发表，在本书截稿时全文还未发表。该研究小组同时为 6 名患者植入 STN 和腹侧内囊 / 腹侧纹状体靶点电极用以比较靶点之间疗效，采用了双盲交叉方案，每次交叉持续 12 周。单独刺激 STN 的应答率为 3/6（平均 YBOCS 评分降低 42%），单独刺激腹侧内囊 / 腹侧纹状体的应答率为 5/6（平均降低 53%），同时刺激两个靶点时的应答率为 5/6（平均降低 62%）。作者得出结论，腹侧内囊 / 腹侧纹状体刺激比 STN 刺激更有效。他们还发现腹侧内囊 / 腹侧纹状体最有效的触点位于内囊的腹侧白质，而不是腹侧纹状体的灰质。这项研究的样本量较小，没有设立假刺激组作为对照，因此无法剔除安慰剂效应的干扰，但是一对一的靶点比较是重要的方法学贡献。

在本书截稿时牛津大学的研究团队的试验最终结果尚未发表。布朗大学的研究小组对 27 例患者进行刺激腹侧内囊 / 腹侧纹状体的随机、双盲、交叉对照研究，目前进入电极植入后的随机分组阶段（NCT00640133）。患者将被随机分为刺激组或假刺激组接受 3 个月的治疗，然后进行开放刺激阶段，结果发布尚待时日。

七、不良事件

与 DBS 治疗强迫症相关的不良事件可以分类如下：与手术相关、与植入物相关、与刺激或停止刺激相关。与手术相关的最常见的不良事件是颅内血肿（intracerebral hemorrhage，ICH）和切口感染。关于 DBS 治疗强迫症的研究中共计98 名患者报道了严重不良事件 [47, 50, 54-57]，5 名患者在植入手术后出现颅内血肿，导致 1 例患者永久性手指麻痹，1 例表现为短暂性淡漠，其余均无症状。5 名患者发生伤口感染导致需要移除植入物。还有些患者报道了短暂性头痛和不适。与植入物相关的不良事件包括 3 例导线断裂和 4 例延伸导线损坏，都需要重新更换。

与刺激相关的不良事件中，包括情绪受到影响，在采用急性滴定法调节参数时偶尔会出现情绪低落。在慢性刺激腹侧内囊 / 腹侧纹状体过程中，58 例患者中有 6 例报道了抑郁加重或自杀意念发作，另有 3 例患者曾尝试自杀。在刺激终纹床核研究中，据报道 24 例患者中有 12 例出现自杀意念，尽管后来被认为不太可能是由刺激引起的。情绪不佳或焦虑加重通常是设备故障的首发症状，大多由于意外关机或电池耗竭而致刺激突然停止。这些症状通常随着刺激的恢复而解决，因此有必要预估电池寿命，以便在电池完全耗尽前更换。

偶有患者报道一过性的躁狂症状（例如去抑制、欣悦、激越、活动亢进、多言多语和性欲增

加）。在 98 例报道了严重不良事件的患者中，有26 例符合轻度躁狂的标准，但这些轻度躁狂症状可以自行消退，也可以通过刺激参数调整而消退。此外，多名患者报道了与刺激相关的体重和睡眠模式的变化。

接受刺激治疗期间，部分患者有时会描述主观的神经心理变化（例如记忆变化、"忧郁"和注意力障碍）[47, 54, 55, 57]。然而，使用神经心理量表进行客观评估并没有发现明显变化 [56, 57]。例如，佛罗里达大学的研究团队报道，植入电极1 年后，与基线神经心理学评分相比，7.1% 的患者显示评分下降，而 15.5% 表现改善 [56]。

八、研究摘要

上述 DBS 治疗强迫症的研究得到了一些重要结论。首先，内囊前肢或腹侧内囊 / 腹侧纹状体区域已成为目前为止最常用的靶点。虽然法国的多中心研究为 STN 靶点提供了证据支持，但是需要考虑到其研究方案采用了较低的阈值来定义应答的标准。使用腹侧内囊 / 腹侧纹状体为靶点的研究证明了其有效性，最近直接比较两个靶点效果的研究进一步表明了腹侧内囊 / 腹侧纹状体的优势。

其次，十多年来的经验促使腹侧内囊 / 腹侧纹状体靶点定位逐渐向后移动。20 世纪 90 年代，最初的 DBS 靶点定位源自内囊切开术的手术区域，通常位于前连合前 10 ～ 15mm。然而在最近的 DBS 研究中，靶点更靠近前连合，甚至在前连合稍后的位置。与此同时，对有效触点的分析显示该靶点作用于白质而不是灰质。内囊区域内的纤维束连接丘脑与前额叶腹内侧皮质和眶额皮质 [44]，而调控这些 CBTC 区域对于逆转强迫症的病理生理至关重要。尽管各研究(内囊前肢、腹侧内囊 / 腹侧纹状体、丘脑下脚、终纹床核)的名称不尽相同，但是上述论断显而易见。

最后，基于上述观点，现有的数据显示DBS 是通过对广泛的神经网络产生作用而起效，而不是仅仅依靠刺激靶点区域。通过刺激白质纤

维束可以调控该纤维束相连接的广泛区域。考虑到 CBTC 理论对强迫症的病理生理的解释，强迫症所致的功能障碍并不是局限于大脑单一区域，而是累及了较为广泛的神经网络，上述结论就不足为奇。因此，如果受累及的神经网络包含在电极刺激所产生的球形范围内，治疗效果最好。在这些研究中观察到的从刺激开始到症状明显改善之间存在几周到几个月的潜伏期，这与神经网络理论也是一致的。换言之，刺激引起神经网络中不同区域及其之间联系的变化需要时间来演进与发展。现有的一些使用功能影像来追踪 DBS 对强迫症所致变化的研究也与这种神经网络理论相一致 [61, 62]。

九、研究设计注意事项

与 DBS 治疗运动障碍疾病（如帕金森病或特发性震颤）相比，DBS 治疗强迫症在研究设计方面更具挑战，这是因为 DBS 治疗帕金森病在开启刺激后即可立即获得症状反馈。在 1 ~ 1.5h 的开机程控中，医生可以测试各个触点并判断最有效触点。但是对于 DBS 治疗强迫症而言，症状的改善可能需要数周至数月才能完全显现。这种时间上的滞后非常考验调控医生。此外，在延迟反应期间可能会受到药物调整、生活事件和症状波动的影响，这些混淆因素使得调控更为困难，即刺激和症状之间直接的因果关系更为扑朔迷离。

设计 DBS 治疗强迫症临床试验的研究人员必须认识并应对上述影响。将患者随机分为刺激组和假刺激组的试验必须让每组持续时间足够长以获得症状改善的差异，通常至少 3 个月。在最近的 DBS 治疗抑郁症的临床试验中并没有观察到组间差异，原因可能就是分组测试的时间太短 [63-65]。当然，研究的持续时间越长，所需经费就越多。因此，也需要充分考虑研究基金的支持力度。

另一个重要问题是先做随机分组 [50, 54, 58] 还是在最佳调控参数治疗的开放期之后再随机分组 [47, 55]。两种策略都各有利弊。先做随机分组不便于探索参数调整空间和确定最佳参数。尽管自 1999 年首次运用 DBS 治疗强迫症以及 2009 年获得 FDA 人道主义设备豁免批准以来时日已久，但是这种治疗方法的经验仍然有限。因此，寻找患者个体化的最佳参数耗时费力，先做随机分组的策略很可能导致非最佳参数的刺激组与假刺激组进行比较，从而降低了两组之间的差异。再加上假刺激组可能因为安慰剂效应和（或）微毁损效应（这两种是术后即刻最重要的混杂效应）而获得 10% ~ 20% 症状改善，组间差异会进一步减少。术后延迟开机和（或）盲法可能有助于部分减少相关影响 [56]。

考虑到先做随机分组的局限性，部分研究采用在最佳刺激参数治疗的开放期之后再随机分组的策略 [47, 55]。虽然能够减轻刺激参数的相关干扰，但又引入了其他混杂因素。经历几个月的刺激后，患者通常可以辨别出刺激与否。因此破坏了研究的盲法设计，人为地增加了观察值偏移的风险。为期 1 ~ 2 周的电压梯度增减可以减轻这一影响。另一个混杂因素是可能产生反安慰剂效应，即患者因为担心分组后停止刺激而造成症状恶化。这种效应发生在随机分组期间，对于先进行刺激后进行假刺激的患者尤为明显，尽管持续予以刺激但仍表现为症状的恶化 [55]。而且患者可能因为担心症状恶化而退出研究。随机进入分组阶段可能有助于减轻这种影响。因此，两种策略都面临挑战。某些研究设计可能会减轻相应的局限性，但是同时也增加了试验的复杂性（以及相关的成本和潜在的错误）。在设计 DBS 治疗强迫症研究时，必须仔细全面地评估这些因素。

十、未来研究方向

许多临床试验已经提供了高级别证据支持 DBS 治疗强迫症的有效性，而且也获得了 FDA 人道主义设备豁免批准。尽管如此，该疗法的广泛运用仍然困难重重且任重道远。最实际的问题是缺乏精神病学界的认可，不愿将患者转到有经验的手术中心进行评估。尽管属于微创神经外科手术，但患者仍然会犹豫不决。该疗法并不普及，全球乃至美国只有少数几个中心拥有足够的经验来进行充分的术前评估、适当的治疗方案讨论、手术操作和设备管理[66]。最后，医疗保险的报销也是需要考虑的问题[67]。

除了解决实际困难之外，未来的研究重点是突破认知的局限，最突出的两个方面是如何清晰阐明该疗法本身的生理基础，以及如何确认最有可能产生疗效的患者。上述研究确立了该疗法的靶点并取得一定共识：在矢状面位于内囊前肢腹侧的白质纤维束，在轴位上邻近前连合。因为上述研究采用的刺激参数类似于 DBS 治疗运动障碍疾病所采用的，探索更大范围的频率和脉宽有助于了解环路的应答特性。此外，由于标准临床量表（例如 YBOCS）对细微的变化不够敏感，也不是为一天之内多次使用所设计，因此需要寻找客观的评估方法，诸如面部表情[68]或生理数据之类。

检测生理数据最有前景的方法是使用颅内记录了解环路所包含的各区域的变化。在美国联邦政府资助的 BRAIN 计划的支持下，这种方法出现在近期开展的临床试验中。其中 2 项试验使用了可同时记录和刺激的新一代 DBS 设备，通过 DBS 电极进行颅内记录以及在神经网络远隔部位进行皮质记录（NCT03184454，NCT03457675）。这些研究人员假设颅内生理记录比临床评分更为敏感。就像近期在 DBS 治疗其他疾病中所使用的方法一样，这些实时数据输入经过适当训练的计算模型中，最终储存在设备上，再以闭环的方式对刺激参数进行更为有效的调整[69-71]。近期开展的 DBS 治疗抑郁症的临床试验也使用了颅内记录，DBS 设备将记录结果匹配后用于定向"控制"电流输出（NCT03437928）。这些研究人员希望利用生理记录制定个体化的神经网络刺激方案，从而为每个患者达到最佳刺激的目的。此类策略有望改善治疗的有效性，并确定最适合 DBS 治疗的患者及其生理特征。

十一、结论

20 年的历程中，DBS 治疗强迫症取得了长足的进步。使用随机、双盲、假刺激组对照的这些临床试验证明了刺激的有效性。考虑到这些临床试验纳入的患者的严重程度和难治性（对其他疗法效果不佳），有效率达到 50% ～ 80% 是一个了不起的成就。多中心试验表明该疗法能够在不同医疗机构推广和采用。美国 FDA 以人道主义设备豁免的形式批准 DBS 治疗强迫症后，强迫症成为被批准的第四个也是唯一一个精神类疾病的 DBS 适应证。目前，几项设计新颖并且使用新一代 DBS 设备的临床试验正在酝酿中，这些试验有望揭示潜在而复杂的大脑环路的奥秘。包含精神科医生、心理学家和神经外科医生的临床团队正在与工程师、计算机 – 神经科学家和统计学家合作，以从这些临床试验中获得的大量数据中提取有意义的信息。尽管仍然存在重重困难，但临床医生和科学家们仍在不断努力以新的方法和更好的工具武装自己，以越来越强的决心面对这些挑战。

参考文献

[1] Greenberg BD, Price LH, Rauch SL, et al. Neurosurgery for intractable obsessive-compulsive disorder and depression: critical issues. Neurosurg Clin N Am. 2003; 14(2):199–212

[2] Ruscio AM, Stein DJ, Chiu WT, Kessler RC. The epidemiology of obsessivecompulsive disorder in the National Comorbidity Survey Replication. Mol Psychiatry. 2010; 15(1):53–63

[3] Eisen JL, Goodman WK, Keller MB, et al. Patterns of remission and relapse in obsessive-compulsive disorder: a 2-year prospective study. J Clin Psychiatry. 1999; 60(5):346–351, quiz 352

[4] Spiegel EA, Wycis HT, Marks M, Lee AJ. Stereotaxic apparatus for operations on the human brain. Science. 1947; 106(2754):349–350

[5] Talairach J, Hecaen H, David M. Lobotomie préfrontale limitée par électrocoagulation des fibres thalamo-frontales à leur émergence du bras antérieur de la capsule interne. Rev Neurol. 1949; 83:59

[6] Leksell L, Herner T, Liden K. Stereotactic radiosurgery of the brain: report of a case. Kungl Fysiograf Sällsk Lund Förh. 1955; 25:142

[7] Sheehan JP, Patterson G, Schlesinger D, Xu Z. γ knife surgery anterior capsulotomy for severe and refractory obsessive-compulsive disorder. J Neurosurg. 2013; 119(5):1112–1118

[8] Kondziolka D, Flickinger JC, Hudak R. Results following gamma knife radiosurgical anterior capsulotomies for obsessive compulsive disorder. Neurosurgery. 2011; 68(1):28–32, discussion 23–3

[9] Lopes AC, Greenberg BD, Canteras MM, et al. Gamma ventral capsulotomy for obsessive-compulsive disorder: a randomized clinical trial. JAMA Psychiatry. 2014; 71(9):1066–1076

[10] Foltz EL, White LE, Jr. Pain "relief" by frontal cingulumotomy. J Neurosurg. 1962; 19:89–100

[11] Ballantine HT, Jr, Bouckoms AJ, Thomas EK, Giriunas IE. Treatment of psychiatric illness by stereotactic cingulotomy. Biol Psychiatry. 1987; 22(7):807–819

[12] Ballantine HT, Jr, Cassidy WL, Flanagan NB, Marino R, Jr. Stereotaxic anterior cingulotomy for neuropsychiatric illness and intractable pain. J Neurosurg. 1967; 26(5):488–495

[13] Papez JW. A proposed mechanism of emotion. Arch Neurol Psychiatry. 1937;

38(4):725–743

[14] Sheth SA, Neal J, Tangherlini F, et al. Limbic system surgery for treatment-refractory obsessive-compulsive disorder: a prospective long-term follow-up of 64 patients. J Neurosurg. 2013; 118(3):491–497

[15] Dougherty DD, Baer L, Cosgrove GR, et al. Prospective long-term follow-up of 44 patients who received cingulotomy for treatment-refractory obsessivecompulsive disorder. Am J Psychiatry. 2002; 159(2):269–275

[16] Knight G. Stereotactic tractotomy in the surgical treatment of mental illness. J Neurol Neurosurg Psychiatry. 1965; 28:304–310

[17] Kelly D, Richardson A, Mitchell-Heggs N, Greenup J, Chen C, Hafner RJ. Stereotactic limbic leucotomy: a preliminary report on forty patients. Br J Psychiatry. 1973; 123(573):141–148

[18] Montoya A, Weiss AP, Price BH, et al. Magnetic resonance imaging-guided stereotactic limbic leukotomy for treatment of intractable psychiatric disease. Neurosurgery. 2002; 50(5):1043–1049, discussion 1049–1052

[19] Bourne SK, Sheth SA, Neal J, et al. Beneficial effect of subsequent lesion procedures after nonresponse to initial cingulotomy for severe, treatment-refractory obsessive-compulsive disorder. Neurosurgery. 2013; 72(2):196–202, discussion 202

[20] McGovern RA, Sheth SA. Role of the dorsal anterior cingulate cortex in obsessive-compulsive disorder: converging evidence from cognitive neuroscience and psychiatric neurosurgery. J Neurosurg. 2017; 126(1):132–147

[21] Benabid AL, Pollak P, Louveau A, Henry S, de Rougemont J. Combined (thalamotomy and stimulation) stereotactic surgery of the VIM thalamic nucleus for bilateral Parkinson disease. Appl Neurophysiol. 1987; 50(1–6):344–346

[22] Saxena S, Rauch SL. Functional neuroimaging and the neuroanatomy of obsessive-compulsive disorder. Psychiatr Clin North Am. 2000; 23(3):563–586

[23] Lujan JL, Chaturvedi A, McIntyre CC. Tracking the mechanisms of deep brain stimulation for neuropsychiatric disorders. Front Biosci. 2008; 13:5892–5904

[24] McIntyre CC, Savasta M, Kerkerian-Le Goff L, Vitek JL. Uncovering the mechanism(s) of action of deep brain stimulation: activation, inhibition, or both. Clin Neurophysiol. 2004; 115(6):1239–1248

[25] McIntyre CC, Savasta M, Walter BL, Vitek JL. How does deep brain stimulation work? Present understanding and future questions. J Clin Neurophysiol. 2004; 21(1):40–50

[26] Alexander GE, DeLong MR, Strick PL. Parallel organization of functionally segregated circuits linking basal ganglia and cortex. Annu Rev Neurosci. 1986; 9: 357–381

[27] Paus T, Tomaiuolo F, Otaky N, et al. Human cingulate and paracingulate sulci: pattern, variability, asymmetry, and probabilistic map. Cereb Cortex. 1996; 6 (2):207–214

[28] Nuttin B, Cosyns P, Demeulemeester H, Gybels J, Meyerson B. Electrical stimulation in anterior limbs of internal capsules in patients with obsessive-compulsive disorder. Lancet. 1999; 354(9189):1526

[29] Jiménez F, Nicolini H, Lozano AM, Piedimonte F, Salín R, Velasco F. Electrical stimulation of the inferior thalamic peduncle in the treatment of major depression and obsessive compulsive disorders. World Neurosurg. 2013; 80 (3–4):S30.e17–30.e25

[30] Pauls DL, Abramovitch A, Rauch SL, Geller DA. Obsessive-compulsive disorder: an integrative genetic and neurobiological perspective. Nat Rev Neurosci. 2014; 15(6):410–424

[31] Ahmari SE, Spellman T, Douglass NL, et al. Repeated cortico-striatal stimulation generates persistent OCD-like behavior. Science. 2013; 340(6137):1234–1239

[32] Gu BM, Park JY, Kang DH, et al. Neural correlates of cognitive inflexibility during task-switching in obsessive-compulsive disorder. Brain. 2008; 131(Pt 1): 155–164

[33] van den Heuvel OA, Veltman DJ, Groenewegen HJ, et al. Frontal-striatal dysfunction during planning in obsessive-compulsive disorder. Arch Gen Psychiatry. 2005; 62(3):301–309

[34] van den Heuvel OA, van der Werf YD, Verhoef KM, et al. Frontal-striatal abnormalities underlying behaviours in the compulsive-impulsive spectrum. J Neurol Sci. 2010; 289(1–2):55–59

[35] Seeley WW, Menon V, Schatzberg AF, et al. Dissociable intrinsic connectivity networks for salience processing and executive control. J Neurosci. 2007; 27 (9):2349–2356

[36] MacDonald AW, III, Cohen JD, Stenger VA, Carter CS. Dissociating the role of the dorsolateral prefrontal and anterior cingulate cortex in cognitive control. Science. 2000; 288(5472):1835–1838

[37] Brewer JA, Worhunsky PD, Gray JR, Tang YY,Weber J, Kober H. Meditation experience is associated with differences in default mode network activity and connectivity. Proc Natl Acad Sci USA. 2011; 108(50):20254–20259

[38] Paus T. Primate anterior cingulate cortex: where motor control, drive and cognition interface. Nat Rev Neurosci. 2001; 2(6):417–424

[39] Breiter HC, Rauch SL, Kwong KK, et al. Functional magnetic resonance imaging of symptom provocation in obsessive-compulsive disorder. Arch Gen Psychiatry. 1996; 53(7):595–606

[40] Koch K, Wagner G, Schachtzabel C, et al. Aberrant anterior cingulate activation in obsessive-compulsive disorder is related to task complexity. Neuropsychologia. 2012; 50(5):958–964

[41] Perani D, Colombo C, Bressi S, et al. [18F]FDG PET study in obsessive-compulsive disorder. A clinical/metabolic correlation study after treatment. Br J Psychiatry. 1995; 166(2):244–250

[42] Swedo SE, Schapiro MB, Grady CL, et al. Cerebral glucose metabolism in childhood-onset obsessive-compulsive disorder. Arch Gen Psychiatry. 1989; 46(6): 518–523

[43] van den Munckhof P, Bosch DA, Mantione MH, Figee M, Denys DA, Schuurman PR. Active stimulation site of nucleus accumbens deep brain stimulation in obsessive-compulsive disorder is localized in the ventral internal capsule. Acta Neurochir Suppl (Wien). 2013; 117:53–59

[44] Nanda P, Banks GP, Pathak YJ, Sheth SA. Connectivity-based parcellation of the anterior limb of the internal capsule. Hum Brain Mapp. 2017; 38(12): 6107–6117

[45] Agnesi F, Connolly AT, Baker KB, Vitek JL, Johnson MD. Deep brain stimulation imposes complex informational lesions. PLoS One. 2013; 8(8):e74462

[46] Grill WM, Snyder AN, Miocinovic S. Deep brain stimulation creates an informational lesion of the stimulated nucleus. Neuroreport. 2004; 15(7):1137–1140

[47] Luyten L, Hendrickx S, Raymaekers S, Gabriëls L, Nuttin B. Electrical stimulation in the bed nucleus of the stria terminalis alleviates severe obsessivecompulsive disorder. Mol Psychiatry. 2016; 21(9):1272–1280

[48] Parent A, Hazrati LN. Functional anatomy of the basal ganglia. II. The place of subthalamic nucleus and external pallidum in basal ganglia circuitry. Brain Res Brain Res Rev. 1995; 20(1):128–154

[49] Benarroch EE. Subthalamic nucleus and its connections: Anatomic substrate for the network effects of deep brain stimulation. Neurology. 2008; 70(21): 1991–1995

[50] Mallet L, Polosan M, Jaafari N, et al. STOC Study Group. Subthalamic nucleus stimulation in severe obsessive-compulsive disorder. N Engl J Med. 2008; 359 (20):2121–2134

[51] Goodman WK, Price LH, Rasmussen SA, et al. The Yale-Brown Obsessive Compulsive Scale. I. Development, use, and reliability. Arch Gen Psychiatry. 1989; 46(11):1006–1011

[52] Greenberg BD, Malone DA, Friehs GM, et al. Three-year outcomes in deep brain stimulation for highly resistant obsessive-compulsive disorder. Neuropsychopharmacology. 2006; 31(11):2384–2393

[53] Nuttin BJ, Gabriëls LA, Cosyns PR, et al. Long-term electrical capsular stimulation in patients with obsessive-compulsive disorder. Neurosurgery. 2003; 52 (6):1263–1272, discussion 1272–1274

[54] Huff W, Lenartz D, Schormann M, et al. Unilateral deep brain stimulation of the nucleus accumbens in patients with treatment-resistant obsessive-compulsive disorder: Outcomes after one year. Clin Neurol Neurosurg. 2010; 112 (2):137–143

[55] Denys D, Mantione M, Figee M, et al. Deep brain stimulation of the nucleus accumbens for treatment-refractory obsessive-compulsive disorder. Arch Gen Psychiatry. 2010; 67(10):1061–1068

[56] Goodman WK, Foote KD, Greenberg BD, et al. Deep brain stimulation for intractable obsessive compulsive disorder: pilot study using a blinded, staggered- onset design. Biol Psychiatry. 2010; 67(6):535–542

[57] Greenberg BD, Gabriels LA, Malone DA, Jr, et al. Deep brain stimulation of the ventral internal capsule/ventral striatum for obsessive-compulsive disorder: worldwide experience. Mol Psychiatry. 2010; 15(1):64–79

[58] Tyagi H, Zrinzo L, Akram H, et al. A randomised controlled trial of deep brain stimulation in obsessive compulsive disorder: a comparison of ventral capsule/ventral striatum and subthalamic nucleus targets. J Neurol Neurosurg Psychiatry. 2017; 88(8):A8.2–A9

[59] Hamani C, Pilitsis J, Rughani AI, et al. American Society for Stereotactic and Functional Neurosurgery, Congress of Neurological Surgeons, CNS and American Association of Neurological Surgeons. Deep brain stimulation for obsessive-compulsive disorder: systematic review and evidence-based guideline sponsored by the American Society for Stereotactic and Functional Neurosurgery and the Congress of Neurological Surgeons (CNS) and endorsed by the CNS and American Association of Neurological Surgeons. Neurosurgery. 2014; 75(4):327–333, quiz 333

[60] Walker DL, Toufexis DJ, Davis M. Role of the bed nucleus of the stria terminalis versus the amygdala in fear, stress, and anxiety. Eur J Pharmacol. 2003; 463(1–3):199–216

[61] Dougherty DD, Chou T, Corse AK, et al. Acute deep brain stimulation changes in regional cerebral blood flow in obsessive-compulsive disorder. J Neurosurg. 2016; 125(5):1087–1093

[62] Figee M, Luigjes J, Smolders R, et al. Deep brain stimulation restores frontostriatal network activity in obsessive-compulsive disorder. Nat Neurosci. 2013; 16(4):386–387

[63] Dougherty DD, Rezai AR, Carpenter LL, et al. A Randomized Sham-Controlled Trial of Deep Brain Stimulation of the Ventral Capsule/Ventral Striatum for Chronic Treatment-Resistant Depression. Biol Psychiatry. 2015; 78(4):240– 248

[64] Holtzheimer PE, Husain MM, Lisanby SH, et al. Subcallosal cingulate deep brain stimulation for treatment-resistant depression: a multisite, randomised, sham-controlled trial. Lancet Psychiatry. 2017; 4(11):839–849

[65] Bari AA, et al. Charting the road forward in psychiatric neurosurgery: proceedings of the 2016 American Society for Stereotactic and Functional Neurosurgery workshop on neuromodulation for psychiatric disorders. J Neurol Neurosurg Psychiatry. 2018; 89(8):886–896

[66] Deeb W, et al. Proceedings of the Fourth Annual Deep Brain Stimulation Think Tank: A Review of Emerging Issues and Technologies. Front Integr Neurosci. 2016; 10:38

[67] Vora AK, Ward H, Foote KD, Goodman WK, Okun MS. Rebound symptoms following battery depletion in the NIH OCD DBS cohort: clinical and reimbursement issues. Brain Stimul. 2012; 5(4):599–604

[68] Girard JM, Cohn JF, Jeni LA, Sayette MA, De la Torre F. Spontaneous facial expression in unscripted social interactions can be measured automatically. Behav Res Methods. 2015; 47(4):1136–1147

[69] Herron JA, Thompson MC, Brown T, Chizeck HJ, Ojemann JG, Ko AL. Chronic electrocorticography for sensing movement intention and closed-loop deep brain stimulation with wearable sensors in an essential tremor patient. J Neurosurg. 2017; 127(3):580–587

[70] Molina R, et al. Report of a patient undergoing chronic responsive deep brain stimulation for Tourette syndrome: proof of concept. J Neurosurg. 201 8; 129: 308–314

[71] Chang EF, Englot DJ, Vadera S. Minimally invasive surgical approaches for temporal lobe epilepsy. Epilepsy Behav. 2015; 47:24–33

第 12 章　脑深部电刺激治疗癫痫
Deep Brain Stimulation in Epilepsy

Alexander Ksendzovsky, Kareem A. Zaghloul　著

张　华　刘德峰　张建国　译

摘要：DBS 已成为治疗癫痫的一种新方法。多年来，通过动物模型和临床试验研究了一些靶点。这些靶点包括小脑、丘脑、基底核和海马。然而，目前仍不清楚治疗不同发作类型的最佳靶点在哪里，最佳的刺激参数是什么，治疗机制是什么。在本章中，我们回顾总结 DBS 治疗癫痫的刺激靶点。

关键词：脑深部电刺激，癫痫，小脑，丘脑前核，丘脑中央核，基底核，海马

一、概述

全球大约有 7000 万癫痫患者[1]。大约 30% 的患者经过正规药物治疗仍有癫痫发作。患者因为不断的癫痫发作和多药联合治疗导致生活质量严重降低[2]。2001 年，Wiebe 等确立了切除性手术在难治性癫痫治疗中的地位[3]。许多难以控制的癫痫发作在术后获得了良好效果，但是，约有 75% 的难治性癫痫患者并不适合进行切除性手术[4, 5]。这些患者包括致痫灶位于功能区、多灶性起源以及全面性发作的患者。对于这些患者，除了继续药物治疗外，其他治疗选择还包括迷走神经刺激和反馈性神经刺激（responsive neurostimulation，RNS）。但是，经过上述治疗并在联合用药的情况下只有 8% 的患者发作终止，疗效有限（迷走神经刺激 7%[6]，反馈性神经刺激 20%[7]）[3]。因此，难治性癫痫患者需要更加新颖的治疗策略。

近期，研究人员运用 DBS 治疗药物难治性癫痫患者。DBS 治疗运动障碍疾病的安全有效

已得到广泛认可[8]。然而，DBS 在治疗难治性癫痫的有效性还尚待明确。部分原因是癫痫的神经环路尚不明确，这与帕金森病并不相同。此外，目前对一些关键问题并没有达成共识，比如刺激为何起作用？选择什么靶点？使用怎样的刺激模式？哪种癫痫发作类型更有效？

由于神经调控技术在调节神经环路的有效性有目共睹，因此已有不少研究中心使用 DBS 治疗难治性癫痫。在本章中，我们回顾了 DBS 治疗癫痫的临床前和临床研究。手术靶点包括小脑、丘脑、基底核和海马。

二、小脑

小脑是 DBS 治疗癫痫的第一个靶点。最初选择小脑作为靶点的原因是浦肯野细胞投射至小脑深部核团的纤维具有广泛抑制的特性[7]。如果刺激浦肯野细胞将加强小脑深部核团对丘脑的抑制作用，从而导致从丘脑到皮质的兴奋性输出减少[9, 10]。小脑刺激被分为小脑皮质和小脑深部核

团两个主要靶点。

（一）小脑皮质刺激

前期研究表明，在癫痫发作期间小脑皮质、小脑深部核团和丘脑存在相位一致的电振荡[11-13]。随后认识到浦肯野细胞的抑制功能，使得小脑皮质成为 DBS 的潜在靶点[14]。20 世纪中叶，小脑皮质 DBS 被用于动物实验研究。1955 年，Cooke 等发现小脑皮质刺激减少了猫的点燃模型的癫痫发作[15]。1976 年，Hablitz 等运用 DBS 刺激猫的小脑蚓部治疗全面性癫痫发作，发现无论高频和低频刺激均可导致皮质放电的数量和幅度减少[16]。

然而，后来的动物实验结果与上述实验并不一致。1980 年，Ebner 等使用铝凝胶诱导的灵长类动物癫痫模型研究小脑皮质刺激对致痫灶内神经元活动的影响，但是并没有发现任何统计学上的显著差异[17]。同样，Hablitz 和 Myers 等在青霉素诱导的动物模型中也没能观察到刺激的影响[16, 18]。

与动物实验相似，小脑皮质刺激的临床试验结果也缺乏一致性。20 世纪 70 年代初，Irving Cooper 和他的同事在 32 例不同病因所致的癫痫患者中植入了小脑皮质电极。在平均 18 个月随访期间，56.2% 的患者癫痫发作减少了 50% 以上[19-21]。一年后的另一组 6 例患者的小脑皮质刺激临床试验，结果表明 5/6 患者在刺激后癫痫发作频率降低[22]。然而，另一项选择全面性发作的癫痫患者的研究中，仅 2/6 患者在刺激后发作显著减少[23]。Krauss 等综述了随后的 20 年里开放性临床试验资料。结果显示在参加这些临床试验的 36 名患者中，有 91.6% 的患者癫痫发作减少，12 名患者达到癫痫发作终止[24]。

尽管在动物实验和开放性临床试验中结果波动较大，一些研究团队尝试采用双盲试验设计。Velasco 等研究了 5 例不同癫痫综合征的患者，植入小脑皮质电极后，3 名患者纳入"开"组，2 名患者"关"组。接受刺激的患者与未接受刺激相比，癫痫发作仅仅减少 33%[25]。另外三项较

小的双盲临床试验的结果也并不乐观，在接受刺激的 14 位患者中，只有 2 位患者的症状得到一些改善[26-28]。

尽管运用小脑皮质刺激治疗癫痫经历 40 余年，目前仍然饱受争议。从机制上讲，最初的假设——DBS 作用于浦肯野细胞会降低其对下游小脑深部核团的抑制作用，进而有效降低癫痫发作，可能比预期的更加复杂。实际上，有研究发现癫痫患者的浦肯野细胞存在退行性变，而退行性变所带来的细胞体积减少将会影响小脑皮质刺激对下游小脑深部核团的作用[24]。

（二）小脑深部核团

进行小脑深部核团刺激的研究较少，但也与小脑皮质刺激一样，存在着相互矛盾的结果。小脑深部核团与丘脑存在直接的连接，因此被认为可以更好地调控丘脑的输出。小脑深部核团按功能与解剖分为三组，分别投射到丘脑内的不同核团，继而投射到不同的皮质区域（图 12-1）。小脑的三组核团分别是外侧组（齿状核）、间位组（球状核和栓状核）和内侧组（顶核）。外侧组主要投射束旁核和丘脑腹外侧核（ventral lateral thalamic，VL）。间位组主要经过丘脑腹外侧核投射到丘脑后核复合体（the posterior thalamic nuclear complex，Po）。小脑顶核投射丘脑腹内侧核（ventral medial thalamus，VM）和束旁核。这些投射实际上更为复杂，因为每组小脑深部核团都有一些纤维（尽管不是主要的，多数与主要投射伴行）投射到丘脑所有主要核团[24]。丘脑又向皮质的多个区域存在着广泛投射。丘脑腹外侧核主要投射到初级运动皮质和感觉皮质，而束旁核和丘脑后核复合体则投射区域较为广泛，包括前额叶皮质、初级感觉和运动皮质、扣带回、颞叶、额叶和杏仁核。最后，丘脑腹内侧核广泛投射到初级感觉和运动皮质、扣带回、颞叶、额叶和杏仁核。尽管存在着这些直接联系，但是，这一网络的复杂性和通路的冗余可能是导致 DBS 刺激小脑深部核团各个研究结果相互矛盾的原因。

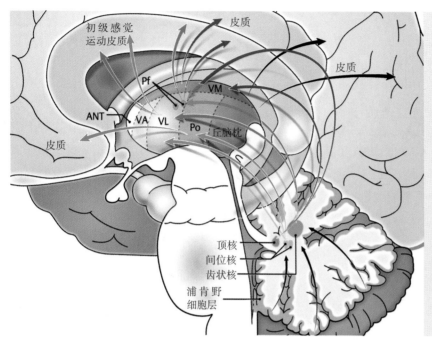

◀图 12-1　小脑投射到丘脑及更高级中枢

绿色：齿状核投射到束旁核和丘脑腹外侧核。丘脑腹外侧核投射到运动皮质和感觉皮质，而束旁核具有广泛的皮质投影。蓝色：中间核投射到丘脑后核复合体和丘脑腹外侧核。丘脑腹外侧核投射到运动皮质和感觉皮质，而丘脑后核复合体具有广泛的皮质投射。橙色：顶核投射至丘脑腹内侧核和束旁核。丘脑腹内侧核和束旁核具有广泛的皮质投影。Po. 丘脑后核复合体；VL. 丘脑腹外侧核；VA. 丘脑腹前核；VM. 丘脑腹内侧核；Pf. 束旁核；ANT. 丘脑前核

在最早进行小脑深部核团刺激的动物实验研究中，Dow 等在钴诱导的癫痫大鼠模型的皮质致痫灶内观察到暴发性电活动受到抑制[29]。1972 年，Hutton 等使用青霉素诱导的猫癫痫模型，研究小脑皮质刺激与小脑深部核团刺激对局灶性癫痫的有效性以及比较两者差异，结果显示两者均能减少癫痫发作[30]。随后，Babb 等在小脑深部核团刺激治疗钴诱导的海马癫痫动物模型研究中，发现癫痫发作频率和发作持续时间均有减少[31]。然而，2004 年的一项研究的结论却显得模棱两可，在对杏仁核点燃的大鼠模型进行小脑上脚（the superior cerebellar peduncle，SCP）刺激的研究中，研究人员发现小脑上脚刺激促进了边缘系统起源的癫痫发作的起始，但抑制了继发性泛化[32]。

关于小脑深部核团刺激的临床试验文献很少，记录的癫痫发作类型不尽相同，结果也有些矛盾。1976 年，Sramka 等报道了 4 例患者接受齿状核刺激，发作类型包括局灶性或全面性运动性和肌阵挛发作，刺激频率为 10Hz 和 100Hz。结果显示 4 名患者的癫痫发作频率有中度改善，但据作者报道，改善只是暂时的[33]。

三、丘脑

丘脑具有广泛的皮质连接。它是除嗅觉之外所有感觉传入的中继点[7]。丘脑还调节来自小脑、基底核和边缘系统的信息。除网状结构外，丘脑各个核团都与大脑皮质存在交互性投射[26]。因此，丘脑成为治疗癫痫的潜在靶点。临床试验集中在丘脑中央中核（the centromedian nucleus of the thalamus，CMT）和丘脑前核（the anterior nucleus of the thalamus，ANT），而动物研究集中在灵长类动物，如下所述。

（一）丘脑中央中核

丘脑中央中核是丘脑非特异投射系统的组成部分，丘脑非特异投射系统包括板内核、板旁核及中线核[34-36]。丘脑中央中核是这些核团中最大的，位于后连合水平[37]。丘脑非特异性投射系统接受网状结构的传入，被认为对觉醒起重要作用[37]。它们对其他丘脑核团、基底核和大脑皮质具有广泛的纤维投射（图 12-2）。丘脑中央中核早在 1951 年就被运用于癫痫治疗[38]，其较大的体积也适合作为手术靶点[37]。

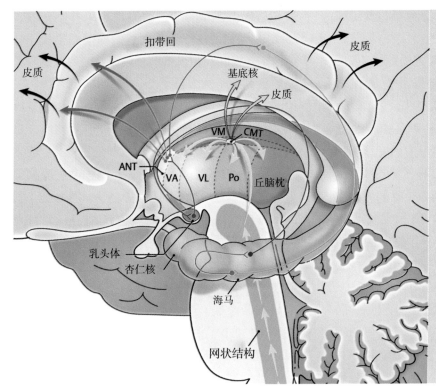

丘脑中央中核通过网状结构调节癫痫发作（黄色）：丘脑中央中核从网状结构接受传入，并向丘脑其他核团，基底核和大脑皮质弥散性传出。丘脑前核通过 Papez 环路调节癫痫发作：乳突体通过乳头丘脑束向丘脑前核投射（红色）。丘脑前核通过丘脑皮质纤维向扣带回投射（蓝色），然后通过扣带投射至海马旁回和内嗅皮质（橙色），最后通过穿通途径投射回海马（粉红色）。海马通过穹窿投射回乳头体（紫色）。扣带回向各种高级皮质结构存在投射。Po. 丘脑后核复合体；VL. 丘脑腹外侧核；VA. 丘脑腹前核；VM. 丘脑腹内侧核；CMT. 丘脑中央中核；ANT. 丘脑前核

在动物体内并没有发现丘脑中央中核。但是，鼠类的丘脑网状核（thalamic reticular nucleus，TRN）[39] 与网状系统有相似的投射，可以作为丘脑中央中核的替代。丘脑网状核主要包含 GABA 能神经元，被认为是皮质 – 丘脑和丘脑 – 皮质投射之间的中继站 [40, 41]。皮质和丘脑的谷氨酸能神经元发出轴突投射到丘脑网状核，丘脑网状核发出 GABA 能神经元投射到其他丘脑核团 [40, 42, 43]。

已有不少动物实验和临床试验研究了丘脑中央中核刺激对多灶性、全面性运动和非运动性癫痫发作的影响。Pantoja-Jimenez 等对戊四氮（pentylenetetrazol，PTZ）诱导的全面性癫痫大鼠模型进行丘脑网状核刺激。高频刺激可以延长强直 – 阵挛发作和癫痫持续状态的潜伏期。尽管抗癫痫作用机制尚不完全清楚，Jiminez 等研究发现丘脑网状核刺激可以调节癫痫发作诱发的皮质和丘脑同步性电活动 [39]。

Velasco 及其同事在临床试验中的开创性工作为丘脑中央中核刺激治疗癫痫提供了大量临床证据。1987 年，Velasco 等报道了 5 例运用丘脑中央中核刺激治疗全面性或多灶性难治性癫痫的病例。结果显示，全面性强直 – 阵挛发作减少了 80%，全面性非运动性发作减少了 60%。1 名患者发作终止，3 名患者能够减少用药量 [44]。Fisher 等在 1992 年试图重复上述试验，7 名患者植入了丘脑中央中核电极并进行双盲交叉对照试验。并不像之前的试验，研究结果并没有发现明显的疗效差异 [45]。然而，该研究团队在随访研究中发现一半的患者癫痫发作频率降低了50% [45]。

Velasco 等随后扩大了病例数，15 名不适合切除性手术的顽固性癫痫的患者接受了丘脑中央中核刺激，平均随访 41.2 个月，患者被分为两组：Lennox-Gastaut 综合征（Lennox-Gastaut syndrom，LGS）组和局灶性癫痫组。LGS 组癫痫发作频率降低了 81.6%，而另一组降低了57.3% [46]。后续针对丘脑中央中核刺激治疗 LGS 的研究中，13 例 LGS 患者随访 18 个月，癫痫发作频率降低了 80% [47]。进一步剔除不正确的电

极位置导致的癫痫发作控制不佳，电极位置正确的患者癫痫发作减少了87%以上，进一步奠定了丘脑中央中核作为治疗 LGS 靶点的地位[47]。

上述试验之后，其他研究人员尝试在全面性发作患者中重复类似试验结果。2013 年，Valentin 等报道了 11 例接受丘脑中央中核 DBS 治疗的原发性全面性癫痫和额叶癫痫患者，药物或手术切除治疗对这些患者都没有显著效果。试验采用双盲交叉对照设计，经历 3 个月的假刺激期、3 个月的刺激期和 6 个月的开放刺激期。总体而言，所有 6 例全面性癫痫发作患者的癫痫发作减少均超过 50%，而揭盲后的开放刺激期，5/6 例患者发作减少超过 50%。在额叶癫痫组中，只有 1 名患者在盲期发作减少了 50% 以上，3 名患者在揭盲后观察到治疗反应[48]。

综上所述，丘脑中央中核 DBS 可能对 LGS 患者有益。进一步的临床试验应该特别关注丘脑中央中核刺激对于涉及网状系统或丘脑的全面性癫痫发作的效果。

（二）丘脑前核

丘脑前核位于 Papez 环路的中心[49]。Papez 环路将信息从海马和下托经穹窿传递到乳头体。乳头体通过乳头丘脑束向丘脑前核投射。然后，丘脑前核投射到扣带回后再进一步投射至海马旁回和内嗅皮质，最后通过穿透途径投射回海马（图 12-2）[50]。扣带回存在向不同高级皮质结构的投射[7]。

癫痫发作通常起源于颞叶内侧结构，扣带回与高级皮质结构之间存在广泛的联系，Papez 环路参与癫痫发作电活动向其他脑区的扩布[50, 51]，并且在癫痫患者[51]和动物模型[52]磁共振中观察到 Papez 环路相关结构的信号改变和萎缩。由于这些原因，丘脑前核成为 DBS 治疗癫痫的潜在靶点，并运用于全面性、局灶性和颞叶癫痫的研究。

丘脑前核 DBS 对全面性癫痫的作用已经在皮罗卡品和 PTZ 诱导的大鼠癫痫模型中评估过。由于使用了不同的刺激参数进行测试，研究结

果和后来人体试验中观察到的结果并不一致。Hamani 等使用皮罗卡品大鼠癫痫模型比较丘脑前部切开术和高频丘脑前核刺激之间的差别。丘脑前核刺激组的大鼠仍会进展为癫痫持续状态，但潜伏期明显延长。然而丘脑前部切开组没有癫痫发作[53]。上述研究团队在后续有效刺激参数的分析中发现刺激电流与潜伏期延长相关，而不是频率[54]。然而，Mirski 等在 PTZ 大鼠癫痫模型的研究中发现丘脑前核高频刺激（100Hz）提高了癫痫发作的阈值，而低频刺激（8Hz）降低了发作阈值[55]。关于丘脑前核刺激参数，文献缺乏一致性，因此有待进一步探讨。Conovolan 等在皮罗卡品慢性癫痫大鼠模型中继续研究丘脑前核刺激参数。与假刺激组相比，在 100μA 的高频（130Hz）刺激下，癫痫发作减少了 52%，而在相同频率下的更高电流（500μA）则使癫痫发作活性增加了 5.1 倍[56]。该研究进一步表明刺激电流是丘脑前核控制癫痫动物模型发作的关键。

同样，针对全面性癫痫的临床试验也观察到不同的刺激参数导致不同结果。在 2002 年，Hodaie 等对双侧丘脑前核刺激的患者随访，平均随访时间 14.9 个月，观察到癫痫发作减少了 54%。这些患者在刺激"开"和"关"期间（共计 2 个月）没有发现癫痫发作的频率改变，这一现象引发了癫痫发作的减少可能仅仅与放置丘脑前核电极有关的猜测。确实在大多数患者刺激开启之前就观察到癫痫发作的减少[57]。几年后上述研究团队公布了该组患者的长期随访结果（平均 5 年）。经过长期刺激，5 名患者的癫痫发作减少了 50% 以上[58]。2007 年，Lim 等在 4 名不同病因的癫痫患者中也观察到这种毁损效应所致的癫痫发作减少。但是他们并没有明确毁损与癫痫发作减少的关系[59]。

研究丘脑前核刺激对于颞叶癫痫（temporal lobe epilepsy，TLE）作用的研究并不多。Zhong 等使用杏仁核点燃癫痫大鼠模型评估丘脑前核刺激。双侧低频刺激减少了癫痫发作频率，并且减轻了发作的严重程度[60]。鉴于先前试验中有关

刺激频率的不确定性，Stypulkowski 等在青霉素诱导的绵羊 TLE 模型中评估了丘脑前核刺激参数。只有 80Hz 以上的刺激会降低癫痫发作，而且停止刺激后的发作复现[61]。这表明控制癫痫发作需要高频刺激。只有一个临床研究评估了 TLE 的丘脑前核刺激效果。Osorio 等研究发现，在丘脑前核刺激 36 个月的过程中，TLE 的癫痫发作显著减少了 75.6%，并且随着癫痫发作的减少，生活质量明显改善[62]。

大部分丘脑前核刺激有效的病例是有或没有全身泛化的局灶性癫痫患者。在 Takebayashi 等在 2007 年的一项研究中，海人酸小鼠癫痫模型被用于研究丘脑前核刺激在局灶性癫痫中的效果。单侧高频丘脑前核刺激显著降低了癫痫发作，而双侧刺激则完全终止了发作[63]。但是，Lado 等在慢性癫痫大鼠模型中（在海人酸诱导癫痫持续状态之后慢性期自发性发作）并没有观察到类似结果。其结果表明高频率丘脑前核刺激后癫痫发作反而增加了[64]。尽管如此，局灶性癫痫的临床试验仍显示出令人鼓舞的结果。Upton 等于 1987 年对局灶性癫痫的患者进行了丘脑前核 DBS 的首次临床试验。在这项研究中，4/6 患者在放置丘脑前核电极进行刺激后癫痫发作显著降低，具有统计学意义[65]。此外，另一团队报道了 5 例有或没有全身泛化的局灶性癫痫患者的数据。经过 6 ～ 36 个月的随访，4/5 患者癫痫发作严重程度降低且继发全身发作减少，但是只有 1 名患者的癫痫发作频率降低[66]。

上述试验结果促成了第一个 DBS 治疗癫痫的多中心随机对照临床试验。丘脑前核刺激治疗癫痫的临床试验（The Stimulation of the Anterior Nucleus of the Thalamus for Epilepsy，SANTE）在多个中心招募了 110 例难治性癫痫患者（局灶性癫痫伴有继发全面性发作）。患者植入双侧丘脑前核电极后随机分为刺激组或非刺激组（对照），采用统一的刺激参数（5V、90μs 和 145Hz）。在 3 个月时（盲期），癫痫发作频率总体中位数在对照组中降低了 14.5%，在刺激组中降低了 40.4%。2 年时（揭盲后），总体癫痫发

作减少了 56%，54% 的患者癫痫发作频率下降了至少 50%。14 个患者在 6 个月时无癫痫发作。有趣的是，颞叶癫痫比顶叶或额叶癫痫的效果更好。死亡率没有差异，最常见并发症是切口感染（9.1%）[67]。SANTE 的 5 年随访数据于近期公布，癫痫发作平均减少由随访 1 年时的 43% 增加到 5 年时的 68%，并且 16% 的患者癫痫发作终止。与随访 1 年时相比，5 年后患者生活质量也得到了显著改善[68]。

由于 SANTE 随访 2 年时阶段性结果令人鼓舞，欧洲和加拿大的监管机构批准了将丘脑前核 DBS 用于癫痫治疗。但是在美国，FDA 仍然没有批准，要求更有说服力的试验数据证明其疗效，并且担心 SANTE 试验中个别受试者出现癫痫发作明显增加和感染率相对较高[69]。紧随 5 年长期随访数据的公布，向 FDA 的申请正在重新提交[70]。SANTE 试验无疑在 DBS 治疗癫痫的道路上迈出了坚定的一步。未来的临床试验应该与 SANTE 一样，保持盲法设计、纳入足够的病例、统一刺激参数，以便更准确地评估 DBS 的疗效。

四、基底核

尾状核和 STN 最近被作为治疗癫痫的靶点。基底核（特别是尾状核和 STN）在癫痫中的作用，源于数十年来对尾状核和 STN 相关纤维连接的研究。总体而言，这些研究表明基底核和上丘之间的纤维连接参与调节皮质活动和癫痫放电[71]。这一通路及其对皮质活动的调节被称为黑质控制理论[71]。最初黑质调控理论的两个研究通过了解基底核的投射为其调控癫痫发作提供了理论基础。Gale 和 Iadorola 发现黑质的 GABA 能神经纤维来源于纹状体[72]。在关于癫痫机制的研究中这些黑质的投射纤维被认为在 GABA 介导的抗惊厥作用中起作用[72, 73]。随后的研究发现，黑质网状部（the substantia nigra pars reticulate, SNpr）在黑质调控中起着核心作用，并维持对邻近上丘的中脑被盖抗惊厥区（the dorsal midbrain anticonvulsive zone，DMAZ）神经元的抑制控制。DMAZ 的这些神经元对大脑皮质存在广泛投射并有调节皮质活动的作用[71]。黑质网状部通过 GABA 能抑制性投射维持对 DMAZ 的张力性抑制。当黑质网状部活动减低，DMAZ 随之活动增加，抑制皮质致痫灶电活动[72, 74-81]。因此，可以利用这条通路，刺激纹状体背侧的尾状核，减弱黑质网状部对 DMAZ 的抑制作用从而控制癫痫发作（图 12-3）。

黑质网状部接受来自 STN 的持续兴奋性传入[82-84]，以及来自苍白球 GPe 脉冲式抑制性传入[83, 85]。因此，从理论上讲，抑制 STN 和兴奋 GPe 可以作用于黑质控制机制，最终通过 DMAZ 达到控制癫痫发作的目的。自从这一通路发现以后，对于 STN、纹状体、GPe 和黑质网状部的

毁损和刺激的研究证明了通过调控 DMAZ 能够抑制癫痫活动[71]。

（一）丘脑底核

STN 对癫痫发作的调控作用起初是通过药物和毁损发现的。N- 甲基 -D- 天冬氨酸（N-methyl-D-aspartate，NMDA）拮抗药[82] 和 GABA 激动药[86, 87] 在癫痫动物模型中通过抑制 STN 继而减轻癫痫发作。此外，STN 毁损使得黑质网状部神经元活性降低，导致下游 DMAZ 去抑制[88]。因此，STN 被一些动物实验和小型临床试验选择作为高频刺激的靶点。

1998 年，Vercueli 等在全面性非惊厥性癫痫大鼠模型研究中发现双侧高频（130Hz）STN 刺激使得癫痫发作减少[89]。随后，该团队在海

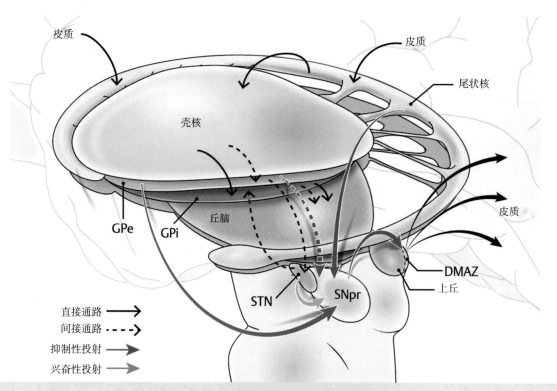

▲ 图 12-3　基底核环路和黑质控制理论

纹状体途径：尾状核向黑质网状部发送抑制性投射。黑质网状部张力性抑制（实心箭头）中脑被盖抗惊厥区（DMAZ）。中脑被盖抗惊厥区具有广泛的皮质投射。当黑质网状部活动减低，中脑被盖抗惊厥区随之活动增加，导致致痫皮质区域的抑制。丘脑底核、尾状核和苍白球外侧部途径：丘脑底核至黑质网状部的张力性兴奋性投射。尾状核至黑质网状部的张力性抑制性投射（红色实心箭头）。苍白球外侧部至黑质网状部脉冲性抑制性投射（红色虚线箭头）。丘脑底核的抑制、尾状核的兴奋和苍白球外侧部的脉冲性抑制可以通过黑质网状部调节中脑被盖抗惊厥区。基底核的其他连接（黑色细箭头）。GPe. 苍白球外侧部；GPi. 苍白球内侧部；STN. 丘脑底核；SNpr. 黑质网状部；DMAZ. 中脑被盖抗惊厥区

人酸诱导的局灶运动性发作的大鼠模型中也观察到单侧和双侧 STN 刺激减少了癫痫发作。最近，Prabhu 等通过 STN 高频刺激减少了两个接受运动皮质青霉素注射的灵长类动物模型的癫痫发作[90]。

多年来，STN-DBS 治疗运动障碍疾病获得了大量数据证明其安全性，结合上述动物实验结果，STN-DBS 开始用于癫痫治疗。Alim Benabid 首次运用 STN-DBS 治疗了一名药物和切除性手术无效的局灶性皮质发育不良的难治性癫痫患者。结果显示该患者的癫痫发作得以控制[91]。此后，一些小规模的临床试验研究了 STN-DBS 在癫痫发作控制中的作用。2002 年，Chabardes 等对 5 例病因不同的癫痫患者进行了 STN-DBS，4/5 患者发作频率降低了 64%[92]。此外，Handforth 等在对两名不同病因所致的癫痫患者进行了双侧 STN-DBS，也观察到癫痫发作频率降低[93]。2011 年，Wille 等为 5 例进展性肌阵挛癫痫患者植入了 STN-DBS 电极，并对其进行了 12 ～ 42 个月的随访，结果显示患者癫痫发作减少 30% ～ 100%，生活质量得到改善[94]。

尽管临床试验数据令人鼓舞，但并未提供任何黑质控制通路调控癫痫发作的具体证据。在人体[95]和动物[96]中已经描述了皮质 - 下丘脑通路，该通路将额叶运动区[97]、感觉区[98]和岛叶皮质[97]连接到 STN。因此，STN 电活动的抗癫痫潜力可能与逆行激活这些皮质区域内抑制性神经元有关[99]。

（二）尾状核

与 STN 一样，尾状核（caudate nucleus，CN）刺激的理论基础是皮质 - 纹状体 - 丘脑网络，特别是通过黑质控制通路。但是，与 STN 的投射不同，尾状核的 GABA 能抑制性传出纤维到达黑质网状部。兴奋（而非抑制）尾状核会抑制黑质网状部，继而释放上丘 DMAZ 神经元的张力性抑制作用（图 12-3）[71]。

尾状核刺激的动物实验很少。1969 年年初，Mutani 等对 10 只钴诱导的局灶性癫痫猫模型进行了尾状核刺激，发现尾状核刺激能够防止癫痫发作[100]。几年后，Wagner 等在青霉素诱导海马猫模型中研究显示尾状核刺激引起局灶性癫痫活动减弱[101]。Oakley 和 Ojemann 在慢性铝诱导的局灶性癫痫的灵长类模型中研究了尾状核刺激。结果发现低频刺激降低了发作频率，高频刺激提高了发作频率，支持了尾状核刺激的黑质控制理论[102]。这些结果也支持了尾状核激活将释放黑质网状部对 DMAZ 抑制性控制，从而产生抗癫痫作用的观点。

尾状核刺激的临床试验与动物实验一致在一定程度上有力支持了黑质控制理论。在首次动物实验后不久，多项临床试验证实了低频尾状核刺激的潜在益处[103]。1997 年，Chkhenkeli 等在 57 位患者中植入永久性或外置临时性的尾状核电极（联合放置其他靶点电极）。结果发现低频刺激（4 ～ 6Hz）导致颞叶致痫灶的电活动和痫样放电减少。此外，低频刺激阻止了发作形成后的扩散。而高频刺激（50 ～ 100Hz）效果相反[104]。该研究团队在 2004 年的一项后续研究中，一组监测患者接受立体脑电图（stereoelectroencephalography，SEEG）电极刺激，观察痫样放电和癫痫发作频率。结果显示尾状核低频刺激减少了颞叶内侧结构和新皮质的发作间期电活动和痫样放电，高频刺激（50 ～ 100Hz）可增加痫样放电[105]。

虽然受限于数据质量和受试者的异质性，但是 STN 和尾状核还是值得进一步研究的靶点。低频尾状核刺激与高频 STN 刺激相结合的有效性将会为癫痫的黑质控制理论提供依据，该通路中多个靶点值得在机制和疗效方面进一步研究。

五、海马

刺激致痫灶直接控制发作电活动，从而达到治疗癫痫的方法已被近期研究证明可行[7]。大多数基于直接控制理论的研究都是通过在 TLE 患者中直接刺激颞叶内侧结构来进行的。因为海马在 TLE 中对于发作起源的作用及其与皮质的广泛连接，被理所当然地作为直接控制研究的靶点。简要地说，海马主要通过穹窿和内嗅皮质传出，穹窿通过 Papez 环路将海马结构连接到扣带回。扣带回投射到颞叶、额叶和嗅觉皮质。在另一条通路中，海马通过下托和杏仁核连接至内嗅皮质，由此与更广泛的皮质区域连接。此外，海马的传入纤维来自广泛的区域，包括内嗅皮质、扣带回、颞叶、眶回以及嗅觉皮质（图 12-2）[49, 50]。

多项动物实验探究了海马刺激的作用机制，从而促进了临床试验的发展。Wyckhuys 等研究发现海马高频刺激减少了 TLE 大鼠模型中的癫痫发作[106]。7 只癫痫大鼠与 5 只对照比较，观察到癫痫大鼠的海马后放电减少。Lian 等使用海马切片行体外高频刺激，观察到高频刺激可以抑制印防己毒素和高钾诱导的痫样放电。该模型不仅支持高频刺激作为首选参数，而且表明增加细胞外钾浓度和阻断神经元去极化是抑制癫痫发作的可能机制[107]。

Velasco 等在 13 例颞叶癫痫患者中首次进行了海马刺激[108]。10 名患者在颞前叶切除术之前接受了 2～3 周的海马高频刺激。刺激几天后，这些患者的间期棘波减少和发作频率降低。其余 3 名患者永久植入刺激电极后使颞叶癫痫发作停止了 3～4 个月[108]。Velasco 等在另一项研究中对 9 名患者进行了 18 个月的长期随访。这些患者最初植入双侧海马电极用于脑电监测，但最终评估并不适合切除手术。随后使用永久性刺激电极代替监测电极，观察长期刺激是否会减轻癫痫电活动。4/9 患者癫痫发作终止，这些患者 MRI 上没有海马硬化表现。术前影像确诊为海马硬化的 4 名患者的癫痫发作频率改善了 50%～70%[109]。

同年，Boon 等发表了 11 名患者进行海马慢性高频刺激随访 33 个月的资料。1 名患者获得癫痫发作终止，1 名发作减少超过 90%，5 名发作减少超过 50%，其余患者发作减少不到 50%[110]。这组患者后来随访 8.5 年的资料被公布，其中对单侧刺激无反应的患者改用双侧刺激。6 例 /11 例患者发作减少超过 90%（3 例发作终止），3 例患者发作减少率达 40%～70%，其余患者发作减少不到 30%[111]。但是这组患者中有一半患者没有颞叶内侧起始的发作，因此上述结果难以更为清晰地解释治疗机制。

Boex 等在 2011 年报道了植入单侧海马电极 8 名患者的研究结果，植入侧选择为与侵入性监测方式确定的较多发作起源的一侧，电极沿海马长轴植入。随访结果发现 2 名患者发作终止，4 名患者的发作减少 50%～90%，其余 2 名患者的癫痫发作频率没有变化。最近的一项研究公布了 9 例单侧（MRI 阳性）和双侧（MRI 阴性）海马刺激患者的研究结果。平均而言，随访 30 个月后的癫痫发作减少了 66%～100%[112]。

因为上述小型临床试验的结果，两项大型临床试验已开展：对照随机刺激与切除试验（Controlled Randomized Stimulation Versus Resection trial，CoRaStiR）和颞叶癫痫的药物疗法与电刺激疗法研究（the Medical versus Electrical Therapy for Temporal Lobe Epilepsy，METTLE）。目前两项研究均未发表结果。METTLE 因纳入病例不足而终止，CoRaStiR 于 2015 年完成病例纳入，但目前研究状态尚不确定。

目前还有一系列关于使用穹窿低频刺激治疗 TLE 的文献[113]。这种想法来自动物研究，即在点燃大鼠模型中杏仁核低频刺激能够减少癫痫发作[114-116]。这种方法的意义在于最大限度地减少海马切除手术对记忆的影响。2013 年，Koubeissi 等在颅内电极监测期间对 11 例颞叶内侧癫痫（mesial temporal lobe epilepsy，MTLE）患者进行了穹窿刺激。结果显示发作间期棘波减少，并且刺激后降低了癫痫发作倾向，同时观察到刺激改善了记忆功能[113]。这些研究结果催生了 2015 年开始的一项关于颞叶内侧癫痫 DBS 研究，该研究探讨穹窿低频刺激对难治性颞叶内侧癫痫的治疗效果。

六、反馈性神经刺激

前文所述的 DBS 治疗癫痫的刺激策略是借

鉴于治疗运动障碍疾病的方案，称为"开环"刺激。正如在丘脑前核和黑质网状部刺激的研究中观察到的，"开环"刺激对靶点的连续刺激受限于电池寿命，在某些情况下还会加剧癫痫发作[64]，因此出现了闭环刺激的研究。在闭环系统或RNS中，仅在监测到癫痫发作时才进行刺激[117]。该技术依赖持续的信号记录、癫痫发作实时识别以及随后的刺激，研究空间巨大。

迄今为止，只有少量的研究评估反馈性神经刺激的作用。Fanselow等报道了反馈性三叉神经刺激可减少戊四氮小鼠模型的癫痫发作，癫痫发作的识别来自丘脑腹后中央核（ventral posteromedial nucleus，VPM）和感觉皮质的信号监测[118]。Saillet等报道了针对遗传性癫痫大鼠的黑质网状部应用闭环刺激，并同时在皮质、纹状体和丘脑记录，结果发现大鼠的癫痫发作得到缓解[119]。Kossoff等于 2004 年首次对 4 名患者进行了反馈性神经刺激的安全性测试，硬膜下或深部电极被植入并外接测试，反馈流程耐受性良好，结果显示发作形式改变以及发作频率降低[120]。随后另一研究团队使用丘脑前核反馈性神经刺激系统，该研究得到癫痫发作减少 41%的结果[121]。由于这些令人鼓舞的结果，纳入191 名伴或不伴全身泛化的局灶性癫痫的一项多中心随机双盲临床试验得以开展[122]。1 个月后，刺激组发作减少 37.9%，而非刺激组减少17.3%。其后的随访数据公布，1 年随访发作减少 44%，2 年随访发作减少 53%。到 6 个月时，有 20% 的患者发作终止[123, 124]。对同一组病例的长期随访显示，癫痫发作减少的中位数在 3 年为51%，7 年时 72%。29% 的患者获得大于 6 个月的无发作期，而 16% 的患者无发作期超过 1 年。反馈性神经刺激设备在 2013 年获得了 FDA 的批准，目前正在进行进一步的试验。

最近有两项关于反馈性神经刺激对于颞叶癫痫和功能区癫痫的有效性的研究结果公布[125, 126]。Geller 等报道了 111 例难治性颞叶内侧癫痫患者，随访了 6.1 年，平均癫痫发作与术前基线相比减少了 70%。29% 和 15% 的患者分别有 6 个月和 1 年的无发作期。有趣的是，癫痫发作的减少与电极在不在海马没有关系，这反映了反馈性神经刺激的复杂机制[125]。Jobst 等对 126 例新皮质癫痫的患者进行了反馈性神经刺激治疗，并且随访了 6.1 年。他们显示额叶和顶叶癫痫患者的癫痫发作减少 70%，颞叶新皮质癫痫患者发作减少 58%，多灶型癫痫患者发作减少 51%。26% 的患者获得 6 个月无发作，14% 的患者获得 1 年无发作。MR 阳性的患者亦可获益，并且对功能区刺激并未引起神经功能缺损[126]。两项研究均显示反馈性神经刺激的相对安全性，植入部位感染为最常见的不良事件，其发生率与其他神经调控手术相似[125, 126]。

七、结论

尽管切除性手术治疗颞叶内侧癫痫结果令人鼓舞，但仍有部分患者对药物和切除性手术效果不佳。因此，对于这些患者，DBS 是可供选择的一种治疗方法。然而，关于各种发作类型的最佳靶点、刺激参数以及作用机制尚未清晰明了。既往文献所描述的各个靶点的研究，部分结果不一致，结论存在争议，有待大型多中心临床试验解决。

通过回顾文献，我们对各个靶点的认识总结如下。第一个被用于治疗癫痫的 DBS 靶点是小脑，然而，越来越多的证据表明小脑皮质刺激是无效的，而且引发对浦肯野细胞理论的质疑。小脑深部核团因为与丘脑连接紧密，被认为是潜在的靶点。但是，包含小脑深部核团的小脑环路可能过于复杂，以至于无法实现临床上的有效性。丘脑由于广泛的皮质连接而成为靶点选择。对于伴有或不伴有全面性泛化的局灶性癫痫的患者，SANTE 试验结果令人欣慰。尚待进行大规模试验以了解丘脑前核刺激对全面性癫痫和颞叶癫痫的治疗效果。丘脑中央中核刺激对 LGS 患者有效，值得对于这一类型的患者进行进一步的研究。因为丘脑中央中核与网状激活系统的联系，可以尝试作为全面性癫痫患者的靶点。癫痫的黑质控制理论为癫痫治疗提供了一个值得深究的方向。DBS 治疗运动障碍性疾病的经验诠释了基底核作为刺激靶点的安全性。但是，STN 或尾状核刺激的临床数据来自小型研究并且患者异质性显著。大多数 STN 或尾状核刺激动物研究是在局灶性癫痫模型中进行的，所以，应当继续选择局灶性癫痫患者进行基底核刺激的临床研究。最后，直接刺激海马及其周围结构已成为治疗颞叶癫痫患者的新方法，对于不适合切除性手术的颞叶癫痫患者的相关研究值得期待。

参考文献

[1] Ngugi AK, Bottomley C, Kleinschmidt I, Sander JW, Newton CR. Estimation of the burden of active and life-time epilepsy: a meta-analytic approach. Epilepsia. 2010; 51(5):883–890

[2] Jetté N, Sander JW, Keezer MR. Surgical treatment for epilepsy: the potential gap between evidence and practice. Lancet Neurol. 2016; 15(9):982–994

[3] Wiebe S, BlumeWT, Girvin JP, Eliasziw M, Effectiveness and Efficiency of Surgery for Temporal Lobe Epilepsy Study Group. A randomized, controlled trial of surgery for temporal-lobe epilepsy. N Engl J Med. 2001; 345(5):311–318

[4] Nagel SJ, Najm IM. Deep brain stimulation for epilepsy. Neuromodulation. 2009; 12(4):270–280

[5] Saillet S, Langlois M, Feddersen B, et al. Manipulating the epileptic brain using stimulation: a review of experimental and clinical studies. Epileptic Disord. 2009; 11(2):100–112

[6] Morris GL, III, Gloss D, Buchhalter J, Mack KJ, Nickels K, Harden C. Evidencebased guideline update: vagus nerve stimulation for the treatment of epilepsy: report of the Guideline Development Subcommittee of the American Academy of Neurology. Neurology. 2013; 81(16):1453–1459

[7] Fisher RS, Velasco AL. Electrical brain stimulation for epilepsy. Nat Rev Neurol. 2014; 10(5):261–270

[8] Pahwa R, Factor SA, Lyons KE, et al. Quality Standards Subcommittee of the American Academy of Neurology. Practice parameter: treatment of Parkinson disease with motor fluctuations and dyskinesia (an evidence-based review): report of the Quality Standards Subcommittee of the American Academy of Neurology. Neurology. 2006; 66(7):983–995

[9] Fountas KN, Kapsalaki E, Hadjigeorgiou G. Cerebellar stimulation in the management of medically intractable epilepsy: a systematic and critical review. Neurosurg Focus. 2010; 29(2):E8

[10] Lega BC, Halpern CH, Jaggi JL, Baltuch GH. Deep brain stimulation in the treatment of refractory epilepsy: update on current data and future directions. Neurobiol Dis. 2010; 38(3):354–360

[11] Kandel A, Buzsáki G. Cerebellar neuronal activity correlates with spike and wave EEG patterns in the rat. Epilepsy Res. 1993; 16(1):1–9

[12] Krook-Magnuson E, Szabo GG, Armstrong C, Oijala M, Soltesz I. Cerebellar directed optogenetic intervention inhibits spontaneous hippocampal seizures in a Mouse model of temporal lobe epilepsy. eNeuro. 2014; 1(1):1

[13] Kros L, Eelkman Rooda OH, Spanke JK, et al. Cerebellar output controls generalized spike-and-wave discharge occurrence. Ann Neurol. 2015; 76(6): 1027–1049

[14] Kros L, Eelkman Rooda OHJ, De Zeeuw CI, Hoebeek FE. Controlling cerebellar output to treat refractory epilepsy. Trends Neurosci. 2015; 38(12):787–799

[15] Cooke PM, Snider RS. Some cerebellar influences on electrically-induced cerebral seizures. Epilepsia. 1955; 4:19–28

[16] Hablitz JJ, McSherry JW, Kellaway P. Cortical seizures following cerebellar stimulation in primates. Electroencephalogr Clin Neurophysiol. 1975; 38(4): 423–426

[17] Ebner TJ, Bantli H, Bloedel JR. Effects of cerebellar stimulation on unitary activity within a chronic epileptic focus in a primate. Electroencephalogr Clin Neurophysiol. 1980; 49(5–6):585–599

[18] Myers RR, Burchiel KJ, Stockard JJ, Bickford RG. Effects of acute and chronic paleocerebellar stimulation on experimental models of epilepsy in the cat: studies with enflurane, pentylenetetrazol, penicillin, and chloralose. Epilepsia. 1975; 16(2):257–267

[19] Cooper IS, Amin I, Gilman S. The effect of chronic cerebellar stimulation upon epilepsy in man. Trans Am Neurol Assoc. 1973; 98:192–196

[20] Cooper IS, Amin I, Upton A, Riklan M, Watkins S, McLellan L. Safety and efficacy of chronic stimulation. Neurosurgery. 1977; 1(2):203–205

[21] Cooper IS, Upton AR, Rappaport ZH, Amin I. Correlation of clinical and physiological effects of cerebellar stimulation. Acta Neurochir Suppl (Wien). 1980; 30:339–344

[22] Gilman S DG, Tennyson VM, Kremzner LT, Defendini, R CJ. Clinical, morphological, biochemical, and physiological effects of cerebellar stimulation. In Hambrecht FT. Functional Electrical Stimulation: Applications in Neural Prosthesis 1977:191–226

[23] Levy LF, Auchterlonie WC. Chronic cerebellar stimulation in the treatment of epilepsy. Epilepsia. 1979; 20(3):235–245

[24] Krauss GL, Koubeissi MZ. Cerebellar and thalamic stimulation treatment for epilepsy. Acta Neurochir Suppl (Wien). 2007; 97(Pt 2):347–356

[25] Velasco F, Carrillo-Ruiz JD, Brito F, et al. Double-blind, randomized controlled pilot study of bilateral cerebellar stimulation for treatment of intractable motor seizures. Epilepsia. 2005; 46(7):1071–1081

[26] Krauss GL, Fisher RS. Cerebellar and thalamic stimulation for epilepsy. Adv Neurol. 1993; 63:231–245

[27] Van Buren JM, Wood JH, Oakley J, Hambrecht F. Preliminary evaluation of cerebellar stimulation by double-blind stimulation and biological criteria in the treatment of epilepsy. J Neurosurg. 1978; 48(3):407–416

[28] Wright GD, McLellan DL, Brice JG. A double-blind trial of chronic cerebellar stimulation in twelve patients with severe epilepsy. J Neurol Neurosurg Psychiatry. 1984; 47(8):769–774

[29] Dow RS, Fernandez-Guardiola A, Manni E. The influence of the cerebellum on experimental epilepsy. Electroencephalogr Clin Neurophysiol. 1962; 14: 383–398

[30] Hutton JT, Frost JD, Jr, Foster J. The influence of the cerebellum in cat penicillin epilepsy. Epilepsia. 1972; 13(3):401–408

[31] Babb TL, Mitchell AG, Jr, Crandall PH. Fastigiobulbar and dentatothalamic influences on hippocampal cobalt epilepsy in the cat. Electroencephalogr Clin Neurophysiol. 1974; 36(2):141–154

[32] Rubio C, Custodio V, Juárez F, Paz C. Stimulation of the superior cerebellar peduncle during the development of amygdaloid kindling in rats. Brain Res. 2004; 1010(1–2):151–155

[33] Sramka M, Fritz G, Galanda M, Nádvornik P. Some observations in treatment stimulation of epilepsy. Acta Neurochir (Wien). 1976(23) Suppl:257–262

[34] Jasper H. Diffuse projection systems: the integrative action of the thalamic reticular system. Electroencephalogr Clin Neurophysiol. 1949; 1(4):405– 419, discussion 419–420

[35] Velasco M, Velasco F, Velasco AL, et al. Electrocortical and behavioral responses produced by acute electrical stimulation of the human centromedian thalamic nucleus. Electroencephalogr Clin Neurophysiol. 1997; 102(6): 461–471

[36] Velasco M, Velasco F, Velasco AL, Jiménez F, Brito F, Márquez I. Acute and chronic electrical stimulation of the centromedian thalamic nucleus: modulation of reticulo-cortical systems and predictor factors for generalized seizure control. Arch Med Res. 2000; 31(3):304–315

[37] Velasco F, Velasco AL, Velasco M, Jiménez F, Carrillo-Ruiz JD, Castro G. Deep brain stimulation for treatment of the epilepsies: the centromedian thalamic target. Acta Neurochir Suppl (Wien). 2007; 97(Pt 2):337–342

[38] Starzl TE, Taylor CW, Magoun HW. Ascending conduction in reticular activating system, with special reference to the diencephalon. J Neurophysiol. 1951; 14(6):461–477

[39] Pantoja-Jiménez CR, Magdaleno-Madrigal VM, Almazán-Alvarado S, Fernández-Mas R. Anti-epileptogenic effect of high-frequency stimulation in the thalamic reticular nucleus on PTZ-induced seizures. Brain Stimul. 2014; 7(4):587–594

[40] Pinault D. The thalamic reticular nucleus: structure, function and concept. Brain Res Brain Res Rev. 2004; 46(1):1–31

[41] Zikopoulos B, Barbas H. Prefrontal projections to the thalamic reticular nucleus form a unique circuit for attentional mechanisms. J Neurosci. 2006; 26 (28):7348–7361

[42] Huguenard JR, McCormick DA. Thalamic synchrony and dynamic regulation of global forebrain oscillations. Trends Neurosci. 2007; 30(7):350–356

[43] Jones BE. From waking to sleeping: neuronal and chemical substrates. Trends Pharmacol Sci. 2005; 26(11):578–586

[44] Velasco F, Velasco M, Ogarrio C, Fanghanel G. Electrical stimulation of the centromedian thalamic nucleus in the treatment of convulsive seizures: a preliminary report. Epilepsia. 1987; 28(4):421–430

[45] Fisher RS, Uematsu S, Krauss GL, et al. Placebo-controlled pilot study of centromedian thalamic stimulation in treatment of intractable seizures. Epilepsia. 1992; 33(5):841–851

[46] Velasco F, Velasco M, Jiménez F, et al. Predictors in the treatment of difficultto- control seizures by electrical stimulation of the centromedian thalamic nucleus. Neurosurgery. 2000; 47(2):295–304, discussion 304–305

[47] Velasco AL, Velasco F, Jiménez F, et al. Neuromodulation of the centromedian thalamic nuclei in the treatment of generalized seizures and the improvement of the quality of life in patients with Lennox-Gastaut syndrome. Epilepsia. 2006; 47(7):1203–1212

[48] Valentín A, García Navarrete E, Chelvarajah R, et al. Deep brain stimulation of the centromedian thalamic nucleus for the treatment of generalized and frontal epilepsies. Epilepsia. 2013; 54(10):1823–1833

[49] MacLEAN PD. Psychosomatic disease and the visceral brain; recent developments bearing on the Papez theory of emotion. PsychosomMed. 1949; 11(6):338–353

[50] Papez JW. A proposed mechanism of emotion. 1937. J Neuropsychiatry Clin Neurosci. 1995; 7(1):103–112

[51] Oikawa H, Sasaki M, Tamakawa Y, Kamei A. The circuit of Papez in mesial temporal sclerosis: MRI. Neuroradiology. 2001; 43(3):205–210

[52] Mirski MA, Ferrendelli JA. Selective metabolic activation of the mammillary bodies and their connections during ethosuximide-induced suppression of pentylenetetrazol seizures. Epilepsia. 1986; 27(3):194–203

[53] Hamani C, Ewerton FI, Bonilha SM, Ballester G, Mello LE, Lozano AM. Bilateral anterior thalamic nucleus lesions and high-frequency stimulation are protective against pilocarpine-induced seizures and status epilepticus. Neurosurgery. 2004; 54(1):191–195, discussion 195–197

[54] Hamani C, Hodaie M, Chiang J, et al. Deep brain stimulation of the anterior nucleus of the thalamus: effects of electrical stimulation on pilocarpineinduced seizures and status epilepticus. Epilepsy Res. 2008; 78(2–3):117–123

[55] Mirski MA, Rossell LA, Terry JB, Fisher RS. Anticonvulsant effect of anterior thalamic high frequency electrical stimulation in the rat. Epilepsy Res. 1997; 28(2):89–100

[56] Covolan L, de Almeida AC, Amorim B, et al. Effects of anterior thalamic nucleus deep brain stimulation in chronic epileptic rats. PLoS One. 2014; 9(6):e97618

[57] Hodaie M, Wennberg RA, Dostrovsky JO, Lozano AM. Chronic anterior thalamic stimulation for intractable epilepsy. Epilepsia. 2002; 43(6):603–608

[58] Andrade DM, Zumsteg D, Hamani C, et al. Long-term follow-up of patients with thalamic deep brain stimulation for epilepsy. Neurology. 2006; 66(10): 1571–1573

[59] Lim SN, Lee ST, Tsai YT, et al. Electrical stimulation of the anterior nucleus of the thalamus for intractable epilepsy: a long-term follow-up study. Epilepsia. 2007; 48(2):342–347

[60] Zhong XL, Lv KR, Zhang Q, et al. Low-frequency stimulation of bilateral anterior nucleus of thalamus inhibits amygdale-kindled seizures in rats. Brain Res Bull. 2011; 86(5–6):422–427

[61] Stypulkowski PH, Giftakis JE, Billstrom TM. Development of a large animal model for investigation of deep brain stimulation for epilepsy. Stereotact Funct Neurosurg. 2011; 89(2):111–122

[62] Osorio I, Overman J, Giftakis J, Wilkinson SB. High frequency thalamic stimulation for inoperable mesial temporal epilepsy. Epilepsia. 2007; 48(8):1561–1571

[63] Takebayashi S, Hashizume K, Tanaka T, Hodozuka A. Anti-convulsant effect of electrical stimulation and lesioning of the anterior thalamic nucleus on kainic acid-induced focal limbic seizure in rats. Epilepsy Res. 2007; 74(2–3): 163–170

[64] Lado FA. Chronic bilateral stimulation of the anterior thalamus of kainate-treated rats increases seizure frequency. Epilepsia. 2006; 47(1):27–32

[65] Upton AR, Amin I, Garnett S, Springman M, Nahmias C, Cooper IS. Evoked metabolic responses in the limbic-striate system produced by stimulation of anterior thalamic nucleus in man. Pacing Clin Electrophysiol. 1987; 10(1 Pt 2):217–225

[66] Kerrigan JF, Litt B, Fisher RS, et al. Electrical stimulation of the anterior nucleus of the thalamus for the treatment of intractable epilepsy. Epilepsia. 2004; 45(4):346–354

[67] Fisher R, Salanova V, Witt T, et al. SANTE Study Group. Electrical stimulation of the anterior nucleus of thalamus for treatment of refractory epilepsy. Epilepsia. 2010; 51(5):899–908

[68] Salanova V, Witt T, Worth R, et al. SANTE Study Group. Long-term efficacy and safety of thalamic stimulation for drug-resistant partial epilepsy. Neurology. 2015; 84(10):1017–1025

[69] Tekriwal A, Baltuch G. Deep brain stimulation: expanding applications. Neurol Med Chir (Tokyo). 2015; 55(12):861–877

[70] Lawrence S. Medtronic prepares to head back to FDA with deep brain stimulation for epilepsy. https://www.fiercebiotech.com/medical-devices/medtronic- prepares-to-head-back-to-fda-deep-brain-stimulation-for-epilepsy. Published Feb 20, 2015. Accessed Feb 20, 2015

[71] Loddenkemper T, Pan A, Neme S, et al. Deep brain stimulation in epilepsy. J Clin Neurophysiol. 2001; 18(6):514–532

[72] Gale K, Iadarola MJ. GABAergic denervation of rat substantia nigra: functional and pharmacological properties. Brain Res. 1980; 183(1):217–223

[73] Iadarola MJ, Gale K. Substantia nigra: site of anticonvulsant activity mediated by gamma-aminobutyric acid. Science. 1982; 218(4578):1237–1240

[74] Xu SG, Garant DS, Sperber EF, Moshé SL. Effects of substantia nigra gammavinyl-GABA infusions on flurothyl seizures in adult rats. Brain Res. 1991; 566(1–2):108–114

[75] Redgrave P, Simkins M, overton P, Dean P. Anticonvulsant role of nigrotectal projection in the maximal electroshock model of epilepsy–I. Mapping of dorsal midbrain with bicuculline. Neuroscience. 1992; 46(2):379–390

[76] Parent A, Hazrati LN. Functional anatomy of the basal ganglia. II. The place of subthalamic nucleus and external pallidum in basal ganglia circuitry. Brain Res Brain Res Rev. 1995; 20(1):128–154

[77] Garant DS, Iadarola MJ, Gale K. Substance P antagonists in substantia nigra are anticonvulsant. Brain Res. 1986; 382(2):372–378

[78] Garant DS, Gale K. Infusion of opiates into substantia nigra protects against maximal electroshock seizures in rats. J Pharmacol Exp Ther. 1985; 234(1): 45–48

[79] Depaulis A, Snead OC, III, Marescaux C, Vergnes M. Suppressive effects of intranigral injection of muscimol in three models of generalized non-convulsive epilepsy induced by chemical agents. Brain Res. 1989; 498(1):64–72

[80] De Sarro G, De Sarro A, Meldrum BS. Anticonvulsant action of 2-chloroadenosine injected focally into the inferior colliculus and substantia nigra. Eur J Pharmacol. 1991; 194(2–3):145–152

[81] Chevalier G, Vacher S, Deniau JM, Desban M. Disinhibition as a basic process in the expression of striatal functions. I. The striato-nigral influence on tecto- spinal/tecto-diencephalic neurons. Brain Res. 1985; 334(2):215–226

[82] Velísková J, Velsek L, Moshé SL. Subthalamic nucleus: a new anticonvulsant site in the brain. Neuroreport. 1996; 7(11):1786–1788

[83] Smith Y, Bevan MD, Shink E, Bolam JP. Microcircuitry of the direct and indirect pathways of the basal ganglia. Neuroscience. 1998; 86(2):353–387

[84] Browning RA, Wang C, Nelson DK, Jobe PC. Effect of precollicular transection on audiogenic seizures in genetically epilepsy-prone rats. Exp Neurol. 1999; 155(2):295–301

[85] Depaulis A, Vergnes M, Marescaux C. Endogenous control of epilepsy: the nigral inhibitory system. Prog Neurobiol. 1994; 42(1):33–52

[86] Deransart C, Lê BT, Marescaux C, Depaulis A. Role of the subthalamo-nigral input in the control of amygdala-kindled seizures in the rat. Brain Res. 1998; 807(1–2):78–83

[87] Dybdal D, Gale K. Postural and anticonvulsant effects of inhibition of the rat subthalamic nucleus. J Neurosci. 2000; 20(17):6728–6733

[88] Ryan LJ, Sanders DJ. Subthalamic nucleus and globus pallidus lesions alter activity in nigrothalamic neurons in rats. Brain Res Bull. 1994; 34(1):19–26

[89] Vercueil L, Benazzouz A, Deransart C, et al. High-frequency stimulation of the subthalamic nucleus suppresses absence seizures in the rat: comparison with neurotoxic lesions. Epilepsy Res. 1998; 31(1):39–46

[90] Prabhu S, Chabardès S, Sherdil A, et al. Effect of subthalamic nucleus stimulation on penicillin induced focal motor seizures in primate. Brain Stimul. 2015; 8(2):177–184

[91] Benabid AL, Minotti L, Koudsié A, de Saint Martin A, Hirsch E. Antiepileptic effect of high-frequency stimulation of the subthalamic nucleus (corpus luysi) in a case of medically intractable epilepsy caused by focal dysplasia: a 30-month follow-up: technical case report. Neurosurgery. 2002; 50(6): 1385–1391, discussion 1391–1392

[92] Chabardès S, Kahane P, Minotti L, Koudsie A, Hirsch E, Benabid AL. Deep brain stimulation in epilepsy with particular reference to the subthalamic nucleus. Epileptic Disord. 2002; 4 Suppl 3:S83–S93

[93] Handforth A, DeSalles AA, Krahl SE. Deep brain stimulation of the subthalamic nucleus as adjunct treatment for refractory epilepsy. Epilepsia. 2006; 47 (7):1239–1241

[94] Wille C, Steinhoff BJ, Altenmüller DM, et al. Chronic high-frequency deepbrain stimulation in progressive myoclonic epilepsy in adulthood–report of five cases. Epilepsia. 2011; 52(3):489–496

[95] Meyer M. A study of efferent connexions of the frontal lobe in the human brain after leucotomy. Brain. 1949; 72(3):265–296, 3 pl

[96] Magill PJ, Bolam JP, Bevan MD. Relationship of activity in the subthalamic nucleus-globus pallidus network to cortical electroencephalogram. J Neurosci. 2000; 20(2):820–833

[97] Canteras NS, Shammah-Lagnado SJ, Silva BA, Ricardo JA. Afferent connections of the subthalamic nucleus: a combined retrograde and anterograde horseradish peroxidase study in the rat. Brain Res. 1990; 513(1):43–59

[98] Carpenter MB, Carleton SC, Keller JT, Conte P. Connections of the subthalamic nucleus in the monkey. Brain Res. 1981; 224(1):1–29

[99] Baker KB, Montgomery EB. Cortical evoked potentials from STN stimulation (Abstract). Soc Neurosci Abstr. 2000; 26:1226

[100] Mutani R, Fariello R. Effect of low frequency caudate stimulation on the EEG of epileptic neocortex. Brain Res. 1969; 14(3):749–753

[101] La Grutta V, Sabatino M, Gravante G, Morici G, Ferraro G, La Grutta G. A study of caudate inhibition on an epileptic focus in the cat hippocampus. Arch Int Physiol Biochim. 1988; 96(2):113–120

[102] Oakley JC, Ojemann GA. Effects of chronic stimulation of the caudate nucleus on a preexisting alumina seizure focus. Exp Neurol. 1982; 75(2):360–367

[103] Chkhenkeli SA. The inhibitory influence of the nucleus caudatus electrostimulation on the human amygdala and hippocampal activity at temporal lobe epilepsy. Bull Georgian Acad Sci. 1978; 4/6:406–411

[104] Chkhenkeli SA, Chkhenkeli IS. Effects of therapeutic stimulation of nucleus caudatus on epileptic electrical activity of brain in patients with intractable epilepsy. Stereotact Funct Neurosurg. 1997; 69(1–4 Pt 2):221–224

[105] Chkhenkeli SA, Sramka M, Lortkipanidze GS, et al. Electrophysiological effects and clinical results of direct brain stimulation for intractable epilepsy. Clin Neurol Neurosurg. 2004; 106(4):318–329

[106] Wyckhuys T, De Smedt T, Claeys P, et al. High frequency deep brain stimulation in the hippocampus modifies seizure characteristics in kindled rats. Epilepsia. 2007; 48(8):1543–1550

[107] Lian J, Bikson M, Sciortino C, Stacey WC, Durand DM. Local suppression of epileptiform activity by electrical stimulation in rat hippocampus in vitro. J Physiol. 2003; 547(Pt 2):427–434

[108] Velasco AL, Velasco M, Velasco F, et al. Subacute and chronic electrical stimulation of the hippocampus on intractable temporal lobe seizures: preliminary report. Arch Med Res. 2000; 31(3):316–328

[109] Velasco AL, Velasco F, Velasco M, Trejo D, Castro G, Carrillo-Ruiz JD. Electrical stimulation of the hippocampal epileptic foci for seizure control: a doubleblind, long-term follow-up study. Epilepsia. 2007; 48(10):1895–1903

[110] Boon P, Vonck K, De Herdt V, et al. Deep brain stimulation in patients with refractory temporal lobe epilepsy. Epilepsia. 2007; 48(8):1551–1560

[111] Hauptmann C, Roulet JC, Niederhauser JJ, et al. External trial deep brain stimulation device for the application of desynchronizing stimulation techniques. J Neural Eng. 2009; 6(6):066003

[112] Boëx C, Seeck M, Vulliémoz S, et al. Chronic deep brain stimulation in mesial temporal lobe epilepsy. Seizure. 2011; 20(6):485–490

[113] Koubeissi MZ, Kahriman E, Syed TU, Miller J, Durand DM. Low-frequency electrical stimulation of a fiber tract in temporal lobe epilepsy. Ann Neurol. 2013; 74(2):223–231

[114] Weiss SR, Eidsath A, Li XL, Heynen T, Post RM. Quenching revisited: low level direct current inhibits amygdala-kindled seizures. Exp Neurol. 1998; 154 (1):185–192

[115] Weiss SR, Li XL, Rosen JB, Li H, Heynen T, Post RM. Quenching: inhibition of development and expression of amygdala kindled seizures with low frequency stimulation. Neuroreport. 1995; 6(16):2171–2176

[116] Zhong K, Wu DC, Jin MM, et al. Wide therapeutic time-window of low-frequency stimulation at the subiculum for temporal lobe epilepsy treatment in rats. Neurobiol Dis. 2012; 48(1):20–26

[117] Kahane P, Depaulis A. Deep brain stimulation in epilepsy: what is next? Curr Opin Neurol. 2010; 23(2):177–182

[118] Fanselow EE, Reid AP, Nicolelis MA. Reduction of pentylenetetrazole-induced seizure activity in awake rats by seizure-triggered trigeminal nerve stimulation. J Neurosci. 2000; 20(21):8160–8168

[119] Saillet SCG, Gharbi S, et al. Closed-loop control of seizures in a rat model of absence epilepsy using the BioMEA 14 system. Proceedings of Neural Engineering 4th International IEEE/EMBS Conference 2009;29 April to 2 May 2009; Antalya, Turkey. pp. 693–696

[120] Kossoff EH, Ritzl EK, Politsky JM, et al. Effect of an external responsive neurostimulator on seizures and electrographic discharges during subdural electrode monitoring. Epilepsia. 2004; 45(12):1560–1567

[121] Osorio I, Frei MG, Sunderam S, et al. Automated seizure abatement in humans using electrical stimulation. Ann Neurol. 2005; 57(2):258–268

[122] Morrell MJ, RNS System in Epilepsy Study Group. Responsive cortical stimulation for the treatment of medically intractable partial epilepsy. Neurology. 2011; 77(13):1295–1304

[123] Morrell M, Nair D. Long-term safety and efficacy of responsive brain stimulation in adults with medically intractable partial onset seizures. Neurology. 2017

[124] Bergey GK, Morrell MJ, Mizrahi EM, et al. Long-term treatment with responsive brain stimulation in adults with refractory partial seizures. Neurology. 2015; 84(8):810–817

[125] Geller EB, Skarpaas TL, Gross RE, et al. Brain-responsive neurostimulation in patients with medically intractable mesial temporal lobe epilepsy. Epilepsia. 2017; 58(6):994–1004

[126] Jobst BC, Kapur R, Barkley GL, et al. Brain-responsive neurostimulation in patients with medically intractable seizures arising from eloquent and other neocortical areas. Epilepsia. 2017; 58(6):1005–1014

第13章　脑深部电刺激在重度抑郁症治疗中的应用
Deep Brain Stimulation in Major Depression

Ian H. Kratter, R. Mark Richardson, Jordan F. Karp　著

石　林　刘德峰　袁天硕　张建国　译

摘要： DBS 已经成为治疗难治性重度抑郁的方法之一。在过去的数十年中，有关于情绪调节神经环路的研究取得了重大进展。DBS 可能会通过中断相应神经环路，从而达到抗抑郁的作用。自从 2005 年有学者首次报道了相关试验之后，后续研究一直试图评估刺激大脑不同靶点的疗效和安全性。在本章节中，我们回顾了 DBS 治疗抑郁症的历史，研究中最常用的靶点以及应用理由，这些数据表明对于一部分患者来说，DBS 治疗是有效的。根据对于抑郁症及其疗法在概念和技术方面进展的了解，我们讨论了现有疗法的局限性和未来的研究方向。最后，我们讨论了这种研究和有创性治疗的安全性和伦理问题。

关键词： 抑郁症，抗抑郁，DBS，双极，神经调控，环路，应答，减轻，示踪成像，难治性

一、概述

最新版的《精神疾病诊断和统计手册》中，定义重度抑郁症（本文简称为抑郁症）为由于情绪低落或兴趣缺失而导致的临床上严重的悲伤情绪或功能障碍，并伴有价值缺失感、注意力不集中、反复出现死亡或自杀念头、基本的食欲、睡眠、运动活动改变等伴随症状的一种临床综合征[1]。抑郁症带来了很大的公共卫生问题：具有里程碑意义的世界卫生组织 2010 全球疾病负担报告[2]和 2013 年更新版[3]均表明抑郁症是世界上第二大致残原因。这与抑郁症的流行病学特点有关，如终身患病率高（慢性疾病）、复发率高、全球范围内缺乏有效的治疗措施[4]。

抑郁症的标准一线和二线治疗包括心理治疗和（或）多种抗抑郁药物治疗。虽然这些治疗对于许多患者是有效的，但是药物的效果有延迟性，并且通常需要先经过多种药物测试后才能得到满意的疗效。由美国国家心理健康研究所（National Institute of Mental Health，NIMH）所资助的研究——可缓解抑郁症的序贯疗法替代方案，发现在接受了一线抗抑郁治疗的患者中，有 63% 的患者没有得到缓解[5]，并且在充分的药物测试后，仅有一半的患者应用两种抗抑郁药物后得到缓解[6]。虽然尚无标准化术语[7, 8]，但难治性抑郁症（treatment-resistant depression，TRD）通常被定义为在接受了两种足够剂量和疗程的抗抑郁药物治疗后，仍缺乏有效的临床改善的抑郁症[6, 9]。难治性抑郁症占所有抑郁症患者的 10%～40%，在全美国的患病率为 1%～3%[10-12]。难治性抑郁症往往代表着更差的预后[13]和高昂的社会负担[14]。

难治性抑郁症相对较高的患病率催生了多种介入治疗方式的使用和试验[15]，包括电惊厥治

疗（electroconvulsive therapy，ECT）、经颅磁刺激、经颅直流电刺激、磁惊厥治疗、迷走神经电刺激和硬膜外皮质刺激。其中电惊厥治疗疗法被研究得最多，它能够提供稳定快速的治疗效果，目前仍是最有效的抗抑郁治疗方法[16]。但是一些不良反应限制了电惊厥疗法的应用，尤其是认知方面的不良反应[17, 18]，还有终止电惊厥治疗后症状的复发（即使重新开始用药）[19]，以及长期的社会耻辱感。

重度抑郁症的治疗方式还有神经外科消融手术[20]。而 DBS 相比于消融治疗，是一种更现代化、可逆的治疗方式。由于迫切需要更加有效的抗抑郁治疗方式，所以人们正在积极探索 DBS 作为难治性抑郁症治疗的实验性治疗方法。在本章中，我们回顾了 DBS 成为抑郁症潜在治疗方法的历史，基于对抑郁症（一种神经环路疾病）的新认识而得到的脑区靶点和相关临床研究的结果。然后，我们讨论当前的局限性，并详细阐述了一些可能提高 DBS 治疗难治性抑郁症疗效的关键问题和进展。我们还总结了当前这种有创性和研究性干预措施所带来的伦理问题和风险。

二、目前脑深部电刺激在重度抑郁症治疗中的应用

在 19 世纪，医生开始关注不同脑区的病变与行为改变之间的相关性，并得出一个假设：可以通过切除特定部位来治疗病理性精神状态[20]。Buckhardt 在 1888 年描述了首例针对精神分裂症患者的治疗性手术[21]。随着对大脑功能生物学认识的提高，人们更倾向于假设行为是由重要的大脑环路而不是独立脑区所产生的，从此神经外科治疗方式开始转变为脑白质束的阻断[22]。1936 年，Moniz 首次报道了如今声名狼藉的前额白质切除术来治疗抑郁症等精神类疾病的临床试验[23]。在之后的 20 年中，这种方法的应用迅速推广，但随着氯丙嗪和其他精神药物的发现以及人们越来越关注精神神经外科手术的伦理问题，这种手术方法才逐渐消失[24]。但是，随着神经

外科立体定向技术的进展，再次引发了人们应用局灶毁损技术治疗顽固性疾病的研究，例如应用前扣带回切开手术治疗抑郁症和强迫症[25, 26]。

在神经外科手术技术不断完善的同时，出现了重复性颅内电刺激技术，这些技术最后发展成了如今的 DBS。尽管 DBS 手术的有效性和安全性是通过在运动障碍性疾病中的系统应用来确定的[20]，但自从这种技术出现，这种方法就被用于治疗精神性疾病[27]。1991 年的报道表明长期电刺激有着"可逆性毁损"的作用，并且有着类似于丘脑切开术的安全的、有效的震颤控制效果[28]，这份报道是 DBS 技术得到广泛应用的转折点。8 年后，Nuttin 及其同事报道了长期电刺激内囊前肢会使 3/4 的顽固性强迫症患者的症状得到改善[29]，这为将来 DBS 在难治性抑郁症中的应用奠定了基础。

现在，我们将根据靶点来回顾这项应用的主要结果。请参阅表 13-1，以获取本章中描述的所有 DBS 研究的列表，以及正文中未讨论的几个主题的附加病例报道。

（一）DBS 在抑郁症治疗中的最初应用：以胼胝体下扣带回为靶点

1. 现代 DBS 治疗抑郁的首次研究

1997 年，基于发展迅速的神经影像学，尤其是正电子发射断层扫描（Positron emission tomography，PET）得出的结果，Mayberg 提出了一个将抑郁症与大脑皮质、皮质下和边缘皮质调节异常联系到一起的假说[30]。她的假设结合了来自颅脑外伤后出现抑郁症患者的影像学结果，出现短期悲观情绪的健康受试者，以及药物抗抑郁药治疗成功后患者的脑代谢的变化。尤其是抑郁症患者的胼胝体下扣带回（也被称为次扣带回或 Brodmann 25 区）会有代谢亢进，并且这个区域的代谢降低与多种抗抑郁治疗的临床反应都相关。基于这个假设，Mayberg 及其同事首次对 6 位患有难治性抑郁症的胼胝体下扣带回白质进行了高频 DBS 刺激，所用方法与治疗运动障碍病的 DBS 标准方法相同[31]。2005 年这个队列

表 13-1 MEDLINE 上所有已发表的 DBS 治疗抑郁症报道的摘要（截至 2017 年 11 月 29 日）

作 者	靶 点	侧 别	入组患者数量	刺激形式	平均（或范围）刺激参数 电流幅度	频率（Hz）	脉宽（μs）	随访（个月）	最终的反应/缓解	评 语
Mayberg 等[31]	SCC	双侧	6	单极	4V	130	60	6	66%/33%	一位应答者几乎达到了缓解
Lozano 等[32]	SCC	双侧	20	单极	3.5~5V	130	90	12	55%/15%	包括来自 Mayberg 等的 6 名患者[31]；1 位双相障碍患者；35% 接近缓解
Neimat 等[37]	SCC	双侧	1	单极	4.5V	130	60	30	100%/100%	扣带回切开术后 1 年的患者应用 DBS 的病例报道
Guinioan 等[38]	SCC	单侧/双侧	1	单极	4.5V	120	90	18	100%/100%	病例报道
Kennedy 等[33]	SCC	单侧/双侧	20	单极	4.3V	124.7	70.6	36~72（平均 42.1）	55%/35%	与 Lozama 等的研究相同的 20 位患者。只有 14 例完成随访；基于治疗意向分析响应的应答/缓解率；2 例自杀
Holtzheimer 等[15]	SCC	双侧	17	单极	5~10mA	130	91	24	92%/58%	7 名双相情感障碍 II 型患者
Lozano 等[35]	SCC	双侧	21	未提	5.2mA	128.1	93.9	12	29%/NR	如果有应答定义为症状减轻 40%，则有 62% 的患者有应答；1 例自杀
Puigdemont 等[36]	SCC	双侧	8	单极	4.2V	135	90	12	63%/50%	
Merkl 等[39]	SCC	双侧	6	单极	5V	130	90	6~8	33%/33%	一位得到缓解患者的影像影像学随访表明刺激触点位于双侧测后直回（见 Accolla 等[40]）
Ramasubbu 等[41]	SCC	双侧	4	单极	0~10.5V	2~185	60~450	6	50%/0%	6 个月的随访中不包括最初 3 个月对刺激参数的随机测试
Torres 等[42]	SCC	双侧	1	NR	6mA	130	91	9	100%/100%	具有精神病特征的双相 I 型障碍
Puigdemont 等人[43]	SCC	双侧	5	双极	3.5~5V	130~135	120~240	6	N/A	对来自 Puigdemont 等的一部分患者进行双盲、随机、假对照的交叉研究[36]
Accolla 等[40]	SCC	双侧	2	单极	5V	130	90	6	0%/0%	来自 5 位患者中的 2 位患者（第 1 位和第 5 位）的结果，其他 3 位患者在 Merkl 等的报道中[39]
Torres 等[44]	SCC	双侧	2		6~8mA	130	90~91	25~46	100%/100%	除一位快速循环双相障碍 II 型患者外，之前 Torres 研究的病[42]得到了延续随访
Riva-Posse 等[45]	SCC	双侧	11	单极	6~8mA	130	90	12	82%/55%	应用示踪成像检测预期纤维束靶点

（续　表）

作者	靶点	侧别	入组患者数量	刺激形式	平均（或范围）刺激参数			随访（个月）	最终的反应/缓解	评语
					电流幅度	频率（Hz）	脉宽（μs）			
Holtzheimer 等[46]	SCC	双侧	90	单极	4~8mA	130	91	6	N/A	双盲，随机，假对照试验，随后的开放阶段已提前终止；2例自杀
Schlaepfer 等[47]	NAcc	双侧	3	单极	0~5V	145	90	1.4~5.1	33%/0%	刺激1周后HDRS改善42%
Bewernick 等[48]	NAcc	双侧	10	都有	1.5~10V	100~150	60~210	12	50%/30%	1例自杀
Bewernick 等[49]	NAcc	双侧	11	都有	1.5~10	100~150	60~210	12~48	46%/9%	包括来自Bewernick研究[48]的10位患者；1例自杀
Sousa 等[50]	NAcc	双侧	1	双极	4.2V	150	150	5	100%/100%	患有双相障碍I型合并强迫症的患者实际上是植入电极治疗难治性强迫症抑郁症状的缓解；发生恐慌发作，随后进行刺激参数调整
Malone 等[51]	VC/VS	双侧	15	都有	6.7V	127	113	6~51（平均23.5）	53%/40%	一名患有双相障碍I型的患者经历了2次轻躁狂发作，通过刺激和药物调整缓解
Dougherty 等[52]	VC/VS	双侧	30	都有	0~8V	NR	90~210	24	23%/20%	来自随机对照试验初始设盲阶段后的延续性非盲阶段的数据；1例自杀
Bergfeld 等[53]	vALIC	双侧	25	单极	2.5~6V	30~190	60~150	12	40%/20%	结果代表非盲阶段的结束；在交叉对照阶段中主动刺激和假刺激相比，HAMD-17评分平均提高9.5分
Schlaepfer 等[54]	slMFB	双侧	7	双极	2~3V	130	60	2.8~7.6	86%/57%	一名躁郁症患者；缓解率和应答率应基于MADRS而不是HDRS，如果使用HDRS结果将降低
Fenoy 等[55]	slMFB	双侧	4	双极	3V	130	60	6	75%/25%	一名患者在治疗早期阶段失访，最终评分得分以保留
Bewernick 等[56]	slMFB	双侧	8	双极	2~3V	130	60	12	75%/50%	包括来自Schlaepfer研究[62]的7位患者；缓解率和应答率应基于MADRS而不是HDRS，如果使用HDRS结果将降低
Blomstedt 等[57]	slMFB	双侧	1	双极	2.8~3V	130	60	24	0%/0%	合并神经性厌食症；由于难以忍受的视觉不良反应导致试验中止，并且患者接受了第二次以BNST为靶点的DBS手术（请参见以下相同参考文献）

（续 表）

| 作 者 | 靶 点 | 侧 别 | 入组 患者数量 | 刺激参数 平均（或范围） | | | | 随访（个月） | 最终的反应/ 缓解 | 评 语 |
				刺激形式	电流幅度	频率（Hz）	脉宽（μs）			
Jiménez 等[58]	ITP	双侧	1	双极	2.5V	130	450	24	100% / 100%	合并边缘性人格障碍和贪食症；根据 Jiménez 的研究，3 年后由于不明原因移除电极，没有复发[60]
Sartorius 等[59]	LHB	双侧	1	单极	10.5V	165	60	12	100% / 100%	靶点是 LHB 的主要传入纤维——丘脑髓纹；Kiening 和 Sartorius 的研究提到了第二位植入该靶点的患者[61]，但此处提供的信息不足
Blomstedt 等[57]	BNST	双侧	1	单极	4.3V	130	120	12	100% / 100%	合并神经性厌食症；在 MFB 中止试验后进行第二次 DBS 手术（请参见上述相同参考文献）

BNST. 终纹床核；HDRS. 汉密尔顿抑郁量表；ITP. 丘脑下脚；LHB. 外侧缰核；N/A. 不适用；NAcc. 伏隔核；NR. 未报道；SCC. 胼胝体扣带回；slMFB. 上外侧内侧前脑束；vALIC. 腹侧内囊前肢；VC/VS. 腹侧内囊/腹侧纹状体

研究发现，所有的被试植入后均迅速表现出了刺激相关的抗抑郁作用。其中包括空虚感的减少、意识感的增强，以及通过锐化视觉细节使房间显得明亮[31]。经过 6 个月的长期刺激后，其中 4 名受试者达到治疗应答标准，3 名受试者达到或接近完全缓解。

2. 随后的非盲和小型对照研究

鉴于这项小型开放性研究的成功，并且没有出现与 DBS 相关的急慢性并发症，在 2008 年这项研究的受试者共扩展至 20 名。刺激开始几个月就可以观察到临床效果，疗效持续增加并且在术后 6 个月达到稳定。接受刺激 1 年后，55% 的受试者缓解，35% 的受试者得到完全缓解或接近完全缓解[32]。对 8 位症状缓解患者进行 PET 扫描发现了边缘系统和皮质代谢的广泛改变，这为治疗效果提供了合理的生物学依据。具体的代谢变化包括眶额皮质、内侧额叶皮质和岛叶的活动减少，以及外侧前额和顶叶皮质、前中扣带回和后扣带回区域的代谢活动增加[32]。2011 年对相同受试者进行长期随访结果表明，在术后 3～6 年的最终随访中，平均有效率和缓解率分别为 55% 和 35%[33]。严重的不良事件包括：2 例在已经达到一定响应程度后出现的自杀事件，但分析表明这两起事件都是继发于抑郁发作的急性恶化，而不是任何刺激参数改变或长期 DBS 本身造成的不良影响。

为了不局限于开放性设计，2012 年关于 DBS 刺激胼胝体下扣带回的另一项研究包括初始 4 周的单盲、假刺激阶段。随后是 24 周的非盲主动刺激阶段，然后是一个单盲刺激戒断阶段，之后恢复刺激并治疗两年。值得注意的是，这项研究还包括双相情感障碍 II 型的患者[34]。首先经历戒断期的 3 名受试者在 2 周内病情完全复发，并出现严重的悲伤和轻生情绪。出于对受试者安全的考虑，其余的受试者取消了此阶段研究。研究结果是很显著的，假刺激阶段有显著但轻微的抗抑郁作用，随后是在数月时间内逐渐增强的长期 DBS 刺激作用。2 年后，在没有区分单项还是双向抑郁患者的条件下，临床缓解率

达到了 58%，并且没有躁狂或轻度躁狂发作的出现[34]。

由于取得了持续的成功，2012 年研究者们试图在加拿大的三个不同的医疗中心复制这些结果，并对 21 名受试者进行为期 12 个月的开放式试验[35]。在最初的几个月中病情得到了持续的改善，在术后 3 个月的疗效通常能持续至术后 1 年。但是，29% 应答率的结果却不是那么显著，如果将治疗应答的定义从症状严重程度减轻 50% 放宽到减轻 40% 的话，那么应答率将提升至 62%。尽管所有先前的研究都使用电压控制脉冲发生器来产生刺激，但本研究基于一种恒定电流的放电模式，其理论基础是恒流刺激将不受到电极 - 组织交界的阻抗变化的影响。因此，虽然尚不清楚是否的确如此，但这可能会减少调整刺激参数的次数。

如上述初步研究结果所表明的，应用以胼胝体下扣带回为靶点的 DBS 治疗难治性抑郁症的可能性，激励着其他的研究者继续深入研究。2012 年，西班牙的研究小组首次对 8 名受试者进行了开放式研究，结果表明在刺激 3～6 个月后得到了有临床意义的改善，其 12 个月缓解率达到了 50%[36]。该研究小组报道说使用双极刺激（电极上的两个触点被激活，一个作为负极，一个作为正极）能够提高临床疗效，而从前针对该靶点的 DBS 研究都是应用单极刺激（电极的一个触点被设定为植入式脉冲发射器的负极）。单极刺激产生的径向电流以球形方式从刺激电极散出，而双极刺激则产生一个更狭窄、更集中的场，并在负极附近产生最大作用[62]。

为了进一步分析，2015 年来自巴塞罗那的研究小组根据这些初步结果设计进行了一项双盲、随机、假对照交叉研究，以确认疗效并评测部分相同患者的戒断反应[43]。植入并获得至少 3 个月持续临床缓解的受试者被随机分配，并接受 3 个月的假刺激，然后接受 3 个月的主动刺激，反之亦然。在主动刺激期间，4 / 5 的受试者保持了应答评分，并且没有复发。在假刺激期间，仅 2 名受试者仍处于缓解状态，1 名受试者由于假

刺激期间病情严重复发而退出试验。统计分析表明主动刺激的疗效具有统计学意义。这一重要进展的局限性包括样本量偏小和研究设计固有的采样偏移。

西班牙小组发布第一份报告后不久，一个德国小组于 2013 年发表了其初步研究结果。他们对 6 位难治性抑郁症受试者进行了短期和长期刺激的效果的研究。研究发现，在手术后连续 5d 轮流应用相应配对触点进行 24h 的高强度刺激最好的效果也就具有适度的抗抑郁作用，但约 6 个月的长期刺激确实使得 2 名受试者得到缓解[39]。需要注意的是，随后的影像学研究表明，其中 1 名应答者的刺激触点实际上位于双侧后直回[40]。

同时，一个加拿大研究小组为解决有关最佳刺激参数的问题，试图通过在植入电极后的前 3 个月内以双盲、随机的方式调整 4 名受试者的频率和脉宽，然后连续 6 个月监测症状变化[41]。2013 年他们的报道表明，在优化参数刺激后，2 名受试者达到了治疗应答标准。作者还指出增加脉宽似乎与临床改善有关。

3. 应用多位点对照研究进行效能测试

从大量受试者中得到的相对一致的临床疗效报道促使了关于难治性抑郁症的多中心、前瞻性、随机对照试验的启动。这项研究被称为 BROdmann 25 区脑深度神经调节（BROADEN）并得到了业界赞助（St. Jude Medical），该试验的随机阶段持续 6 个月，并在双盲范式中比较了主动刺激条件和假刺激条件。该研究的发起者于 2013 年年初中止了该试验，因为该试验未能通过短期的无效性分析[63]。该研究的完整结果于 2017 年发表[46]。90 名受试者被植入了 13 个研究靶点，其中 60 名受试者随机接受主动刺激治疗，其余 30 名接受假刺激治疗。6 个月后两组均显示出抑郁症状有统计学意义的变化和轻度改善，但是治疗组之间的应答或缓解率没有统计学差异（刺激组分别为 20% 和 5%，假组分别为 17% 和 7%）。

6 个月后，所有符合条件并愿意继续参加研究的受试者进入了开放性研究阶段并持续了 6 个

月以上。在随机阶段受试者和研究人员对每个受试者接受的是主动刺激还是假刺激仍保持设盲，设盲的成功基于受试者无法随机地猜测出他们的治疗状况。此阶段结束时与随机阶段结束时的症状严重程度相比，两组均显示出轻度和持续性的改善，但未达到统计学意义。77 名受试者继续进行了长达 4 年的随访研究。该研究仅报道了长达 30 个月的数据，因为并非所有受试者都在研究终止前达到了最终时间点。长期的治疗结果为，应答 / 缓解率在第 12、18、24 个月分别为 29% / 14%、53% / 18% 和 49% / 26%。总体而言，长期 DBS 治疗具有良好的耐受性，最严重的不良事件也是由于原发性情绪障碍导致的。在随机阶段接受假刺激的受试者，发生了 2 例自杀死亡事件，并且都是发生在 6 个月开放研究阶段。经过 18 个月和 24 个月的随访表明应答率约为 50%，支持了长期刺激的慢性累积性疗效，并建议将验证性功效测试推迟到 DBS 刺激 TRD 至少 1 年之后。

（二）以伏隔核为靶点

伏隔核在奖励寻求、动机、成瘾中起着关键作用[64, 65]。Schlaeffer 等认为 DBS 刺激伏隔核对难治性抑郁症有效可能是通过调节淡漠和快感缺乏来实现的，这些症状通常是抑郁症候群一部分。2008 年他们的第一份简要报道中包括了 3 名受试者（2 名是单卵双胞胎），他们在几周内以双盲方式交替进行双侧刺激或不刺激[47]。1 周后抑郁症状平均改善了 42%，抑郁症状的改善与刺激相关但与对照无关。实际上，其中有两个受试者，在对照阶段的症状严重恶化，甚至需要在 4 周的设盲安慰剂阶段结束之前恢复刺激。尽管改善很迅速（范围是数天到数周），但该研究仅持续了几个月，因此无法评估应答的稳定性。

基于这一初步研究的成功，2010 年研究者将其扩展成一项包含 10 名受试者的开放式试验，并随访了 1 年[48]。该研究最初设计了假刺激对照，但是由于假刺激阶段症状的严重恶化，在招募了前 3 名受试者后放弃了该设计。在第 1 个月

时观察到应答，并且在整个试验过程中改善是渐进的。1 年后，50% 的受试者应答，30% 受试者达到缓解标准。焦虑这一次要指标也得到明显的改善，并且受试者开始参加更多的活动（例如，重新开始兼职工作，产生新的兴趣爱好，建立日常生活结构，结识新朋友）。有趣的是，刺激 6 个月后的 PET 检查显示，与无应答者相比应答者的杏仁核代谢显著降低，这与关于杏仁核活动有关的成功抗抑郁药物治疗的研究是相类似的 [66]。参数调整后的显著不良事件包括 1 名精神病患者和 2 名躁狂症患者。1 名受试者自杀，但这似乎和 DBS 本身无关。随后 2012 年报道中对其中一些受试者进行了长达 4 年的随访，发现抗抑郁作用（或缺乏治疗反应）仍然保持稳定 [49]。

（三）以腹侧内囊 / 腹侧纹状体为靶点

从伏隔核的延伸（腹侧纹状体）以及周围的白质（腹侧内囊的前肢）（这一区域统称为腹侧内囊 / 腹侧纹状体）为靶点来治疗难治性抑郁症的理论基础来自几项研究：应用 DBS 来治疗难治性强迫症的时候伴有抑郁症状的改善 [67, 68]。因此，2009 年 Malone 和其同事在三家临床中心，以腹侧内囊 / 腹侧纹状体为靶点对 15 位难治性抑郁症（1 个双相抑郁症）受试者开展了初步开放性研究。刺激 3 个月后出现最大应答，6 个月后为 40% 的应答率。到研究结束时（平均 23.5 个月），应答率为 53%，缓解率为 40% [51]。在该研究者第二年发表的一篇未经同行评审的文章中报道，其增加了 2 个受试者并延长随访至 67 个月（平均 37.4 个月），其结果提高到了 71% 的应答率和 35% 的缓解率 [69]。

1. 多中心的随机双盲假对照试验

2015 年，这些有研究前景的结果促进了以腹侧内囊 / 腹侧纹状体为靶点的 DBS 治疗难治性抑郁症的第一个随机对照研究的出现。该研究旨在充分评估治疗疗效（n = 208），RECLAIM 随机对照试验被设计成为期 16 周的随机、双盲、假对照研究，接着是至少 2 年的开放式持续治疗阶段。但是由于前 30 名受试者的结果不尽人意，该试验

被提前终止 [52]。在对照阶段中，接受主动刺激的 15 位受试者中只有 3 位有应答，而 14 位对照受试者中只有 2 位做出了应答。在持续治疗阶段时应答率的提高微乎其微（23%）。一位受试者在研究期间自杀。值得注意的是，单极刺激更有可能产生很明显的物理效应（例如脉冲发生器部位的感觉异常），而这可能会打破设盲，因此仅在设盲阶段使用双极刺激。有趣的是，接受主动刺激治疗的受试者，出现与情绪相关的不良事件的频率增加，其中有 3 名没有双相情感障碍或发作史的受试者，出现了躁狂或轻度躁狂发作。

2. 开放性优化后的随机假对照试验

尽管遭受了这一挫折，但一个来自荷兰的研究小组之前曾在腹侧内囊 / 腹侧纹状体 DBS 治疗难治性强迫症的过程中报道了其显著的抗抑郁作用，并在 2016 年对该靶点治疗难治性抑郁症进行了单独的试验。以腹侧内囊前肢为靶点进行 DBS，他们研究了 25 位受试者，采用为期一年的开放式设计，并在此期间尝试设计优化，随后进行了分为两个阶段为期 6 周的双盲，随机交叉阶段 [53]。在大约 2 个月后开始出现应答，在开放性阶段结束时，有 40% 的受试者为应答者，20% 受试者的临床症状得到缓解。16 名受试者仍处于研究中并已进入交叉阶段。由于抑郁症状的加重，所有开放性阶段的应答者都过早地从假刺激阶段转到主动刺激阶段。主动 DBS 刺激对抑郁症的严重程度产生了有统计学意义的显著改善，汉密尔顿抑郁量表（Hamilton Depression Rating Scale，HDRS）平均改善 9.5 分 [70]。即使算上没有进入交叉阶段的 9 名受试者，统计学意义依然存在，这说明该结果不是由潜在的偏移所导致的。严重不良事件包括 5 例自杀未遂（均未明确与刺激本身相关），2 名受试者出现躁狂发作，1 名受试者轻度躁狂发作。2 名受试者退出了研究并停止了 DBS 治疗不久后死亡：一位自杀身亡；另一位在荷兰通过法律实施了安乐死。

（四）以内侧前脑束为靶点

基于先前的结果表明，刺激伏隔核可以调

节大脑的内在奖励环路，从而产生抗抑郁作用，与奖赏环路有功能连接的其他部分也已经作为 DBS 靶点在临床上进行研究。内侧前脑束（medial forebrain bundle，slMFB）的上外侧分支是中脑边缘多巴胺能奖赏环路的中心组成部分，连接并参与奖赏处理的多个大脑区域，例如腹侧被盖区、下丘脑外侧和内侧、腹侧纹状体、伏隔核和边缘前额叶皮质[71]。2013 年，Bonn 及其团队发表了一项针对内侧前脑束 DBS 初步开放性研究，该试验包含 7 名难治性抑郁症患者[54]。值得注意的是，无法通过常规 MRI 来识别内侧前脑束，所以每个受试者都进行了弥散张量成像以识别植入靶点。与之前的 DBS 研究相比，治疗效果很快出现：6 名受试者在 2d 内出现症状改善，4 名受试者在 1 周后达到了治疗应答标准。对受试者进行了长达 33 周的随访（最少 12 周），在最后观察时分别有 86% 的应答者和 57% 的缓解者。焦虑和功能评分等次要指标也得到了改善。所有受试者都出现了动眼方面的不良反应，这是由于在某种刺激设置下靶点位置靠近动眼神经。

在取得了这些令人鼓舞的初步结果之后，该团队在 2017 年的研究报道中更新了他们的工作，包括更多的受试者和更长的随访时间[56]。在 1 年的随访中，8 名受试者中有 6 名是有应答者，其中 4 名也处于缓解状态。对部分受试者进行了长达 4 年的随访，并且其疗效似乎是稳定且持久的。动眼反应仍然是普遍存在的不良事件。奇怪的是，一个经历了稳定缓解的受试者不听从医疗建议，在 27 个月后无缘由地要求取出设备，但他在下一年的症状缓解仍然很稳定。

为了进一步验证内侧前脑束这一靶点的疗效，来自得克萨斯州的一个研究小组为了复制先前的结果开始了一项临床试验，并于 2016 年发布了包含前 4 名受试者研究数据的初步报道[55]。植入后 1 周，受试者进入持续 4 周的单盲假刺激阶段，此后在随后的 12 个月的刺激过程中不设盲。在假刺激期间，平均抑郁评分有明显改善，但未达到统计学显著水平（$P = 0.101$）。然而在主动刺激的 1 周内，差异出现了统计学意义，4 名受试者中有 3 名达到了应答标准。很不幸，其中 1 位应答者随后失访，但 6 个月后 2 名应答者维持应答，甚至持续得到改善。所有受试者都经历了垂直复视，但是这种动眼运动的不良事件大多是暂时的。一个潜在的重要发现是，3 位反应者的刺激部位与内侧前额叶皮质之间的结构连通性要强于无反应者[55]。

值得注意的是，所有内侧前脑束试验均使用蒙哥马利 – 奥斯伯格抑郁量表（Montgomery-Åsberg Depression Rating Scale，MADRS）[72] 来计算应答率和缓解率，而本综述中描述的所有先前研究均使用 HDRS 来评估主要抑郁症的结果。在这些研究中，将 MADRS 与 HDRS 结果进行比较表明，使用 MADRS 会导致符合治疗效果标准的受试者比例增高，这引出了以下几个问题：① MADRS 在将来的研究中，是否是一种更敏感的抑郁评估量表；②与使用 HDRS 的关于其他靶点的研究相比，在内侧前脑束研究中使用 MADRS 是否人为地提高了应答率。

（五）DBS 用于治疗双相抑郁症

在双相情感障碍中出现抑郁发作带来了现代精神病学治疗的另一个严峻挑战，当前只有少数几种获得美国 FDA 批准后的药物可用于该疾病。双相情感障碍出现难治性抑郁症是常见的临床难题[73]。尽管现代神经科学已经揭示单相抑郁症和双相情感障碍的病理生理学上存在明显差异，但也有证据表明在抑郁发作期间存在相似的神经网络参与其中，并且躁狂和轻度躁狂是 DBS 治疗难治性抑郁症和运动障碍疾病的罕见不良反应[73]。因此，在双相障碍难治性抑郁症的严重病例中已开始考虑使用 DBS[74]。的确，本章中已经描述了以扣带回下部[32, 33]、腹侧内囊 / 腹侧纹状体[51] 和内侧前脑束[54] 为靶点的一些研究包含患有双相抑郁症的患者，并且在小样本量中，总体疗效和耐受性与单相难治性抑郁症受试者没有区别。此外有几例病例报道还介绍了应用 DBS 成功治疗了双相难治性抑郁症（参见表 13–1），但总体而言该研究领域仍处于起步阶段。

（六）正在进展中的 DBS 研究

DBS 治疗难治性抑郁症的各项试验正在计划，进行中或正等待结果报道。2017 年 10 月 18 日，我们使用 "deep brain stimulation（脑深部电刺激）" 和 "depression（抑郁）" 这两个查询词在 Clinicaltrials.gov 进行搜索，未按国家 / 地区进行过滤。然后对结果进行分类，以反映仅对原发性情绪障碍（单相抑郁或双相抑郁）的治疗效果进行测试的研究。最后，也排除了归类为已撤回或已完成且具有可用结果的研究。除了丘脑下脚和末端纹状体的被膜内 / 层核外，上述讨论的靶向脑区还包括扣带回下部、腹侧内囊 / 腹侧纹状体、伏隔核和内侧前脑束；搜索结果见表 13-2。值得注意的是，一些确定的研究在一段时间内都没有更新它们的状态，这些可能是已经完成和报道的研究或是从未开展的研究。

三、脑深部电刺激治疗重度抑郁症的未来

认真回顾了已发表的研究结果，发现 DBS 可能是治疗难治性抑郁症的有效方法。尽管变化较大，但应答率一般在 30% ～ 50% 范围内（有时更高，表 13-1），也有一些让人记忆深刻的结果，如那些持续缓解的病例和从主动刺激转为假刺激时出现症状加重的病例，这些都是尝试了多种药物治疗，心理治疗和其他无创性治疗方法仍然无法改善的患者。尽管在这些试验中报道了躁狂、轻度躁狂、精神病、运动症状和自杀，但总的来说，DBS 治疗难治性抑郁症具有良好的耐受性，目前至少有 5 种具有应用前景的大脑靶点正在研究中。与使用抗抑郁药治疗一样，DBS 有效，但持续的抗抑郁作用似乎延迟了数周至数月才起效。与抗抑郁药不同的是，当 DBS 突然停止时（如电池耗尽或从主动刺激过渡到假刺激阶段），抑郁症状会很快复发。

尽管有光明的前景，但仍有许多局限性和问题。虽然有些受试者对 DBS 做出明确应答，但潜在的反应机制仍然不清楚，而期望偏差必须始终被视为反应可变性的一个来源。临床表现不能预测反应，目前还没有经过验证的合理方法能将某个患者与该患者最有价值的 DBS 靶点联系起来。此外，治疗反应的最适当评估方法仍然是有争议的，持续的诊断挑战和伦理问题仍然是该领域的前沿问题。迄今为止 3 个随机对照试验中的两个已提前结束（BROADEN 和 RECLAIM 试验），突显了这些局限性。

尽管挑战很严峻，但对于寻找难治性抑郁症有效治疗方法的需求却更大。至今为止这些研究结果表明，DBS 不仅有潜力满足这一需求，而且还有助于理解情绪神经网络，从而可以开发出高效、创伤性更小的抗抑郁疗法。在本章的剩余部分，我们将详细阐述其中的一些挑战，讨论获得的不同结果的可能原因，并通过强调确定靶点的应用对未来的试验给予建议。

（一）抑郁症具有异质性，其治疗易产生安慰剂效应

抑郁症是通过主诉和观察到的症状与体征的结合来定义的一种临床综合征。它本质上是异质性的，诊断标准包括许多症状[1]的组合，这些症状与独特的社会和环境压力因素协同作用，从而导致功能障碍。虽然历史上临床医生将抑郁症分为各种现象学亚型，例如忧郁症或非典型亚型，但这些都无法预测治疗效果或潜在的生物学改变。

提高有效的诊断和治疗效果，仍然受到缺乏有效的生物标志物的阻碍，但最近的研究结果表明在这方面有突破的可能[75-78]。最后，与其他精神疾病共病（或者是误诊）对有效和可推广的临床研究的执行提出了严重的挑战。

迄今为止报道的大多数试验在设计上都是开放式的。虽然这反映了干预的试验性质和这些研究的验证目标，它还可归因于这样一个原因：这些试验选择的受试者对安慰剂反应的敏感性最低，患有严重疾病并且经历了数十种药物组合治

表 13-2 正在进行的 DBS 治疗难治性抑郁症的试验（在 Clinicaltrials.gov 上索引）（截至 2017 年 10 月 18 日）

NCT 号码	题目	招募	靶点	被试人数	研究设计	主要抑郁结果测量指标	赞助者/合作者	完成日期
NCT00296920	脑深部电刺激治疗难治性重度抑郁症	完成	SGC	10	开放性	HDRS	多伦多健康网络大学/国家精神分裂症和抑郁症研究联盟	未表明
NCT01435148	脑深部电刺激治疗药物抵抗性抑郁症	未表明	SGC 或 VACNAC	8	双盲、随机、交叉	MADRS	北布里斯托尔国民保健服务信托/布里斯托尔大学	2012 年 12 月
NCT02889250	脑深部电刺激缓解抑郁症	尚未招募	SCCWM	6	开放性	MADRS, 自杀率	匹兹堡大学	2020 年 3 月
NCT00367003	脑深部电刺激治疗药物抵抗性抑郁症	招募中	SCCWM	20	开放性	HDRS	埃默里大学/达纳基金会	2018 年 9 月
NCT00122031	脑深部电刺激治疗难治性重度抑郁症	完成	VC/VS	13	开放性	HDRS	波恩大学医院/美敦力	2011 年 1 月
NCT03254017	远程程控双侧松果体缰脑深部电刺激治疗难治性重度抑郁症：一项开放性示范性研究	招募中	Habemula	6	开放性	MADRS, HDRS	瑞金医院	2019 年 8 月
NCT00555698	脑深部电刺激治疗抑郁症的可行性、安全性和有效性	完成	ALIC	8	开放性	MADRS, HDRS	美敦力/克利夫兰诊所/俄亥俄州立大学	2011 年 2 月
NCT01973478	脑深部电刺激治疗慢性难治性抑郁症	主动，未招募	NAcc	40	双盲、随机、假对照	HDRS	雷恩大学医院	2020 年 2 月
NCT01801319	胼胝体下扣带回脑深部电刺激治疗难治性抑郁症的临床评价	主动，未招募	SCG	40	双盲、随机、安慰剂对照、交叉	HDRS	圣裘德医疗	2017 年 12 月
NCT01898429	脑深部电刺激（DBS）治疗抵抗性抑郁症（TRD）	完成	SCCWM	5	双盲、随机、交叉	HDRS	达特茅斯－希区柯克医疗中心	2016 年 12 月
NCT01569711	伏隔核脑深部电刺激对慢性和难治性抑郁症的治疗	完成	NAcc	6	开放性	HDRS	雷恩大学医院	2013 年 5 月
NCT01778790	内侧前脑束的上外侧分支脑深部电刺激治疗难治性重度抑郁症	未表明	slMFB	12	随机、假对照	MADRS	波恩大学医院	2015 年 8 月
NCT01095263	脑深部电刺激治疗难治性抑郁症的疗效	未表明	slMFB	7	双盲、随机、假对照	MADRS	波恩大学医院	2015 年 6 月

（续　表）

NCT 号码	题目	招募	靶点	被试人数	研究设计	主要抑郁结果测量指标	赞助者/合作者	完成日期
NCT00531726	柏林脑深部电刺激治疗抑郁症研究	未表明	SCCWM	20	多中心、双盲、随机、假对照		德国柏林查里特大学/卡尔·古斯塔夫·卡鲁斯大学医院/路德维希-马克西米利安斯-慕尼黑大学/汉诺威医学院	2013 年 9 月
NCT02046330	脑深部电刺激对难治性抑郁症的治疗	招募中	sIMFB	10	开放性	MADRS	德克萨斯大学健康科学中心，休斯顿/美敦力	2019 年 11 月
NCT01331330	欧洲脑深部电刺激治疗抑郁症的研究	完成	SCCWM	9	多中心、双盲、随机、两种治疗设置	MADRS	圣裘德医疗	2015 年 1 月
NCT01834560	SubGenual CG25 脑深部电刺激对于重度抑郁症的治疗	主动、未招募	SCCWM	5	开放性	HDRS	格勒诺布尔大学医院	2017 年 12 月
NCT01921543	脑深部电刺激治疗难治性抑郁症	终止	ITP & CI/BNST	7	双盲、随机、交叉	HDRS	鲁汶大学/美敦力	2013 年 10 月
NCT01984710	DBS 治疗 TRD 美敦力 Activa PC+S	招募中	SCCWM	20	开放性	HDRS	埃默里大学/抑郁症研究基金会/达纳基金会	2023 年 9 月
NCT01798407	外侧松果体缰 DBS 治疗难治性抑郁症	招募中	Habenula	6	1 年开放性研究，应答者进入双盲戒断阶段	HDRS	贝勒医学院	2020 年 2 月
NCT01268137	DBS 治疗难治性重度抑郁症	未表明	SCCWM	8	6～9 个月开放性研究，然后随机、交叉	HDRS	圣克鲁兹圣殿医院研究院/卫生研究基金会	2011 年 6 月
NCT01476527	脑深部电刺激治疗难治性双相障碍	未表明	未报道	6	开放性	MADRS, HDRS	多伦多健康网络大学	未表明
NCT01372722	脑深部电刺激治疗抵抗性双相障碍	未表明	NAcc	12	双盲、随机、交叉	MADRS	波恩大学医院	2015 年 7 月
NCT01069952	内囊电刺激治疗难治性抑郁症	完全	VC/VS	5	未表明	HDRS	巴特勒医院/美敦力	未表明

CI/BNST. 内囊/终纹床核；ITP. 丘脑下脚；SCCWM. 扣带回下白质；sIMFB. 前脑内侧束上外侧肢；SCG. 膝下扣带回；VACNAC. 腹前内囊－伏隔核

疗和介入治疗均无效果[79]。来自腹侧内囊/腹侧纹状体[52]的随机对照试验和其他非盲性试验的假刺激阶段[34, 43, 55]的研究结果对这一假设提出了质疑。实际上，这些绝望的患者已经用尽了几乎所有其他治疗方法，如果"脑部手术都无法治疗我"，他们可能会失去所有希望，再加上手术干预和研究强度较大，很可能会出现安慰剂效应。这强调了未来研究的重点，即这些研究应该包括足够长的持续时间的控制条件，以求得出更明确的关于治疗效果的结论。

（二）随机对照试验设计的教训

到目前为止，已经有三次双盲、假对照的随机对照试验，每一次都值得仔细回顾。在RECLAIM试验中，Doughtery等报道了一个关于腹侧内囊/腹侧纹状体靶点的双盲、假对照、多中心随机对照试验，该随机对照试验在研究了30名受试者后因临床反应太小而停止[52]。主动刺激组的受试者即使他们没有双相情感障碍病史，也出现了更高比例的情绪相关不良事件，如躁狂发作，这表明至少有一部分受试者情绪相关的神经环路受到了影响。

那么，为什么缺乏具有统计学意义的临床治疗效果呢？尽管给出了多种解释，例如治疗时间不足，临床中心间的变异性以及对治疗反应不够敏感[80]，但另一种可能的解释是由于缺乏最佳的刺激参数。所有DBS研究都非常关注长期刺激触点的选择以及增强抗抑郁效果的刺激参数（即幅度，频率和脉宽）的选择。由于缺乏持续反馈的即时指标（相反，治疗运动障碍病的短期DBS通常能观察到即时指标），这种反复测试触点和参数调整的过程可能会促进或延迟临床获益。这种方法还可能导致设置比实际需要的抗抑郁治疗更高的刺激参数。但是，RECLAIM试验选择根据两次隔夜试验的结果为设盲阶段设置参数。此外，允许在设盲阶段应用双极刺激，因为这能降低破盲的风险。最终设盲阶段仅仅持续了16周。之后，受试者进入开放性治疗阶段，并允许再次修改刺激参数。虽然改善的幅度仍低于之前的研究，但在持续刺激24个月后改善更为显著，这与其他研究观察到的延迟起效作用，和需要长期逐渐、系统地优化刺激参数的关键作用是相同的。

在BROADEN试验中，Holtzheimer等报道了迄今为止最大的DBS队列研究，其中90名受试者接受了以扣带回下部白质为靶点的电极植入。虽然症状有所改善，但主动刺激与假刺激阶段在统计学上并无差异，而且无效分析表明，如果继续进行该研究成功概率仅为17%。因此，该研究的赞助者选择了终止试验，但尽管值得注意的是，该结果实际上并没有达到FDA批准该研究时认可的无效分析的预期值（10%）[46]，这可能是出于财务方面的考量。

虽然这又是一个令人失望的结果，但BROADEN研究为未来的研究提供了几个教训。特别是，实验设计和刺激选择过程同样值得仔细回顾。手术靶点的定位完全是基于解剖学，并且术中没有进行对电刺激急性反应的测试。实际上，长期刺激的触点是研究者根据与预定靶点之间的接近程度来选择的。术后恢复2周后，在选定的触点和预定的刺激设置下开始单极刺激。如果2周后未出现至少10%的改善，则增加刺激幅度。再经过4周，重复这一过程。再经过4周后（开始刺激后的第10周），如果改善仍不明显则激活第二触点。不允许修改其他参数，超过10周也不允许任何的刺激参数变化。即使最初的10周中持续优化刺激参数，为期26周的试验阶段也没有延长，这意味着一些参与者在进行主要结果评估之前可能只接受了16周的部分优化刺激。鉴于此研究的目标人群患抑郁症的平均持续时间为12年，比之前关于扣带回下部靶点的研究中的平均持续时间要长得多[46]，因此特别是对于没有经过充分刺激参数优化的患者，很可能是治疗持续时间太短而无法得到更可靠的，能够与安慰剂效应相分离的治疗结果。进一步调整刺激参数，再经过18～24个月的刺激可以得到显著的改善结果，该结果就支持了这一观点。

这些研究设计与Bergfeld及其同事在vALIC

DBS 试验中采用的范式形成鲜明对比[53]。他们招募了 25 位在植入后经历了开放性优化阶段的受试者。在将设置参数并持续刺激至少 1 周后，才根据反应和任何不良事件的评估来调整刺激参数，并且此优化策略一直持续到连续 4 周或最多 52 周直到保持稳定的应答为止（此阶段开始最多持续 6 个月，但最终在试验期间被延长，6名受试者由于后勤原因仍超过了最长持续时间）。到这时，受试者才以双盲方式随机分为假刺激或主动刺激，每组治疗 6 周。值得注意的是，即使在应答的受试者中最早可发现到的平均应答时间仅为 53.6d，优化阶段的平均持续时间也要将近 1 年。该研究是相对成功的，但可能需要更长和更持续的刺激优化期，再加上更长的治疗时间，才能提高疗效。此外，在试验设计中必须具有一定程度的灵活性才能达到这一点。

然而，有批评人士指出，这种研究设计会导致无应答者的退出相对增加，尽管作者试图从统计学角度进行解释，但这种选择偏差很可能导致疗效的虚假夸大。还有一个问题值得考虑，当过渡到假刺激阶段后症状的迅速恶化，可能表示由于突然停止刺激导致的症状反弹或戒断效应（即类似于停用抗抑郁药物后出现的戒断综合征，包括抑郁情绪、烦躁不安，但这不代表抑郁症的复发），而不是停止刺激的直接治疗效果，这是本研究设计未能很好解决的问题[81, 82]。最后，这种急剧恶化可能出现"反安慰剂效应"[83]；尽管被设盲，但受试者仍可以准确地预测刺激参数的设定[53]。

（三）确认功能性靶点的作用——这一步是否必要

尽管许多研究没有设置对照，但迄今为止的证据表明，DBS 可以改善甚至缓解部分严重难治性抑郁症患者的病情。大量的研究和报道很好地说明了这一点，它们的结果显示当有意或无意的停止刺激时治疗应答者的症状出现恶化[34, 43, 47, 48, 53, 58, 59]。然而有许多患者没有应答；即使在腹侧内囊前肢试验中进行了长达 1 年的刺激优化后，也只有约 40% 的受试者对治疗产生

了反应[53]。有什么原因可以解释为什么有些受试者反应明显，而另一些则根本没有反应呢？

特定轴突纤维的参与以及它们所涉及的特定神经环路，可能对答案至关重要。DBS 植入主要基于解剖学坐标，而没有通过一定范围的电场强度对特定纤维束的激活进行前瞻性建模。尽管现代神经外科技术已经相当精确，但植入的电极仍然有很大的可接受误差，以至于无法确保电极每次都接近目标靶点[84]。相反，内侧前脑束 DBS 靶点无法在标准结构成像中识别，需要使用基于弥散的示踪成像技术来估计靶点轴突束的精确位置。尽管以内侧前脑束为靶点的早期结果可以简单表明它是治疗难治性抑郁症更好的靶点，但另一种可能性是，其靶点的功能性可能会增加目标脑神经环路被刺激的机会。

正如其他人指出的那样[85]，针对其他适应证的大脑刺激研究也支持启动功能连接环路的概念。例如，只有刺激靶点与听觉通路存在功能连接，直接刺激对顽固性耳鸣的治疗才有效果[86, 87]。静息态的功能连接能够预测不同解剖靶点的侵入性和非侵入性脑刺激对各种神经精神类疾病是否有效[88]。对于应用 DBS 治疗难治性抑郁症而言，术前影像学结合回顾性分析表明所有接受扣带回下部 DBS 刺激并出现应答的 11 名受试者的电极位置都激活了一组汇聚的白质纤维束（小钳、钩束、扣带、额纹束），非应答者则为始终未出现这一关联[89]。现在已经通过使用术前概率纤维追踪技术来设计外科手术靶点，应用这种方法可以增加了目标纤维被激活的可能性（图 13-1）[45]。使用这种方法使得刺激参数优化的时间明显减少，在一项包含 11 位受试者的新队列研究中，在刺激 6 个月和 9 个月后分别有 8 位应答者和 9位应答者。

术中可以在多大程度上确定靶点准确度？除了电刺激测试外，传统上 DBS 手术依赖于在患者清醒状态下的微电极记录和单细胞神经元放电的功能特征，来确保电极植入了目标解剖学位置。最近，在全身麻醉下的介入 / 术中 MRI 引导下的电极植入被证实是一项能够将电极植入所

以 SCC（胼胝体下扣带回）为靶点的 DBS 手术治疗抑郁症的进展

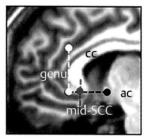 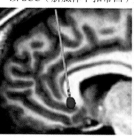 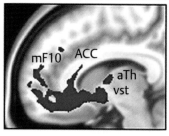

立体定向 MRI 的解剖学靶点　　DBS 疗法的激活组织体积　　受 DBS 影响的大体白质纤维　　单个被试的纤维追踪引导下手术靶点定位

▲ 图 13-1　胼胝体下扣带区域手术靶点的演变

由左至右，从解剖上的"灰质"目标，到识别激活的"白质"束，再到可识别相关通路的纤维追踪。这种方法可以使靶点个体化，能够改善治疗效果。genu. 胼胝体属；mid-SCC. 中间胼胝体下扣带；ac. 前连合；mF10. 内额 Brodmann 10 区；ACC. 前扣带皮质；aTh. 前丘脑；vst. 腹侧纹状体；Fr-St. 额纹束（经许可转载，引自 Deeb, et al.Proceedings of the Fourth Annual Deep Brain Stimulation Think Tank: AReview of Emerging Issues and Technologies. Front Integr Neurosci. 2016,22,10:38.）

需的解剖靶点的精确技术，并在帕金森病患者中产生预期的功能结果（见第 4 章，基于术中影像的电极植入）。目前治疗难治性抑郁症的解剖靶点在电生理特征方面的定义尚不明确，这说明在全麻下行 MRI 引导的电极植入可能是一种可行的方法。这种 MRI 引导的手术还可以方便地使用示踪成像或其他影像数据对于感兴趣的结构进行实时可视化的电极靶向植入。对于全麻下行 DBS 手术的一个需要权衡的方面是术中无法测试刺激时可能发生的不良反应，而这个测试对难治性抑郁症患者可能是很重要的。最终，在难治性抑郁症患者中植入电极的最佳方法可能取决于对目标网络的基本功能和生理结构的了解，需要评估临床获益和（或）不良反应以及患者在局麻条件下耐受手术的能力。

（四）DBS 治疗难治性抑郁症的神经伦理学

将设备植入患有难治性精神类疾病的患者的大脑中时，必须考虑其伦理和实际意义，这样这个领域的研究才能以仁慈、尊重和公正的方式进行下去[90]。考虑到神经伦理学研究与先进的神经科学和脑装置研究相结合的必要性，人脑研究的神经伦理学部门通过推进创新神经技术（BRAIN）多委员会工作组在报告 "*BRAIN

2025：A Scientific Vision*" 中写道："尽管大脑研究涉及生物医学其他领域常见的伦理问题，但也需要特殊的伦理考虑。因为大脑会引发意识，这是我们最内在的思想和最基本的人类需求，因此对大脑机制的研究产生了新的社会和伦理问题。"[91]。为了实现这一目标，美国国立卫生研究院最近宣布拨款以助探索与 BRAIN 倡议有关的神经伦理学问题[92]。尽管该领域涉及与 DBS 相关的各种伦理学问题，但我们预测神经伦理学的前沿领域在未来 10 年将开展的研究包括：①尽量减少对临床试验中重病患者的错误治疗[93, 94]；②精神类疾病患者的知情同意程序[94, 95]；③数据安全性和从植入式设备得到的大数据的所有权，这些设备既能刺激神经活动又能记录神经活动[96]；④临床研究者、设备制造商和保险公司在治疗没有 FDA 批准的适应证以及没有保险公司和 medicare.com 的相关补偿的情况下，为 DBS 临床试验的受试者提供医疗服务的道德义务[95]。

四、结论

由于难治性抑郁症在全世界范围都带来了巨大的疾病负担，而 DBS 既是一种有效的治疗方式，又为我们了解与抑郁和抗抑郁作用相关大脑环路作用提供了机会。虽然许多小型研究均表明治疗是有效的，但随机试验的结果并不令人满意，只有一部分患者对治疗产生应答。不过，能够识别抑郁症的客观生物标志物以及精确识别并靶向定位神经通路这些新兴技术和方法的出现为我们带来了新的研究前景。最后，最优治疗可能需要多种组合疗法。患者最初会接受 fMRI 和脑电图检查，并结合血清生物标志物进行评估，以识别抑郁症的神经生理亚型，通过亚型确定对哪个特定靶点的刺激会产生反应[75, 76, 97]。然后，可以使用纤维追踪技术和先进的连接组学来精确地确定手术靶点[45]。最后，脑电图、脑磁图、影像学检查和（或）血清生物标志物可以用作补充评估手段，并进一步指导优化治疗。考虑到出现不良反应的风险和多种伦理问题，在针对重患和脆弱的患者群体中采用实验性神经外科手术研究时，应该有目的、有条理地进行研究。

参考文献

[1] American Psychiatric Association. Diagnostic and Statistical Manual of Mental Disorders. 5th ed. Arlington, VA: American Psychiatric Publishing; 2013

[2] Vos T, Flaxman AD, Naghavi M, et al. Years lived with disability (YLDs) for 1160 sequelae of 289 diseases and injuries 1990–2010: a systematic analysis for the Global Burden of Disease Study 2010. Lancet. 2012; 380(9859):2163–2196

[3] Vos T, Barber RM, Bell B, et al. Global Burden of Disease Study 2013 Collaborators. Global, regional, and national incidence, prevalence, and years lived with disability for 301 acute and chronic diseases and injuries in 188 countries, 1990–2013: a systematic analysis for the Global Burden of Disease Study 2013. Lancet. 2015; 386(9995):743–800

[4] Thornicroft G, Chatterji S, Evans-Lacko S, et al. Undertreatment of people with major depressive disorder in 21 countries. Br J Psychiatry. 2017; 210(2): 119–124

[5] Trivedi MH, Rush AJ, Wisniewski SR, et al. STAR*D Study Team. Evaluation of outcomes with citalopram for depression using measurement-based care in STAR*D: implications for clinical practice. Am J Psychiatry. 2006; 163(1):28–40

[6] Fava M. Diagnosis and definition of treatment-resistant depression. Biol Psychiatry. 2003; 53(8):649–659

[7] Berlim MT, Turecki G. What is the meaning of treatment resistant/refractory major depression (TRD)? A systematic review of current randomized trials. Eur Neuropsychopharmacol. 2007; 17(11):696–707

[8] Conway CR, George MS, Sackeim HA. Toward an evidence-based, operational definition of treatment-resistant depression: when enough is enough. JAMA Psychiatry. 2017; 74(1):9–10

[9] Souery D, Papakostas GI, Trivedi MH. Treatment-resistant depression. J Clin Psychiatry. 2006; 67 Suppl 6:16–22

[10] Holtzheimer PE, Mayberg HS. Stuck in a rut: rethinking depression and its treatment. Trends Neurosci. 2011; 34(1):1–9

[11] Kornstein SG, Schneider RK. Clinical features of treatment-resistant depression. J Clin Psychiatry. 2001; 62 Suppl 16:18–25

[12] Narang P, Retzlaff A, Brar K, Lippmann S. Deep brain stimulation for treatment-refractory depression. South Med J. 2016; 109(11):700–703

[13] Fekadu A, Wooderson SC, Markopoulou K, Donaldson C, Papadopoulos A, Cleare AJ. What happens to patients with treatment-resistant depression? A systematic review of medium to long term outcome studies. J Affect Disord. 2009; 116(1–2):4–11

[14] Mrazek DA, Hornberger JC, Altar CA, Degtiar I. A review of the clinical, economic, and societal burden of treatment-resistant depression: 1996–2013. Psychiatr Serv. 2014; 65(8):977–987

[15] Holtzheimer PE, Mayberg HS. Neuromodulation for treatment-resistant depression. F1000 Med Rep. 2012; 4(November):22

[16] Kellner CH, Greenberg RM, Murrough JW, Bryson EO, Briggs MC, Pasculli RM. ECT in treatment-resistant depression. Am J Psychiatry. 2012; 169(12):1238–1244

[17] Ingram A, Saling MM, Schweitzer I. Cognitive side effects of brief pulse

[18] Tielkes CEM, Comijs HC, Verwijk E, Stek ML. The effects of ECT on cognitive functioning in the elderly: a review. Int J Geriatr Psychiatry. 2008; 23(8):789–795

[19] Flint AJ, Gagnon N. Effective use of electroconvulsive therapy in late-life depression. Can J Psychiatry. 2002; 47(8):734–741

[20] Cleary DR, Ozpinar A, Raslan AM, Ko AL. Deep brain stimulation for psychiatric disorders: where we are now. Neurosurg Focus. 2015; 38(6):1–24

[21] Manjila S, Rengachary S, Xavier AR, Parker B, Guthikonda M. Modern psychosurgery before Egas Moniz: a tribute to Gottlieb Burckhardt. Neurosurg Focus. 2008; 25(1):E9

[22] Holtzheimer PE, Mayberg HS. Deep brain stimulation for psychiatric disorders. Annu Rev Neurosci. 2011; 34:289–307

[23] Moniz E. Prefrontal leucotomy in the treatment of mental disorders. Am J Psychiatry. 1937; 93(6):1379–1385

[24] Wind JJ, Anderson DE. From prefrontal leukotomy to deep brain stimulation: the historical transformation of psychosurgery and the emergence of neuroethics. Neurosurg Focus. 2008; 25(1):E10

[25] Patel SR, Aronson JP, Sheth SA, Eskandar EN. Lesion procedures in psychiatric neurosurgery. World Neurosurg. 2013; 80(3–4):31.e9–31.e16

[26] Volpini M, Giacobbe P, Cosgrove GR, Levitt A, Lozano AM, Lipsman N. The history and future of ablative neurosurgery for major depressive disorder. Stereotact Funct Neurosurg. 2017; 95(4):216–228

[27] Hariz MI, Blomstedt P, Zrinzo L. Deep brain stimulation between 1947 and 1987: the untold story. Neurosurg Focus. 2010; 29(2):E1

[28] Benabid AL, Pollak P, Gervason C, et al. Long-term suppression of tremor by chronic stimulation of the ventral intermediate thalamic nucleus. Lancet. 1991; 337(8738):403–406

[29] Nuttin B, Cosyns P, Demeulemeester H, Gybels J, Meyerson B. Electrical stimulation in anterior limbs of internal capsules in patients with obsessivecompulsive disorder. Lancet. 1999; 354(9189):1526

[30] Mayberg HS. Limbic-cortical dysregulation: a proposed model of depression. J Neuropsychiatry Clin Neurosci. 1997; 9(3):471–481

[31] Mayberg HS, Lozano AM, Voon V, et al. Deep brain stimulation for treatmentresistant depression. Neuron. 2005; 45(5):651–660

[32] Lozano AM, Mayberg HS, Giacobbe P, Hamani C, Craddock RC, Kennedy SH. Subcallosal cingulate gyrus deep brain stimulation for treatment-resistant depression. Biol Psychiatry. 2008; 64(6):461–467

[33] Kennedy SH, Giacobbe P, Rizvi SJ, et al. Deep brain stimulation for treatmentresistant depression: follow-up after 3 to 6 years. Am J Psychiatry. 2011; 168 (5):502–510

[34] Holtzheimer PE, Kelley ME, Gross RE, et al. Subcallosal cingulate deep brain stimulation for treatment-resistant unipolar and bipolar depression. Arch Gen Psychiatry. 2012; 69(2):150–158

[35] Lozano AM, Giacobbe P, Hamani C, et al. A multicenter pilot study of subcallosal cingulate area deep brain stimulation for treatment-resistant depression. J Neurosurg. 2012; 116(2):315–322

[36] Puigdemont D, Pérez-Egea R, Portella MJ, et al. Deep brain stimulation of the subcallosal cingulate gyrus: further evidence in treatment-resistant major depression. Int J Neuropsychopharmacol. 2012; 15(1):121–133

[37] Neimat JS, Hamani C, Giacobbe P, et al. Neural stimulation successfully treats depression in patients with prior ablative cingulotomy. Am J Psychiatry. 2008; 165(6):687-693

[38] Guinjoan SM, Mayberg HS, Costanzo EY, et al. Asymmetrical contribution of brain structures to treatment-resistant depression as illustrated by effects of right subgenual cingulum stimulation. J Neuropsychiatry Clin Neurosci. 2010; 22(3):265-277

[39] Merkl A, Schneider GH, Schönecker T, et al. Antidepressant effects after short-term and chronic stimulation of the subgenual cingulate gyrus in treatment- resistant depression. Exp Neurol. 2013; 249:160–168

[40] Accolla EA, Aust S, Merkl A, et al. Deep brain stimulation of the posterior gyrus rectus region for treatment resistant depression. J Affect Disord. 2016; 194:33–37

[41] Ramasubbu R, Anderson S, Haffenden A, Chavda S, Kiss ZHT. Double-blind optimization of subcallosal cingulate deep brain stimulation for treatmentresistant depression: a pilot study. J Psychiatry Neurosci. 2013; 38(5):325–332

[42] Torres CV, Ezquiaga E, Navas M, de Sola RG. Deep brain stimulation of the subcallosal cingulate for medication-resistant type I bipolar depression: case report. Bipolar Disord. 2013; 15(6):719-721

[43] Puigdemont D, Portella M, Pérez-Egea R, et al. A randomized double-blind crossover trial of deep brain stimulation of the subcallosal cingulate gyrus in patients with treatment-resistant depression: a pilot study of relapse prevention. J Psychiatry Neurosci. 2015; 40(4):224–231

[44] Torres CV, Ezquiaga E, Navas M, García Pallero MA, Sola RG. Long-term Results of Deep Brain Stimulation of the Subcallosal Cingulate for Medication-Resistant Bipolar I Depression and Rapid Cycling Bipolar II Depression. Biol Psychiatry. 2017; 81(4):e33-e34

[45] Riva-Posse P, Choi KS, Holtzheimer PE, et al. A connectomic approach for subcallosal cingulate deep brain stimulation surgery: prospective targeting in treatment-resistant depression. Mol Psychiatry. 201 8; 23:843–849

[46] Holtzheimer PE, Husain MM, Lisanby SH, et al. Subcallosal cingulate deep brain stimulation for treatment-resistant depression: a multisite, randomised, sham-controlled trial. Lancet Psychiatry. 2017; 4(11):839–849

[47] Schlaepfer TE, Cohen MX, Frick C, et al. Deep brain stimulation to reward circuitry alleviates anhedonia in refractory major depression. Neuropsychopharmacology. 2008; 33(2):368–377

[48] Bewernick BH, Hurlemann R, Matusch A, et al. Nucleus accumbens deep brain stimulation decreases ratings of depression and anxiety in treatment-resistant depression. Biol Psychiatry. 2010; 67(2):110–116

[49] Bewernick BH, Kayser S, Sturm V, Schlaepfer TE. Long-term effects of nucleus accumbens deep brain stimulation in treatment-resistant depression: evidence for sustained efficacy. Neuropsychopharmacology. 2012; 37(9):1975–1985

[50] Sousa MB, Reis T, Reis A, Belmonte-De-Abreu P. New-onset panic attacks after deep brain stimulation of the nucleus accumbens in a patient with refractory obsessive-compulsive and bipolar disorders: A case report. Rev Bras Psiquiatr. 2015; 37(2):182-183

[51] Malone DA, Jr, Dougherty DD, Rezai AR, et al. Deep brain stimulation of the ventral capsule/ventral striatum for treatment-resistant depression. Biol Psychiatry. 2009; 65(4):267–275

[52] Dougherty DD, Rezai AR, Carpenter LL, et al. A randomized sham-controlled trial of deep brain stimulation of the ventral capsule/ventral striatum for chronic treatment-resistant depression. Biol Psychiatry. 2015; 78(4):240–248

[53] Bergfeld IO, Mantione M, Hoogendoorn MLC, et al. Deep brain stimulation of the ventral anterior limb of the internal capsule for treatment-resistant depression: a randomized clinical trial. JAMA Psychiatry. 2016; 73 (5):456–464

[54] Schlaepfer TE, Bewernick BH, Kayser S, Mädler B, Coenen VA. Rapid effects of deep brain stimulation for treatment-resistant major depression. Biol Psychiatry. 2013; 73(12):1204–1212

[55] Fenoy AJ, Schulz P, Selvaraj S, et al. Deep brain stimulation of the medial forebrain bundle: distinctive responses in resistant depression. J Affect Disord. 2016; 203:143–151

[56] Bewernick BH, Kayser S, Gippert SM, Switala C, Coenen VA, Schlaepfer TE. Deep brain stimulation to the medial forebrain bundle for depression- longterm outcomes and a novel data analysis strategy. Brain Stimul. 2017; 10(3): 664–671

[57] Blomstedt P, Naesström M, Bodlund O. Deep brain stimulation in the bed nucleus of the stria terminalis and medial forebrain bundle in a patient with major depressive disorder and anorexia nervosa. Clin case reports. 2017; 5 (5):679-684

[58] Jiménez F, Velasco F, Salin-Pascual R, et al. A patient with a resistant major depression disorder treated with deep brain stimulation in the inferior thalamic peduncle. Neurosurgery. 2005; 57(3):585–593, discussion 585–593

[59] Sartorius A, Kiening KL, Kirsch P, et al. Remission of major depression under deep brain stimulation of the lateral habenula in a therapy-refractory patient. Biol Psychiatry. 2010; 67(2):e9–e11

[60] Jiménez F, Nicolini H, Lozano AM, Piedimonte F, Salín R, Velasco F. Electrical Stimulation of the Inferior Thalamic Peduncle in the Treatment of Major Depression and Obsessive Compulsive Disorders. World Neurosurg. 2013; 80(3- 4):S30.e17-S30.e25

[61] Kiening K, Sartorius A. A new translational target for deep brain stimulation to treat depression. EMBO Mol Med. 2013; 5(8):1151-1153

[62] Deli G, Balas I, Nagy F, et al. Comparison of the efficacy of unipolar and bipolar electrode configuration during subthalamic deep brain stimulation. Parkinsonism Relat Disord. 2011; 17(1):50–54

[63] Morishita T, Fayad SM, Higuchi M-A, Nestor KA, Foote KD. Deep brain stimulation for treatment-resistant depression: systematic review of clinical outcomes. Neurotherapeutics. 2014; 11(3):475–484

[64] Han MH, Nestler EJ. Neural substrates of depression and resilience. Neurotherapeutics. 2017; 14(3):677–686

[65] Cooper S, Robison AJ, Mazei-Robison MS. Reward circuitry in addiction. Neurotherapeutics. 2017; 14(3):687–697

[66] Drevets WC. Neuroimaging abnormalities in the amygdala in mood disorders. Ann N Y Acad Sci. 2003; 985(1):420–444

[67] Greenberg BD, Malone DA, Friehs GM, et al. Three-year outcomes in deep brain stimulation for highly resistant obsessive-compulsive disorder. Neuropsychopharmacology. 2006; 31(11):2384–2393

[68] Nuttin BJ, Gabriëls LA, Cosyns PR, et al. Long-term electrical capsular stimulation in patients with obsessive-compulsive disorder. Neurosurgery. 2003; 52 (6):1263–1272, discussion 1272–1274

[69] Malone DA, Jr. Use of deep brain stimulation in treatment-resistant depression. Cleve Clin J Med. 2010; 77 Suppl 3:S77–S80

[70] Hamilton M. A rating scale for depression. J Neurol Neurosurg Psychiatry. 1960; 23(23):56–62

[71] Gálvez JF, Keser Z, Mwangi B, et al. The medial forebrain bundle as a deep brain stimulation target for treatment resistant depression: A review of published data. Prog Neuropsychopharmacol Biol Psychiatry. 2015; 58:59–70

[72] Montgomery SA, Åsberg M. A new depression scale designed to be sensitive to change. Br J Psychiatry. 1979; 134(4):382–389

[73] Lipsman N, McIntyre RS, Giacobbe P, Torres C, Kennedy SH, Lozano AM. Neurosurgical treatment of bipolar depression: defining treatment resistance and identifying surgical targets. Bipolar Disord. 2010; 12(7):691– 701

[74] Gippert SM, Switala C, Bewernick BH, et al. Deep brain stimulation for bipolar disorder-review and outlook. CNS Spectr. 2017; 22(3):254–257

[75] Drysdale AT, Grosenick L, Downar J, et al. Resting-state connectivity biomarkers define neurophysiological subtypes of depression. Nat Med. 2017; 23(1): 28–38

[76] Gadad BS, Jha MK, Czysz A, et al. Peripheral biomarkers of major depression and antidepressant treatment response: current knowledge and future outlooks. J Affect Disord. 201 8; 233:3–14

[77] Downar J, Geraci J, Salomons TV, et al. Anhedonia and reward-circuit connectivity distinguish nonresponders from responders to dorsomedial prefrontal repetitive transcranial magnetic stimulation in major depression. Biol Psychiatry. 2014; 76(3):176–185

[78] Yuan H, Mischoulon D, Fava M, Otto MW. Circulating microRNAs as biomarkers for depression: many candidates, few finalists. J Affect Disord. 201 8; 233

[79] Schatzberg AF, Kraemer HC. Use of placebo control groups in evaluating efficacy of treatment of unipolar major depression. Biol Psychiatry. 2000; 47(8): 736–744

[80] Schlaepfer TE. Deep brain stimulation for major depression—steps on a long and winding road. Biol Psychiatry. 2015; 78(4):218–219

[81] Etkin A. A glimmer of hope for depression. Sci Transl Med. 2016; 8(335): 335ec62

[82] Bentzley BS, Pannu J, Badran BW, Halpern CH, Williams NR. It takes time to tune. Ann Transl Med. 2017; 5(7):171–174

[83] Youngerman BE, Sheth SA. Deep brain stimulation for treatment-resistant depression: optimizing interventions while preserving valid trial design. Ann Transl Med. 2017; 5 Suppl 1:S1

[84] Richardson RM, Ghuman AS, Karp JF. Results of the first randomized controlled trial of deep brain stimulation in treatment-resistant depression. Neurosurgery. 2015; 77(2):N23–N24

[85] De Ridder D, Vanneste S, Langguth B. Deep brain stimulation of the ventral anterior limb of the internal capsule for treatment-resistant depression: possibilities, limits and future perspectives. Ann Transl Med. 2017; 5(7):167

[86] De Ridder D, Vanneste S. Targeting the parahippocampal area by auditory cortex stimulation in tinnitus. Brain Stimul. 2014; 7(5):709–717

[87] De Ridder D, Joos K, Vanneste S. Anterior cingulate implants for tinnitus: report of 2 cases. J Neurosurg. 2016; 124(4):893–901

[88] Fox MD, Buckner RL, Liu H, Chakravarty MM, Lozano AM, Pascual-Leone A. Resting-state networks link invasive and noninvasive brain stimulation across diverse psychiatric and neurological diseases. Proc Natl Acad Sci U S A. 2014; 111(41):E4367–E4375

[89] Riva-Posse P, Choi KS, Holtzheimer PE, et al. Defining critical white matter pathways mediating successful subcallosal cingulate deep brain stimulation for treatment-resistant depression. Biol Psychiatry. 2014; 76 (12):963–969

[90] National Commission for the Protection of Human Subjects of Biomedical and Behavioral Research. The Belmont Report: Ethical Principles and Guidelines for the Protection of Human Subjects of Research. Bethesda, MD; 1978. http://ohsr.od.nih.gov/guidelines/belmont.html

[91] Brain Research through Advancing Innovative Neurotechnologies (BRAIN) Working Group. BRAIN 2025: A Scientific Vision.; 2014. https://www. braininitiative.nih.gov/2025/index.htm

[92] National Institutes of Health. RFA-MH-18–500. BRAIN Initiative: Research on the Ethical Implications of Advancements in Neurotechnology and Brain Science (R01). 2017. https://grants.nih.gov/grants/guide/rfa-files/RFA-MH-18–500.html

[93] Leykin Y, Christopher PP, Holtzheimer PE, et al. Participants' perceptions of deep brain stimulation research for treatment-resistant depression: risks, benefits, and therapeutic misconception. AJOB Prim Res. 2011; 2(4):33–41

[94] Fisher CE, Dunn LB, Christopher PP, et al. The ethics of research on deep brain stimulation for depression: decisional capacity and therapeutic misconception. Ann N Y Acad Sci. 2012; 1265:69–79

[95] Rabins P, Appleby BS, Brandt J, et al. Scientific and ethical issues related to deep brain stimulation for disorders of mood, behavior, and thought. Arch Gen Psychiatry. 2009; 66(9):931–937

[96] Pycroft L, Boccard SG, Owen SLF, et al. Brainjacking: implant security issues in invasive neuromodulation.World Neurosurg. 2016; 92:454–462

[97] Broadway JM, Holtzheimer PE, Hilimire MR, et al. Frontal theta cordance predicts 6-month antidepressant response to subcallosal cingulate deep brain stimulation for treatment-resistant depression: a pilot study. Neuropsychopharmacology. 2012; 37(7):1764–1772

第 14 章　脑深部电刺激治疗抽动秽语综合征

Deep Brain Stimulation in Tourette Syndrome

Fatu S. Conteh, Ankur Butala, Kelly Mills, Christina Jackson, William S. Anderson, Shenandoah Robinson　**著**

石　林　刘德峰　张建国　**译**

摘要： 抽动秽语综合征（tourette syndrome, TS）是一种以重复、刻板的肌肉运动抽动及发声抽动为特征的神经精神障碍，通常这种疾病与强迫症、注意力缺陷多动障碍相伴随。不同患者的症状严重程度差别很大，多个药理学或心理治疗试验对部分患者的抽搐症状无效。对这类患者来说，DBS 逐渐成为可接受的治疗选项。在本章中，我们将回顾与神经调控相关的抽动秽语综合征诊断、治疗和病理生理学。DBS 电极释放的电流可以改变皮质－纹状体－丘脑环路的功能异常。我们回顾了 DBS 治疗的安全概况、相对可逆性以及调控效果等方面。通过标准评定量表评估，大量研究显示 DBS 治疗抽动秽语综合征有效，有效率自 30% ～ 90% 不等。我们介绍了患者选择方面的经验以及手术的注意点，并分析了已发表的靶点：丘脑、丘脑底核、苍白球、腹侧内囊、伏隔核、黑质等；最后我们还分析了美国 FDA 关于探索性设备豁免状态、对病理生理的不全面理解、术后程控的生物指标等方面的局限性。然而，随着研究人员在这个领域进行越来越多的研究，DBS 将可能被证明是抽动秽语综合征治疗不可缺少的选择。

关键词： 抽动秽语综合征，抽动，脑深部电刺激，神经调控

一、概述

抽动秽语综合征，简称 TS，是一种复杂的神经心理及神经发育疾病，自 Tourette 在 1885 年首次描述这种疾病以来，其治疗一直是一个挑战 [1-4]，其不断发展的流行病学、扑朔迷离的病因学及具有很高异质性的特征均使其诊断及治疗处于不断变化的过程中。对于严重的药物难治性抽动秽语综合征，DBS 已成为其一种有效的治疗方法，不断有针对其应用及安全性的研究发表。

二、抽动秽语综合征流行病学

抽动秽语综合征曾经被认为是一种罕见疾病，但目前已证明抽动秽语综合征在全世界均有分布 [5-7]，通常认为世界范围的发病率在 1% 左右。在美国，依据 DSM-5（精神疾病的诊断及统计手册-5）进行的统计显示患病率为每千人 3 ～ 8 例（学龄儿童）或每千人 3 例（其他人群）[5, 7, 8]，男女比例为 2∶1 ～ 4∶1，非裔或西班牙裔美国人具有较低的发病率 [6, 8]。这种有较大变异的发病率统计值反映了在统计方法、诊断标准以及不同区域对抽动秽语综合征的认识等方面的差异 [9]。然而随着方法学的进步，新治疗手段

的需求和影响将被更好地量化。

三、抽动秽语综合征症状学特征

对抽动秽语综合征最初的描述主要是针对其肌肉抽动、发声抽动的不同强度、复杂性、时长及频率的描述。这种抽动被定义为突发、快速、反复、刻板及非节律性的，具有不同强度、频率及时长的运动或发声现象 [2, 4]。根据 DSM-5，抽动秽语综合征的诊断标准是患者有多个部位肌肉运动抽动和至少一种发声抽动，非药物或者医疗条件引发，发病年龄应早于 18 岁且持续超过 1 年 [9]。肌肉抽动及发声抽动同时存在对于鉴别抽动秽语综合征与其他具有肌肉抽动或发声抽动的抽动性疾病颇有裨益。此外，抽动秽语综合征还有其他诊断标准，例如精神和行为障碍分类 ICD-10 和中国精神疾病分类 -3（CCMD-3），但这些标准与 DSM-5 基本兼容，尽管 CCMD-3 标准下抽动秽语综合征发病率偏高 [10, 11]。

抽动通常始自 4—6 岁，10 岁时发作频率达到高峰，至青春期及成人期频率降低。大部分患者的症状无法完全缓解 [7]。根据 DSM-5 标准，抽动可以是简单抽动也可以复杂抽动，具有潮汐样波动频率 [9]。简单肌肉运动抽动包括眨眼、抖肩、展臂、转颈等 [9]；简单发声抽动包括清嗓子或者发出呼噜声或喷气声；复杂抽动包括肌肉抽动和发声抽动的复合，包括秽语、模仿动作、模仿声音等 [9]，秽语一种出现在 10% ～ 15% 较大龄抽动秽语综合征患者的少见的发声抽动 [5]。上述抽动发作还具有一项特点，即患者可以主动抑制一次抽动发作，但下次发作将反弹得更强烈；此外，抽动发作前通常伴有体感预警。由于很多抽动发作具有"病理冲动"，且具有一定程度的可抑制特性，通常使用"非主动性"来强调这种行为介于主动与被动之间 [12]。

（一）并发症

抽动秽语综合征诊断和治疗的难点不仅在于同一个患者可能具有不同的抽动发作模式，

以及与抽动相伴的心境及性格障碍。最常见的是 DSM-5 分类下的自闭症谱系障碍（autism spectrum disorder，ASD）、强迫症或强迫行为（obsessive compulsive behavior，OCB）、注意力缺陷多动障碍（attention deficit hyperactive disorder，ADHD）、对立违抗性障碍（oppositional defiant disorder，ODD）、行为障碍（conduct disorder，CD）、焦虑和抑郁。抽动秽语综合征患者合并偏头痛者据报道有 25% 之多 [13, 14]。自残行为较少见，但出现此种并发症者有生命危险，需要进行干预。在一项横断面研究中，对抽动秽语综合征患者及其家庭成员进行了诊断性随访，以找出抽动秽语综合征患者的终身患病率、遗传度、出现并发症最大年龄、发病年龄以及共患病与症状严重程度的关系 [15, 16]。结果发现，85.7% 的抽动秽语综合征患者患有一种或多种共患精神疾病，57.7% 的患者至少有 2 种 [17]。大多数被研究人群（72.1%）符合强迫症或多动症的标准以及其他情绪障碍，如焦虑和破坏性行为，可以在 30% 的受访者中被诊断出来。出现这些并发症发病的最大风险是 4 ～ 10 年之间，注意力缺陷多动障碍和破坏性行为要早于抽动和强迫症，而焦虑症通常在抽动出现前后 1 年内出现。通过研究遗传因素发现，合并强迫症的抽动秽语综合征患者易共患情绪障碍，合并注意力缺陷多动障碍易共患破坏性行为。强迫症在女性、成人和青少年中更常见，而注意力缺陷多动障碍在男性和儿童中更为普遍。然而，该研究没有明确地区分自残行为患病率，而自残行为是选择适合进行 DBS 治疗的抽动秽语综合征患者具有意义的并发症之一 [17-19]。

（二）抽动量表

研究人员开发了多种用来辅助诊断和管理抽动秽语综合征和其他抽动症的评估和筛选工具。最广泛使用的量表之一是耶鲁抽动症整体严重度量表 (the Yale Global Tic Severity Scale，YGTSS)，它是一个 15 ～ 20min 的临床评定量表，涵盖患者抽动的多个方面，包括数量、频率、强度、复杂性、干扰及总体损伤情况等 [2, 20]。YGTSS 的优势在于其内部一致性、评估者间的可靠性以及敛散正确性[20]。此外，YGTSS 的总体抽动严重程度评分可用于评估抽动对临床治疗或研究的反应性。但是，培训难度大和所需时间较长可能会限制其使用，特别是在快节奏的门诊环境中。其他评测量表如抽动冲动的前兆评分（the Premonitory Urges for Tics Scale，PUTS）和基于快速视频的抽动评定量表（the Rush Video-Based Tic Rating Scale，RVBTRS）分别在它们所涉及的维度和抽动评估的方法上有所不同，并且被推荐作为对 YGTSS 的补充[21]。PUTS 是唯一一个评估前兆冲动的量表。这个量表的一个重要缺点是它的度量标准在 10 岁以下患者中有效性较差。与 YGTSS 类似，RVBTRS 从多个维度评估抽动。然而，它是唯一经过验证的量表，它使用视频记录来让临床医生得到客观的抽动评估值并评估患者主动抑制抽动的能力。其他量表，如抽动秽语综合征量表，运动抽动、强迫症、发声抽动评估调查表（Vocal tic Evaluation Survey，MOVEs）、自闭 - 抽动、AD/HD 和其他并发症（Autism-Tics，AD/HD and Other Comorbidities Inventory，A-TAC）也用于评估抽动及其并发症。

四、抽动秽语综合征的病理生理学

抽动秽语综合征的病因尚不清楚，但有几项研究表明其具有强烈的遗传倾向[22, 23]。双胞胎研究发现单卵双胞胎的基因一致性高达 86%，家庭研究表明抽动秽语综合征个体的一级亲属罹患抽动秽语综合征的风险更高[2, 24]。而且基因研究显示了抽动秽语综合征的多基因病因学，这可能解释了一些精神疾病与抽动症共同发生的原因。GWAS 已经确定了几个可能与抽动秽语综合征有关的基因，但只有一个位于染色体 2p 上的基因，即 NRXN1（Neurexin 1），达到全基因组水平的显著性[25, 26]。许多抽动秽语综合征相关基因被发现与多巴胺和 5- 羟色胺等已被证明在各种运动障碍中发挥关键作用的神经递质有关[21, 23, 25]。

例如，多巴胺受体 D_2（dopamine receptor D_2，DRD_2）、单胺氧化酶 –A（monoamine oxidase-A，MAO-A）、多巴胺转运蛋白 –1（dopamine transporter–1，DAT_1）均被认为是多巴胺拮抗药抑制抽动的有效药物[24, 25, 27]。

治疗抽动秽语综合征症状的手术的理论依据在于中断抽动秽语综合征的病理生理学的基础——皮质 – 纹状体 – 丘脑 – 皮质网络(the cortico-striato-thalamo-cortical network，CSTC)[2, 27]。CSTC 通路包含将额叶皮质与深部皮质结构连接起来的环路，如丘脑和基底神经节（the basal ganglia，BG），在这些结构中，并行回路是根据皮质区域和功能而分离的。值得注意的是，基底神经节是 CSTC 环路的关键调节点，通过直接通路（纹状体→ GPi 和黑质网状部→丘脑）和间接通路（STN → GPi 和黑质网状部→丘脑）分别对丘脑进行去抑制和抑制作用（图 14-1）[2, 27]。纹状体被认为参与复杂的保护行为和面部运动的形成，以及抽动秽语综合征和强迫症特征性刻板行为[27]。神经病理学和神经解剖学证据表明抽动秽语综合征是纹状体神经元对 GPi 和黑质网状部神经元异常抑制的一种结果，导致对对抗性运动模式和偶然行为（抽动）的去抑制（图 14-1）[27]。

五、抽动秽语综合征的治疗

随着抽动的频率增减，一些 TS 患者可以耐受伴有轻中度不适的抽动。然而那些抽动已成为心理社交障碍，产生功能性问题或引起身体不适的人，需要进行治疗[24, 28]。通常，治疗方法必须同时针对通常更为棘手的并发症[24, 29, 30]。行为矫正疗法和药物治疗是一线治疗，可以单独使用或组合使用[24, 28]。

行为矫正疗法包含多种认知行为治疗（cognitive behavioral therapy，CBT），这些方法单独或与药物联用，均对抽动有效，例如应急管理、放松训练、习惯逆转训练（habit reversal training，HRT）和综合行为干预（comprehensive

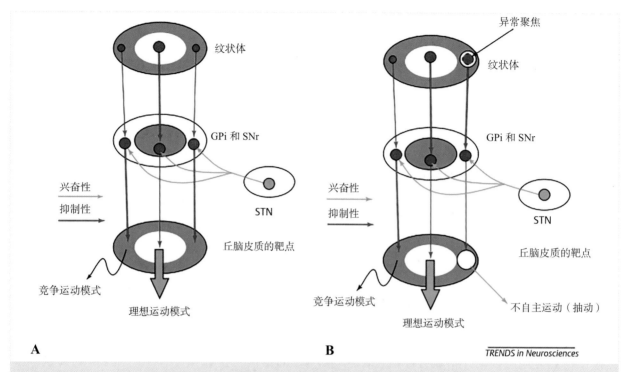

▲ 图 14-1　正常患者与抽动秽语综合征患者的基底神经节

A. 正常患者；B. 抽动秽语综合征患者。在正常环路中，纹状体对内侧苍白球和黑质网状部的抑制作用较小，丘脑底核主要激活抑制性内侧苍白球和黑质网状部神经元从而抑制丘脑皮质的靶点并控制不自主运动（即抽动）。但是，在抽动秽语综合征环路中，纹状体抑制性神经元的异常聚焦会导致纹状体对内侧苍白球的抑制作用占主导地位，从而导致丘脑皮质靶点的抑制作用减弱，从而导致非自主运动（抽动）发生

behavioral interventions，CBIT）等。应急管理的目的是通过围绕抽动的偶然事件（赞美、奖励和惩罚）来控制抽动[24]。放松训练可以减少加剧抽动的因素，例如压力和焦虑，并且已经被证明是有效的，尽管其效果维持时间是短暂的[24]。综合行为干预结合了其他行为方法，主要是习惯逆转训练。此外，有报道表明针灸和替代饮食治疗可能带来益处[24]。

　　抽动秽语综合征的药物治疗包括几种可以调控神经递质的药物，如多巴胺、去甲肾上腺素、5- 羟色胺和 GABA 等。这些药物可以使抽动改善 30% ～ 65%，但其有效性的证据仍不明确[24, 28]。必须注意的是，在开始任何药物治疗之前，确定首要致病因素非常重要，因为共同病症如强迫症或注意力缺陷多动障碍对特定药物反应良好。

　　建议采用"二级药物选择方法"：一级药物通常用于轻度抽动秽语综合征症状，包括非神经安定药，如可乐定、胍法辛、托吡酯、巴氯芬和苯二氮䓬类药物（表 14-1）[24]。这些药物主要通过降低去甲肾上腺素能或 GABA 能神经元的神经传递起作用。其抽动抑制作用小于神经安定药物，但这些药物特别适用于同时患有 ADHD（如可乐定、胍法辛）或焦虑症（如苯二氮䓬类药物）的抽动秽语综合征患者[24, 28, 29]。过度镇静是可乐定、胍法辛和苯二氮䓬类药物的常见不良反应[29]。可乐定、胍法辛引起的血压变化可能导致双相情感障碍高风险患者的躁狂症[29]。

　　二级药物是典型的神经安定药（如氟哌啶醇、哌咪清）及一些非典型的神经安定药（如利培酮和奥氮平）。这些药物是经典的 D_2 拮抗药，可降低基底神经节的多巴胺能输入，其抑制抽动的有效率达 70% ～ 80%[24]。但是，必须注意的是，二级药物通常仅在一级药物治疗失败或严重抽动后才能使用。典型的神经安定药，特别是氟哌啶醇，已被证明在抑制严重抽动方面非常有效，然

表 14-1　治疗抽动秽语综合征的治疗方法

非药物疗法	药物疗法	手术疗法
行为修正法	一级	
应急管理 放松训练 认知行为疗法 习惯逆转训练 抽动综合行为干预	可乐定 胍法辛 托吡酯 巴氯芬 左乙拉西坦 氯硝西泮	DBS
饮食替代疗法	二级	
维生素 B_6 镁 Qufeng Zhidong 食谱 猴头菌属植物	哌咪清 氟非那嗪 利培酮 阿立哌唑 氟哌啶醇 齐拉西酮 奥氮平 喹硫平	毁损
针刺治疗	其他药物（三级）	
重复性经颅磁刺激	丁苯喹嗪 多巴胺激动剂 培高利特 普拉克索 Δ-9-四氢大麻酚 多奈哌齐 肉毒杆菌毒素 舒必利和盐酸硫必利	

治疗方法		
一线	二线	三线
行为修正法 / 药物疗法一级	尝试药物疗法二级和（或）药物疗法一级或三级	药物疗法三级 DBS

DBS. 脑深部电刺激；改编自 Singer[24]

而，其不良反应限制了它们的使用，如过度镇静、体重增加、代谢紊乱、帕金森病和迟发性运动障碍等锥体外系症状等[24, 28, 29]。因此，非典型的神经安定药物正在取代典型神经安定药物，其中一些如利培酮已被证实同样有效[31, 32]。与典型的精神安定药物（如氟哌啶醇）主要具有的 D_2 受体拮抗活性不同，非典型精神安定药物（如利培酮）是 D_2 受体、$5-HT_2-A$ 受体和 $5-HT_2-C$ 受体的拮抗药[28]。然而，代谢紊乱，尤其是体重增加是一个主要问题，对服用非典型的精神安定药物的患者应定期进行肝功能、脂质、催乳素和葡萄糖检查[28, 29]。

最近，VMAT2 抑制药已被考虑用于临床试验，临床总体印象量表评估显示其很有前景结果[33]。然而，其他 VMAT2 抑制药的临床试验如丁苯那嗪和氘代丁苯那嗪，尚无法令人信服[34, 35]。其他治疗抽动秽语综合征的药物，如大麻类药物，特别是 Δ-9- 四氢大麻酚（delta 9-tetrahydrocannabinol，Δ-9-THC），其试验数据仍然没有结果，但是在抑制抽动频率和严重程度方面有积极的改善[36-38]。

大多数抽动秽语综合征患者的抽动是良性的，不会引起任何功能性损伤[16]；但约有 5% 的抽动秽语综合征患者发展为恶性抽动秽语综合征，有一项研究将其定义为由于具有严重的抽动及并发症，此类患者需要 2 次以上急诊就诊，或者一次以上住院治疗的经历[15, 16]。在某些情况下，抽动秽语综合征患者可能会出现剧烈的运动性抽动，导致严重的神经系统损伤，如脊髓型颈椎病、卒中、脊髓损伤（特别是头部剧烈抽动）和动脉夹层[3, 16]。这些患者可能需要神经外科手术治疗（表 14-1）。

（一）毁损手术的历史

用于治疗抽动秽语综合征的神经外科手术开始于从额叶到各种皮质下结构到小脑的多种消融干预，其中许多被认为可减少抽动频率且不良反应很小，但也有些无效或缺乏准确的抽动评估量表和随访，并导致四肢瘫痪等严重并发症[39, 40]。Hassler 和 Dieckmann 于 20 世纪 70 年代进行了丘脑内核、内侧核及腹头内侧核（ventro-oralis internus，Voi）切开术[1, 39]，在他们治疗的 3 个患者中，抽动控制率达 70%～100%，其后有研究将 DBS 电极置于中央中核 - 脑室周围灰质 - 腹头内侧核（the centromedian nucleus-substantia periventricularis-Voi，CM-Spv-Voi）复合体，即受到 Hassler 和 Dieckmann 的启发[39]。

（二）抽动秽语综合征的 DBS 治疗

从毁损术到 DBS 的过渡始于 Vandewalle

1999 年的一份报道，其中他们对 1 名患有顽固性抽动秽语综合征的 42 岁男性进行了高频 DBS，电极位置在 CM-Spv-Voi 复合体区域[39, 41]。此后还进行了 2 例类似的 DBS 手术。其报道显示，3 名患者抽动率减少了 70%～90%[39, 41, 42]。Vandewalle 及其同事之所以选择 DBS，是因为其安全性、可逆性和可调节性，从那以后 DBS 临床应用数量持续稳步上升[39, 43]。

Schrock 等报道了 120 例 DBS 治疗抽动秽语综合征的病例，其中至少包含 7 种不同的靶点，如丘脑、GPi、GPe、内囊前肢、伏隔核及黑质等[19]。其中 GPi 及 CM-Spv-Voi 复合体是最常见靶点。

一项在 2016 年发表的针对 DBS 的系统综述和荟萃分析显示，80% 的患者 YGTSS 评分降低 43.5 分，症状明显减轻[44]。此外，随机、双盲对照研究的分析表明，DBS 对既有运动抽动也有发声抽动的全身性抽动秽语综合征治疗有效，其控制发声抽动更为明显[44]。

1. 丘脑

丘脑是治疗抽动秽语综合征的主要 DBS 靶点。许多研究以丘脑运动相关区域作为靶点，尽管这些研究使用惯常命名法来命名靶点位置，但不同研究中刺激区域仍有很大不同。Hassler 及 Hirai 和 Jones 命名法是两个广泛使用的丘脑运动

相关区域命名法[45]。Hassler 将丘脑运动相关区域分为外侧极（lateral-polar，Lpo）、头端（腹前头部、腹后头部、腹中间头部）、中间部（腹中间部）和尾部（腹尾部）等。相比之下，Hirai 和 Jones 将丘脑运动相关区域分为腹前部、腹内侧部、腹外侧部和腹后外侧部（ventral posterior，VPL）等。然而，两个系统之间存在一定程度的重叠。Hassler 命名法的外侧极、腹前头部和腹后头部对应 Hirai 和 Jones 命名法的腹前部和腹外侧部前部，其接受近距离传入纤维并投射到前运动皮质。Hirai 和 Jones 命名法的腹外侧部后部对应 Hassler 命名法的腹中间部和腹中间头部，它们接受深部的小脑传入纤维并投射到运动皮质。Hassler 命名法的尾部对应 Hirai 和 Jones 命名法的后段，其接受内侧丘系传入，并投射到躯体感觉皮质（图 14-2 和表 14-2）[45]。

板内核（中央中核和束旁核）和脑室周围灰质也经常用于 DBS 治疗抽动秽语综合征，这些核团参与调节皮质 - 边缘系统 - 纹状体回路，其功能障碍与抽动秽语综合征的病理生理学有关[43, 47-49]。脑室周围灰质与前额叶皮质、伏隔核和杏仁核有连接，它参与了内脏感觉刺激的感知和对应激的反应[47]。中央中核 - 束旁核复合体与基底神经节的运动相关区域和边缘系统具有复杂的联系，并参与感觉运动的学习[47, 49]。尽管

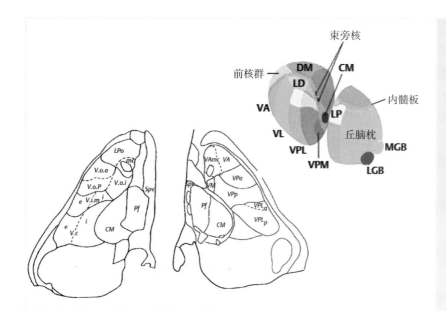

◀ 图 14-2　根据 Hassler（左）和 Hirai 和 Jones（右）对丘脑核进行分区[45, 46]

Pf. 束旁核；DM. 背侧中核；CM. 中央中核；LD. 外侧背；LP. 外侧后核；VA. 腹前核；VL. 腹外侧核；VPL. 腹后外侧核；VPM. 腹后内侧核；LGB. 外侧膝状体；MGB. 内侧膝状体；LPo. 外侧极部；V.o.a. 腹嘴前部；V.o.P. 腹嘴后部；V.i.m. 腹内侧部；V.c. 腹尾侧部；Spv. 室旁灰质；e. 外侧部；i. 内侧部；VA. 腹前核；VAmc. 腹前核尾内侧部，腹内侧核；VPa/VPp. 腹后核前 / 后部；VPLa/p. 腹后外侧核前 / 后部（经 Oxford Journals and University of Texas Health Science Center at Houston 许可转载）

表 14-2　丘脑核团及其皮质投射

传　入	Hassler 命名法	Hieai 和 Jones 命名法	皮质投射
苍白球	前腹侧口、后腹侧口	腹前核	前运动皮质
深部小脑	丘脑腹内侧中间核、内腹侧口	腹后外侧核	运动皮质
内侧丘系	腹尾内侧核、腹尾外侧核	腹后内侧核、腹后外侧部	感觉皮质

其各自具有独特的投射，但这些核团区域在形态学、电生理学和与大脑皮质、纹状体以及边缘系统的连接等方面极为相似[43, 47, 49]。它们含有基质细胞，与向大脑皮质第一层的弥散投射的典型的丘脑中继细胞不同，它们接受网状激活系统的主要输入，这可能解释了当这些核团受到刺激时产生的唤醒和能量水平的不良反应[19, 41, 42, 47, 49]。

有研究报告指出单纯刺激丘脑的核团可使 YGTSS 评分提高 19% ～ 100%[19]。例如，对 Vop-Voa-Voi 复合体进行 DBS 的 2 例报道显示 YGTSS 评分提高了 75% ～ 100%[19]。然而，这是针对 Vop-Voa-Voi 复合体作为靶点的为数不多的研究之一。许多丘脑 DBS 研究以腹头内侧核、中线脑室周核和髓板内中央中核 – 束旁核复合体作为靶点，最初发表于 1993 年和 2003 年，Visser 等报道对 CM-Spv-Voi 复合体进行电刺激后几乎使患者抽动症状完全消失[19, 41, 42]，其不良反应包括活跃程度降低、性能力下降等。以中央中核 – 束旁核复合体作为靶点的第一个包含 5 例患者的随机对照试验研究显示 YGTSS 抽动评分平均改善率达到 43.6%[50]，然而，其中 2 例患者出现了 4.3% ～ 260.9% 的抽动恶化，1 例患者出现急性精神症状。

丘脑核团的其他组合也已用作靶点。在一项对 18 例重度抽动秽语综合征患者进行 DBS 治疗的研究中（该研究也是迄今为止 DBS 治疗抽动秽语综合征的最大规模的前瞻性试验），Servella 针对丘脑腹前核及中央中核 – 束旁核复合体的进行了联合刺激，结果显示 YGTSS 抽动评分平均改善 64.7%[19, 51]，其中所有 18 例抽动秽语综合征患者均对持续 6 个月的标准药物治疗和心理行为干预表现出明确的耐药性。不良事件包括短暂

性眩晕和视力缺陷。

2. GPi

GPi 是 DBS 治疗帕金森病和肌张力障碍的常用靶点，效果良好[52-54]。针对抽动秽语综合征的腹后部 GPi-DBS 病例报道显示，YGTSS 的抽动改善率高达 88%[19, 55]。一项随机、双盲、对照研究显示，GPi 和中央中核 – 束旁核复合体同时植入电极的患者，单独 GPi 电刺激使 YGTSS 抽动改善了 65% ～ 96%，单独中央中核 – 束旁核复合体电刺激，抽动改善 30% ～ 64%，两个核团同时电刺激则可使抽动改善 43% ～ 76%，其不良反应包括出血和运动迟缓[56]。

3. GPe

GPe 电刺激治疗抽动秽语综合征的病例报道显示，在刺激开始后第 6 个月时患者的抽动症状减少了 71% ～ 81%，但由于电池故障在 2 年期随访时症状明显恶化[19, 57, 58]。有趣的是，这些研究报道显示患者并发症显著减少，且没有报道不良事件[19, 57, 58]。

4. 内囊腹侧 / 腹侧纹状体

美国 FDA 通过人道主义设备豁免项目批准了内囊腹侧 / 腹侧纹状体电刺激用于治疗难治性强迫症。当该靶点应用于抽动秽语综合征的治疗时，不同研究报道的结论具有争议。Flaherty 等在 1 名表现为严重头部扭转抽动的 37 岁女性抽动秽语综合征患者身上进行了内囊腹侧 / 腹侧纹状体电刺激，并报道在术后 18 个月患者症状减少 25%[19, 59]。Shields 等报道了一名 40 岁女性进行内囊腹侧 / 电刺激后出现相似结果[60]。但由于术后仍有头部扭转，其电极延伸导线断裂，因此电极被移除并重新植入中央中核核团，患者术后抽动明显减少。Servello 研究显示内囊腹侧 /

腹侧纹状体联合丘脑同时进行电刺激可减少抽动[19, 61]。其他研究亦显示,刺激内囊/伏隔核可使 YGTSS 评分改善 41% ~ 56%[19]。

5. STN

到目前为止,只有 1 例报道显示,在 1 名 38 岁男性合并抽动秽语综合征的帕金森病患者进行 STN 电刺激后 RVTRS 评分减少了 97%,未出现并发症,但只有短期随访(1 年)[62]。

(三)选择标准

抽动秽语综合征临床表现的异质性使得患者选择的过程非常困难。抽动秽语综合征协会(the Tourette Syndrome Association,TSA)意识到使用 DBS 治疗抽动秽语综合征患者抽动的数量日益增加,因此汇集了抽动秽语综合征和 DBS 专家的意见制定了 2006 年版 TSA 指南,以指导抽动秽语综合征的 DBS 选择。这些指南包括临床试验的排除和纳入标准以及对如何使用可靠方法对结果进行评估和监测的建议。2014 年,另一个专家小组根据越来越多的 DBS 治疗抽动秽语综合征的证据对 2006 年版指南进行了修改。

1. 基本准则

2006 年的指南推荐使用抽动秽语综合征的 DSM-4 诊断标准,而新指南中则推荐 DSM-5 作为诊断标准[19, 43]。以前指南中将年龄限制为 25 岁以下,新指南则删除了这项要求。对于不到 18 岁的患者,指南则建议咨询伦理委员会的意见[19, 43]。对于抽动严重程度的评估,新指南保持不变,即抽动障碍必须伴有功能障碍,YGTSS 评分大于 35/50,并且必须使用标准化视频录像记录抽动过程[19]。对于伴随的神经精神并发症的标准也保持不变,即抽动是引起残疾的主要症状,且应该使用有效的评定量表评估并发症并持续治疗[19]。新指南还对传统治疗失败的判定标准进行了修改,如增加了提供认知行为治疗试验,而不是评估对患者进行行为干预是否适合[19]。在心理社会因素方面,建议增加一名护理人员,进而可以陪伴患者进行频繁的随访,并且可以识别和解决心因性抽动、癔症、人为症

状、人格障碍和装病[19]。最后,指南还建议记录患者是否存在自杀或杀人意念[19]。

2. 入组和排除标准

最新的入组标准整体上与基本指南相似,增加了对个体应具备遵守推荐治疗的能力的要求,并且要求其能够满足手术及术后随访的要求,并可以接受可能出现的不良预后(表 14-3)[19]。如果手术前 6 个月内曾有自杀或杀人意念记录,或近期滥用药物史[19],或脑部 MRI 发现器质性病灶,或存在装病或心因性发作等情况,或存在其他任何导致 DBS 手术失败风险增加或影响术后治疗的因素,均应将受试者排除出组[19]。很多临床研究采用了以上纳入和排除标准,如约翰霍普金斯大学 2014 年进行的一项 FDA 批准的临床试验(NCT 01817517)。

3. 术前和术后结果评估

DBS 治疗抽动秽语综合征成功与否不仅需要仔细选择患者,还需要收集对手术和后续管理至关重要的相关术前和术后信息。所需的重要术前信息包括对抽动类型和严重程度的评估,对并发症的评估(如 YGTSS、RVTRS 等),抽动秽语综合征的用药记录(应包含用药起止日期),以及对生活质量和功能的评估[19]。此外,靶点和电极的位置,术后 MRI 或 CT 上显示的电极位置以及刺激的几何特征(双极或单极、触点间距、触点相对于靶点的位置等)都非常重要[19]。术后应注意调控 IPG 的刺激模式,注意记录可能出现的结果和不良事件。常见的不良反应包括抽动恶化、精神心理并发症、运动障碍和手术早期并发症,如出血和卒中等[63-65]。

六、手术流程和脑深部电刺激电极植入

抽动秽语综合征患者的 DBS 电极植入手术尚未标准化,但通常使用微电极记录辅助定位,并通过宏刺激观察刺激相关反应,如手足抽搐等;尽管不同手术的靶点位置存在差异,但存在一些共同的关键步骤,如靶点定位、使用微电极

表 14-3 DBS 治疗抽动秽语综合征的入组和排除标准

入组标准:
- 由专业临床医生进行抽动秽语综合征的 DSM-5 诊断。
- 年龄不是限制标准。如涉及小于 18 岁的参与者的案例,当地伦理委员会将认为其是"紧急"事件(例如,即将因头颅抽动而瘫痪)。
- 抽动严重程度:YGTSS 得分> 35/50。
- 抽动是造成残疾的主要原因。
- 抽动症对保守治疗无效(应用 3 类药物治疗失败,提供综合行为干预)。
- 合并神经精神类疾病治疗后稳定 ×6 个月。
- 心理状态稳定。
- 具有坚持持续治疗的能力。
- 神经心理状况表明参与者可以忍受手术,术后随访以及不良预后的可能性。

排除标准:
- 6 个月内有过自杀或杀人念头。
- 主动或近期滥用药物。
- 脑 MRI 提示结构损伤。
- 患有医学、神经或精神疾病提高了手术或术后管理失败的风险。
- 身体不适、虚构障碍或心理性震颤。

引自 Schrock 等 [19]

记录系统精确定位靶点及通过影像确认正确的电极位置等。

可以通过使用立体定向坐标间接定位,或通过 MRI 图像可视化核团来直接定位靶点。在间接靶点定位中,MRI 或 CT 图像被用于高分辨率地确定相对于公共参考点(例如前连合 - 后连合线)的立体定向坐标 [66]。使用直接或间接定位法定位通常取决于靶点核团。例如,STN-DBS 电极植入通常使用 MRI 直接可视化定位,且直接定位较间接定位具有优势 [67]。

此外,有头架、无头架或术中 MRI 技术都可用于电极植入。进行有头架电极植入手术时,良好的头架固定对于将解剖结构与微电极记录信号进行精确匹配以确定 DBS 电极靶点位置方面非常重要 [66, 68]。

微电极记录能够识别来自一组神经元的局部场电位,也能识别来自单个神经元的动作电位(spike)。尽管不同核团的微电极记录信号可能在不同疾病之间存在差异 [69],但特定的皮质下结构仍然可以根据其神经元动作电位或局部场电位的特征强度、频率和放电形态等特点来精确定位。通常,抽动秽语综合征患者的丘脑核团(前腹侧核 / 中央中核 - 束旁核)的微电极记录特点为在丘脑中继细胞的 α 频段(8 ~ 13Hz)LFP 背景

上出现的低频(2.5 ~ 8Hz)暴发放电模式 [70, 71]。尾侧腹核、中间腹侧核和丘脑腹后核中的动作电位特点已经在震颤和帕金森病患者中有所描述 [72]。此外,GPe 的特点是来间停细胞的不规则、高频(50Hz ± 21Hz)放电,合并来自暴发细胞的低频(18Hz ± 12Hz)放电 [72];而 GPi 则以持续高频(82Hz ± 24Hz)动作电位为特点 [72];伏隔核则显示出更高的 β 频段局部场电位 [71];STN 则表现为高背景噪声和频繁的自发放电 [69]。这一步骤对 MRI 立体定向定位后通过微电极记录信号对靶点位置进行微调十分重要。然而,微电极记录的缺点在于其延长手术时间,且由于电极反复穿刺会增加出血风险 [73](图 14-3)。

在精确定位靶点并植入电极后,应通过测试刺激效果来最终定位电极位置,然后固定电极。测试时,通过不断增加电压观察是否存在麻木、肢体活动障碍或其他不良反应。外科医生可通过诱发的不良反应进一步判断电极周围结构,并为术后程控提供信息。

七、脑深部电刺激系统脉冲发生器的术后程控

IPG 的术后程控目的是寻找能产生最大抽动抑

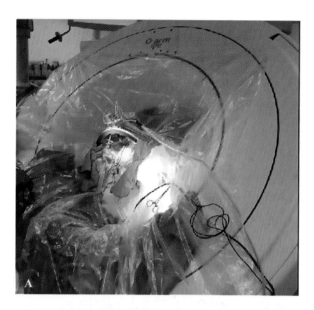

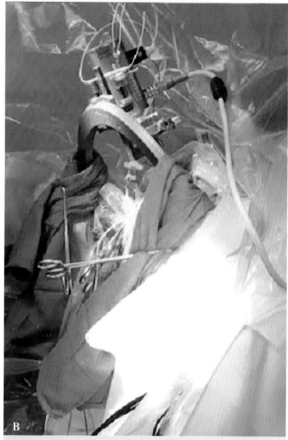

▲ 图 14-3　用于电极植入的基于标准头架的脑深部电刺激装置

手术区域已被放置在术中 CT 扫描仪 O 形臂内部，头架和微电极记录硬件连接到头架

制效果的最佳刺激参数，且不良反应最小，并使电池寿命延长（表 14-4，来自约翰霍普金斯医院的经验）。典型 DBS 设备通常由一个四触点电极通过延伸导线连接到 IPG。每个参数组合包含以下部分：电极极性、脉冲宽度、强度和频率等。

电极极性可以设置为单极，通常将电极触点设为负极，IPG 作为正极，进而产生一个弥散电场刺激电极周围较大体积组织；双极设置将两个电极触点作为正极或负极，以创建一个较窄且较集中的能量分布[74]。电刺激的强度通常决定刺激体积的直径或长度，但组织不均匀性和各向异性同样对刺激体积的形状和大小存在影响[75]。脉冲宽度决定电流的持续时间，频率决定电流的发放速度。一般来说，丘脑电刺激中，GPi 和 IC / 伏隔核的刺激频率范围为 60～200Hz，强度范围为 1.5～6V 恒压刺激，脉宽可在 60～210μs[43, 74, 76-79]。

目前，对抽动秽语综合征术后最佳 DBS 参数尚无共识，所用的参数范围与其他疾病相似。在实际应用中，通常将先兆冲动或主观不适或运动 / 发声抽动的频率作为刺激参数调整的观察指标。例如，某些不良反应（如眩晕和镇静）通常可能会在调整刺激强度和频率后减轻[43]。在没有明确的临床相关性的情况下，程控的基本原则包括重塑或改变电刺激激活的组织以避免不良反应的发生，如症状持续，可增加刺激强度或改变脉宽[77]。

抽动秽语综合征患者的 DBS 程控突出了现有开环系统的局限性。在开环系统中，刺激参数由医生预设，无论局部神经环境如何，刺激都以连续、长期的方式发放（图 14-4A）。鉴于抽动表现存在间歇性和可变性，且抽动秽语综合征患者经常出现电刺激引发的不良反应，开环电刺激治疗抽动秽语综合征可能并不理想（图 14-4A）[80]。相反，反馈式或可感知 DBS 闭环系统目前正作为一种替代设备被研发[80]，该闭环系统能实时记录神经活动，并根据神经活动情况调整刺激状态为"开"或"关"，仅在出现症状时开启刺激，以进一步减少不良反应和延长电池寿命[43]。

表 14-4　**Johns Hopkins 的 TS DBS 临床试验的患者 DBS 参数设置和结果**

评　估	术前最高	初始设置	初始设置 2 周后
DBS 设置		左侧：4.0V，130Hz，60μs，1- 刺激器 +； 右侧：4.0V，130Hz，60μs，10- 刺激器 +	左侧：5.0V，130Hz，60μs，1- 刺激器 +； 右侧：5.0V，130Hz，60μs，10- 刺激器 +
总运动抽动评分	11	7	4
总声音抽动评分	18	11	7
总抽动评分	28	18	11

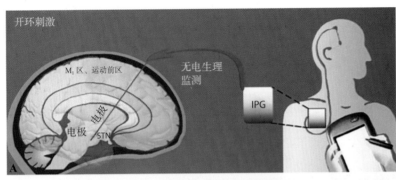

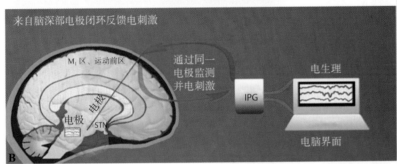

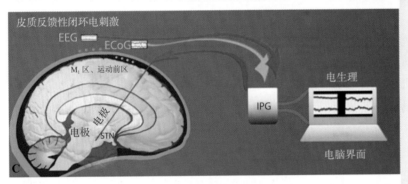

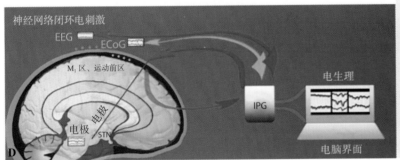

◀图 14-4　**脑深部电刺激的不同模式**

A. 目前的 DBS 系统主要是开环系统；B-D. 闭环系统的可能模式。ECoG. 皮质脑电图；EEG. 脑电图；IPG. 脉冲发生器；STN. 丘脑底核

然而，这种范式的挑战之一在于提示病理状态的神经活动较难识别。前期工作已证明通过放置在中央前回的条状皮质脑电采集器检测到的电生理信号，与深部电极发放电刺激控制更复杂或时间更长的抽动存在持续相关性[81]。其他工作表明局部场电位、电诱发复合动作电位（evoked compound action potentials，ECAP）或神经化学环境可用作程控的反馈（图14-4B）[80]。例如，丘脑γ频段电活动已被发现与抽动秽语综合征患者DBS术后的症状缓解相关[82]。间歇性刺激后显示出疗效的病例支持了这样的概念，即减少抽动可能不需要持续的刺激，并且至少有一例闭环（"反馈性"）DBS已被报道[83, 84]。

八、未来方向

DBS治疗抽动秽语综合征已成为抽动秽语综合征治疗中不断发展的一种新方法，尽管其治疗效果差异较大，例如研究报道的YGTSS的改善率范围在7%～100%[19]。由于抽动秽语综合征尚缺乏公认的病理生理学发生机制，其症状学变异性较大，且并无特异药物治疗，因此神经外科医生开始使用DBS治疗抽动秽语综合征。未来，精心设计的研究和新出现的闭环系统（如可感知DBS）可以让我们更深入地了解抽动秽语综合征的病理生理学，阐明不同DBS靶点的临床效果，并增强我们对DBS治疗抽动秽语综合征机制的理解。这些研究结果还有助于程控参数的改进，以最大限度地减少抽动、控制不良反应，并指导如何在抽动秽语综合征中选择适合的病例进行DBS治疗。

参考文献

[1] Rickards H, Wood C, Cavanna AE. Hassler and Dieckmann's seminal paper on stereotactic thalamotomy for Gilles de la Tourette syndrome: translation and critical reappraisal. Mov Disord. 2008; 23(14):1966–1972

[2] Gunduz A, Okun MS. A Review and Update on Tourette Syndrome: Where Is the Field Headed? Curr Neurol Neurosci Rep. 2016; 16(4):37

[3] Kumar A, Trescher W, Byler D. Tourette Syndrome and Comorbid Neuropsychiatric Conditions. Curr Dev Disord Rep. 2016; 3(4):217–221

[4] Lajonchere C, Nortz M, Finger S. Gilles de la Tourette and the discovery of Tourette syndrome. Includes a stimulation of his 1884 article. Arch Neurol. 1996; 53(6):567–574

[5] Robertson MM. The prevalence and epidemiology of Gilles de la Tourette syndrome Part 2: Tentative explanations for differing prevalence figures in GTS, including the possible effects of psychopathology, aetiology, cultural differences, and differing phenotypes. J Psychosom Res.

[6] Robertson MM, Eapen V, Cavanna AE. The international prevalence, epidemiology, and clinical phenomenology of Tourette syndrome: a cross-cultural perspective. J Psychosom Res. 2009; 67(6):475–483

[7] Robertson MM. The prevalence and epidemiology of Gilles de la Tourette syndrome Part 1: The epidemiological and prevalence studies. J Psychosom Res.

[8] Scharf JM, Miller LL, Gauvin CA, Alabiso J, Mathews CA, Ben-Shlomo Y. Population prevalence of Tourette syndrome: a systematic review and metaanalysis. Mov Disord. 2015; 30(2):221–228

[9] American Psychiatric Association. Diagnostic and Statistical Manual of Mental Disorders. 2013.

[10] Yang C, Zhang L, Zhu P, Zhu C, Guo Q. The prevalence of tic disorders for children in China: A systematic review and meta-analysis. Medicine (Baltimore). 2016; 95(30):e4354

[11] World Health Organization. The ICD-10 Classification of Mental and Behavioural Disorders.

[12] The Tourette Syndrome Classification Study Group. Definitions and classification of tic disorders. Arch Neurol. 1993; 50(10):1013–1016

[13] Kwak C, Vuong KD, Jankovic J. Migraine headache in patients with Tourette syndrome. Arch Neurol. 2003; 60(11):1595–1598

[14] Singer HS. Tourette syndrome: from behaviour to biology. Lancet Neurol. 2005; 4(3):149–159

[15] Cheung M-YC, Shahed J, Jankovic J. Malignant Tourette syndrome. Mov Disord. 2007; 22(12):1743–1750

[16] Patterson AL, Choudhri AF, Igarashi M, McVicar K, Shah N, Morgan R. Severe Neurological Complications Associated With Tourette Syndrome. Pediatr Neurol. 2016; 61:99–106

[17] Hirschtritt ME, Lee PC, Pauls DL, et al. Tourette Syndrome Association International Consortium for Genetics. Lifetime prevalence, age of risk, and genetic relationships of comorbid psychiatric disorders in Tourette syndrome. JAMA Psychiatry. 2015; 72(4):325–333

[18] Ganos C. Tics and Tourette: update on pathophysiology and tic control. Curr Opin Neurol. 2016; 29(4):513–518

[19] Schrock LE, Mink JW, Woods DW, et al. Tourette Syndrome Association International Deep Brain Stimulation (DBS) Database and Registry Study Group. Tourette syndrome deep brain stimulation: a review and updated recommendations. Mov Disord. 2015; 30(4):448–471

[20] Martino D, Pringsheim TM, Cavanna AE, et al. Members of the MDS Committee on Rating Scales Development. Systematic review of severity scales and screening instruments for tics: Critique and recommendations. Mov Disord. 2017; 32(3):467–473

[21] Mink JW, Walkup J, Frey KA, et al. Tourette Syndrome Association, Inc. Patient selection and assessment recommendations for deep brain stimulation in Tourette syndrome. Mov Disord. 2006; 21(11):1831–1838

[22] Pauls DL, Fernandez TV, Mathews CA, State MW, Scharf JM. The Inheritance of Tourette Disorder: A review. J Obsessive Compuls Relat Disord. 2014; 3(4): 380–385

[23] Georgitsi M, Willsey AJ, Mathews CA, State M, Scharf JM, Paschou P. The Genetic Etiology of Tourette Syndrome: Large-Scale Collaborative Efforts on the Precipice of Discovery. Front Neurosci. 2016; 10:351

[24] Singer HS. Treatment of tics and tourette syndrome. Curr Treat Options Neurol. 2010; 12(6):539–561

[25] Ünal D, Akdemir D. Neurobiology of Tourette Syndrome. [Article in Turkish]. Turk Psikiyatr Derg. 2016; 27(4):275–285

[26] Paschou P, Forde NJ, Rizzo R, Stern JS, Mathews CA. The First World Congress on Tourette Syndrome and Tic Disorders: Controversies and Hot Topics in Etiology and Treatment. 2016;10.

[27] Albin RL, Mink JW. Recent advances in Tourette syndrome research. Trends in Neurosciences. 2006; 29(3):175–182

[28] Hartmann A, Worbe Y. Pharmacological treatment of Gilles de la Tourette syndrome. Neurosci Biobehav Rev. 2013; 37(6):1157–1161

[29] Roessner V, Plessen KJ, Rothenberger A, et al. ESSTS Guidelines Group. European clinical guidelines for Tourette syndrome and other tic disorders. Part II: pharmacological treatment. Eur Child Adolesc Psychiatry. 2011; 20(4):173– 196

[30] Hartmann A, Martino D, Murphy T. Gilles de la Tourette syndrome—a treatable condition? Rev Neurol (Paris). 2016; 172(8–9):446–454

[31] Bruun RD, Budman CL. Risperidone as a treatment for Tourette syndrome. J Clin Psychiatry. 1996; 57(1):29–31

[32] Lombroso PJ, Scahill L, King RA, et al. Risperidone treatment of children and adolescents with chronic tic disorders: a preliminary report. J Am Acad Child Adolesc Psychiatry. 1995; 34(9):1147–1152

[33] Kim ES. Valbenazine: First Global Approval. Drugs. 2017; 77(10):1123–1129

[34] Jankovic J, Jimenez-Shahed J, Budman C, et al. Deutetrabenazine in Tics Associated with Tourette Syndrome. Tremor Other Hyperkinet Mov (N Y). 2016; 6:422

[35] Jankovic J, Glaze DG, Frost JD, Jr. Effect of tetrabenazine on tics and sleep of Gilles de la Tourette syndrome. Neurology. 1984; 34(5):688–692

[36] Müller-Vahl KR, Schneider U, Koblenz A, et al. Treatment of Tourette syndrome with □9-tetrahydrocannabinol (THC): a randomized crossover trial. Pharmacopsychiatry. 2002; 35(2):57–61

[37] Müller-Vahl KR, Schneider U, Prevedel H, et al. Delta 9-tetrahydrocannabinol (THC) is effective in the treatment of tics in Tourette syndrome: a 6-week randomized trial. J Clin Psychiatry. 2003; 64(4):459–465

[38] Curtis A, Clarke CE, Rickards HE. Cannabinoids for Tourette Syndrome. Cochrane Database Syst Rev. 2009(4):CD006565

[39] Temel Y, Visser-Vandewalle V. Surgery in Tourette syndrome. Mov Disord. 2004; 19(1):3–14

[40] Anderson WS, Lenz FA. Lesioning and stimulation as surgical treatments for psychiatric disorders. Neurosurg Q. 2009; 19(2):132–143

[41] Vandewalle V, van der Linden C, Groenewegen HJ, Caemaert J. Stereotactic treatment

of Gilles de la Tourette syndrome by high frequency stimulation of thalamus. Lancet. 1999; 353(9154):724

[42] Visser-Vandewalle V, Temel Y, Boon P, et al. Chronic bilateral thalamic stimulation: a new therapeutic approach in intractable Tourette syndrome. Report of three cases. J Neurosurg. 2003; 99(6):1094–1100

[43] Andrade P, Visser-Vandewalle V. DBS in Tourette syndrome: where are we standing now? J Neural Transm (Vienna). 2016; 123(7):791–796

[44] Baldermann JC, Schüller T, Huys D, et al. Deep Brain Stimulation for Tourette-Syndrome: A Systematic Review and Meta-Analysis. Brain Stimul. 2016; 9(2): 296–304

[45] Hamani C, Dostrovsky JO, Lozano AM. The motor thalamus in neurosurgery. Neurosurgery. 2006; 58(1):146–158, discussion 146–158

[46] Neuroanatomy Online. Lab 8 - Higher Motor Function - Thalamic Nucleus. http://nba. uth.tmc.edu/neuroanatomy/L8/Lab08p10_index.html. Accessed October 28, 2017

[47] Benarroch EE. The midline and intralaminar thalamic nuclei: anatomic and functional specificity and implications in neurologic disease. Neurology. 2008; 71(12):944–949

[48] Bentivoglio M, Fiorella Contarino M, Lee KH, et al. Deep brain stimulation for Tourette syndrome: the case for targeting the thalamic centromedian–parafascicular complex. Mini Rev Front Neurol. 2016; 7:193

[49] Testini P, Zhao CZ, Stead M, Duffy PS, Klassen BT, Lee KH. centromedian-parafascicular complex deep brain stimulation for Tourette syndrome: a retrospective study. Mayo Clin Proc. 2016; 91(2):218–225

[50] Maciunas RJ, Maddux BN, Riley DE, et al. Prospective randomized doubleblind trial of bilateral thalamic deep brain stimulation in adults with Tourette syndrome. J Neurosurg. 2007; 107(5):1004–1014

[51] Servello D, Porta M, Sassi M, Brambilla A, Robertson MM. Deep brain stimulation in 18 patients with severe Gilles de la Tourette syndrome refractory to treatment: the surgery and stimulation. J Neurol Neurosurg Psychiatry. 2008; 79(2):136–142

[52] Follett KA, Weaver FM, Stern M, et al. CSP 468 Study Group. Pallidal versus subthalamic deep-brain stimulation for Parkinson's disease. N Engl J Med. 2010; 362(22):2077–2091

[53] Zhang X-H, Li J-Y, Zhang Y-Q, Li Y-J. deep brain stimulation of the globus pallidus internus in patients with intractable Tourette syndrome: a 1-year follow-up study. Chin Med J (Engl). 2016; 129(9):1022–1027

[54] Perlmutter JS, Mink JW. Deep. Brain Stimul. 2006; 29:229–257

[55] Dehning S, Mehrkens J-H, Müller N, Bötzel K. Therapy-refractory Tourette syndrome: beneficial outcome with globus pallidus internus deep brain stimulation. Mov Disord. 2008; 23(9):1300–1302

[56] Welter M-L, Mallet L, Houeto J-L, et al. Internal pallidal and thalamic stimulation in patients with Tourette syndrome. Arch Neurol. 2008; 65(7):952–957

[57] Filho OV, Ragazzo PC, Silva DJ, Sousa JT, Ribeiro TMC, Oliveira PM. Bilateral globus pallidus externus deep brain stimulation (GPe-DBS) for the treatment of Tourette syndrome: An ongoing prospective controlled study. Stereotact Funct Neurosurg. 2007; 85(1):42–43

[58] Piedimonte F, Andreani JCM, Piedimonte L, et al. Behavioral and motor improvement after deep brain stimulation of the globus pallidus externus in a case of Tourette syndrome. Neuromodulation. 2013; 16(1):55–58, discussion 58

[59] Flaherty AW, Williams ZM, Amirnovin R, et al. Deep brain stimulation of the anterior internal capsule for the treatment of Tourette syndrome: technical case report. Neurosurgery. 2005; 57(4 Suppl):E403; discussion E403

[60] Shields DC, Cheng ML, Flaherty AW, Gale JT, Eskandar EN. Microelectrode-guided deep brain stimulation for Tourette syndrome: within-subject comparison of different stimulation sites. Stereotact Funct Neurosurg. 2008; 86(2):87–91

[61] Servello D, Sassi M, Brambilla A, et al. De novo and rescue DBS leads for refractory Tourette syndrome patients with severe comorbid OCD: a multiple case report. J Neurol. 2009; 256(9):1533–1539

[62] Martinez-Torres I, Hariz MI, Zrinzo L, Foltynie T, Limousin P. Improvement of tics after subthalamic nucleus deep brain stimulation. Neurology. 2009; 72 (20):1787–1789

[63] Lyons KE, Wilkinson SB, Overman J, Pahwa R. Surgical and hardware complications of subthalamic stimulation: a series of 160 procedures. Neurology. 2004; 63(4):612–616

[64] Seijo FJ, Alvarez-Vega MA, Gutierrez JC, Fdez-Glez F, Lozano B. Complications in subthalamic nucleus stimulation surgery for treatment of Parkinson's disease. Review of 272 procedures. Acta Neurochir (Wien). 2007; 149(9):867– 875, discussion 876

[65] Vergani F, Landi A, Pirillo D, Cilia R, Antonini A, Sganzerla EP. Surgical, medical, and hardware adverse events in a series of 141 patients undergoing subthalamic deep brain stimulation for Parkinson disease. World Neurosurg. 2010; 73(4):338–344

[66] Dormont D, Seidenwurm D, Galanaud D, Cornu P, Yelnik J, Bardinet E. Neuroimaging and deep brain stimulation. Am J Neuroradiol. 2010; 31(1):15–23

[67] Schlaier J, Schoedel P, Lange M, et al. Reliability of atlas-derived coordinates in deep brain stimulation. Acta Neurochir (Wien). 2005; 147(11):1175–1180, discussion 1180

[68] Bjartmarz H, Rehncrona S. Comparison of accuracy and precision between frame-based and frameless stereotactic navigation for deep brain stimulation electrode implantation. Stereotact Funct Neurosurg. 2007; 85(5):235–242

[69] Kobayashi K, Katayama Y. Intraoperative microelectrode recording. In: Deep Brain Stimulation for Neurological Disorders. Cham: Springer International Publishing; 2015:39–48.

[70] Marceglia S, Servello D, Foffani G, et al. Thalamic single-unit and local field potential activity in Tourette syndrome. Mov Disord. 2016; 25(3):300–308

[71] Priori A, Giannicola G, Rosa M, et al. Deep brain electrophysiological recordings provide clues to the pathophysiology of Tourette syndrome. Neurosci Biobehav Rev. 2013; 37(6):1063–1068

[72] Israel Z, Burchiel KJ. Microelectrode Recording in Movement Disorder Surgery. (Liu S, ed.). New York: Thieme Medical Publishers, Inc; 2004

[73] Maiti TK, Konar S, Bir S, Kalakoti P, Nanda A. Intra-operative micro-electrode recording in functional neurosurgery: Past, present, future. J Clin Neurosci. 2016; 32:166–72

[74] Volkmann J, Herzog J, Kopper F, Deuschl G. Introduction to the programming of deep brain stimulators. Mov Disord. 2002; 17 Suppl 3:S181–S187

[75] Mcintyre CC, Mori S, Sherman DL, Thakor N V, Vitek JL. Electric field and stimulating influence generated by deep brain stimulation of the subthalamic nucleus. Clin Neurophysiol. 2004; 115 3:589–595

[76] Motlagh MG, Smith ME, Landeros-Weisenberger A, et al. Lessons Learned from Open-label Deep Brain Stimulation for Tourette Syndrome: Eight Cases over 7 Years.

[77] Neuner I, Podoll K, Lenartz D, Sturm V, Schneider F. Deep brain stimulation in the nucleus accumbens for intractable Tourette syndrome: follow-up report of 36 months. Biol Psychiatry.; 65:e5–e6

[78] Viswanathan A, Jimenez-Shahed J, Baizabal Carvallo JF, Jankovic J. Deep brain stimulation for Tourette syndrome: target selection. Stereotact Funct Neurosurg. 2012; 90(4):213–224

[79] Ackermans L, Temel Y, Cath D, et al. Dutch Flemish Tourette Surgery Study Group. Deep brain stimulation in Tourette syndrome: two targets? Mov Disord. 2006; 21(5):709–713

[80] Almeida L, Martinez-Ramirez D, Rossi PJ, Peng Z, Gunduz A, Okun MS. Chasing tics in the human brain: development of open, scheduled and closed loop responsive approaches to deep brain stimulation for Tourette syndrome. J Clin Neurol. 2015; 11(2):122–131

[81] Deeb W, Giordano JJ, Rossi PJ, et al. Proceedings of the Fourth Annual Deep Brain Stimulation Think Tank: A Review of Emerging Issues and Technologies. Front Integr Neurosci. 2016; 10:38

[82] Maling N, Hashemiyoon R, Foote KD, Okun MS, Sanchez JC. Increased Thalamic Gamma Band Activity Correlates with Symptom Relief following Deep Brain Stimulation in Humans with Tourette Syndrome. PLoS One. 2012; 7(9): e44215

[83] Molina R, Okun MS, Shute JB, et al. Report of a patient undergoing chronic responsive deep brain stimulation for Tourette syndrome: proof of concept. J Neurosurg. 201 8; 129(2):308–314

[84] Rossi PJ, Opri E, Shute JB, et al. Scheduled, intermittent stimulation of the thalamus reduces tics in Tourette syndrome. Parkinsonism Relat Disord. 2016; 29:35–41

第 15 章　脑深部电刺激治疗适应证
Deep Brain Stimulation for Emerging Psychiatric Indications

Brett E. Youngerman, Smit Shah, Sameer A. Sheth　**著**
张　韶　朱冠宇　张建国　**译**

摘要：当前对于一些神经系统疾病，DBS 已经成为主流治疗方式。这类疾病包括帕金森病、特发性震颤和肌张力障碍。DBS 对部分精神类疾病的治疗同样具有前景，包括强迫症和抑郁症。本书前序各章已经介绍了这些疾病的细节和研究现状。DBS 对上述疾病治疗的成功激发来自世界各地的团队继续探索其治疗其他神经心理类疾病。精神类疾病基础的内在假设是脑网络水平的功能障碍，如果我们可以理解疾病下脑网络，并辨认其中关键节点、脑区，那么我们便可以利用 DBS 针对这些节点、脑区治疗这类疾病。在本章中我们将回顾新兴的 DBS 治疗精神类疾病的适应证，具体包括神经性厌食、成瘾和物质使用障碍、攻击和自残行为、创伤后应激障碍和精神分裂。

关键词：神经性厌食，创伤后应激障碍，成瘾，自残行为，精神分裂

一、概述

受到 DBS 治疗运动障碍疾病成功以及神经环路机制研究进步的启发，过去 10 年来人们对 DBS 治疗精神类疾病表现出极大的兴趣[1, 2]。DBS 对于运动障碍疾病，包括帕金森病、特发性震颤以及肌张力障碍治疗效果肯定，对于经过外科评估的患者已经成为标准的治疗方式。在 2009 年，美国 FDA 褒奖了 DBS 治疗强迫症，将其授为人道主义技术，目前越来越多的证据支持 DBS 治疗强迫症的疗效[2, 3]。当然正如本书其他章节之意，DBS 的适应证不断扩大，甚至涵盖难治性癫痫、抽动秽语综合征以及抑郁症。

在本章，我们将回顾使用 DBS 治疗精神类疾病的文章，包括精神性厌食（anorexia nervosa，AN）、成瘾和物质使用障碍、攻击和自残行为（self-injurious behavior，SIB）、创伤后应激障碍（post-traumatic stress disorder，PTSD）和精神分裂。对于每种适应证，首先简要回顾流行病学和疾病负担，后从神经解剖和功能角度探讨对疾病的理解，其中涉及人类影像学研究、动物模型相关结果以及 DBS 治疗靶点的理论基础。最终，总结 DBS 治疗各类疾病的临床经验。

二、精神性厌食

精神性厌食是一类以异常进食行为和身体异常为特点的慢性进食障碍[4]。其特点包括患者对体态抱有异常知觉，从而极度在意体重和身型。精神性厌食患者自身严格控制食物摄入，同时严格地摄入低热量饮食。女性精神性厌食患者较男性多见，在美国女性人群中终身患病率高达

2%[5]。精神性厌食的急性处理包括提供营养并对长期饥饿造成的后果进行治疗。主流的长期治疗方式包括利用药物调整行为（如选择性 5- 羟色胺再摄取抑制药和抗精神病类药物），以及认知行为治疗。然而，以上治疗对 30% 的患者无明显改善，患者死亡率甚至高达 15%，死亡原因包括临床并发症以及自杀行为[6]。家庭疗法对于治疗青少年精神性厌食比较成功，预后佳[7]。成人是难治性精神性厌食的高发人群，家庭疗法对于成人精神性厌食也是束手无策[4]。

精神性厌食影像学研究发现了神经功能异常模式，结果可重复。一般性的结果包括：营养不良导致的灰白质脑萎缩，以及继发的脑脊液容量增多。具体而言，相对于对照组精神性厌食患者对体态抱有异常知觉。前额叶皮质和顶下小叶表现出高活动度，提示知觉通路功能异常[8]。精神性厌食患者可能同时存在食欲调节和奖赏系统功能障碍，并合并情绪障碍[9]。精神性厌食患者接触食物后，岛叶、眶额回以及扣带回多个区域出现异常激活。这些患者接触食物后可能会出现焦虑情绪，脑内杏仁核活化[10]。

精神性厌食经常合并情感障碍以及强迫症，患者可表现为类似的行为表型。治疗强迫症和抑郁症的神外手术靶点亦有重叠。过去可使用以下毁损性手术治疗精神性厌食，包括内囊前肢毁损、丘脑毁损以及边缘系统前额叶白质切断术。然而由于并发症的原因，以上方法使用逐渐减少[11, 12]。目前，DBS 治疗强迫症的成功，使外科治疗精神性厌食的兴趣集中在 DBS 领域。DBS 治疗精神性厌食的靶点包括胼胝体下扣带沟、伏隔核、腹侧内囊 / 腹侧纹状体等。所以如上靶点在治疗强迫症和（或）抑郁症中均有报道。然而，使用这些靶点 DBS 治疗精神性厌食尚属于临床前期，相关研究仅限于开放标签的病例研究和个案报道（表 15-1）。

Lipsman 等最初对 6 例精神性厌食患者进行胼胝体下扣带回沟电刺激，随访 9 个月[13]。此团队最新研究结果中，16 例平均年龄在 20—60 岁的慢性难治性精神性厌食患者（平均病史 18 年，进食限制型或暴食 - 导泻型）接受了胼胝体下扣带回沟 DBS 并进行了开放标签的连续电刺激[14]。术后 1 年，体重指数（body mass index，BMI）从 13.83kg/m^2（标准差 1.49）升至 17.34kg/m^2（标准差 3.4）（$P = 0.0009$）。患者的抑郁、焦虑和情绪方面也得到改善。由于精神性厌食患者健康状况不稳定，研究的终点事件为安全性。研究

表 15-1　DBS 治疗精神性厌食的部分研究

作　者	病例数	研究类型	靶　点	随访时间	治疗结果
Lipsman 等[14]	16^a	前瞻、开放性	SCC	1 年	BMI 平均值从 13.83kg/m^2（SD = 1.49）增加至 17.34kg/m^2（SD = 3.4）$P = 0.0009$ 在抑郁、焦虑、情绪障碍等方面有所改善 PET 中存在代谢改变
Lipsman 等[13]	6	前瞻、开放性	SCC	9 个月	6 例中的 3 例 BMI 值增加 6 例中的 4 例在抑郁、焦虑、情绪障碍、精神性厌食等方面有所改善 PET 中存在代谢改变
Wu 等[18]	2	系列报道	NAcc	1 年	BMI 评分从 13.3kg/m^2 和 12.9kg/m^2 分别增加到 18.0kg/m^2 和 20.8kg/m^2 在焦虑、抑郁、食物关注上有所改善
Wang 等[17]	4	系列报道	NAcc	数年	BMI 平均值从 11.9kg/m^2 增加到 19.6kg/m^2
McClaughlin 等[19]	1	个案报道	VC/VS	NA	BMI 改善，进食习惯改善

BMI. 体重指数；NA. 不可获得；NAcc. 伏隔核；SCC. 胼胝体下扣带回沟；VC/VS. 腹侧内囊 / 腹侧纹状体

a. 包括 6 例 Lipsman[13] 研究中的病例

的不良事件在很大程度上归因于基本疾病，几乎没有手术相关并发症。

PET 扫描结果提示，精神性厌食患者术后 6 个月、12 个月多个脑区代谢得到改善，因此 DBS 可以改变精神性厌食患者相关神经环路。胼胝体下扣带回沟及其周围前扣带回的代谢经过慢性刺激后出现下降，而顶叶，包括缘上回、楔叶则出现显著的高代谢。扣带回在外部刺激所诱发奖赏价值的选择性加工和分配中均发挥重要作用，两者在精神性厌食患者中均异常[15]。胼胝体下扣带回沟对于上述脑叶具有直接的神经纤维投射。先前研究发现精神性厌食患者的急性期和恢复期均会出现前扣带回的高活性和顶叶的低代谢[16]。PET 研究发现 DBS 术后相关脑区的异常情况出现逆转，从而证明了 DBS 的治疗效果。

这项研究的主要局限性在于其开放标签，使其易受安慰剂效应和其他偏倚的影响。然而 DBS 治疗精神性厌食的前景在于，患者术后 1 年临床症状持续改善，同时具有客观的影像学变化。作者计划继续长期随访，并进行空白对照、随机试验。同时计划在未来的试验中加入激素标记物，因为精神性厌食患者中经常有明显的激素紊乱，该生物标记物为临床试验提供了客观的结果指标，而这种客观指标在其他精神类疾病的研究中并不常见。

伏隔核和腹侧内囊 / 腹侧纹状体的临床证据更为有限。Wu 等报道了 2 例伏隔核 DBS 治疗精神性厌食，患者 1 年后 BMI 分别从基线的 $13.3kg/m^2$ 和 $12.9kg/m^2$ 增加到 $18.0kg/m^2$ 和 $20.8kg/m^2$[17]。患者的焦虑和抑郁症状也有改善，同时对食物的态度亦有改观。值得注意的是，患者的核心体温和心率恢复正常。另外一项研究中，4 例精神性厌食患者伏隔核 DBS 治疗多年后，平均 BMI 从 $11.9kg/m^2$ 升至 $19.6kg/m^2$，即使刺激器被移除后，患者仍持续受益[18]。当然，这些患者均是相对病程（< 2.5 年）较短的青少年患者。考虑到这个队列更有可能通过药物和治疗缓解症状，这些发现可能受到自然病史的影响[7]。最后，在一个以强迫症为主的腹侧内囊 /

腹侧纹状体 DBS 的个案报道中，患者共病的精神性厌食进食症状和 BMI 均有缓解[19]。

三、成瘾和物质使用障碍

成瘾是一种以强迫性、重复性的行为为特点的一种疾病，其类别广泛。成瘾会对患者身体、心理或社会造成负面影响[20]。成瘾包括物质使用障碍以及其他潜在的强迫性行为，如赌博。成瘾的年患病率中，超过30%为吸烟，7%为酗酒，5% 为其他非法药物使用[21]。物质使用障碍的患者会出现对成瘾物质耐受性增加和机体戒断反应，当这类反应消失或减弱，往往会出现沉迷于成瘾行为和成瘾复发[22]。这类现象以及大量的影像学和动物模型研究表明，成瘾涉及潜在或长期的大脑功能障碍，其很可能影响奖赏系统。

由于成瘾奖赏机制的研究进展，目前倾向于将伏隔核作为潜在的电刺激靶点。精神活性物质导致奖赏系统的激活。多巴胺能神经元从腹侧被盖区（ventral tegmental area，VTA）投射到腹侧纹状体（包括伏隔核）、杏仁核和隔核、前额皮质和扣带回[22-24]。腹侧被盖区和伏隔核之间的神经联系调节奖励学习和重复行为，使其与成瘾高度相关。

对于成瘾，可以利用毁损手术进行治疗。现有研究已探索多个靶点，包括对前扣带回、下丘脑和胼胝体下白质的开放标签病例研究。相关研究使用了不同方法评估了疗效和不良反应[23]。2003 年，Gao 等报道了 28 例接受双侧伏隔核消融治疗的成瘾患者[25]。本研究随访效果不佳，但有 7 例患者（平均随访 15 个月）病情完全缓解，另有 10 例患者在 6 个月内复发，但戒断症状明显减轻。不良反应方面，暂时性失忆和性格改变在内的严重并发症发生率为 19.2%，这进一步限制了毁损手术的发展。然而，DBS 的出现则提供了一种破坏性更小，同时可以调节的干预手段。

动物研究表明，伏隔核电刺激可部分缓解物质滥用习得的异常行为[26-28]。目前尚不清楚刺激是通过降低物质的奖赏价值还是通过减少行为与奖赏之间的联系来起作用 [29]。

目前学界已出现原发或合并海洛因 / 酒精或吸烟成瘾的小样本病例研究和个案报道（表 15-2）。有学者报道了 2 例接受双侧伏隔核刺激治疗海洛因成瘾的病例。Zhou 等报道了 1 例患者，3 年后患者拆除了 DBS 装置，随后 3 年中，患者仍保持着戒断状态 [30]。Valencia-Alfonso 等报道了 1 例患者在 6 个月随访期仍保持戒断状态。有趣的是，后续研究发现不同刺激参数与药物用量增加或减少、药物渴望以及颅内脑电图对海洛因图片的反应相关，结果可靠。

Kuhn 等报道了 2 例成功的伏隔核 DBS 治疗慢性酒精中毒的案例。在第一个病例中，患者严重的焦虑和抑郁症状并没有改善，但在 1 年后其酗酒的共病症状得到了缓解 [32]。而后第二名患者因慢性酗酒接受了 DBS 治疗，在一年的随访时已成功戒酒 [33]。值得注意的是，这个患者脑电图的错误相关负波也有改善，一般认为此电生理指标与扣带回相关。另外一家研究机构对 3 例酗酒患者进行的研究中，2 名患者接受了伏隔核 DBS 治疗，患者成功戒酒 1 年 [34]。另一项研究中，5 名患者中仅 2 例在术后 4 年仍保持戒断状态，但所有患者均显著减少了饮酒量和饮酒欲望 [35]。

伏隔核 BS 用于吸烟的证据仅来自于针对其他主要症状而接受 DBS 治疗的患者。有报道，一名强迫症患者同时经历了吸烟和减肥成功，2 年随访期患者仍在保持 [36]。在一组因抽动秽语综合征、强迫症或焦虑而接受 DBS 治疗的 10 名吸烟者中，只有 3 名患者在 30 个月后实现戒烟 [37]。研究中使用的回顾性基线尼古丁依赖自我量表或许影响了研究的真实结果。尽管戒烟没有成功但是大多数患者吸烟减少了。

四、攻击和自残行为

神经外科历来可以治疗包括攻击行为和冲动控制障碍等一系列的疾病。大脑受损后可合并智力障碍以及癫痫，在这种情况下攻击行为越发常见 [38]。在相似的患者以及严重的自闭症患者中可以观察到自残行为。除外使用强效的镇静剂，一般的行为干预和抗精神类药物难以控制攻击和自残行为。

杏仁核是 DBS 治疗攻击行为的潜在靶点。杏仁核和它的相关神经投射区影响愤怒处理、恐惧反应和相关性检测 [39]。在自闭症的患者中，杏仁核与社会行为处理的异常有关。回顾历史，双侧杏仁核毁损曾被用于治疗伴有攻击行为的癫痫，但在 20 世纪六七十年代，行为异常成为其主要的适应证 [2, 39]。由于毁损降低患者对压力刺

表 15-2　DBS 治疗成瘾和物质滥用的部分研究

作　者	病例数	研究类型	滥用物质	靶　点	随访时间	治疗结果
Zhou 等 [30]	1	个案报道	海洛因	NAcc	6 年	患者仍保持戒断
Valencia-Alfonso 等 [31]	1	个案报道	海洛因	NAcc	6 个月	患者仍保持戒断
Voges 等 [35]	5ᵃ	系列报道	酒精	NAcc	4 年	5 例中的 2 例仍保持戒断 所有病例都自觉渴求减少
Müller 等 [34]	3	系列报道	酒精	NAcc	1 年	3 例中 2 例仍保持戒断
Kuhn 等 [32]	1	个案报道	酒精	NAcc	1 年	患者减少摄入
Kuhn 等 [33]	1	个案报道	酒精	NAcc	1 年	患者仍保持戒断
Mantione [36]	1	个案报道	吸烟	NAcc	2 年	该患者终止吸烟
Kuhn 等 [37]	10	系列报道	吸烟	NAcc	30 个月	10 例中 3 例终止吸烟

NAcc. 伏隔核

a. 包括 Müller [34] 研究中的 3 例患者

激的自主神经反应，同时可能导致性欲亢进，越来越多的人开始使用药物的干预手段，手术方法逐渐减少[2]。然而，DBS 的应用越来越广泛，其可逆的特性使杏仁核重新成为研究的目标。在一个病例报道中[40]，一例 13 岁的男性自残行为患者，伴有精神发育迟滞、自闭症。患者在多个行为和药物试验失败后接受了双侧基底外侧杏仁核 DBS（表 15-3）。患者在 24 个月时间里，自残行为以及自闭症相关的情绪、社会和认知症状都有了改善。

另一个治疗攻击行为的潜在 DBS 靶点是下丘脑后区（posterior hypothalamic region，PHR），其已知与杏仁核、内侧边缘系统环路存在联系。下丘脑后区还用作毁损的靶点来治疗攻击行为、癫痫、精神发育迟滞。下丘脑后区 DBS 第一次报道见于 Franzini 等用来缓解三叉神经痛以及其并发的攻击性行为[41]。同一个团队也报道了双侧 DBS 治疗 7 例攻击行为伴智能减退（IQ 20～40）的成人[42]。7 例中的 6 例患者的攻击行为和暴力暴发有所减少。另有 2 例个案报道有关下丘脑后区 DBS 治疗攻击行为。Hernando 等[43] 报道了一例 22 岁存在攻击行为及智能减退的患者，接受了低频（15Hz）治疗后在术后 18 个月随访时，患者取得了显著的改善。Kuhn 等[38] 报道了一位 22 岁自残行为以及严重脑外伤的女性患者，接受了 4 个月的 DBS 治疗后症状明显改善。

最近 Giordano 等[44] 利用双侧腹侧内囊 / 腹侧纹状体电刺激治疗一位 21 岁男性患者，该患者因出生缺氧造成中等智能低下，并有间歇性暴发攻击倾向。术后 22 个月，该患者的症状得到了明显改善。同 PHR 一样，腹侧内囊、腹侧纹状体也是中脑边缘系统通路上一个重要节点。

总而言之，自残行为合并有 Lesch-Nyhan 综合征可以从 DBS 的不同靶点中获益。Taira 等[45] 报道了 1 例接受双侧 GPi-DBS 的 19 岁男性 Lesch-Nyhan 综合征患者，在术后 24 个月时，其肌张力障碍性不自主动作得到了初步改善，而自残行为得到了完全缓解。以上的结果可能针对 Lesch-Nyhan 综合征有特异性，提示我们该综合征中的自残行为可能为肌张力障碍引发或与基底核环路中的一部分有关。

五、创伤后应激障碍

创伤后应激障碍用于概括一系列创伤后出现的心理及生理症状。症状包括创伤性再体验症状、回避和麻木类症状即警觉性增高症状[46]。具体表现为巨大的压力感、社交及工作障碍，以及合并情绪障碍、焦虑及药物滥用。美国报道的终身患病率为 5%～8%[47]，在具有战斗经历的军人中则比例要明显高很多。20%～30% 的患者药物及心理治疗无效[48]。

许多文献均已证实创伤后应激障碍与杏仁核

表 15-3　DBS 治疗攻击和自残行为的部分研究

作　者	病例数	研究类型	指　征	靶　点	随访时间	治疗结果
Sturm 等[40]	1	个案报道	自残合并自闭症，智能障碍	杏仁核	24 个月	自残与自闭症有所改善
Franzini 等[42]	7	系列报道	攻击行为和智能障碍	PHR	1～9 年	7 例中 6 例患者减少了攻击行为
Hernando 等[43]	1	个案报道	攻击行为和智能障碍	PHR	18 个月	明显改善
Kuhn 等[38]	1	个案报道	自残和脑外伤	PHR	4 个月	自残行为终止
Giordano 等[44]	1	个案报道	攻击行为和智能障碍	VC/VS	22 个月	情绪暴发得到改善
Taira 等[45]	1	个案报道	自残和 Lesch-Nyhan 综合征	GPi	24 个月	自残行为终止

GPi. 苍白球内侧部；PHR. 下丘脑后区

存在相关性。杏仁核被认为在条件性恐惧中起关键作用，同时创伤后应激障碍即来自于对恐惧处理的失衡。功能影像研究证实，创伤后应激障碍患者的杏仁核激活得越明显，则其症状表现得就越重，临床改善就越难[49]。然而，杏仁核有多个亚区，与边缘系统的不同功能相关联。因此靶点的精确性及刺激参数的不同将影响电刺激治疗的效果。对杏仁核进行毁损能够改善创伤后应激障碍的症状[50]，而对杏仁核进行刺激则会在非创伤后应激障碍患者身上产生愤怒、恐惧以及焦虑[46]。条件性恐惧及焦虑的动物模型证实刺激杏仁基底外侧核能够缓解焦虑并减少恐惧[51-53]。

一项以杏仁基底外侧核作为 DBS 靶点的临床治疗正在进行中（NCT02091843）[54]。在唯一能够获得的个案报道中，一位经历了战争的退伍军人接受了 BLA-DBS 治疗，在术后第 8 个月随访时，其创伤后应激障碍临床量表评分减少了 37.8%[55]。其噩梦的频率从按日计算降低到按月计算，连续睡眠从平均 2h 增加到 5h。术后 6 个月复查的神经心理测试结果没有改变。其他参与条件化恐惧的脑区已经被视为 DBS 治疗该种疾病的潜在靶点。已在动物实验中得到阳性结果的靶点包括海马[56]、腹侧纹状体[57]以及前额皮质[58]。

六、精神分裂症

精神分裂症是一种异质性疾病，可有不同程度的阳性精神疾病表现、消极情绪、社会心理症状以及认知障碍[59]。其为慢性疾病，并可影响终身，很多患者无法维持工作或者生活。社会孤立以及并发其他疾病非常常见。在美国，该病的患病率接近 1.1%，其中 10%～30% 的患者经精神类药物治疗效果甚微或者无效[60]。对于这类难治性患者，其他治疗途径非常有限。

多巴胺调节异常在该病的发生机制中扮演重要角色。自中脑腹侧被盖区到纹状体通路的多巴胺释放过多，可以导致精神分裂症中的妄想与幻觉。持续和暴发式的多巴胺能信号正常情况下能

起到预警错误和感受刺激的作用，当调节异常时，可能导致下游皮质产生幻觉[61]。显著性刺激也涉及一个更广泛的脑网络，包括前扣带回皮质、岛叶以及额下回。

目前为止，有关精神分裂症的 DBS 临床试验关注于腹侧纹状体中的胼胝体下扣带回沟和伏隔核。在美国神经外科医师协会学术年会上的一份摘要报道里，来自西班牙巴塞罗那的 Roldán 等汇报了上述两个靶点的初步结果（NCT02377505）[62,63]。7 例难治性慢性偏执型精神分裂症患者被随机分配应用胼胝体下扣带回沟靶点或伏隔核靶点。如果上述患者在术后 6 个月时有明显的临床改善，则进入双盲下的交叉治疗阶段，即刺激每 3 个月改为关或开。术后 12 个月时，所有患者在社会孤立症状及听幻觉症状上得到明显改善。待附加 1 例患者后即可确定最终试验结果。

加拿大多伦多一个利用伏隔核 / 腹侧纹状体和腹侧被盖区 DBS 治疗阴性症状的开放性试验在登记开始前就撤回了（NCT01725334）。约翰霍普金斯大学目前正在就一项试验进行招募，以期利用黑质网状部的 DBS 治疗阳性症状（NCT02361554）。该项试验目前尚未报道结果。

另一个被提出的用于精神分裂症的靶点是海马[61]。海马接受刺激后的激活与中脑腹侧被盖区到纹状体通路多巴胺的释放有关。精神分裂症患者海马功能亢进并且长期患病后海马萎缩可能与多巴胺释放失衡有关。该方面尚无临床试验证实。关于精神分裂症相关脑环路功能紊乱理论的细节，以及与之相适合的靶点，可参考 Mikell 等最近发布的一篇回顾性文章[61]。

七、结论

受到 DBS 治疗运动障碍性疾病的鼓舞，以及对脑疾病相关患病机制了解的深入，过去 10 年里利用外科干预精神类疾病的想法取得了极大的进步。人们更多的关注于涉及奖赏、预判、错误、焦虑通路上几个关键的脑结构。这种关注反映了上述几类精神疾病在某些临床表现上的高

度重合，而未来研究的方向将更加关注于某种疾病的特殊表现及其背后的特定机制，而不再是简单通过诊断标准制定一种适用于广谱的治疗方案[64]。随着 DBS 经验的积累，我们发现脑内或大或小的靶点都会因其侵入性而带来一些外科手术风险（如血肿、感染、硬件故障），以及因靶点而异的神经科并发症。

想要通过双盲、假对照、随机临床试验来证实其疗效非常困难。此处我们提供的适应证仅仅来自于一些研究的初步结果。大宗试验太过昂贵，出现阴性结果的风险也太高。两项试图利用 DBS 治疗抑郁症的大宗试验就因被批评太过激进而被迫终止[65]。这件事带给我们的启示就是，开展如此大宗、昂贵的临床试验之前，我们最好进一步深入研究该病的机制与网络。而这恰恰很难被临床医生们接受，因为他们过多掺杂进个人经验与情感，同时不愿意在动物模型中首先开展研究。试验的第一步，应该是通过一个小型研究先证实 DBS 是否能够在该网络中产生生理性影响。这样一个研究能够证明我们预期的靶点在该环路中扮演一定的角色，以此可以通过参数的调整达到影响该网络的目的。对于后续的研究，了解到这个原则是至关重要的。大型研究同样要纳入参数的考量，因为启动这个实验已经很昂贵，再后续无休止地研究参数使得研究结果变得难以获取，同样也会使一些无效的患者在进入交叉实验和揭盲之前就脱离研究。开展一个小型研究，假设该靶点无效，我们也能尽早地知道，以便于我们尽快更改为其他的研究。

DBS 在上述疾病中的探索面临着巨大的挑战，如患者招募、花费、靶点的选择以及多学科合作的需求。尽管如此，精神类疾病给社会及个人带来的极大的沉重负担，使得全世界都在该领域内利用 DBS 不断地探索。很有可能，未来 DBS 在治疗精神类疾病的道路上会越走越稳，越走越广。

参考文献

[1] Youngerman BE, Chan AK, Mikell CB, McKhann GM, Sheth SA. A decade of emerging indications: deep brain stimulation in the United States. J Neurosurg. 2016; 125(2):461–471

[2] Cleary DR, Ozpinar A, Raslan AM, Ko AL. Deep brain stimulation for psychiatric disorders: where we are now. Neurosurg Focus. 2015; 38(6):E2–E24

[3] Hamani C, Pilitsis J, Rughani AI, et al. Deep brain stimulation for obsessivecompulsive disorder: systematic review and evidence-based guideline sponsored by the American Society for Stereotactic and Functional Neurosurgery and the Congress of Neurological Surgeons (CNS) and endorsed by the CNS and American Association of Neurological Surgeons. Neurosurgery. 2014; 75 (4):327–33–333

[4] Zipfel S, Giel KE, Bulik CM, Hay P, Schmidt U. Anorexia nervosa: aetiology, assessment, and treatment. Lancet Psychiatry. 2015; 2(12):1099–1111

[5] Hoek HW, van Hoeken D. Review of the prevalence and incidence of eating disorders. Int J Eat Disord. 2003; 34(4):383–396

[6] Zipfel S, Löwe B, Reas DL, Deter HC, Herzog W. Long-term prognosis in anorexia nervosa: lessons from a 21-year follow-up study. Lancet. 2000; 355 (9205):721–722

[7] Strober M, Freeman R, Morrell W. The long-term course of severe anorexia nervosa in adolescents: survival analysis of recovery, relapse, and outcome predictors over 10–15 years in a prospective study. Int J Eat Disord. 1997; 22 (4):339–360

[8] Wagner A, Ruf M, Braus DF, Schmidt MH. Neuronal activity changes and body image distortion in anorexia nervosa. Neuroreport. 2003; 14(17):2193–2197

[9] Fladung A-K, Grön G, Grammer K, et al. A neural signature of anorexia nervosa in the ventral striatal reward system. Am J Psychiatry. 2010; 167(2):206– 212

[10] Friederich H-C, Wu M, Simon JJ, Herzog W. Neurocircuit function in eating disorders. Int J Eat Disord. 2013; 46(5):425–432

[11] Morgan JF, Crisp AH. Use of leucotomy for intractable anorexia nervosa: a long-term follow-up study. Int J Eat Disord. 2000; 27(3):249–258

[12] Zamboni R, Larach V, Poblete M, et al. Dorsomedial thalamotomy as a treatment for terminal anorexia: a report of two cases. Acta Neurochir Suppl (Wien). 1993; 58:34–35

[13] Lipsman N, Woodside DB, Giacobbe P, et al. Subcallosal cingulate deep brain stimulation for treatment-refractory anorexia nervosa: a phase 1 pilot trial. Lancet. 2013; 381(9875):1361–1370

[14] Lipsman N, Lam E, Volpini M, et al. Deep brain stimulation of the subcallosal cingulate for treatment-refractory anorexia nervosa: 1 year follow-up of an open-label trial. Lancet Psychiatry. 2017; 4(4):285–294

[15] Drevets WC, Savitz J, Trimble M. The subgenual anterior cingulate cortex in mood disorders. CNS Spectr. 2008; 13(8):663–681

[16] Delvenne V, Goldman S, De Maertelaer V, Lotstra F. Brain glucose metabolism in eating disorders assessed by positron emission tomography. Int J Eat Disord. 1999; 25(1):29–37

[17] Wang J, Chang C, Geng N, Wang X, Gao G. Treatment of intractable anorexia nervosa with inactivation of the nucleus accumbens using stereotactic surgery. Stereotact Funct Neurosurg. 2013; 91(6):364–372

[18] Wu H, Van Dyck-Lippens PJ, Santegoeds R, et al. Deep-brain stimulation for anorexia nervosa.World Neurosurg. 2013; 80(3–4):29.e1–29.e10

[19] Mc, Cl, aughlin NCR, Didie ER, Machado AG, Haber SN, Eskandar EN, Greenberg BD. Improvements in anorexia symptoms after deep brain stimulation for intractable obsessive-compulsive disorder. Biol Psychiatry. 2013; 73 (9):e29–e31

[20] Le Moal M, Koob GF. Drug addiction: pathways to the disease and pathophysiological perspectives. Eur Neuropsychopharmacol. 2007; 17(6–7): 377–393

[21] United Nations Office on Drugs and Crime.World Drug Report 2016. Available at: https://www.unodc.org/wdr2016/. Accessed January 7, 2019.

[22] Koob GF, Simon EJ. The Neurobiology of Addiction:WhereWe Have Been and WhereWe Are Going. J Drug Issues. 2009; 39(1):115–132

[23] Stelten BML, Noblesse LHM, Ackermans L, Temel Y, Visser-Vandewalle V. The neurosurgical treatment of addiction. Neurosurg Focus. 2008; 25(1):E5

[24] Koob GF. The neurobiology of addiction: a neuroadaptational view relevant for diagnosis. Addiction. 2006; 101 Suppl 1:23–30

[25] Gao G, Wang X, He S, et al. Clinical study for alleviating opiate drug psychological dependence by a method of ablating the nucleus accumbens with stereotactic surgery. Stereotact Funct Neurosurg. 2003; 81(1–4):96–104

[26] Vassoler FM, Schmidt HD, Gerard ME, et al. Deep brain stimulation of the nucleus accumbens shell attenuates cocaine priming-induced reinstatement of drug seeking in rats. J Neurosci. 2008; 28(35):8735–8739

[27] Goto Y, Grace AA. Limbic and cortical information processing in the nucleus accumbens. Trends Neurosci. 2008; 31(11):552–558

[28] Knapp CM, Tozier L, Pak A, Ciraulo DA, Kornetsky C. Deep brain stimulation of the nucleus accumbens reduces ethanol consumption in rats. Pharmacol Biochem Behav. 2009; 92(3):474–479

[29] Holtzheimer PE, Mayberg HS. Deep brain stimulation for psychiatric disorders. Annu Rev Neurosci. 2011; 34(1):289–307

[30] Zhou H, Xu J, Jiang J. Deep brain stimulation of nucleus accumbens on heroinseeking behaviors: a case report. Biol Psychiatry. 2011; 69(11):e41–e42

[31] Valencia-Alfonso C-E, Luigjes J, Smolders R, et al. Effective deep brain stimulation in heroin addiction: a case report with complementary intracranial electroencephalogram. Biol Psychiatry. 2012; 71(8):e35–e37

[32] Kuhn J, Lenartz D, Huff W, et al. Remission of alcohol dependency following deep brain stimulation of the nucleus accumbens: valuable therapeutic implications? J Neurol Neurosurg Psychiatry. 2007; 78(10):1152–1153

[33] Kuhn J, Gründler TOJ, Bauer R, et al. Successful deep brain stimulation of the nucleus accumbens in severe alcohol dependence is associated with changed performance monitoring. Addict Biol. 2011; 16(4):620–623

[34] Müller UJ, Sturm V, Voges J, et al. Successful treatment of chronic resistant alcoholism by deep brain stimulation of nucleus accumbens: first experience with three cases. Pharmacopsychiatry. 2009; 42(6):288–291

[35] Voges J, Müller U, Bogerts B, Münte T, Heinze H-J. Deep brain stimulation surgery for alcohol addiction.World Neurosurg. 2013; 80(3–4):28.e21–28.e31

[36] Mantione M, van de Brink W, Schuurman PR, Denys D. Smoking cessation and weight loss after chronic deep brain stimulation of the nucleus accumbens: therapeutic and research implications: case report. Neurosurgery. 2010; 66(1):E218–, discussion E218

[37] Kuhn J, Bauer R, Pohl S, et al. Observations on unaided smoking cessation after deep brain stimulation of the nucleus accumbens. Eur Addict Res. 2009; 15(4):196–201

[38] Kuhn J, Lenartz D, Mai JK, Huff W, Klosterkoetter J, Sturm V. Disappearance of self-aggressive behavior in a brain-injured patient after deep brain stimulation of the hypothalamus: technical case report. Neurosurgery. 2008; 62(5): E1182–, discussion E1182

[39] Mpakopoulou M, Gatos H, Brotis A, Paterakis KN, Fountas KN. Stereotactic amygdalotomy in the management of severe aggressive behavioral disorders. Neurosurg Focus. 2008; 25(1):E6

[40] Sturm V, Fricke O, Bührle CP, et al. DBS in the basolateral amygdala improves symptoms of autism and related self-injurious behavior: a case report and hypothesis on the pathogenesis of the disorder. Front Hum Neurosci. 2013; 6: 341

[41] Franzini A, Ferroli P, Leone M, Broggi G. Stimulation of the posterior hypothalamus for treatment of chronic intractable cluster headaches: first reported series. Neurosurgery. 2003; 52(5):1095–1099, discussion 1099–1101

[42] Franzini A, Broggi G, Cordella R, Dones I, Messina G. Deep-brain stimulation for aggressive and disruptive behavior. World Neurosurg. 2013; 80(3–4):S29. e11–14

[43] Hernando V, Pastor J, Pedrosa M, Peña E, Sola RG. Low-frequency bilateral hypothalamic stimulation for treatment of drug-resistant aggressiveness in a young man with mental retardation. Stereotact Funct Neurosurg. 2008; 86 (4):219–223

[44] Giordano F, Cavallo M, Spacca B, et al. Deep brain stimulation of the anterior limb of the internal capsule may be efficacious for explosive aggressive behaviour. Stereotact Funct Neurosurg. 2016; 94(6):371–378

[45] Taira T, Kobayashi T, Hori T. Disappearance of self-mutilating behavior in a patient with Lesch–Nyhan syndrome after bilateral chronic stimulation of the globus pallidus internus. Case report. J Neurosurg. 2003; 98(2):414–416

[46] Reznikov R, Hamani C. Posttraumatic Stress Disorder: Perspectives for the Use of Deep Brain Stimulation. Neuromodulation. 2017; 20(1):7–14

[47] Kessler RC, Berglund P, Demler O, Jin R, Merikangas KR, Walters EE. Lifetime prevalence and age-of-onset distributions of DSM-IV disorders in the National Comorbidity Survey Replication. Arch Gen Psychiatry. 2005; 62(6): 593–602

[48] Breslau N. Outcomes of posttraumatic stress disorder. J Clin Psychiatry. 2001; 62 Suppl 17:55–59

[49] Francati V, Vermetten E, Bremner JD. Functional neuroimaging studies in posttraumatic stress disorder: review of current methods and findings. Depress Anxiety. 2007; 24(3):202–218

[50] Koenigs M, Huey ED, Raymont V, et al. Focal brain damage protects against post-traumatic stress disorder in combat veterans. Nat Neurosci. 2008; 11(2): 232–237

[51] Langevin J-P, De Salles AAF, Kosoyan HP, Krahl SE. Deep brain stimulation of the amygdala alleviates post-traumatic stress disorder symptoms in a rat model. J Psychiatr Res. 2010; 44(16):1241–1245

[52] Stidd DA, Vogelsang K, Krahl SE, Langevin J-P, Fellous J-M. Amygdala deep brain stimulation is superior to paroxetine treatment in a rat model of posttraumatic stress disorder. Brain Stimul. 2013; 6(6):837–844

[53] Saldívar-González JA, Posadas-Andrews A, Rodríguez R, et al. Effect of electrical stimulation of the baso-lateral amygdala nucleus on defensive burying shock probe test and elevated plus maze in rats. Life Sci. 2003; 72(7):819–829

[54] Koek RJ, Langevin J-P, Krahl SE, et al. Deep brain stimulation of the basolateral amygdala for treatment-refractory combat post-traumatic stress disorder (PTSD): study protocol for a pilot randomized controlled trial with blinded, staggered onset of stimulation. Trials. 2014; 15(1):356

[55] Langevin J-P, Koek RJ, Schwartz HN, et al. Deep brain stimulation of the basolateral amygdala for treatment-refractory posttraumatic stress disorder. Biol Psychiatry. 2016; 79(10):e82–e84

[56] Deschaux O, Thevenet A, Spennato G, Arnaud C, Moreau JL, Garcia R. Lowfrequency stimulation of the hippocampus following fear extinction impairs both restoration of rapid eye movement sleep and retrieval of extinction memory. Neuroscience. 2010; 170(1):92–98

[57] Rodriguez-Romaguera J, Do Monte FHM, Quirk GJ. Deep brain stimulation of the ventral striatum enhances extinction of conditioned fear. Proc Natl Acad Sci U S A. 2012; 109(22):8764–8769

[58] Milad MR, Vidal-Gonzalez I, Quirk GJ. Electrical stimulation of medial prefrontal cortex reduces conditioned fear in a temporally specific manner. Behav Neurosci. 2004; 118(2):389–394

[59] Howes OD, Murray RM. Schizophrenia: an integrated sociodevelopmentalcognitive model. Lancet. 2014; 383(9929):1677–1687

[60] Lehman AF, Lieberman JA, Dixon LB, et al. American Psychiatric Association, Steering Committee on Practice Guidelines. Practice guideline for the treatment of patients with schizophrenia, second edition. Am J Psychiatry. 2004; 161(2) Suppl:1–56

[61] Mikell CB, Sinha S, Sheth SA. Neurosurgery for schizophrenia: an update on pathophysiology and a novel therapeutic target. J Neurosurg. 2016; 124(4):917–928

[62] Corripio I, Sarró S, McKenna PJ, et al. Clinical improvement in a treatmentresistant patient with schizophrenia treated with deep brain stimulation. Biol Psychiatry. 2016; 80(8):e69–e70

[63] Salgado L, Roldán A, Rodríguez R, et al. A Pilot Study of Deep Brain Stimulation in Treatment Resistant Schizophrenia. In: Los Angeles; 2017. https:// aans.eventsential.org/Sessions/Details/265568

[64] Widge AS, Deckersbach T, Eskandar EN, Dougherty DD. Deep brain stimulation for treatment-resistant psychiatric illnesses: what has gone wrong and what should we do next? Biol Psychiatry. 2016; 79(4):e9–e10

[65] Bari AA, Mikell CB, Abosch A, et al. Charting the road forward in psychiatric neurosurgery: proceedings of the 2016 American Society for Stereotactic and Functional Neurosurgery workshop on neuromodulation for psychiatric disorders. J Neurol Neurosurg Psychiatry. 2018; 89:886–896

第 16 章　脑深部电刺激的术中相关研究
Intraoperative Research during Deep Brain Stimulation Surgery

Shane Lee, Meghal Shah, Peter M. Lauro, Wael F. Asaad　**著**

张　邵　朱冠宇　张建国　**译**

摘要： 在这一章中，我们将讨论 DBS 术中相关研究。DBS 术中使用微电极进行定位，这为聆听大脑并记录大脑神经元提供了绝佳的机会。无论使用或不使用行为学任务，微电极记录均为研究人类脑环路打开了一扇窗，该粒度的方法是其他研究手段所不能实现的。本章将探讨术中电生理实验可以回答的各类研究问题、患者选择及实验设备要求。本章同时涉及任务开发、数据分析以及神经影像部分。最后讨论实验的局限性和伦理问题。

关键词： 脑深部电刺激，神经电生理，微电极记录，术中研究，方法，行为任务，信号活动

一、概述

DBS 为神经外科医生观察大脑神经环路提供了绝佳的机会。DBS 的电极定位依赖于影像学和神经电生理的组合证据。尽管 MRI 和 CT 技术越发强大，但是感兴趣刺激靶点的大体结构尤其是亚区仍难以可视化[1]。功能神经外科经常联合使用术前和术中影像以及术中微电极记录来辅助定位，进而描绘靶点边界、辨认感兴趣区靶点的亚分区，最终实现改善患者的整体预后[2-6]。

通过精心设计的行为学任务、术中记录以及术后分析，学者得以研究相关结构的功能以及其与其他脑区、行为和疾病进程的关系。这种方式催生了越来越多的研究，其帮助深化了对特发性震颤[7, 8]、帕金森病[8-10]、抽动秽语[11-13]及强迫症[14-16]等疾病的生理和病理神经机制的理解。在癫痫外科用于监测皮质的相关方法，如头皮脑电和硬膜下电极记录的方法也越来越多地与微电极记录结合在一起用于 DBS 术中评估[17-19]。

对于帕金森病，STN 和 GPi 是最常见的治疗靶点。已有研究在 STN 和 GPi 术中，进行单通道微电极记录、多通道微电极记录或局部场电位记录，同时利用操作摇杆或触觉手套进行行为学研究[5, 20]。单神经元记录发现这些刺激靶区可出现运动相关或方向相关信号频率的改变，STN 的神经元可以在 3 ～ 5Hz 出现"震颤"相关的神经元震荡或在 15 ～ 30Hz 出现"β"震荡[5, 6, 21]。其他研究包括设计相关任务，在清醒患者中研究神经元活动与特定行为学的相关性。Zavala 等和 Zaghloul 等的研究发现在不同的决策任务中 STN 的神经元激活与决策冲突相关[22, 23]。利用同期头皮脑电记录的方法，Zavala 等发现额叶皮质驱动 STN 的活动。

在本章中，我们将会讨论进行人类术中神经电生理研究应该考虑的问题。

二、建立科学假设

在发展基于人类个体的神经电生理研究中，研究者在设计实验时必须同时回答如下问题。

1. 哪些皮质或皮质下结构是感兴趣区？

2. 对何种疾病感兴趣，通过何种疾病可以探索如上感兴趣区？

3. 究竟设计观察性研究还是设计行为学研究并进行评估？

4. 需要哪种类型的神经电生理记录方法？

术中相关研究最大的潜在局限性其实是这种方法本身，因为只有具有神经系统疾病的患者才会接受 DBS 手术。这其实限制了对数据结果的最终解释，也限制了可供微电极记录的靶点种类。因此，这类研究最常关注的靶点是 STN、GPi（帕金森病和肌张力障碍）[24] 以及丘脑腹内侧核（特发性震颤）[8, 25]。微电极记录有助于定位这些脑区内的最佳位置，从而有利于最终的电极植入。

除了以上目前常见的 DBS 指征，针对许多精神类疾病，学界也在探索 DBS 治疗的可能。例如对一些极端的强迫症或者抽动秽语综合征患者（一类合并运动和心理症状的疾病）可以进行腹侧内囊、腹侧纹状体或扣带回 DBS，部分患者的术后疗效令人满意[14-16]。对于难治性强迫症，其他研究尝试使用 STN、内囊前肢腹侧 / 丘脑下脚电刺激[26]。

当然微电极记录也可以对非 DBS 靶点结构进行记录，这主要指在电极路径中遇到的结构，具体包括额叶、纹状体等，在一些样本中可以是靶点以上常规用于定位靶点远端边界的结构，如黑质[27]。在某些研究中，在伦理通过以及患者知情的条件下，可以通过骨孔置入 DBS 不常用的硬膜下电极进行记录[10]。

通常，既往的人类或非人类灵长类动物的静息态磁共振研究以及大量关于动物行为和脑电研究，可以为我们绘制一张路线图。这张路线图记录了各种特定脑区究竟参与了哪些行为。通过 DBS 的平台验证这种脑区与行为模式的关联，为深化理解相关机制提供了机会，尤其是那些人类特有的行为。

三、患者选择和伦理委员会决议

在此类研究必须通过伦理委员会的审查。在理想状态下，拟接受 DBS 治疗的患者应首先接受多学科临床医生的评估。患者接受手术是否合适、适当应由神经外科、神经内科、麻醉科和其他参与患者治疗的医生共同决定。当评估患者适合进行 DBS 手术后，应由临床或研究团队人员通过由伦理委员会批准的知情同意书向患者解释研究相关的可能风险（下文具体解释）。

患者一般会讨好他们的主管医生，他们认为这样可以改善医疗行为或提高他们获得的关注度。因此，研究者应该明确向患者解释无论是否参与研究，均不会影响治疗。此外，在整个过程中尊重患者的自由选择权，例如患者可以在任何阶段选择退出研究[28]。

研究相关风险包括手术时间延长、不适感及与任务相关的焦虑。手术时间的延长的原因在于需要进行行为学实验，或放置临床并不常用的硬膜下电极等。一些特殊的研究可能导致其他风险。一般而言，非标准化的手术操作以及临床流程的变动会产生积累风险。例如，放置硬膜下电极就不是常规的 DBS 手术流程。尽管放置电极比较安全，但是任何附加手术操作还是会产生风险，可能这种风险并不会立即出现。例如，放置硬膜下电极需要额外的时间，因此造成颅内积气，并最终影响 DBS 电极的准确度[29]。一方面，ECoG 相关研究旨在提高未来神经调控的有效性（例如闭环电刺激的源控制信号），另一方面，ECoG 主要用于基础科学研究。因此，在神经调控中证明 EGoG 造成额外操作的合理性更为容易。必须要考虑 ECoG 对患者造成的额外风险。伦理委员会因为研究流程的合理性而批准了研究，并不意味着研究代表着患者的最大利益。

四、设备和仪器安装

对于绝大多数临时记录而言，手术室便是实验室。在这种安排下，一些设备既满足临床要求，经过或不经过调整后，也可以作为实验器械。

DBS 中微电极记录允许对躯体感觉的反应进行评估，高通滤波以后的神经响应可以出现在多个频段，医生调节颌面部以及肢体，而后通过音响喇叭进行监测。经典的做法是将 1 ~ 5 根电极按照 Ben-Gun 矩阵排列并向事前定义好的结构推进，在此期间在路径中的多个位置对躯体运动的电信号反应进行评估。

一般而言，颅内神经数据的记录需要电极、信号放大器以及采集系统。根据研究所要解决的科学问题，可能需要额外的运动评估系统或者会对清醒患者进行行为学实验并进行记录。一例多通道记录并行为学实验请见图 16-1。

一般记录单通道或多通道信号活动，使用的

是电阻在 300 ~ 1000kΩ 的锋利的钨或铂铱电极。电极使用的带通滤波一般使用 300 ~ 1000Hz，这种滤波的方式适合提取微电极尖端周围的动作电位。

由于尼奎斯特定理的要求，为数字采集系统的采样率设定了最低要求。尼奎斯特要求采样率必须 2 倍于感兴趣电活动的最高频率。例如，如果希望采集 10 000Hz 的单神经元电信号，那么根据尼奎斯特定理，采样率最低为 20 000Hz。在实际操作中，由于数据本身的噪音问题，为了保证信号记录的可信性，往往建议数倍于目标频率，而非仅仅 2 倍。高采样率意味着庞大的数据量，此外在处理数据过程中需要模拟信号 – 数字信号的交互界面。目前数据储存的成本相对合理，数据采集设备的功能亦强大，因此一般推荐使用 30 000 ~ 50 000Hz 的采样率设备。

如果需要通过单通道或多通道信号活动验证假设，那么一般频段在 300 ~ 10 000Hz 比较合适。如果需要验证涉及低频局部场电位的

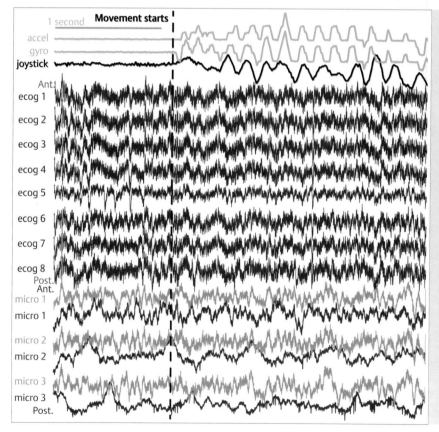

◀ **图 16-1 同步显示行为和神经数据**
术中微电极记录下丘脑腹侧中间核局部场电位和躯体运动皮质 ECoG 数据。3.5s 的复合信息数据。数据包括：三轴加速度/三轴陀螺仪（绿色）、任务操纵杆（黑色）、8 通道 ECoG（蓝色，解剖位置从前到后）和 3 通道深部电极（橙色/红色，解剖位置从前到后）。大电极尖端在微电极尖端上 3mm。电极相互距离 2mm。ECoG 和深部电极均显示局部场电位对运动有反应，微电极同时记录单神经元放电也对运动有反应。运动开始见黑色线

假设（0.5 ～ 600Hz），那么高通滤波需要设置在 0.1Hz，而低通滤波在 1200Hz，进而去捕捉 600Hz 的高频信号。另外，如果在获取数据时不需要"在线"过滤数据，则可以将数据以"原始"形式保存，并将带通滤波器特性设置为最宽松的，以便根据需要进行离线滤波。

有时学者会具备线上分析的条件。尽管这样有利于快速线上分析，但如果不需对神经反馈做出快速的闭环控制，一般进行单纯线上信号分析是无益处的。保存原始数据并执行离线的信号存储更为可取的，因为这样可以用更系统方式执行信号存储。信号采集不应受到繁忙的手术的限制和干扰。

信号放大器以及采集系统应当满足当前和未来预期需求。信号放大器的作用是以一种可靠的方式捕获细微、具有高保真度、带有噪声的神经信号；而采集系统必须能够在不损失数据的情况下快速地向多个通道写入数据。导联的数量取决于具体的临床和研究目的。系统的最低要求是通道数量等于用以记录而植入微电极的导联数量，但是具有研究目的的系统往往要求更高，因其需要额外的模拟和数字输入通道。拥有一部主要服务于临床的系统，其又具有多数据格式存储记录中心是很方便的。此举可以将各种类型的数据整合在其内部（详述见后），额外的通道通常应具有多种不同的连接器类型，并且可以用不同的采样率进行采样。通道应既可以采集信号的振幅上限，同时也超过相应的采样率边界。

举例而言，研究人员可以将加速度计安装在患者四肢上以评估运动，之后这些信号会被发送到放大器和采集系统。出于相关肢体运动生物力学的考虑，肢体运动存在速度和频率的上限，因此这时采用 10 000Hz 或更高的采样可能是多余的。因此，这些输入信号应由软件限制在一个合适的采样率，从而与前述的储存达到平衡。在我们团队，我们通常记录 1000 ～ 3000Hz 的加速度活动，既保证了易于管理的小容量数据，又保证了可以捕捉精细的运动细节[30]。

通常，我们会记录 3 段全带宽微电极数据，3 段低频场电位数据，8 段低采样率模拟通道数据，这些数据长度 2 ～ 3h，共计 10GB。如果额外纳入高带宽场电位数据（如 ECoG）会使每个样本数据大小增加 2 倍。所使用的可记录高带宽数据的神经生理学系统应该能将这些数据快速传输到外部设备进行离线分析。

选择神经电生理监测系统的另一个重要考虑因素是软件。虽然硬件规格应当合适，但其实是软件提供了高质量患者治疗和高效率记录数据处理的交互界面。公司出于好意会为产品提供升级服务，但是国家健康和安全管理委员可能会对设备和接口的更新频率施加限制，那么这就要求新进的产品必须没有重大质量问题。好的商业供应商应当意识到术中研究的重要性，并致力于支持它。当发现硬件和软件漏洞时，应当努力解决问题。只要可能，应使用开源和跨平台的数据格式和软件工具，其相对于封闭格式更加可取，因为这将确保数据存档和数据未来访问的持久性。

五、行为任务控制

在大多数情况下，涉及人类颅内记录的研究需要严格的定量行为和精确的时间戳指标与神经信号进行关联。在患者的手腕上安装一个简单的加速度计，这对于回答一些关于运动和神经活动之间关系的问题来说可能就足够了。但是对于其他的行为活动，如复杂的运动行为和认知这类这样有趣的问题，则需要一个专门的行为任务控制系统。例如，我们的系统使用一个带机架硬件的便携式机箱来存放一台标准的台式计算机、一个用于不同于神经生理学系统的行为的数字采集系统和一个配备多显示器的机箱。这个系统包括一个可以放置在患者面前的监视器以及一个控制任务的操纵杆。我们向患者展示视觉任务，而他们控制一个操纵杆或按钮盒来提供行为反应。对于其他类型的任务，可能使用触觉手套或其他独特的操控器进行患者交互。无论选择何种输入设备来跟踪行为数据，操作的舒适性和可再现性对准确、可靠地捕获性能至关重要。

在我们实验室，使用 MonkeyLogic 设计任务，其实一个基于 MATLAB 的免费软件工具包[31-33]，在心理生理的研究中可以实现毫秒级别的精准度（Monkey Logic 目前由一项 NIH 课题支持并维护，https://www.nimh.nih.gov/labs-at-nimh/research-areas/clinics-and-labs/ln/shn/monkeylogic）。重要的是，这个软件可以向电生理采集系统发送精准的时间戳，在电生理记录端和行为采集端实现了同步化。行为－神经响应同步化的目标在于实现低至 1ms 的精准度；与之相反，为达到行为低时间精度试验方法之间的同步化，例如 fMRI，有的时候通过手动操作来实现（两个手指分别放到两个系统的按键上，这两个按键控制两个系统实现同步）。

六、数据分析

建立强鲁棒性的数据处理和分析流程是高效、可靠的研究流程的关键。尽管大多数分析可以进行事后分析，而不需要在手术室中进行线上分析，但是采集系统的硬件和数据格式仍是起点。在处理同步化的独立系统时，通常需要使用自定义软件根据同步信号对数据进行对齐。

现代神经科学数据分析一般分为两类：连续过程和点过程。连续数据包括任何时间序列，如神经电生理场电位或加速度计的输出数据。点数据由离散的事件组成，比如神经活动或事件计数（例如，选择 A 和 B 的数量）。两种数据格式之间经常需要进行格式转换，处理不同类型数据也有不同的方法。推荐阅读以下基本神经数据方面的指南，这些资料既涉及了相关理论也有实践操作[34, 35]。

在神经生理学中最常见和最重要的预处理步骤之一是单细胞放电归类，它以连续的时间序列记录为输入，并将其转换为一组事件，这些事件被标记为一个或多个单独的"单元"。一般来说，在微电极记录中，神经电活动分类是将单个单细胞放电从其他神经元的电活动中分离出来的过程。通常，以高采样率[3]（30kHz）采样的微电极记录经带通滤波后（0.3 ～ 30kHz），可以获得零均线的噪声基线，再根据噪声的分布计算阈值，并根据与阈值线的交叉分离出神经放电波形。然后使用自动化或半自动化的方法分析这些波形，如主成分分析和聚类算法（如 k-means 算法）。基于波形特征的人工方法、全自动方法或混合方法是常用的方法，但要获得全部真实情况是困难的，因此精确的神经电活动分类仍然是一个活跃的研究领域[36]。开源解决方案和商业解决方案都可以执行单细胞放电归类。

即使是在同一数据类型中，使用不同的常用技术会导致对神经活动定性和定量的不同解释。图 16-2 为 2s ECoG 数据，记录特发性震颤患者躯体运动皮质，显示不同的技术产生不同的结果。分析方法的选择对结果的解释有很大的影响。图 16-2A 显示时间为横轴，经过参考的 Z 值序列。这段数据不同时期可以见到明显的振荡活动，但精确的频率特性需要量化。图 16-2B 为离散傅里叶变换 (discrete Fourier transformed, DFT) 功率谱，其中 1.5Hz 和 22Hz 处出现两个峰。离散傅里叶变换分析假设数据在分析中是恒定的，这是一种被称为"稳定性"的属性，考虑到不同的振荡活动在这段数据中是可变的，因此这可能是一个糟糕的假设。

研究随时间变化的功率谱特征有多种方法。最常见的是短时傅里叶变换（short-time Fourier transform, STFT），通常也称为频谱图（图 16-2）。在短时傅里叶变换中，对一小段时间（本例中为 0.5s）进行分析，并以较短的步进间隔（0.025s）滑动窗口，以提供对神经活动的时变分析。由于频率间隔与分析窗中的时间量成反比，较短的时间窗会导致较大的频率间隔或较差的频率分辨率。在使用短时傅里叶变换时，应该综合考虑频率分辨率、数据量和数据的稳定性。在这里，可以看到低频和高频的活动，但 25Hz 左右的活动主要局限在 1.2s 左右。此外，对数据第一次计算是在 0.25s 左右，最后一次采样在 1.75s 左右，除此之外没有其他数据，这意味着感兴趣的数据需要在时间窗口参数设置的范围内。短时傅里叶变换的时间信息在功率谱中便消失了（图 16-2B）。

基于小波的时变谱分析也被普遍采用。这些方法可以对整个时间窗进行计算，但也有自己的缺点。在图 16-2D 中，能量数据在时间维度上被 Morlet 小波卷积。该方法在高频段与短时傅里叶变换结果一致，但对低频活动的捕捉不显著。

最后，在图 16-2E 中，采用与 Morlet 小波相似的 Hilbert 变换方法。该方法在低频域较好地捕获了 22Hz 左右的活动，这些活动主要来自

数据的前 0.5s。功率谱（图 16-2B）检测到了这一频率特征但是无时间信息；而短时傅里叶变换（图 16-2C）在其第一个时间窗内也检测到了这一特征，但是在图中无法显示；Morlet 小波变换（图 16-2D）发现了这些特征，但是其却被 25Hz 左右的高频活动冲洗掉了。一般来说，时频变换的选择需要基于实验针对某一假设所要解答的问题，其次需要综合考虑时间和频率的精准度。这个例子说明了在对数据进行分析之前，根据假设来选择这些分析的必要性。

目前在各主流计算机平台上有各种各样的硬

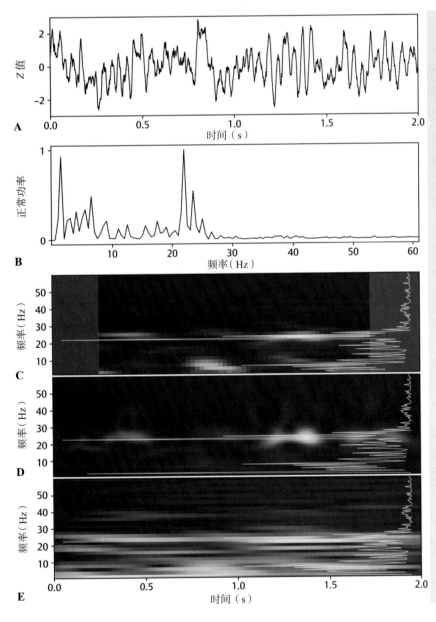

◀ 图 16-2 分析方法的选择影响分析结果的示例

A. 记录特发性震颤患者运动皮质的 2s ECoG 数据。采样率 11000Hz。降频到 1000Hz，重参考，标准化；B. 离散傅里叶变换在 1.5Hz 和 22Hz 处显示高度相似的固定峰值。能量谱的平稳性假设忽略了随时间变化的频率特征；C. 短时傅里叶变换。0.5s 的窗宽，0.025s 的步进间隔。在时间维度上观测到了低频峰和高频峰。时频变换的前 1/2 窗宽和后 1/2 窗宽无法计算。频率分辨率受窗宽长度的限制。在 0.75s 时，5 ～ 10Hz 的活动短暂出现。这里看不到 1.5Hz 的活动。这与 Hilbert 变换结果一致（E）；D. Morlet 小波谱图。σ =7。只有在约 25Hz 的活动可见，且局限在狭窄的时间窗口，这里也没有解决低频活动的问题；E. 希尔伯特变换频谱。既捕捉到低频也捕捉到高频活动，虽然时间分辨率很差，但是分析了整段数据，大部分结果与短时傅里叶变换一致

件可以进行大量的数据分析。此外，根据需要的分析类型，可能存在多个商业软件解决方案，尽管它们通常受到不同操作系统的限制。许多免费和非免费的高级编程语言（例如 Python:https://www.python.org/）很少受到操作系统限制，并有大量专门为科学计算定制的扩展或模块。商业程序（如 Mathworks, Inc. 开发的 MATLAB）通常可从客户支持中获益，而其开源解决方案则有第三方付费支持供应商，其可能会提供帮助。免费软件和商业软件都有大量的用户社区论坛，学者们可以从中获得帮助。

七、基于影像的记录位点重建

对微电极记录数据的离线分析通常需要重建记录和（或）刺激位点，以验证合适的电极位置，并了解神经和（或）行为数据的潜在解剖分布。影像数据（皮质厚度、弥散张量成像）也可以解释术中实验观察到的神经或行为特征。可以使用手术定位和位置确认相关的临床图像，但需要多个处理步骤来计算立体定向坐标。

（一）影像采集的考虑

术前 MRI 通常用于 DBS 植入计划和路径规划。潜在的研究相关序列包括以下几个方面。

● 在使用钆对比剂前使用高分辨率 T_1 加权图像（例如 MPRAGE）进行解剖结构可视化。

● T_2 或 T_2^* 加权图像，最好合并脂肪抑制。将其作为 DWI 的结构模版。

● 使用 DWI 序列在术前计划或是术后分析中进行路径计算。

■ 采集 T_1 和 T_2 加权图像一般是标准临床影像工作流程的一部分。这些图像应该具有高分辨率（体素应该是各向同性 1.0mm）。DW 图像有几个额外、重要的采集参数。一般来说，DW 图像是通过对组织施加成对的磁梯度脉冲来形成的，利用组织的弥散特性最终成像。一般认为，可以通过检测质子在水中的空间扩散各向同性区分白质和灰质，因为质子在富含脂肪的髓鞘中，

其扩散受到更大的限制。示踪技术使用各向异性扩散，每个体素中指定具有最高各向异性的扩散方向（例如，当扩散方向与轴索平行时，被认为是扩散最为受阻的方向）。然后将这些基于体素的方向组合起来，形成对白质传导束的远距离估计。这项技术可以通过与其他结构的连接来帮助识别目标结构，或为神经生理学或临床数据提供额外的解剖学内涵（例如，刺激特定的白质传导束可能产生感觉异常）。为了准确地估计白质传导束的方向，在采集序列中使用了多个扩散梯度方向。为了实现研究目的，推荐至少使用 64 个梯度方向 [37]。DWI 序列通常有一个或多个所谓的 B 值（以 s/mm^2 表示），它描述了组织的扩散的程度。具体地说，B 值是弥散梯度幅值、梯度场持续时间以及第一和第二对脉冲之间持续时间的乘积。使用不同的 B 值可以基于组织扩散系数进行不同的对照。

■ 例如，单壳数据（B = 1000）的 DWI 序列可以用以进行标准的张量模型的弥散成像。获取多壳数据序列后（B = 1000 2850）则可以用于更先进的扩散成像技术 [如神经轴突定向扩散和密度成像（NODDI）或扩散光谱成像（DSI）]。后一种技术通常用于理清轴突密度、定向弥散指数和轴突相干性。

用于 DBS 植入的手术头架也会影响术前的图像序列。患者特制头架，如 FHC 的 StarFix 平台，通常需要术前 CT 扫描，并在手术计划之前与术前 MR 图像进行配准。使用 Integra CRW 或 Leksell 头架的患者同样需要术前 CT。如果患者使用的是磁共振兼容的头架，则应考虑头架和组织的磁场变形。此外，固定的立体定向头架可能会影响患者可容忍的 MRI 扫描的时间，这可能会限制最终的扫描分辨率。一篇关于头架，影像融合以及立体定向手术计划误差来源的综述请见参考文献 [38]。

术中影像学检查为深部或浅表电极定位和（或）颅内积气提供了有价值的数据资料。术中 X 线检查和 CT 则是可用于术中清醒 DBS 患者的简单方法。术中 MRI（通常用于全麻下 DBS

手术）可以提供更多的解剖学细节，但一般与 MER 不兼容。

术后成像（CT 或 MRI）有助于确定电极的最终位置。为直接显示 DBS 电极，可以将术后 CT 重新融合至术前 MR 图像中。术后 MRI 可以更好地识别与气颅相关的大脑位移（如果有的话）。如果使用术后 MRI，必须使用低场强 1.5T，所使用序列须要求头部特定吸收率小于 0.4W/kg。术后功能磁共振检查往往根据个体化要求逐个审查，并可能需要伦理审查委员会批准。

（二）重建电极记录位置

当决定使用某一软件包进行重建后，其往往具有独特的处理步骤。相关软件包括 Analysis of Functional Neuroimages（AFNI; http://afni.nimh. nih.gov）[39, 40]FMRIB 软件库（FSL; http://fls. fmrib.ox.ac.uk/fsl/fslwiki）[41-43] 基于 MATLAB 平台的 Lead-DBS（http://www.lead-dbs.org）[44] 和 Statistical Parametric Mapping（SPM; http://www. fil.ion.ucl.ac.uk/spm）软件包。下面描述的许多步骤都使用了 AFNI，因为它提供了非常灵活的命令行，并可对数据集进行操作，与其他特定模式的软件工具包相互兼容（TORTOISE、Freesurfer），并且是免费和开源的。

重建 DBS 触点或微电极记录坐标有助于在解剖空间理解临床、行为或神经活动数据。一般而言，DBS 电极的"底部"或"终末"位置通常被认为是美敦力 3387 型或 3389 型电极的最底部电极，0 电极。目前在针对患者的特定平台存在半自动化方法[1]，其可以重建 DBS 术后触点[45]或微电极记录位置。

为了进行重建，所有的图像应该使用相同的标准化立体定向空间。可以将术中或术后图像重建到术前计划中，以便了解相对于计划植入的记录或刺激电极位置。然而，这取决于立体定向头架或平台的选择。例如，Leksell 头架通常与 Medtronic StealthStation 或 Brainlab 系统集成，而 FHC StarFix 平台需要 Waypoint 软件。在撰写本文时，Leksell 相关软件尚不能输出图像之间的匹配矩阵或其他信息，而 Waypoint 可以输出图像之间的匹配矩阵以及前后连合的坐标，此外还可将靶点输出为纯文本文件，其后期可使用外部软件包进行处理。

为了在手术计划外建立立体定向坐标空间，可以在术前图像中手动确定前连合和后连合坐标。术前将影像容积数据进行仿射变换，使正中矢状面与前连合 – 后连合轴对齐。前连合 / 后连合测定可以使用如下软件，例如 AFNI、MIPAV（Medical Image Processing, Analysis, and Visualization, http://mipav.cit.nih.gob）或 3D Slicer（https://www.slicer.org）。可以根据神经外科医生的决定，对前连合 / 后连合的描述设定一致性标准。可以通过计划软件和定位图像中电极的深部位置进行导航，从而手动描绘电极的坐标。此外，还可以根据 Leksell 头架的弧角度、环角度和探针的深度重建坐标。

在报道坐标时，区分患者个体坐标和标准空间坐标是很重要的。患者个体坐标是一种依据患者个体手术计划汇报靶点位置的可靠方式，而使用标准空间则可以报道组水平的坐标，以说明解剖或手术的变异性。要将患者的解剖影像标准化至标准空间，需要在患者的高分辨率术前图像（通常为 T_1 加权图像）和标准化模板体积之间进行非线性配准（如 AFNI 的 3dQwarp）。通常使用蒙特利尔神经学研究所（Montreal Neurological Institute，MNI）的图谱，如 2009 年发表的 152 例备试的平均脑图谱（http:// www.bic.mni.mcgill. ca/ServicesAtlases/ICBM152NLin2009）[46-48]。也有面向特定疾病和皮质下结构的图谱，包括 multi-contrast PD25 图谱，其来自于 Schaltenbrand 图谱（http://nist.mni.mcgill.ca/?p=1209）[49-51]。Lead-DBS 项目包括各类皮质下（http://www.lead-dbs. org/?page_id=45）和皮质（http://www.lead-dbs. org/?page_id=1004）图谱。每个图谱都有自己的局限性，所以验证组水平的结果可能需要两个或两个以上的图谱（图 16-3）。

ECoG 电极位置的重建通常是通过术中或术后 CT 图像进行的。由于 ECoG 电极附着于皮质

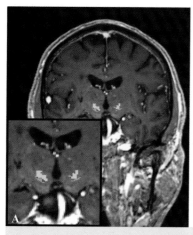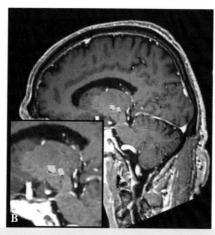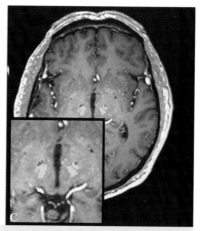

▲ 图 16-3　来自两个图谱（**TT_N27, MNI PD25**）的丘脑底核体积覆盖在一例患者 T_1 加权像的个体空间

A. 冠位；B. 矢状位；C. 轴位。左下角的插图代表每个图的中心区域。橙色的体素代表来自 MNI PD25 图谱的 STN，绿色的体素代表来自 TT_N27 图谱的丘脑底核体积，红色的体素表示两者之间的重叠

表面，其更容易受到大脑移位和变形的影响，而这往往是由气颅或电极本身所造成的。虽然可以使用感觉或运动诱发电位近似估计电极位置，准确的电极定位仍需相关研究。

一些研究团队使用 X 线定位 ECoG 电极[52]，其他团队使用基于图像的方法来重建皮质表面结构并和弹性能量函数来描述组织和电极的变形[17]。

（三）其他基于影像的分析

可以通过个体的解剖分割或图谱的感兴趣区研究特定靶点核团的分布特征（例如背侧和腹侧 STN 的区别）。可以使用 Freesurfer 的 reconall 命令（https://surfer.nmr.mgh.harvard.edu）[53] 进行特定患者的皮质和皮质下的分割。为了方便使用，输入的 T_1 图像应当首先配准完毕。如果 Freesurfer 不足以描述感兴趣区/结构，则可以在个体或标准空间下使用基于图谱的感兴趣区的方法。无论采用何种方法，都可以通过与感兴趣区质心坐标进行比较，来描绘记录或刺激坐标的位置分布。

（四）弥散张量成像分析

对于 DTI 分析，应该将 T_2 和 DW 图像映射到手术计划的坐标空间。可以通过 TORTOISE 的"DIFFPREP"功能对 DWI 数据进行预处理（https://science.nichd.nih.gov/confluence/display/nihpd/TOR-TOISE）[54]。由于 DW 图像容易出现各种形式的变形（参见综述[37]），因此纠正这些误差非常重要。预处理步骤包括（但不限于）涡流校正、运动校正和降噪。不管选择哪种 DTI 软件，都应该使用类似的功能来执行这些预处理步骤。

使用 AFNI 的追踪估计，必须指定一个感兴趣区网络来描述每个传导束"连接"到什么结构。同样，Freesurfer 中针对患者的分割也可以用于基于图谱的感兴趣区。此外，感兴趣区可以围绕感兴趣的坐标（例如，在一个特定的记录坐标上建立一个 2mm 半径的球体）生成，或从观察到制定神经/行为特征（例如，高 β 振荡活动）的体素中生成。出于研究目的，应该进行概率追踪，因为确定追踪容易在源 DWIs 中产生偏差并掩盖多重传导束交叉。

八、局限性

虽然 DBS 手术为直接观察人类的大脑提供了一个相当独特的机会，但其存在明显的局限性。也许最大的局限性在于只能记录患有神经系

统疾病的样本。因此，即便行为指标看起来非常正常，与"正常"脑功能相关的神经活动可能已被病理环境所影响。在某些情况下，可以在不同疾病患者中采集到相同结构的数据（如帕金森病或肌张力障碍患者的 GPi 核团）；这可能会对解释数据产出一些概括性的结论，但不同的疾病可能存在共同的病理机制（如经常可以观察到帕金森患者出现肌张力障碍运动），如上情况限制了我们获得超越疾患者群的一般性结论的能力。

从单神经元微电极记录收集的数据仅提供了相对有限的空间分辨率，因此其不能代表整个神经环路。这种现象并不是人类电生理研究所特有的，长时间以来学术界一直探索如何在时间分辨率和空间分辨率中取得平衡，同样的有一些空间分辨率更高但时间分辨率有限的方法，例如非侵入性的影像学研究。如何能将两种方法学结合在一起将非常的有趣 [55]。

此外，手术室的环境本身也带来如下挑战。例如，患者的体位会使患者在完成任务时难以自如地活动，并可能导致在执行任务时快速疲劳。此外，患者姿势不当可能会扭曲运动症状。由于患者不能自由站立和行走，因此无法检测主要的亚症状，如影响步态的症状。同样，由于体位和照明的限制以及手术室电气和机械噪声，进行视觉追踪的任务也极具挑战性。在适当的时候，可能需要对行为任务进行修改以实现对手术室条件的必要妥协。

与非手术环境中类似的经典实验长度相比，术中行为实验持续时间有限。由于神经元反应（特别是单神经元放电）可变（或者说"噪声干扰"），所以在这样的实验中，需要对行为状态进行多次重复。因此，理想的术中研究实验条件应相对较少，整体结构尽量简单。这可能会限制学者研究更复杂的认知功能，诸如"学习"这种非平稳认知现象的能力。

此外，快速识别和保持可靠的神经元信号是一项挑战，因为信号可能会因为脑组织与电极位置之间的物理变化（物理漂移）而改变，或由于神经元兴奋性或完整性的缓慢变化（生理漂移）而漂移。在非人类的电生理实验中，分离的神经元可在急性记录情况下稳定数小时，或在慢性记录情况下稳定数天或数周。在接受侵入性电生理监测的癫痫患者中，可以进行更长时间、稳定的神经信号记录。相反，术中神经生理监测通常只允许几分钟的稳定记录。

患者由于焦虑、嗜睡或身体不适（例如因头架造成的压力），在术前可能需要临时服用抗焦虑药物，类似情况在手术过程中也可出现。这可能对患者的警觉度、认知或情感造成轻微、长期的影响。帕金森病患者术前会停药数小时，尽管最后一次服药剂量加大，其还是会因为停药逐渐感到不适，例如疼痛性肌张力障碍等症状。这些因素会导致不可靠的行为数据或错误的任务结果。一些看似平凡的变量就可以影响患者的状态，例如患者在床上的体位。而患者的状态又进一步决定了实验的可靠性，哪怕是简单的运动任务行为也会受到类似的影响。因此，必须优化术中研究的每一项具有挑战性的环节，以使记录的数据具有意义。

九、结论

虽然有许多潜在的限制和陷阱使进行术中神经生理学实验异常复杂，但在单个神经元水平之上，实时观察人类大脑活动的机会非常难得，因此其极具吸引力也非常重要。精心设计和执行这类实验可以跨越中间的动物模型验证过程，探明相关神经病理神经生理学机制。同样地，精致设计后相关抽象概念的研究有助于在神经元水平研究人类认知功能。

参考文献

[1] Lauro PM, Lee S, Ahn M, Barborica A, Asaad WF. DBStar: An open-source toolkit for imaging analysis with patient-customized deep brain stimulation platforms. Stereotact Funct Neurosurg. 2018; 96(1):13–21

[2] Seifried C, Weise L, Hartmann R, et al. Intraoperative microelectrode recording for the delineation of subthalamic nucleus topography in Parkinson's disease. Brain Stimul. 2012; 5(3):378–387

[3] Reck C, Maarouf M, Wojtecki L, et al. Clinical outcome of subthalamic stimulation in Parkinson's disease is improved by intraoperative multiple trajectories microelectrode recording. J Neurol Surg A Cent Eur Neurosurg. 2012; 73: 377–386

[4] Gross RE, Krack P, Rodriguez-Oroz MC, Rezai AR, Benabid AL. Electrophysiological mapping for the implantation of deep brain stimulators for Parkinson's disease and tremor. Mov Disord. 2006; 21 Suppl 14:S259–S283

[5] Williams ZM, Neimat JS, Cosgrove GR, Eskandar EN. Timing and direction selectivity of subthalamic and pallidal neurons in patients with Parkinson disease. Exp Brain Res. 2005; 162(4):407–416

[6] Moran A, Bergman H, Israel Z, Bar-Gad I. Subthalamic nucleus functional organization revealed by parkinsonian neuronal oscillations and synchrony. Brain. 2008; 131(Pt 12):3395–3409

[7] Holdefer RN, Cohen BA, Greene KA. Intraoperative local field recording for deep brain stimulation in Parkinson's disease and essential tremor. Mov Disord. 2010; 25(13):2067–2075

[8] Hubble JP, Busenbark KL, Wilkinson S, Penn RD, Lyons K, Koller WC. Deep brain stimulation for essential tremor. Neurology. 1996; 46(4):1150–1153

[9] Weinberger M, Mahant N, Hutchison WD, et al. Beta oscillatory activity in the subthalamic nucleus and its relation to dopaminergic response in Parkinson's disease. J Neurophysiol. 2006; 96(6):3248–3256

[10] Miocinovic S, de Hemptinne C, Qasim S, Ostrem JL, Starr PA. Patterns of cortical synchronization in isolated dystonia compared with Parkinson disease. JAMA Neurol. 2015; 72(11):1244–1251

[11] Israelashvili M, Loewenstern Y, Bar-Gad I. Abnormal neuronal activity in Tourette syndrome and its modulation using deep brain stimulation. J Neurophysiol. 2015; 114(1):6–20

[12] Priori A, Giannicola G, Rosa M, et al. Deep brain electrophysiological recordings provide clues to the pathophysiology of Tourette syndrome. Neurosci Biobehav Rev. 2013; 37(6):1063–1068

[13] Hampson M, Tokoglu F, King RA, Constable RT, Leckman JF. Brain areas coactivating with motor cortex during chronic motor tics and intentional movements. Biol Psychiatry. 2009; 65(7):594–599

[14] Mian MK, Campos M, Sheth SA, Eskandar EN. Deep brain stimulation for obsessive-compulsive disorder: past, present, and future. Neurosurg Focus. 2010; 29(2):E10

[15] Visser-Vandewalle V, Kuhn J. Deep brain stimulation for Tourette syndrome. Handb Clin Neurol. 2013; 116:251–258

[16] Kim W, Pouratian N. Deep brain stimulation for Tourette syndrome. Neurosurg Clin N Am. 2014; 25(1):117–135

[17] Trotta M, Cocjin J, Whitehead E, et al. Surface based electrode localization and standardized regions of interest for intracranial EEG. Hum Brain Mapp. 201 8; 39:709–721

[18] Yang T, Hakimian S, Schwartz TH. Intraoperative ElectroCorticoGraphy (ECog): indications, techniques, and utility in epilepsy surgery. Epileptic Disord. 2014; 16(3):271–279

[19] Greiner HM, Horn PS, Tenney JR, et al. Preresection intraoperative electrocorticography (ECoG) abnormalities predict seizure-onset zone and outcome in pediatric epilepsy surgery. Epilepsia. 2016; 57(4):582–589

[20] Hanson TL, Fuller AM, Lebedev MA, Turner DA, Nicolelis MA. Subcortical neuronal ensembles: an analysis of motor task association, tremor, oscillations, and synchrony in human patients. J Neurosci. 2012; 32(25): 8620–8632

[21] Levy R, Hutchison WD, Lozano AM, Dostrovsky JO. High-frequency synchronization of neuronal activity in the subthalamic nucleus of parkinsonian patients with limb tremor. J Neurosci. 2000; 20(20):7766–7775

[22] Zavala BA, Tan H, Little S, et al. Midline frontal cortex low-frequency activity drives subthalamic nucleus oscillations during conflict. J Neurosci. 2014; 34 (21):7322–7333

[23] Zaghloul KA, Weidemann CT, Lega BC, Jaggi JL, Baltuch GH, Kahana MJ. Neuronal activity in the human subthalamic nucleus encodes decision conflict during action selection. J Neurosci. 2012; 32(7):2453–2460

[24] Vidailhet M, Vercueil L, Houeto JL, et al. French Stimulation du Pallidum Interne dans la Dystonie (SPIDY) Study Group. Bilateral deep-brain stimulation of the globus pallidus in primary generalized dystonia. N Engl J Med. 2005; 352(5):459–467

[25] Kumar R, Lozano AM, Kim YJ, et al. Double-blind evaluation of subthalamic nucleus deep brain stimulation in advanced Parkinson's disease. Neurology. 1998; 51(3):850–855

[26] Tierney TS, Abd-El-Barr MM, Stanford AD, Foote KD, Okun MS. Deep brain stimulation and ablation for obsessive compulsive disorder: evolution of contemporary indications, targets and techniques. Int J Neurosci. 2014; 124(6): 394–402

[27] Ramayya AG, Zaghloul KA, Weidemann CT, Baltuch GH, Kahana MJ. Electrophysiological evidence for functionally distinct neuronal populations in the human substantia nigra. Front Hum Neurosci. 2014; 8:655

[28] Patel SR, Sheth SA, Martinez-Rubio C, et al. Studying task-related activity of individual neurons in the human brain. Nat Protoc. 2013; 8(5):949–957

[29] Panov F, Levin E, de Hemptinne C, et al. Intraoperative electrocorticography for physiological research in movement disorders: principles and experience in 200 cases. J Neurosurg. 2017; 126(1):122–131

[30] Schaeffer EL, Liu DY, Guerin J, Ahn M, Lee S, Asaad WF. A low-cost solution for quantification of movement during DBS surgery. J Neurosci Methods. 2018; 303:136–145

[31] Asaad WF, Eskandar EN. A flexible software tool for temporally-precise behavioral control in Matlab. J Neurosci Methods. 2008; 174(2):245–258

[32] Asaad WF, Eskandar EN. Achieving behavioral control with millisecond resolution in a high-level programming environment. J Neurosci Methods. 2008; 173(2):235–240

[33] Asaad WF, Santhanam N, McClellan S, Freedman DJ. High-performance execution of psychophysical tasks with complex visual stimuli in MATLAB. J Neurophysiol. 2013; 109(1):249–260

[34] Cohen M. Analyzing Neural Time Series Data: Theory and Practice. MIT Press; 2014

[35] Kass R, Eden U, Brown E. Analysis of Neural Data. In: New York, NY: Springer; 2014

[36] Wood F, Black MJ, Vargas-Irwin C, Fellows M, Donoghue JP. On the variability of manual spike sorting. IEEE Trans Biomed Eng. 2004; 51(6):912–918

[37] Jones DK, Knösche TR, Turner R. White matter integrity, fiber count, and other fallacies: the do's and don'ts of diffusion MRI. Neuroimage. 2013; 73:239–254

[38] Zrinzo L. Pitfalls in precision stereotactic surgery. Surg Neurol Int. 2012; 3 Suppl 1:S53–S61

[39] Cox RW. AFNI: software for analysis and visualization of functional magnetic resonance neuroimages. Comput Biomed Res. 1996; 29(3):162–173

[40] Saad ZS, Reynolds RC. SUMA. Neuroimage. 2012; 62(2):768–773

[41] Smith SM, Jenkinson M, Woolrich MW, et al. Advances in functional and structural MR image analysis and implementation as FSL. Neuroimage. 2004; 23 Suppl 1:S208–S219

[42] Woolrich MW, Jbabdi S, Patenaude B, et al. Bayesian analysis of neuroimaging data in FSL. Neuroimage. 2009; 45(1) Suppl:S173–S186

[43] Jenkinson M, Beckmann CF, Behrens TE, Woolrich MW, Smith SM. FSL. Neuroimage. 2012; 62(2):782–790

[44] Horn A, Kühn AA. Lead-DBS: a toolbox for deep brain stimulation electrode localizations and visualizations. Neuroimage. 2015; 107:127–135

[45] Lauro PM, Vanegas-Arroyave N, Huang L, et al. DBSproc: An open source process for DBS electrode localization and tractographic analysis. Hum Brain Mapp. 2016; 37(1):422–433

[46] Collins D, Zijdenbos A, Baaré W, Evans A. ANIMAL + INSECT: Improved Cortical Structure Segmentation. In: Information Processing in Medical Imaging. Berlin, Heidelberg: Springer; 1999

[47] Fonov V, Evans A, McKinstry R, Almli C, Collins D. Unbiased nonlinear average age-appropriate brain templates from birth to adulthood. Neuroimage. 2009; 47(Suppl) (1):S102

[48] Fonov V, Evans AC, Botteron K, Almli CR, McKinstry RC, Collins DL, Brain Development Cooperative Group. Unbiased average age-appropriate atlases for pediatric studies. Neuroimage. 2011; 54(1):313–327

[49] Xiao Y, Bériault S, Pike GB, Collins DL. Multicontrast multiecho FLASH MRI for targeting the subthalamic nucleus. Magn Reson Imaging. 2012; 30(5):627–640

[50] Xiao Y, Fonov V, Bériault S, et al. Multi-contrast unbiased MRI atlas of a Parkinson's disease population. Int J CARS. 2015; 10(3):329–341

[51] Xiao Y, Fonov V, Chakravarty MM, et al. A dataset of multi-contrast population- averaged brain MRI atlases of a Parkinson's disease cohort. Data Brief. 2017; 12:370–379

[52] Randazzo MJ, Kondylis ED, Alhourani A, et al. Three-dimensional localization of cortical electrodes in deep brain stimulation surgery from intraoperative fluoroscopy. Neuroimage. 2016; 125:515–521

[53] Fischl B. FreeSurfer. Neuroimage. 2012; 62(2):774–781

[54] Pierpaoli C, Walker L, Irfanoglu M, et al. TORTOISE: An Integrated Software Package for Processing of Diffusion MRI Data. Stockholm, Sweden; 2010

[55] Sheth SA, Mian MK, Patel SR, et al. Human dorsal anterior cingulate cortex neurons mediate ongoing behavioural adaptation. Nature. 2012; 488(7410): 218–221

第17章　脑深部电刺激：儿科疾病应用中的技术与实践
Deep Brain Stimulation: Techniques and Practice for Pediatrics Indications

Travis S. Tierney, William S. Anderson, H. Isaac Chen, Shenandoah Robinson　**著**

王　秀　赵宝田　张建国　**译**

摘要：儿童时期的运动障碍疾病通常表现为痉挛或肌张力障碍。目前引起儿童运动障碍的最常见原因是脑瘫，多数表现为不同程度的痉挛和肌张力障碍。我们检索了治疗这两种情况的手术选择。苍白球DBS对于DYT1+、DYT6+和DYT11+等基因亚型相关原发性肌张力障碍效果最好，而苍白球DBS和鞘内巴氯芬注射对于遗传性变性病相关肌张力障碍、肌张力障碍性脑瘫等继发肌张力障碍的治疗疗效次之。痉挛同样常见，其治疗多根据患者年龄、症状严重程度和肢体分布等方面进行个体化治疗。6岁以下脑瘫儿童最好先应用肉毒素治疗，因其痉挛症状多随年龄逐渐缓解。另一方面，多种形式的儿童肌张力障碍将随年龄逐渐进展，因此早期手术干预是有必要的。针对不同病因，如何选择最理想的手术时机和最有效的手术方式目前尚无明确研究结论，但早期实施外科手术多数是有效的。然而，两种威胁生命的运动障碍状态是急需药物或急诊手术干预的，即巴氯芬撤药和肌张力障碍持续状态。由于这两种急症偶尔会被忽略，所以外科医生需仔细识别其早期或潜在的症状。最后，随着本领域的发展，对于儿童期某些神经精神疾病，如抽动秽语综合征和冲动－控制障碍也在探索研究中。

关键词：毁损，巴氯芬，脑深部电刺激，肌张力障碍，神经调控，儿童，痉挛，手术

一、概述

儿童时期的运动障碍疾病多以运动过多为主[1]，多数是一过性的（如行为规癖、抽动症和肌阵挛），但也有少数类型逐渐进展或持续存在，最后需神经外科手术干预（例如肌张力障碍，舞蹈－手足徐动症）。尽管痉挛同样是以运动失调为特点，但是传统观点未将其定义为"运动障碍"[2]，尽管这样脑瘫性痉挛仍是儿科运动障碍门诊最常见的症状。上述提及的相关疾病多数并非急症，但需要有经验的运动障碍疾病多学科团队进行细致讨论。另一方面，两类威胁生命的疾病状态需快速识别和外科干预：巴氯芬撤药症状和肌张力障碍持续状态。巴氯芬过量，当未能预测时则可能是临床急症，虽极少致命，但需要数日的呼吸机支持和脑脊液置换。本章节将讨论这些急症、原发性和继发性肌张力障碍的干预并初步讨论儿科典型的神经精神疾病图雷特综合征。强迫症和其他类型的精神障碍的外科治疗在儿科尚无高质量研究，需进一步探索。本章节将重点介绍DBS疗法对一系列儿童疾病的应用及其与成人相比的不同之处。

二、需要神经外科急诊处理的儿童运动障碍疾病

儿科的某些运动障碍可突然出现，某些状态甚至需要在门诊或急诊进行紧急外科干预，例如类似于旋转半脱位的良性阵发性斜颈和类似癫痫发作的 Sandifer 综合征或肌张力障碍风暴。多数情况下需要病史询问、体格检查、影像及电生理诊断等检查进一步明确诊断，急诊神经外科处理可能被推迟。

典型巴氯芬过量多数是医源性的，可出现在鞘内巴氯芬泵在充满 / 程控或者在手术修复后未进行剂量调整等情况下，药物过量可很快出现通气不足、迟缓性瘫痪和昏迷。但是高剂量巴氯芬没有神经毒性，在给予支持护理的前提下几天内就能完全恢复，多数需要在重症监护室监测下进行呼吸支持。尽管部分医生推荐胆碱酯酶抑制剂毒扁豆碱或苯二氮䓬受体拮抗药氟马西尼用以缓解症状 [3, 4]，但是对于巴氯芬过量目前没有特异性药物解毒剂，两种药物目前并未发现对该类急症有效 [5-7]，并且最新共识不建议这些药物用于鞘内巴氯芬泵过量的治疗 [8]。最有效的办法就是停止药物泵和从泵入口吸出 20 ～ 30ml 脑脊液。

另一方面，肌张力障碍持续状态 [9, 10] 或巴氯芬撤药反应 [8, 11] 的诊断延迟可能是致命的。若怀疑这两种威胁生命的情况，需紧急至外科就诊并迅速启动药物和外科综合治疗。两种状况常规早期处理方式包括气管插管或安置口咽通气道并随后进入儿科重症监护室，积极补液预防肌蛋白尿并发的肾损伤，迅速纠正电解质和静脉应用苯二氮䓬药物。表 17-1 列出了对于这两种相近情况的初步诊断和管理的简单流程。

为了防止巴氯芬撤药反应的进展，有必要早期干预并重新启动鞘内巴氯芬给药治疗。应用口服或肠道内给予高剂量巴氯芬也难以争取有效治疗的时间，因为口服途径难以在脑脊液中获得较高的药物浓度 [12, 13]。肠道给药仅有 1% ～ 2% 的巴氯芬能够透过血脑屏障，并不能预防像癫痫等中枢神经系统的戒断症状。肠道应用巴氯芬和赛

庚啶可用于降低非中枢神经系统并发症，如瘙痒症。静脉应用 $GABA_B$ 受体调节药苯二氮䓬类（剂量参考表 17-1）或丙泊酚可以非常有效控制症状进展 [14]，并且预防戒断后癫痫发作。由于儿童持续应用丙泊酚存在发生丙泊酚输注综合征的风险，因此不推荐应用该药。与巴氯芬过量类似，撤药反应多出现在再注药时期。通常情况下，针对低剂量问题，首先着重进行药物泵监测，确认其正常的药物浓度、泵率和剂量。通过检查药物泵日志排除泵给药延迟，这种情况虽然少见，但是发生时很容易被发现并排除。尚无相关技术可以监测是否需要药泵补药，若需排除泵内药物耗尽，可立即泵内补充药物。设置一次单剂量给药可以使症状迅速缓解。排除人为因素之后，导管问题是撤药反应最常见的原因。断裂或绞缠可以通过平片诊断。通过给药测试或抽吸不可能检测到所有的梗阻问题。如果怀疑导管问题，手术探查是恢复药物传输迅速有效的办法。尽管过去应用染色剂注射进行检测，但是这类方式多不能有效诊断且会延迟手术探查时间。对于发生脑膜炎或植入物感染等不幸的病例，有必要进行手术取出并且应用广谱抗生素。对于鞘内巴氯芬给药药物使用剂量较高合并泵感染患者，几天内药物迅速逐渐减量，同步应用广谱抗生素可减少感染和撤药反应的同时并提高了整体安全性。这种情况下病例报道提示应用腰穿置管重建外源性鞘内巴氯芬给药疗法是可行的 [15, 16]。在进行鞘内阿片制剂治疗患者中发现可形成炎性肉芽肿，但是在鞘内巴氯芬给药给药患者中尚未报道。

与巴氯芬撤药反应症状类似，肌张力障碍持续状态（又被称为肌张力障碍风暴或肌张力障碍危象）在儿童可很快进展甚至威胁生命，若存在难治性药物性昏迷，则需紧急外科干预 [17]。早期启动治疗的目标是干预横纹肌溶解和呼吸衰竭。多数病例既往已诊断为肌张力障碍，但在少数综合征如 I 型戊二酸尿症 [18]，症状可表现为肌张力障碍持续状态，可被误诊为癫痫持续状态。尽管各种形式的肌张力障碍均可能加剧恶

表 17-1　治疗肌张力障碍持续状态和鞘内巴氯芬泵撤药症状的初步管理流程

	肌张力障碍持续状态	鞘内巴氯芬泵戒断
关注精神状态	多数没有改变	早期易激惹、谵妄、癫痫发作
识别关键临床特征	快速进展的痛性痉挛，多表现为角弓反张姿势 无明显自主神经症状的高热 早期延髓性痉挛导致的呼吸衰竭	瘙痒、竖毛（鸡皮疙瘩）、严重反弹性痉挛 体温过高伴自主神经不稳定（心动过速、呼吸急促、血压不稳定） 早期弥散性血管内凝血导致快速多器官衰竭
启动急诊处理模式（维持气道、呼吸和循环）	低阈值气管插管 1.5 倍维持液 A 线，脉搏血氧饱和度，心脏监护	静脉应用地西泮（或咪达唑仑） 评估是否需要气管插管积极静脉补液 [维持尿量＞ 0.5ml（kg·h）] A 线，脉搏血氧监测，心脏监护（应用简易 12 导心电图仪） 肠内应用巴氯芬和赛庚啶
初步化验检查	动脉血气分析、胸部 X 线扫描、全血细胞计数、全代谢检测、血清肌酸激酶、尿肌红蛋白、血和尿液革兰染色和细菌培养	动脉血气分析、胸部 X 线扫描和腹部 X 线扫描、全血细胞计数、全代谢检测、血清肌酸激酶、尿肌红蛋白、血和尿液革兰染色和细菌培养、肝功能检测、凝血检查 包括纤维蛋白原和 D-二聚体）
启动药物治疗	地西泮或咪达唑仑静脉滴注，肌松药缓慢滴注（或需要呼吸机支持） 若未插管则应用可乐定注射 [0.25 ～ 2.0μg/（kg·h）] 退热药 丹曲林和尿液碱化控制横纹肌溶解进展 若怀疑感染则应用广谱抗生素	静脉应用地西泮或咪达唑仑，肌松药缓慢滴注（或需要呼吸机维持） 通过腰穿鞘内给药或病情严重可应用腰穿置管采用撤药前给药速率持续给药 退热药 丹曲林和尿液碱化控制横纹肌溶解进展 若怀疑感染则应用广谱抗生素
检查可纠正的诱发因素	胃肠炎 腹泻 潜在的感染 近期药物调整	管路不通（40%） 药物泵功能障碍（查看日志） 储药囊耗竭（检测最后一次补药并补充药物以排除储药囊填充问题） 感染，脑膜炎
确定处置方案	转入重症监护病房	重症监护室或手术室进行药物泵矫正
急诊处理目标	避免横纹肌溶解	尽快恢复鞘内巴氯芬给药治疗

化，其中获得性（即继发性）肌张力障碍最容易出现肌张力障碍风暴[19, 20]。可诱发该危象的因素包括感染、发热、脱水、DBS 或鞘内巴氯芬给药停止治疗等状况[21, 22]。后者诱发因素多出现在可植入式 IPG 电量或巴氯芬储备耗竭情况下。系统检测和重启治疗是尽早解决问题的关键。当特异性药物治疗和麻醉昏迷不能有效控制肌张力障碍持续状态时，双侧苍白球电极植入是需要考虑的外科干预措施[21, 23-27]。目前文献报道因为肌张力障碍风暴接受 DBS 手术的最小患儿是 4 岁[28]。尝试应用巴氯芬泵控制肌张力障碍持续状态也有报道[22, 29-31]。有的中心报道鞘内巴氯芬给药疗法明显不如 DBS 有效率高[32, 33]，尤其是对于继发性肌张力障碍患者。但是，鞘内巴氯芬给药的

应用在笔者工作经历中是成功的。单侧苍白球毁损[10, 34]，甚至分期双侧毁损[35, 36]是有效的，尽管是过去的治疗手段[37, 38]，对于治疗伴发感染或存在其他硬件植入禁忌证的肌张力障碍持续状态患者是需要考虑的方法[39, 40]。

三、肌张力障碍

肌张力障碍存在不同亚型，其正式定义的共同点在于[1] "是一种运动障碍疾病，表现为由于肌肉的持续或间歇性不自主收缩引起的肢体扭曲 /重复运动、异常姿势或二者均有"。临床上肌张力障碍多表现为拮抗药的不自主收缩，其典型的铅管样强直与痉挛相关的折刀样强直有着本质的

区别（见下文）。随着儿童长大，伴随疾病出现的进行性加重的功能障碍、疼痛和社会孤立等是早期外科干预的重要适应证。与成年起病的肌张力障碍多为局灶性不同，儿童期肌张力障碍通常在诊断后短期内就累及全身[41]，尤其是原发性肌张力障碍[42]。经典但目前已弃用的术语"变形性肌张力障碍"与目前术语"原发性肌张力障碍"是同义词，遗传学分析发现的数个异常基因使得原发性肌张力障碍分成了数个亚型[43, 44]。通常来说原发性肌张力障碍属于罕见疾病，儿童患病率为 1/30 000 ~ 1/10 000，犹太人中的患病率要高数倍。

继发性肌张力障碍患者与原发性肌张力障碍不同，其头颅 MRI 多可见明显的结构性损伤（苍白球的内侧段）[20]（图 17-1）。继发性肌张力障碍病因广泛，包括遗传性和获得性病因，最常见的是脑瘫相关的肌张力障碍，患病率为 2/1000 ~ 3/1000 或脑瘫患儿中有 15% ~ 25% 存在肌张力障碍[45]。通常继发性肌张力障碍对 DBS 的治疗反应不如原发性肌张力障碍，但是开放标签临床试验和个案报道提示迟发型肌张力障碍[46-48]、严格筛选的脑瘫性肌张力障碍[49, 50]和像泛酸激酶相关神经退行性病变（pantothenate kinase-associated neurodegeneration，PKAN）[51, 52]等某些遗传性变性病对双侧苍白球刺激存在治疗反应。鞘内巴氯芬给药可以改善多数但不是所有继发性肌张力障碍患者的舒适度和功能。

儿童肌张力障碍的早期临床表现多轻微，但在少数情况下如上述介绍，肌张力障碍风暴是疾病的首发表现，并需要外科迅速干预。顿挫型肌张力障碍多间歇性出现症状并常表现为一侧肢体的扭曲。这种情况下家庭录像是有帮助的。就诊于有经验的儿科运动障碍疾病专家使得患者受益更多。从引导早期进行原发性或神经变性相关肌张力障碍的基因检测到调整正在进行的药物治疗，多学科团队是有必要的。为了长期随访患者并顺利过渡至成人相关科室，由神经内科、精神科和（或）发育儿科学组成的专业多学科团队是对这类复杂疾病患者的成功治疗是有必要的。

尽管详细的肌张力障碍诊断不是本章节介绍的重点，神经外科医生应该掌握肌张力障碍诊断的几点陷阱，掌握哪些基因亚型对 DBS 或鞘内巴氯芬给药治疗反应最好并熟悉基本的评价量表。原发性肌张力障碍评估量表（Burke-Fahn-Marsden Dystonia Rating Scale，BFMDRS）和继发性肌张力障碍评估量表（Barry-Albright Dystonic Scale，BAD）在儿童已经获得认可[53-56]。这些量表可以作为判断治疗疗效的基准和用以对比不同中心的治疗预后。

Segawa 综合征（Segawa syndrome）[57]，也被称之为多巴胺反应性肌张力障碍（DYT5+），儿童期起病并以痉挛和帕金森症状为特点，临床偶尔被误诊为肌张力障碍性脑瘫[58, 59]。由于

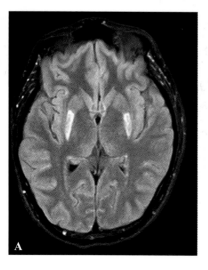 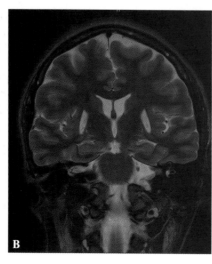

◀图 17-1　因缺氧性脑损伤导致的继发性脑瘫患者的影像图

19 岁女性患者因缺氧性脑损伤导致的继发性脑瘫，轴位 flair 序列和冠位 T₂ 加权像显示屏状核和苍白球高信号，临床以全身性继发肌张力障碍为特征

Segawa 综合征和其他某些肌张力障碍类型对低剂量的左旋多巴有戏剧性的反应[43]，多数专家推荐对于所有儿童患者进行左旋多巴试验。在某些病例中病史和影像学检查若不能完全明确肌张力障碍性脑瘫的诊断，延期手术并进行数周的左旋多巴治疗试验是有必要的，这样可以避免误诊和不必要的手术。

通常情况下，相较于继发性肌张力障碍，原发性肌张力障碍被认为对 DBS 的治疗反应更有效[47]。目前已经发现了数个原发性肌张力障碍的遗传学病因，曾经术语"特发性全面性肌张力障碍"变得有些不恰当。目前对扭转痉挛可筛选出 20 余个基因亚型，类似于遗传变性相关的继发性肌张力障碍[60]。一旦疑诊肌张力障碍，需进行高分辨率影像排除各种形式的继发性肌张力障碍（如肌张力障碍性脑瘫、Rett 综合征、雷诺病、铁沉积疾病、外伤、肿瘤和卒中），这项检查进行的同时需就诊于医学遗传学医生。幸运的是，早发性原发性肌张力障碍中最常见的形式是双侧苍白球电刺激治疗最有效的类型。伴有 DYT1 基因突变的肌张力障碍，是由于 9 号染色体长臂（9q）TOR1A 基因的 CAG 缺失，占 40% ～ 60% 儿童起病的原发性肌张力障碍患者[61]。开放标签临床研究显示头颈部为主的肌张力障碍（DYT6+）和肌阵挛肌张力障碍（DYT11+）等常染色体显性遗传对 DBS 有着同样的治疗反应[62, 63]。多个研究也证实某些未明确遗传病因的原发性肌张力障碍，即所谓的非 DYT 型，同样对苍白球刺激有较好的治疗反应[64]。

对于除苍白球以外的靶点，如丘脑腹外侧核和丘脑底核，同样也用于治疗儿童肌张力障碍[65]，但是这些核团多用于某些病例，如苍白球电刺激电极位置良好但无效或者出现运动减少不良反应的患者[66]。尽管美国食品药品监督管理局（Food and Drug Administration，FDA）人道用途器材豁免规定允许向丘脑底核（subthalamic nucleus，STN）植入电极，但是目前对于儿科原发性[67]和继发性肌张力障碍[68]选择最多的靶点还是后腹侧苍白球。尽管继发性肌张力障碍的 DBS 治疗属于超适应证治疗，但针对个别患者的治疗不需要向 FDA 申请或由医院伦理委员会批准。儿童患者目前尚无对比研究结论指导肌张力障碍靶点的选择，报道提示 STN 可能是对苍白球存在损伤的患者较好的选择[20]，多发生在继发性肌张力障碍。然而，对于原发性肌张力障碍，腹后苍白球是推崇的位点。继发性肌张力障碍多数对鞘内巴氯芬给药治疗有效[69]。在某些病例中，鞘内巴氯芬给药可有效改善患者的功能和舒适程度。对于严重类型肌张力障碍鞘内巴氯芬给药联合 DBS 可能会获益。

四、痉挛

痉挛相比较肌张力障碍更为常见，仅在美国可影响 300 000 例 18 岁以下患儿。矛盾的是，围产期护理水平的提高似乎增加了痉挛的发病率，低体重高危患儿成活率提高，其中部分患者将发展为脑瘫[70, 71]。肢体的痉挛被定义为速度依赖性的，在被动运动时肌抵抗增强，根据受累部位临床可分为 4 种类型：四肢轻瘫（或称四肢麻痹）、轻截瘫（或称双瘫）、偏瘫和单肢轻瘫。肢体功能障碍的分布很大程度上指导治疗方案的选择。比如说单肢瘫对局部肉毒素注射治疗反应较好，但是四肢轻瘫可选择鞘内巴氯芬给药治疗。对于仔细筛选的双下肢痉挛性瘫痪患者，选择性脊神经切断术疗效可能较为理想。应注意一点不是所有的痉挛状态都对患者有害。许多患者利用肌肉痉挛可维持躯干姿势和支撑力量较弱的腿部肌肉。尽管引起痉挛的起始病因可能是稳定非进展性损伤，但是痉挛对功能和全身舒适度的影响是进展性的[72]。在另一方面，"进行性加重的痉挛"可能是对某些疾病漏诊的警示，包括肌张力过度增加相关的肌张力障碍或遗传痉挛型截瘫（或称家族性痉挛性截瘫或 Strumpell-Lorrain 病）[73]。在美国脑瘫的严重程度模式正在逐渐改变[74]，这可能反映了产科和新生儿科护理的提高。随着护理水平的提高，部分患儿仅遗有较少的功能缺陷，但部分患儿也存在比较明显的功能缺陷，这部分患者在过去的医疗水平下可能无法存活。

痉挛可在临床进行分级并应用以下两种量表中的一种进行随访：一个是较为简单、获得验证的改良 Ashworth 量表[75, 76]；一个是更为综合但使用较少的 Tardieu 量表（表 17-2）[77]。两个量

表 17-2　儿童肌张力障碍两个常用的评估量表 *

部位和描述	BFMDRS-M（分值范围：1～120ᵃ）	BADS（分值范围：0～32ᵇ）
眼睛——涉及眼部的肌张力障碍症状包括：长时间的眼睑痉挛和（或）强迫性眼睛偏转	0 无肌张力障碍症状 1 轻微：偶有眨眼症状 2 轻度：频繁眨眼，但无长时间的眼睛痉挛闭合 3 中度：长时间眼睑痉挛性闭合，但眼睑多数情况下是睁开的 4 重度：长时间眼睑痉挛性闭合，闭合时间大于 30% 的时间	0 无症状 1 轻微：症状出现时间不到清醒时间的 10%，且不影响视物追踪 2 轻度：频繁眨眼但无长时间痉挛型眼睑闭合，和（或）眼睑症状出现时间不到清醒时间的 50% 3 中度：眼睑长时间痉挛型闭合，但多数情况下眼睛可自由睁开，和（或）眼部症状出现时间超过清醒时间的 50%，并影响到视物追踪，但可重新追踪视物 4 重度：眼睑可长时间痉挛型闭合，眼睑闭合超过清醒时间的 30% 以上，眼部症状出现时间超过清醒时间的 50% 并不能完成视物追踪
口——累及口部的肌张力障碍症状包括鬼脸样动作、下颌紧闭或歪斜、强迫性张口和（或）强迫性推舌	0 无肌张力障碍症状 1 轻微：偶尔出现鬼脸样动作或其他口部运动症状 2 轻度：运动症状的出现时间少于 50% 的清醒时间 3 中度：大多数时间均存在肌张力障碍性运动或肌肉收缩 4 重度：绝大多数时间均出现严重的肌张力障碍症状或肌肉收缩	0 无症状 1 轻微：肌张力障碍出现时间不足清醒时间的 10%，且不影响言语和（或）进食 2 轻度：肌张力障碍出现时间不足清醒时间的 50%，且不影响言语和（或）进食 3 中度：肌张力障碍出现时间超过清醒时间的 50%，且已经影响言语和（或）进食 4 重度：肌张力障碍出现时间超过清醒时间的 50%，已不能言语和（或）进食
言语和吞咽	0 正常状态 1 轻微受累，言语较容易听懂或偶尔抽动 2 言语听起来有些困难或频繁出现抽动症状 3 言语难以听懂或不能吞咽实性食物 4 完全或严重口吃，或吞咽软性或流食严重困难	
颈部肌张力障碍症状包括颈部被牵拉至任何方向：伸、前屈、侧屈或扭转	0 无肌张力障碍症状 1 轻微：偶尔被牵拉 2 明显斜颈，但是轻度 3 中度被牵拉 4 极度被牵拉	0 无症状 1 轻微：颈部牵拉症状不足清醒时间的 10%，且不影响躺卧、坐下、站立和（或）行走功能 2 轻度：颈部牵拉症状不足清醒时间的 50%，且不影响躺卧、坐下、站立和（或）行走功能 3 中度：颈部牵拉症状超过清醒时间的 50%，且已影响躺卧、坐下、站立和（或）行走功能 4 重度：颈部牵拉症状超过清醒时间的 50%，患者不能坐在常规轮椅上（如需要特殊的头部休息），也不能完成站立和（或）行走功能
上肢——累及上肢的肌张力障碍症状包括持续肌肉收缩引起的异常姿势，每一侧肢体分别评分	0 无肌张力障碍症状 1 轻微：临床症状不显著 2 轻度：肌张力障碍明显但不影响功能 3 中度：可以抓握，保留部分操作功能 4 重度：不能完成抓握功能	0 无症状 1 轻微：肌张力障碍时间不足清醒时间的 10%，且不影响正常姿势和（或）功能活动 2 轻度：肌张力障碍时间不足清醒时间的 50%，且不影响正常姿势和（或）功能活动 3 中度：肌张力障碍时间超过清醒时间的 50%，且影响正常姿势和（或）上肢功能活动 4 重度：肌张力障碍时间超过清醒时间的 50%，不能维持正常姿势和（或）不能完成上肢的功能活动（如上肢防御以抵挡伤害）

（续　表）

部位和描述	BFMDRS-M（分值范围：1 ～ 120ᵃ）	BADS（分值范围：0 ～ 32ᵇ）
躯干——躯干的肌张力障碍症状包括躯干被牵拉至不同的方向：屈、伸、侧倾或扭转	0 无肌张力障碍症状 1 轻微屈曲；无临床意义 2 明显屈曲，但不影响站立和行走 3 重度弯曲，影响站立和行走 4 躯干极度弯曲，不能站立和行走	0 无症状 1 轻微：牵拉症状不足清醒时间的10%，且不影响躺卧、坐下、站立和（或）行走功能 2 轻度：牵拉症状不足清醒时间的50%，且不影响躺卧、坐下、站立和（或）行走功能 3. 中度：牵拉症状超过清醒时间的50%，且不影响躺卧、坐下、站立和（或）行走功能 4 重度：牵拉症状超过清醒时间的50%，患者不能坐在常规轮椅上（如需辅助坐姿设备），也不能完成站立和（或）行走功能
下肢——下肢肌张力障碍的症状即肌肉持续收缩引起的异常姿势。每一侧肢体分别评分	0 无肌张力障碍症状 1 轻微：存在肌张力障碍症状，但无功能障碍，无临床意义 2 轻度：走路轻快且不需要帮助 3 中度：走路严重受限或需要协助 4 重度：受累肢体不能完成站立和行走	0 无症状 1 轻微：肌张力障碍出现时间不足清醒时间的10%，且不影响正常的姿势和（或）功能活动 2 轻度：肌张力障碍时间不足清醒时间的50%，且不影响正常姿势和（或）功能活动 3 中度：肌张力障碍时间超过清醒时间的50%，且影响正常姿势和（或）下肢的持重及功能活动 4 重度：肌张力障碍时间超过清醒时间的50%，且不能维持正常姿势和（或）下肢持重和其他功能活动

*. 用以评价原发性肌张力障碍的 Burke-Fahn-Marsden Dystonia Rating Scale 运动评分 (BFMDRS-M) 和评价继发性肌张力障碍 (Barry-Albright Dystonia，BAD) 的量表

a. 以上每个区域的 BFMDRS 严重程度评分需与以下诱发因子分数相乘：0，静止或运动时无肌张力障碍症状；1，仅在进行某一动作时出现肌张力障碍症状；2，多个动作均可出现肌张力障碍症状；3. 由远隔肢体运动触发或在静止状态下间断出现；4. 静止时表现为持续表现肌张力障碍症状。对语言和吞咽功能的诱发因子：0，无症状；1. 偶尔出现言语或吞咽困难；2. 频繁出现言语或吞咽某一症状困难；3. 频繁出现言语或吞咽某一症状困难，而另一症状偶尔出现；4. 吞咽和言语困难两种症状均频繁出现。另外，眼部、口和颈部的触发因子和严重程度给予加权系数 1/2。量表总分为 120

b. BADS 量表评分是 8 个躯体区域严重程度评分的总和，最高为 32 分

表均提供了评估各肢体关节痉挛程度的方法且是患者选择的重要标准。

患儿往往卧位接受检查，每个关节依次系统评估，应特别注意下肢的屈肌和内旋肌。测试腿部和躯干的肌力也很重要，因为有些孩子可能会通过不自主的痉挛性收缩来代偿的肌肉无力，以改善他们的步态和重心移动。在这些情况下，改善痉挛的干预措施实际上可能会使整体的运动功能恶化。若关节严重痉挛持续数月，肌肉和肌腱往往会逐渐挛缩变短，这种状态并不能随着痉挛的治疗而改善。通常这种情况往往发生在足底屈肌、膝屈肌和髋内收肌，后者常导致进行性髋关节半脱位和髋臼畸形。治疗痉挛性双侧瘫痪的主要目的就是避免病情进展到这种令人痛苦的状态。本章不详细讨论挛缩的矫形治疗，而是包括各种肌肉骨骼松解术和康复治疗，以保持通过手术改善的运动能力[78, 79]。

在进行任何外科治疗之前，医生应与孩子、家长和相关护理人员进行坦诚的讨论，确定手术预期效果，并确定一些共同的目标。一般来说，治疗目标应该包括：①减轻疼痛；②促进常规护理，如洗澡和饮食；③预防挛缩；④一定程度的功能改善。通常，患者对功能改善的期望值会比较高，术前应该如实告知患者并降低患者一些不切实际的预期，从而共同制定一些比较现实的目标。总的来说，现实的预期目标包括提高日常生活活动能力，如穿衣、换衣和走动。是否存在某些因素可以预测改善精细运动如书写和中线部位功能如言语和吞咽功能等，目前尚无研究得出结论。同样尚无结论证实可以通过选择性背根切断术或鞘内巴氯芬给药疗法获得功能改善的预测因素。目前临床对手术干预患者的选择标准主要

是痉挛的严重程度、躯体分布以及患儿年龄因素（表 17-3）。

五、抽动秽语综合征

由于抽动和冲动症状可存在于神经病学和儿科精神科疾病中，所以抽动秽语综合征是一种典型的儿科神经精神疾病。临床上抽动秽语综合征以青春期前出现的运动性和发声性抽搐为特征，且常与注意力缺陷多动障碍和强迫症相关，但是抽动秽语综合征与这些共病的关系仍存在争议[24, 80, 81]。与痉挛相类似，在青春期期间抽动的严重程度多逐渐减弱，1/3 的抽动秽语综合征患儿在成年早期抽动症状完全消失[82, 83]。尽管这样自然转归的病史，但许多中心现在对严重致残性运动或发声性抽动的患儿同样进行外科手术[84-87]。最常见的手段包括双侧丘脑（中央中核 – 束旁核和腹嘴核复合体）或苍白球（内侧部）植入 DBS 电极。通常情况下以往文献报道的抽动秽语综合征儿童患者接受 DBS 手术的疗效与成年患者的研究结论相类似。部分学者从伦理和疾病生物学角度主张对儿童神经精神疾病进行外科治疗时需谨慎[88]。从另外一个方面来说，药物难治性抽动秽语综合征患儿应该被当成极易受到伤害的群体，应该在规范的儿科研究中心对这类患者进行小样本的外科手术研究，前提是外科手术已在成人患者中验证了有效性和安全性。谨慎但及时的儿童精神疾病治疗经验多来源于既往儿童运动障碍疾病 DBS 手术成功的案例[89, 90]。目前仍没有政府管理部门批准 DBS 治疗成人或儿童抽动秽语综合征相关抽动症，对此可能的解释包括疾病罕见，哪怕在大型医学研究中心同样少见；缺少重要的多中心随机研究，不同研究的治疗靶点和结局多种多样（详见第 14 章，抽动秽语综合征的 DBS 治疗）。为完成该目标，由美国抽动秽语综合征协会最近发起的国际注册研究，希望通过对全世界大样本病例分析获得所有的不良反应和有效性数据[91]。2009 年类似的研究数据被提交并获得美国 FDA 人道主义器械豁免用以治疗强迫症，强迫症是另外一个儿童起病的发育相关的精神疾病[80]。

六、外科手术相关思考

某些功能神经外科的先进技术已在成年患者中提出、验证并获得进一步改进，尽管儿童患者也取得理想疗效，但对儿童患者在执行前需再三考虑[92-97]。由于儿童疾病本身的复杂性，许多患儿可能在外科治疗后获益较多，但是同样也面临较高的并发症，如营养不良导致的切口不愈合和感染[98]。年龄较小患儿骨骼发育尚不成熟可能会影响手术方式的选择。

表 17-3　两种常用儿童痉挛评定量表的比较

改良 Ashworth 量表分级	描　述	Tardieu 量表分级 [a]	描　述
0	肌张力没有增高	0	被动活动时没有阻力
1	肌张力轻微增高	1	被动活动时有轻微阻力但是没有卡住现象
1+	肌张力轻微增高，遇到最小阻力时有卡住现象	2	被释放后卡住在某个固定的角度
2	肌张力显著增高，但关节活动灵活	3	疲劳性阵挛 < 10s
3	肌张力巨大，关节被动活动困难	4	没有疲劳性阵挛
4	关节在屈伸活动时有隆起（或关节不能活动）	5	关节不能活动

a. Tardieu 量表评估需要用到三种速度（v_1：尽可能慢的速度，v_2：等同于重力下降的速度，v_3：尽可能快的速度）评估肌肉的痉挛，并注意关节出现卡住现象的角度。"卡住现象"是指当肢体在被动运动范围内移动时，感觉到的肌肉阻力突然增加的现象

为了最大限度地降低伤口愈合不良的发生，许多儿科运动障碍疾病多学科研究项目都包含了儿科胃肠病学和营养学专家。需要数月时间提高患者的体重指数并降低并发症的发生。有必要临时或长久补充营养以确保伤口顺利愈合。患儿若被诊断为肌张力障碍和痉挛并在将来可能进行外科手术，需要尽早强调营养充分以保证大脑发育及手术切口正常愈合。这样将避免手术前紧急解决营养问题导致的手术治疗延迟。

感染控制方案已在大多数儿科神经外科中心广泛应用。尽管不同中心的方案细节存在细微差异，近期本方案的应用明显降低了儿童患者硬件相关感染事件的发生，许多中心的年感染率不到 3%。对于术前无法明确获益的患儿，降低感染率可以显著降低患儿的风险 – 获益比。

由于手术干预的目标是改善患者的舒适度、功能和自我独立，对年龄较小患儿的手术干预可能获益。为满足 DBS 手术用立体定位头架，患儿颅缝需已闭合且有足够厚度。由于神经遗传疾病对骨发育的影响，尚不能明确特异的体重或年龄限制，术前应给予患儿个体进行评估。对于拟置入鞘内巴氯芬泵的患儿，每例患儿的身体习性和营养状态需谨慎评估。通常要求 15kg 以上的稳定体重，但没有固定的体重阈值。对于选择性脊髓背根切断患者，由于高强度的术后康复且需患者执行和配合，患者最好已经足够成熟并能自我激励以改善其步态。

在接受外科手术时，患儿在进行硬件设备置入阶段需考虑到将来身体的成长和体重的增加。尽管身体成长是大家非常关心的问题，但从未成为大家的担忧。

七、脑深部电刺激置入病例举例

患者已经过多学科参与的运动障碍疾病病例讨论。在治疗团队、患者和家属同意进行后，患者在设有术中 MRI 的手术室中准备手术。患者在全麻下安置带有 4 根头钉的头架。在完成备皮、整理和裁剪后，在双额拟钻孔处头皮安置 MRI 基准标记点（图 17-2）。随后患者躺在 MRI 扫描仪器中并扫描 3D T_1 影像（图 17-2A）。应用立体定向定位系统，确定每一侧的穿刺路径，随后置入陶制套管（图 17-2B）。MRI 再次扫描确认陶制套管的位置（图 17-2C）。随后植入电极并固定在颅骨上。手术最后再进行 MRI 扫描并确定电极位置。术后当天晚上扫描 CT 以评估潜在的并发症。将电极线轻柔的盘成圈并埋在帽状腱膜下，随后缝合伤口（图 17-2E）。患者下次入院进行脉冲发生器埋置并与电极导线连接。

八、未来的方向

通常从技术角度来说，在儿童患者应用的功能神经外科干预手段多来源于成人类似疾病的治疗经验。在该领域手术创新性的发展的自然过程仍将继续。在技术创新方面，如影像引导电极植入而不用微电极记录，到儿科精神疾病领域新的治疗适应证的发现，儿科功能神经外科的发展多由成人功能神经外科中心医生的挑战和兴趣驱动的。最近，对从专门的儿科神经外科中心带来有针对性的专业知识的优势有了更大的认识。在主要治疗领域（选择性背根神经切断、DBS 和鞘内巴氯芬给药疗法）不断出现的技术革新，使得儿童患者运动障碍疾病的手术干预更为安全。

基因学、影像学和其他诊断技术的进步将扩展儿童功能神经外科可治疗的疾病谱。某些特殊的疾病如自闭症谱系疾病逐渐成为外科手术的适应证[99-101]。这些具有挑战性、明显发育障碍性疾病的探索治疗，最好先在具备充分亚专科专家的儿科医院进行。小儿功能神经外科领域正在涌现出一批在小儿神经外科和功能性神经外科双重培训的子专业人员。最近成立的儿科国际 DBS（PEDIDBS）注册项目[102]有力地证明了在儿科功能神经外科领域正在进行新的努力合作。

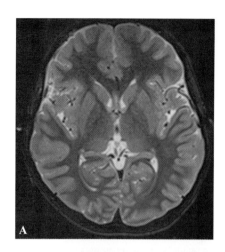
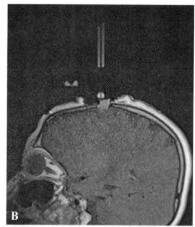
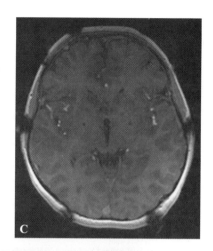
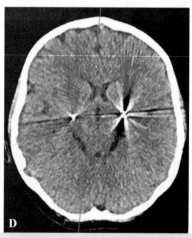
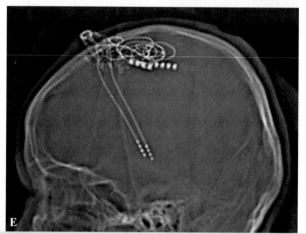

▲ 图 17-2　磁共振成像引导下，在一名患有 *DYT6* 突变的儿童患者中植入脑深部电极示意图

九、小儿功能神经外科的亮点

● 苍白球 DBS 几乎对大多数的药物难治性原发性肌张力障碍非常有效，包括 DYT1+、DYT6+ 和 DYT11+ 等亚型。

● 对儿童期起病的肌张力障碍有必要进行左旋多巴试验以排除多巴胺反应性肌张力障碍。

● 苍白球 DBS 和鞘内巴氯芬给药疗法对脑瘫麻痹和神经退行性疾病相关肌张力障碍的治疗有中等程度以上的治疗疗效。

● 痉挛在儿童患儿常见，其治疗应根据年龄、严重程度和肢体分布范围进行个体化治疗。

● 鞘内巴氯芬给药可有效控制上肢和下肢痉挛状态。

● 选择性背根神经切断可永久性改善某些痉挛性下肢瘫患儿的步态，并避免相关硬件设备的体内植入。

参考文献

[1] Sanger TD, Delgado MR, Gaebler-Spira D, Hallett M, Mink JW, Task Force on Childhood Motor Disorders. Classification and definition of disorders causing hypertonia in childhood. Pediatrics. 2003; 111(1):e89–e97

[2] Singer. Movement Disorders in Childhood. 2010

[3] Greenberg MS. Handbook of neurosurgery. New York: Thieme; 2016

[4] Müller-Schwefe G, Penn RD. Physostigmine in the treatment of intrathecal baclofen overdose. Report of three cases. J Neurosurg. 1989; 71(2):273–275

[5] Byrnes SM, Watson GW, Hardy PA. Flumazenil: an unreliable antagonist in baclofen overdose. Anaesthesia. 1996; 51(5):481–482

[6] Delhaas EM, Brouwers JR. Intrathecal baclofen overdose: report of 7 events in 5 patients and review of the literature. Int J Clin Pharmacol Ther Toxicol. 1991; 29(7):274–280

[7] Rushman S, McLaren I. Management of intra-thecal baclofen overdose. Intensive Care Med. 1999; 25(2):239

[8] Saulino M, Anderson DJ, Doble J, et al. Best practices for intrathecal baclofen therapy: troubleshooting. Neuromodulation. 2016; 19(6):632–641

[9] Allen NM, Lin JP, Lynch T, King MD. Status dystonicus: a practice guide. Dev Med Child Neurol. 2014; 56(2):105–112

[10] Manji H, Howard RS, Miller DH, et al. Status dystonicus: the syndrome and its management. Brain. 1998; 121(Pt 2):243–252

[11] Watve SV, Sivan M, Raza WA, Jamil FF. Management of acute overdose or withdrawal state in intrathecal baclofen therapy. Spinal Cord. 2012; 50(2): 107–111
[12] Fernandes P, Dolan L, Weinstein SL. Intrathecal baclofen withdrawal syndrome following posterior spinal fusion for neuromuscular scoliosis: a case report. Iowa Orthop J. 2008; 28:77–80
[13] Ross JC, Cook AM, Stewart GL, Fahy BG. Acute intrathecal baclofen withdrawal: a brief review of treatment options. Neurocrit Care. 2011; 14(1):103–108
[14] Ackland GL, Fox R. Low-dose propofol infusion for controlling acute hyperspasticity after withdrawal of intrathecal baclofen therapy. Anesthesiology. 2005; 103(3):663–665
[15] Bellinger A, Siriwetchadarak R, Rosenquist R, Greenlee JD. Prevention of intrathecal baclofen withdrawal syndrome: successful use of a temporary intrathecal catheter. Reg Anesth Pain Med. 2009; 34(6):600–602
[16] Duhon BS, MacDonald JD. Infusion of intrathecal baclofen for acute withdrawal. Technical note. J Neurosurg. 2007; 107(4):878–880
[17] Lumsden DE, King MD, Allen NM. Status dystonicus in childhood. Curr Opin Pediatr. 2017; 29(6):674–682
[18] Boy N, Mühlhausen C, Maier EM, et al. additional individual contributors. Proposed recommendations for diagnosing and managing individuals with glutaric aciduria type I: second revision. J Inherit Metab Dis. 2017; 40(1):75–101
[19] Fasano A, Ricciardi L, Bentivoglio AR, et al. Status dystonicus: predictors of outcome and progression patterns of underlying disease. Mov Disord. 2012; 27(6):783–788
[20] Tierney TS, Lozano AM. Surgical treatment for secondary dystonia. Mov Disord. 2012; 27(13):1598–1605
[21] Apetauerova D, Schirmer CM, Shils JL, Zani J, Arle JE. Successful bilateral deep brain stimulation of the globus pallidus internus for persistent status dystonicus and generalized chorea. J Neurosurg. 2010; 113(3):634–638
[22] Muirhead W, Jalloh I, Vloeberghs M. Status dystonicus resembling the intrathecal baclofen withdrawal syndrome: a case report and review of the literature. J Med Case Reports. 2010; 4:294
[23] Coubes P, Echenne B, Roubertie A, et al. Treatment of early-onset generalized dystonia by chronic bilateral stimulation of the internal globus pallidus. Apropos of a case. Neurochirurgie. 1999; 45(2):139–144
[24] Jankovic J, Kurlan R. Tourette syndrome: evolving concepts. Mov Disord. 2011; 26(6):1149–1156
[25] Jech R, Bares M, Urgosík D, et al. Deep brain stimulation in acute management of status dystonicus. Mov Disord. 2009; 24(15):2291–2292
[26] Walcott BP, Nahed BV, Kahle KT, Duhaime AC, Sharma N, Eskandar EN. Deep brain stimulation for medically refractory life-threatening status dystonicus in children. J Neurosurg Pediatr. 2012; 9(1):99–102
[27] Zorzi G, Marras C, Nardocci N, et al. Stimulation of the globus pallidus internus for childhood-onset dystonia. Mov Disord. 2005; 20(9):1194–1200
[28] Chakraborti S, Hasegawa H, Lumsden DE, et al. Bilateral subthalamic nucleus deep brain stimulation for refractory total body dystonia secondary to metabolic autopallidotomy in a 4-year-old boy with infantile methylmalonic acidemia: case report. J Neurosurg Pediatr. 2013; 12(4):374–379
[29] Grosso S, Verrotti A, Messina M, Sacchini M, Balestri P. Management of status dystonicus in children. Cases report and review. Eur J Paediatr Neurol. 2012; 16(4):390–395
[30] Mariotti P, Fasano A, Contarino MF, et al. Management of status dystonicus: our experience and review of the literature. Mov Disord. 2007; 22(7):963– 968
[31] Narayan RK, Loubser PG, Jankovic J, Donovan WH, Bontke CF. Intrathecal baclofen for intractable axial dystonia. Neurology. 1991; 41(7):1141–1142
[32] Dalvi A, Fahn S, Ford B. Intrathecal baclofen in the treatment of dystonic storm. Mov Disord. 1998; 13(3):611–612
[33] Elkay M, Silver K, Penn RD, Dalvi A. Dystonic storm due to Batten's disease treated with pallidotomy and deep brain stimulation. Mov Disord. 2009; 24 (7):1048–1053
[34] Justesen CR, Penn RD, Kroin JS, Egel RT. Stereotactic pallidotomy in a child with Hallervorden-Spatz disease. Case report. J Neurosurg. 1999; 90(3): 551–554
[35] Balas I, Kovacs N, Hollody K. Staged bilateral stereotactic pallidothalamotomy for life-threatening dystonia in a child with Hallervorden-Spatz disease. Mov Disord. 2006; 21(1):82–85
[36] Kyriagis M, Grattan-Smith P, Scheinberg A, Teo C, Nakaji N, Waugh M. Status dystonicus and Hallervorden-Spatz disease: treatment with intrathecal baclofen and pallidotomy. J Paediatr Child Health. 2004; 40(5–6):322–325
[37] Cif L, Hariz M. Seventy years of pallidotomy for movement disorders. Mov Disord. 2017; 32(7):972–982
[38] Gross RE. What happened to posteroventral pallidotomy for Parkinson's disease and dystonia? Neurotherapeutics. 2008; 5(2):281–293
[39] Blomstedt P, Taira T, Hariz M. Rescue pallidotomy for dystonia through implanted deep brain stimulation electrode. Surg Neurol Int. 2016; 7 Suppl 35: S815–S817
[40] Marras CE, Rizzi M, Cantonetti L, et al. Pallidotomy for medically refractory status dystonicus in childhood. Dev Med Child Neurol. 2014; 56(7):649–656
[41] Weiss EM, Hershey T, Karimi M, et al. Relative risk of spread of symptoms among the focal onset primary dystonias. Mov Disord. 2006; 21(8):1175– 1181
[42] Tabbal SD. Childhood dystonias. Curr Treat Options Neurol. 2015; 17(3):339
[43] Albanese A, Bhatia K, Bressman SB, et al. Phenomenology and classification of dystonia: a consensus update. Mov Disord. 2013; 28(7):863–873
[44] Fahn S. Concept and classification of dystonia. Adv Neurol. 1988; 50:1–8
[45] Winter S, Autry A, Boyle C, Yeargin-Allsopp M. Trends in the prevalence of cerebral palsy in a population-based study. Pediatrics. 2002; 110(6):1220– 1225
[46] Damier P, Thobois S, Witjas T, et al. French Stimulation for Tardive Dyskinesia (STARDYS) Study Group. Bilateral deep brain stimulation of the globus pallidus to treat tardive dyskinesia. Arch Gen Psychiatry. 2007; 64(2):170– 176
[47] Eltahawy HA, Saint-Cyr J, Giladi N, Lang AE, Lozano AM. Primary dystonia is more responsive than secondary dystonia to pallidal interventions: outcome after pallidotomy or pallidal deep brain stimulation. Neurosurgery. 2004; 54 (3):613–619, discussion 619–621
[48] Macerollo A, Deuschl G. Deep brain stimulation for tardive syndromes: systematic review and meta-analysis. J Neurol Sci. 2018; 389:55–60
[49] Koy A, Timmermann L. Deep brain stimulation in cerebral palsy: challenges and opportunities. Eur J Paediatr Neurol. 2017; 21(1):118–121
[50] Vidailhet M, Yelnik J, Lagrange C, et al. French SPIDY-2 Study Group. Bilateral pallidal deep brain stimulation for the treatment of patients with dystoniachoreoathetosis cerebral palsy: a prospective pilot study. Lancet Neurol. 2009; 8(8):709–717
[51] Castelnau P, Cif L, Valente EM, et al. Pallidal stimulation improves pantothenate kinase-associated neurodegeneration. Ann Neurol. 2005; 57(5):738–741
[52] Timmermann L, Pauls KA, Wieland K, et al. Dystonia in neurodegeneration with brain iron accumulation: outcome of bilateral pallidal stimulation. Brain. 2010; 133(Pt 3):701–712
[53] Barry MJ, VanSwearingen JM, Albright AL. Reliability and responsiveness of the Barry-Albright Dystonia Scale. Dev Med Child Neurol. 1999; 41(6):404–411
[54] Burke RE, Fahn S, Marsden CD, Bressman SB, Moskowitz C, Friedman J. Validity and reliability of a rating scale for the primary torsion dystonias. Neurology. 1985; 35(1):73–77
[55] Johanna KM, Loïs V, et al. The Burke-Fahn-Marsden Dystonia Rating Scale is age-dependent in healthy children. Mov Disord Clin Pract (Hoboken). 2016; 3(6):580–586
[56] Mink JW. Special concerns in defining, studying, and treating dystonia in children. Mov Disord. 2013; 28(7):921–925
[57] Segawa M. Dopa-responsive dystonia. Handb Clin Neurol. 2011; 100:539–557
[58] Boyd K, Patterson V. Dopa responsive dystonia: a treatable condition misdiagnosed as cerebral palsy. BMJ. 1989; 298(6679):1019–1020
[59] Fletcher NA, Thompson PD, Scadding JW, Marsden CD. Successful treatment of childhood onset symptomatic dystonia with levodopa. J Neurol Neurosurg Psychiatry. 1993; 56(8):865–867
[60] Jinnah HA, Alterman R, Klein C, et al. Deep brain stimulation for dystonia: a novel perspective on the value of genetic testing. J Neural Transm (Vienna). 2017; 124(4):417–430
[61] Uc EY, Rodnitzky RL. Childhood dystonia. Semin Pediatr Neurol. 2003; 10 (1):52–61
[62] Brüggemann N, Kühn A, Schneider SA, et al. Short- and long-term outcome of chronic pallidal neurostimulation in monogenic isolated dystonia. Neurology. 2015; 84(9):895–903
[63] Rughani AI, Lozano AM. Surgical treatment of myoclonus dystonia syndrome. Mov Disord. 2013; 28(3):282–287
[64] Zorzi G, Carecchio M, Zibordi F, Garavaglia B, Nardocci N. Diagnosis and treatment of pediatric onset isolated dystonia. Eur J Paediatr Neurol. 2018; 22(2):238–244
[65] Lumsden DE, Kaminska M, Ashkan K, Selway R, Lin JP. Deep brain stimulation for childhood dystonia: is 'where' as important as in 'whom'? Eur J Paediatr Neurol. 2017; 21(1):176–184
[66] Berman BD, Starr PA, Marks WJ, Jr, Ostrem JL. Induction of bradykinesia with pallidal deep brain stimulation in patients with cranial-cervical dystonia. Stereotact Funct Neurosurg. 2009; 87(1):37–44
[67] DiFrancesco MF, Halpern CH, Hurtig HH, Baltuch GH, Heuer GG. Pediatric indications for deep brain stimulation. Childs Nerv Syst. 2012; 28(10):1701–1714
[68] Koy A, Hellmich M, Pauls KA, et al. Effects of deep brain stimulation in dyskinetic cerebral palsy: a meta-analysis. Mov Disord. 2013; 28(5):647–654
[69] Albright AL, Ferson SS. Intraventricular baclofen for dystonia: techniques and outcomes. Clinical article. J Neurosurg Pediatr. 2009; 3(1):11–14
[70] Odding E, Roebroeck ME, Stam HJ. The epidemiology of cerebral palsy: incidence, impairments and risk factors. Disabil Rehabil. 2006; 28(4):183–191
[71] Reid SM, Meehan E, McIntyre S, Goldsmith S, Badawi N, Reddihough DS, Australian Cerebral Palsy Register Group. Temporal trends in cerebral palsy by impairment severity and birth gestation. Dev Med Child Neurol. 2016; 58 Suppl 2:25–35
[72] Nelson KB, Ellenberg JH. Children who 'outgrew' cerebral palsy. Pediatrics. 1982; 69(5):529–536
[73] Fink JK. Hereditary spastic paraplegia. Curr Neurol Neurosci Rep. 2006; 6(1): 65–76
[74] Durkin MS, Benedict RE, Christensen D, et al. Prevalence of cerebral palsy among 8-year-old children in 2010 and preliminary evidence of trends in its relationship to low birthweight. Paediatr Perinat Epidemiol. 2016; 30(5): 496–510
[75] Delgado MR, Albright AL. Movement disorders in children: definitions, classifications, and grading systems. J Child Neurol. 2003; 18 Suppl 1:S1–S8
[76] Platz T, Eickhof C, Nuyens G, Vuadens P. Clinical scales for the assessment of spasticity, associated phenomena, and function: a systematic review of the literature. Disabil Rehabil. 2005; 27(1–2):7–18
[77] Haugh AB, Pandyan AD, Johnson GR. A systematic review of the Tardieu Scale for the measurement of spasticity. Disabil Rehabil. 2006; 28(15):899– 907
[78] Karol LA. Surgical management of the lower extremity in ambulatory children with cerebral palsy. J Am Acad Orthop Surg. 2004; 12(3):196–203
[79] Spiegel DA, Flynn JM. Evaluation and treatment of hip dysplasia in cerebral palsy. Orthop Clin North Am. 2006; 37(2):185–196, vi
[80] Tierney TS, Abd-El-Barr MM, Stanford AD, Foote KD, Okun MS. Deep brain stimulation and ablation for obsessive compulsive disorder: evolution of contemporary indications, targets and techniques. Int J Neurosci. 2014; 124 (6):394–402
[81] Worbe Y, Mallet L, Golmard JL, et al. Repetitive behaviours in patients with Gilles de la Tourette syndrome: tics, compulsions, or both? PLoS One. 2010; 5(9):e12959
[82] Bloch MH, Leckman JF. Clinical course of Tourette syndrome. J Psychosom Res. 2009; 67(6):497–501
[83] Freeman RD, Fast DK, Burd L, Kerbeshian J, Robertson MM, Sandor P. An international perspective on Tourette syndrome: selected findings from 3,500 individuals in 22 countries. Dev Med Child Neurol. 2000; 42(7):436–447
[84] Motlagh MG, Smith ME, Landeros-Weisenberger A, et al. Lessons learned from open-label deep brain stimulation for Tourette syndrome: eight cases over 7 years. Tremor Other Hyperkinet Mov (N Y). 2013; 3:3
[85] Porta M, Brambilla A, Cavanna AE, et al. Thalamic deep brain stimulation for treatment-refractory Tourette syndrome: two-year outcome. Neurology. 2009; 73(17):1375–1380
[86] Servello D, Porta M, Sassi M, Brambilla A, Robertson MM. Deep brain stimulation in 18 patients with severe Gilles de la Tourette syndrome refractory to treatment: the surgery and stimulation. J Neurol Neurosurg Psychiatry. 2008; 79(2):136–142
[87] Zhang JG, Ge Y, Stead M, et al. Long-term outcome of globus pallidus internus deep brain stimulation in patients with Tourette syndrome. Mayo Clin Proc. 2014;

89(11):1506–1514

[88] Focquaert F. Pediatric deep brain stimulation: a cautionary approach. Front Integr Nuerosci. 2011; 5:9

[89] Cif L, Coubes P. Historical developments in children's deep brain stimulation. Eur J Paediatr Neurol. 2017; 21(1):109–117

[90] Leckman JF. Deep brain stimulation for Tourette syndrome: lessons learned and future directions. Biol Psychiatry. 2016; 79(5):343–344

[91] Deeb W, Rossi PJ, Porta M, et al. The International Deep Brain Stimulation Registry and Database for Gilles de la Tourette Syndrome: how does it work? Front Neurosci. 2016; 10:170

[92] Air EL, Ostrem JL, Sanger TD, Starr PA. Deep brain stimulation in children: experience and technical pearls. J Neurosurg Pediatr. 2011; 8(6):566–574

[93] Ghosh PS, Machado AG, Deogaonkar M, Ghosh D. Deep brain stimulation in children with dystonia: experience from a tertiary care center. Pediatr Neurosurg. 2012; 48(3):146–151

[94] Haridas A, Tagliati M, Osborn I, et al. Pallidal deep brain stimulation for primary dystonia in children. Neurosurgery. 2011; 68(3):738–743, discussion 743

[95] Keen JR, Przekop A, Olaya JE, Zouros A, Hsu FP. Deep brain stimulation for the treatment of childhood dystonic cerebral palsy. J Neurosurg Pediatr. 2014; 14(6):585–593

[96] Koy A, Lin JP, Sanger TD, Marks WA, Mink JW, Timmermann L. Advances in management of movement disorders in children. Lancet Neurol. 2016; 15 (7):719–735

[97] Marks WA, Honeycutt J, Acosta F, Reed M. Deep brain stimulation for pediatric movement disorders. Semin Pediatr Neurol. 2009; 16(2):90–98

[98] Johans SJ, Swong KN, Hofler RC, Anderson DE. A stepwise approach: decreasing infection in deep brain stimulation for childhood dystonic cerebral palsy. J Child Neurol. 2017; 32(10):871–875

[99] Park HR, Kim IH, Kang H, et al. Nucleus accumbens deep brain stimulation for a patient with self-injurious behavior and autism spectrum disorder: functional and structural changes of the brain: report of a case and review of literature. Acta Neurochir (Wien). 2017; 159(1):137–143

[100] Sinha S, McGovern RA, Sheth SA. Deep brain stimulation for severe autism: from pathophysiology to procedure. Neurosurg Focus. 2015; 38(6):E3

[101] Sturm V, Fricke O, Bührle CP, et al. DBS in the basolateral amygdala improves symptoms of autism and related self-injurious behavior: a case report and hypothesis on the pathogenesis of the disorder. Front Hum Neurosci. 2013; 6:341

[102] Marks W, Bailey L, Sanger TD. PEDiDBS: The pediatric international deep brain stimulation registry project. Eur J Paediatr Neurol. 2017; 21(1):218– 222

第18章 建立自己的脑深部电刺激事业

Establishing a Deep Brain Stimulation Practice

Charles B. Mikell, Joseph Adachi, Jennifer Cheng, Joseph S. Neimat **著**

王 秀 赵宝田 张建国 **译**

摘要： 本章针对刚刚接受完训练的功能神经外科医师，旨在讲解一些开展功能神外事业所需要的重要因素与考量。本章将会谈到一名新晋神经外科医师能从功能神经外科这个领域得到哪些期望，以使自己生活与事业上的目标变得清晰。执业医师、医院编制医师、科研型医师的各自利弊也将在此讨论。更为深入的，在如何与用人单位拟定雇佣合同、如何建立自己的实验室或临床团队、如何建立转诊网络、如何提高业界声誉等问题上，也将在一些细节上给予建议。尽管本章针对事业的早期起步的神经外科医生，但相信一些建议也适用于事业的远期规划，以及那些想要在自己的事业上另辟新径的情况。

关键词： 事业起步，功能神经外科，脑深部电刺激术，事业管理，专业发展，2018，转诊网络，神经外科住院医师，神经外科

一、概述

对于一名新晋功能神经外科医师而言，首要之事是要对自己的专业生涯进行规划。相较于传统专业，这种规划更为复杂，因为功能神外涉及更广的领域、更多学科的合作。虽然挑战更多，我们仍旧相信努力做一个好的开端，会是你事业里获益最多的事情之一。

尽管这件事至关重要，然而刚刚毕业的医生们往往无法得到关于建立事业的训练或指导。即使不同的环境有着各自的挑战和机遇，我们感到还是有很多共通的主题值得讨论，并适宜尽早应用于事业的起步中。本章试图总结一些常用策略，并建设性地思考这些策略能达到怎样的一种目标。

我们总结出建立自己事业的三个要素。首先，要知道你想要什么，问问自己你梦想中的工作到底是什么样子；其次，选择正确的工作环境，包括正确的部门、正确的团队、正确的神经内科合作者、正确的领导；最后，对待患者、合作者、单位、事业环境的正确方式。

二、我真正想要的是什么

γνῶθι σεαυτόν. 认识你自己。

——古希腊刻于阿波罗神庙上的一条德尔菲箴言

神经外科医师都很抗拒自省，当然广大群众也不例外。事业起步伊始，是一个能够暂时停下脚步并好好审视自己对事业看法与规划的极为关键的时间点。如果不能好好自省并认真规划如何建立自己的事业，将会导致实践中不可避免地陷入混乱。

对功能神经外科感兴趣的人，大多都迷于神经科学本身，并因有机会深入研究甚至主动改变其运行机制而激动不已。尽管如此，一个个病例本身是如此枯燥，并且也很难像其他神经外科手术那样达到确定的预期。因此，对你而言，重要的是：想要做什么样的病例，想要多久做一个这样的病例。如果没有清晰的目标，你会不可避免地陷入安排孰先孰后的难题中，并且最终发现你的进程卡死在无法获得想要的结果却又不得不完成的病例上。

下一个需要问自己的问题是"怎样的待遇能够让我满足"。在功能神经外科专业里，就像一个同行最近反映的"那是电极，不是螺丝，没人会凭这个致富"。因此，别的神经外科专业需要考虑的问题，我们也一样需要考虑。对于这些学术以外的事情，书本上并没有写，但也不能轻视物质与精神回报取得平衡的重要性。事实上，功能神经外科的待遇并没有普遍认为的那么差，尽管也没有脊髓外科待遇那么好。最近一项调查显示，功能神经外科医师的薪金在有教职的神经外科医师里处于第 50 个百分位。决定我们能够为工作乐此不疲的"Goldilocks zone"（直译为金姑娘地带，来源于童话《金发姑娘和三只熊》，指刚刚好的状态，译者注）因素包括：收治的病种、科研的时间以及相应的回报。在与单位签署合同前，一定要把这些与部门的领导开诚布公地进行讨论。当你把以上这些问题都回答好，你就可以开始考虑其他事业上的问题了。

（一）我想要的是什么：加入一个项目还是自己开始一个项目

工作机遇可以分为两种：一个已经开展的功能神经外科项目寻求一个资浅成员，或该团队想开始一个新的项目。每种情况的利弊参考表 18-1。

第一种境况中，跟随一名资深功能神经外科医师有许多好处，直接加入一个已经成型的项目对新入人员来说也很容易上手，也不会经历很多启动时候的困难。你的资深搭档已经建立好转诊

网络、多学科合作伙伴，医院的硬件及人员配置也都已经到位。另一种境况，如果你开展一个新的项目，诸如与神经内科建立合作关系、购买硬件、培训团队成员（如神经电生理技师）等这些事情都需要你亲力亲为。尽管如此，你可以按照自己的想法运行这个项目，从要购买什么，到建设怎样的团队文化，再到制定什么样关键的决策，都由你自己决定。如果要自己开展工作，就必须确保上级领导和医院能够全力支持你。对于功能神经外科而言，创业之初的花费是巨大的（包括微电极记录系统、头架、激光设备等），你的上级领导必须心甘情愿地投入，以确保这个课题能够成功。

（二）我想要的是什么：是教学、科研，还是临床

对于很多追求学术的人来讲，成就并不仅仅来自于病房与手术室，而是更多来自于科研与教学领域的优势。人们把这种难得的成就比作三条腿的凳子，用来比喻追求学术过程中的不稳定性。不可避免的，随着事业的进展，管理角色成为这个凳子的第四条腿。对于个人执业的医师而言，正式身份并不包括教学与科研，但仍可在个人的事业中成功融入这两个角色。

如果你认为有教学、科研这两种角色你的事业才完整，你需要明白这些将会耗费你大量的时间和精力。为人师表很让人有成就感，当看到你的学生能够独立完成一个简单甚至复杂的手术时，你将会获得极大的满足。大部分毕业生都有过带教低年资住院医师的经历，能够让他们对是否喜欢教学有所感知。对于有大学教职的医师而言，都会在每年安排数次教学任务，当然你想要承担更多也会被批准。在事业早期，与住院医师们分担责任颇具挑战性，因为你自己本身也在不断巩固对自己技术的信心。当撼动这种平衡时会获益良多，尤其当积累了几年的经验后，会变得更加容易。大多数外科医生会随着时间推移变成更好的老师，前提是他们愿意倾听并处理来自他们学生的反馈。对教职而言有几个明显的缺点，

表 18-1 开办新机构的利弊

	利	弊
加入已经开始的项目	1. 一个资浅搭档能够马上投入工作 2. 避免项目启动时的难处 3. 资深搭档已经建立了转诊网络 4. 医院已经提供了必需的硬件及团队	1. 降低了能够参与项目决策的地位 2. 团队文化已经建立并很难改变 3. 一些低效率行为已经很难改变
开始一个崭新的项目	1. 依据自己的意愿去建设项目 2. 对配置有决定权：硬件、成员、时间表	1. 需要建立转诊网络和与神经内科医师的合作关系 2. 初配设备及硬件的不满意 3. 需要选拔、管理、培训团队成员

包括耗费精力去备课，以及需要不断向教学部门提供有关进度的材料。2013 年，针对之前神经外科教学要求模糊不清的批评，美国医学研究生教育学院与神经外科医师学会磋商后明确了住院医师需要完成的课程项目。这些课程项目确实提高了教学标准，但同时也增加了不少文书工作。总而言之，参与教学工作确实需要牺牲更多的时间，但对于那些希望成为老师或导师的人而言，时间耗费越少越好。

同样的，选择科研的道路会让你既有成就感又有挫败感。你应该趁早决定是自己开展研究还是与其他学者合作。如果你想成为一个项目负责人，你需要与科室主任好好商量一下你能获得的时间和资源。关键在于争分夺秒并警惕捍卫你沉下心用来搞研究的时间。最关键的支持将以人员的形式提供。聘用一个全日制工作人员已经是最低要求了。你还需要实验室场地和科研经费（实验动物、工作电脑以及其他）。开始的时候主任都会提供一部分资源，并期待你尽快申请下来属于自己的经费。研究中心能提供的资源越发紧张，你可以从他们那里获得一个"启动套餐"，但在那之后研究中心就希望你自己筹集经费以使项目继续运转。除了要为发表论文做努力，你早期的工作还包括通过预实验来争取经费，直到你拥有了属于自己的经费，你再花同样多的时间去总结并发表预实验的结果，以使自己能继续这个项目。如果想提升论文的价值，不可避免地要与学术审核委员会、动物伦理以及其他方面打交道。一旦经费到位，无论是来自于国立卫生研究院（National Institutes of Health，NIH）还是私人基金会，你都可以暂时松一口气了。但是，只要实验室存在，你就要一直不断面对经费的挑战。

如果你不想独立运行这个项目，另一个选择是寻找一个合作者，分担领导权的同时也分担经费。尽管这样会削弱你的权威，你却可以从富有经验的学者身上学到新的东西。分担实验室管理权能够让你脱身来淬炼自己的外科临床技术。合作者甚至不需要跟你在同一家单位，现代数据共享能够使远隔千里的不同中心合作无阻。如果合作顺利，论文发表与经费申请也得以按部就班地完成，你就可以向主任申请将这个合作者招募至自己的团队中来。有合作伙伴在身边可以使已经富有成效的关系更有价值。将权力下放给这些合作者，能够增加你进入手术室和照顾患者的时间。

虽然做科研的时候需要耗费很多精力，面对很多挑战，但也给功能神经外科医师一个探索神经系统的独一无二的机会。你的角色让你每天都能够直接接触到神经科学最前沿的东西，你的任何发现都是前人未曾有过的。你同样可以马上把电生理学和神经科学最新的发现应用于治疗大脑疾病的电刺激术中。对临床研究者而言这是波澜壮阔的时代，因为在这小小的专业领域里却蕴含着革新神经精神类疾病治疗手段的广阔前景。

（三）我想要的是什么：时间如何分配

一旦确定你想在教学与科研上付诸的精力，你就要具体细化到每周的时间分配。大多数神经外科医师每周安排 1～2d 门诊，1～2d 手术日，以剩下一些未安排具体事项的日子来给学术相关的工作。也许你希望少挣一些钱也要挤出 2d 科研的时间，也许你想每年完成 300 例手术。所有的可能性你都要去考虑，并且把你选好的一种情况与主任商量。对于独立执业医生而言，他们的时间往往不够灵活，因为其主要工作还是在临床，但即使是独立执业医生，时间安排上也要反映出你对工作分配的优先级。

三、事业类型

（一）事业类型：个人独立执业

在美国，大多数神经外科医师都是个人独立执业。然而，只有那些大型、专业化的超过 10 人的医生执业团体才会有 1 名医师专攻功能神经外科方向。对于那些小型的独立医生执业团体，很难纳入一名全职功能神经外科医师，但擅长其他亚专业的神经外科医师却可以凭兴趣涉足并开展 DBS 手术和癫痫外科手术。无论哪种规模的医生执业团体，都希望纳入功能神经外科以使自己的学科更健全，这可以转变成你与雇主协商待遇时候的筹码。如果这个执业团体足够大，则总会有同事需要你会诊复杂的病例。大型执业团体也会雇佣专门的行政人员帮你进行事业的起步。在后文我们会讨论到，医院编制内的医师也会享有很多上述中的优势。

（二）事业类型：医院编制医师

在过去的 10 年里，受雇于医院的独立执业团体面临着医院往里安插编制员工的压力。与此同时，医院也寻求组建自己的神经外科团队来减少财政支出。这种趋势似乎无法逆转，在美国，每年越来越多的神经外科医师选择受雇于医院。医院的雇佣模式确实有一些好处但也同样存在缺点。在大型独立医师执业团体里，相关人员可以帮你分担很多日常行政工作，当然这也是把双刃剑。一个专业的行政管理人员可以帮你决定很多事情，但这也削弱了你的决定权，比如你几乎无法决定手术室中的助手或是内科合作者。相较于研究机构而言，医院一般能根据自己的规模提供更高的工资，但也对临床产出有更高的要求，如果这种要求无法达到，则在谈合同时院方会更为强硬。最后，好的职位，无论是个人执业、医院编制还是服务于研究机构，应该同时满足你与雇主的目标。如果教学或科研对你而言很重要，确保医院管理层了解你的价值，并愿意为了你的这份价值满足你一些临床外的要求。平衡你的个人目标与雇主的期待至关重要。

（三）事业类型：大学研究机构

相应的大学研究机构一般会雇佣至少一名功能神经外科医师，以满足美国医学研究生教育学院关于住院医师培训中完成功能神经外科病例的要求。凭借科研与教学相结合的传统背景，受雇于研究中心的人往往会有更高的学界声誉。研究机构接收的病例一般更为复杂，跳过基层医院而来。其他的优势包括更好的硬件资源，以及更容易接触到神经内科及其他专科合作者。尤其是与神经内科的合作，对功能神经外科而言是非常有益处的。

尽管研究机构的待遇较私人执业要差，但因为工作本身的性质还是要着重于科研与教学方面。尽管大部分研究机构仍鼓励临床产出，但根据临床与科研的比重来提供薪金还是公平的。同样的，完成上级对你工作的规划，才能在谈待遇或者晋升时更有筹码。

四、如何开始

（一）如何开始：寻求内科合作

一旦你开始了自己的工作，你的事业就算真正意义的起步了。如果团队里已经有了一名功能神经外科医师，那么你首先要干的是分担他的患者，很多团队建设其实已经是现成的。在这种情况下，与你的合作者们好好交流至关重要。需要明确团队里病例和工作如何分配，并确保团队里的其他成员对这种安排满意。

如果你准备开始一个新的项目，你将面临从头做起的挑战。好的功能神经外科课题的基础是先要建立起神经内科与神经外科的合作关系。开始时你应该先与要合作的神经内科医师好好沟通。如果你所在单位的神经内科有一个相对应的亚专业小组，那么起步工作就要轻松得多。大多数神经内科都有专攻"运动障碍病"和"癫痫"的专业组。在一个理想的单位，这些专业组应该已经存在，并且已经积攒了一些适宜手术的病例。你应该先接近这些人并且与他们一起共事来让你的项目建立起来。大多数情况，这些内科医生都希望能有一个外科医生来帮助完善自己的项目。你应该在他们部门的会议中主动发言，并努力建立一个定期的外科联合会诊（如每个月的第一个周四）来一起商讨治疗方案。如此你便可以获得他们的信任并建立联系以期合作。上述内外科合作的模式尤其适用于运动障碍病方向、疼痛方向以及癫痫方向。

运动障碍病专业的神经内科医师传统上更愿意接受外科合作。DBS 对帕金森病患者以及震颤患者有着谜一般的效果，因此患者们非常乐意接受外科治疗。然而必须要明确，要付出大量的时间来与内科医师磨合。如果神经内科的同事恰巧也喜欢研究 DBS，则合作起来会非常顺畅。作为回报，临床上复杂的病例则会更快、更顺利地解决。从根本上讲，我们会与运动障碍病专业的神经内科医师产生顺其自然地合作，而合作本身也是互利且有成效的。

疼痛科医生相较于运动障碍病专业的医生既有联系又很分明，但对于外科医生的出现应该有同样的期待。一般疼痛科医生希望自己的患者得到脊髓电刺激治疗。对于那些总把患者外推接受治疗的医生而言，如果同一单位能提供这种治疗就太好了。不同于运动障碍病，脊髓电刺激效果欠佳，患者的普遍满意度也不高。而且这种治疗有很大的概率需要调整新的靶点位置，所以疼痛科医生一定要明白，不是每个患者都可以完成"本垒打"。好的疼痛科合作者能够充分体谅这种预后，并能够在术前谈话时交代给患者。整体而言，疼痛科医生非常明确治疗顽固性疼痛没有安全有效的好办法，所以很愿意有外科医生参与进来提供外科手段。

癫痫一直是功能神经外科最具挑战的部分。切除性手术相较于 DBS 而言风险更高。基于此，一些癫痫专科医师在应该向患者推荐手术时犹豫不决。然而最近，数个药物试验未取得明显进展的同时，创伤相对较小的外科手段却不断浮出水面。基于此，我们迫切希望在未来几年内看到癫痫外科的不断进步。随着不断地深入了解，癫痫专科医师们会开始更多地向患者推荐外科选择（尤其是 MRI 阴性癫痫），如激光消融和反应性神经电刺激。你应该尽早与癫痫外科的主管进行交流，并在那之前准备好最新外科手段优于药物治疗的证据。你们应该在选择切除性手术病例上取得一致意见，并定期讨论新的病例。当你成功地用外科手段治疗了一个又一个癫痫患者，你接到的转诊量也就会随之增加。

（二）如何开始：组建自己的团队

为了更好地甄选适合外科的病例，除了神经内科合作者，你还需要自己的团队成员。对于 DBS 项目来说，多学科团队必须包含至少一名神经心理科医生。这个角色经常被细化到术前与术后分工。在术前，这些医师需要完成相关量表以进行评估，并向患者解释手术可能带来的风险及不良反应。术前评估可看作是神经查体及定位诊断的一部分，甚至可能发现患者术前存在的认知障碍及潜在的情绪异常。这些深入的评估能够帮我们更好地选择适应证并且更利于术后管理。术后，神经生理医师则需观察疗效、安排复查，并帮助患者过渡到平稳的康复期。

一个外科患者协调员、专职癫痫监测员、富有经验的脑电技师同样不可或缺。鉴于 DBS 患者管理过程的复杂，很多团队中有专门经过训练的高年资护士来完成评估和术后程控，并有专门的导诊员帮助患者与这些专家一一对接。团队里聘用精神心理科医师也很常见，或是常驻人员，或是长期、专职负责的会诊专家。由于并发症中精神心理类疾病经常存在，所以精神心理科医师的洞察就显得尤为重要。此外，还需要有经验的神经影像科医师帮助甄别出那些影像难点，如颞叶内侧硬化、皮质发育不良、神经迁徙异常、脑炎等。最后，手术室中最好有神经生理学专家或专职科研人员帮你分担相应工作。

（三）如何开始：与院方打交道

功能神经外科的成功离不开医院的支持。在启动伊始，医院就会以硬件的形式表达支持，包括购买立体定向头架、神经心理评估系统、特殊的影像处理系统等。院方当然还希望我们能够在一些复杂的手术或步骤中给予专业支持，如术中唤醒以及复杂的术中功能定位。从院方的角度去思考这种利益交换很重要。尽管不同单位计算利润的方式不同（根据手术方式、付款方式、会计方法等），但整体而言 DBS 是能够提高利润的。这种利润也许比不上其他神经外科手术（如脊髓手术），但这种专业性很强的手术仍能够帮助医院获得社会效益，给研究机构增光添彩。以上所说的这些都会是你与医院管理层讨价还价的筹码。

（四）如何开始：与器械公司打交道

DBS 手术以及迷走神经刺激、反馈性神经刺激和脊髓电刺激，都需要植入人工装置，这也使得生产厂家也希望增加这方面的手术量。无论你选择用哪家的器械，所有厂家都会派出代表来帮助推进这种手术。在神经内科医师中，广泛存在着对这些器材厂家的不信任。然而从根本上说，我们相信，他们之间的利益冲突并不比我们自己的要大，因为我们才是执行手术的人。因此我们相信，与器械公司的合作其实是互利的，我们需要鼓励他们与我们有同样的正直与诚信，选择该做的手术做，不该做的手术不做。

把这些时刻记在脑子里，器械公司就成为我们在患教与发展事业上极有价值的合作者。他们能把你介绍给潜在的内科合作者（他们一般都认识很多该领域的内科医师），提供广泛的患者源，并把你推荐给很多患者。既然不同器械公司之间有竞争，直率坦诚地周旋于各个厂家代表中间就显得尤为重要。我们自己的工作中，会通过临床上评估优劣来决定选用哪家的器械，并允许患者在听取每家的介绍后自己选择要用哪家的器械。

（五）如何开始：与基层单位打交道

在过去 20 年里，医疗转诊制度不断完善，医疗中心一直在如何最好地进行转诊上不断努力，并使患者最终能够回到社区接受后续治疗。DBS 手术就是这种三级转诊制度的主要例子。20 年前曾有过这样的设想，即每个社区医院都能够进行一定数量的 DBS 手术，以推进简易术中电生理技术及远程程控技术的发展。尽管现在有很多出色的社区医院能够进行 DBS 手术，但普遍的舆论，包括佛罗里达运动障碍病中心的一项研究[1]认为，大型医学中心才能更好地完成这种精细而专业的手术。一些中心甚至通过强调 DBS 手术失败的案例来推销自己高超的技术，这导致许多中心采用"轮辐式"模式，即下级医院将 DBS 病例转诊至指定的有实力的区域医疗中心。

DBS 并不是独例，也不是第一个适用于这种分级医疗体系的。这种"轮辐式"模式要归功于新墨西哥大学率先推出的名为"回声计划"[2]的丙型肝炎特殊治疗体系，随后这种体系在国内国外得到了广泛的应用。事实证明，这种"轮辐式"模式对统一 DBS 治疗大有裨益。这种模式利用与大型中心的合作，使得社区医院能够提供指定的 DBS 治疗（或疼痛治疗、癫痫外科手术等）。大型中心完成最关键的手术部分，然后社区医院接手，完成后续的随访及程控。这种合作使社区医生和大型机构的专科医生完成优势互补。如此社区神经科医师成为这种无形网络中不可分割的一部分，并可通过官方或非官方的渠道与上级医疗中心建立联系。在我们自己的一个中心，我们的项目可涉及十余个这种下级社区医

待癫痫和 DBS 患者。你也应该努力把专门转给你的患者排在"刚巧先联系上了你"的那些患者之前。还要再强调一遍，对于转诊给你能够手术的病例的医师以回应。如果有医生请你会诊，则尽快完成这个会诊，甚至如果条件允许直接上门去对方的办公室去看这个患者。有些门诊的经验是，让运动障碍病患者在同一天可以就诊于神经内科及神经外科医师，可以很大地促进患者流通。在术前术后过程中都进行得很顺利的患者，心情会更为愉悦，也会把这个信息传递给初诊医师和其他有意愿接受手术的患者。

随着你经验的积累，能够完成一个成功的手术时，一定要对转诊医生"把圈画完整"（close the loop），即在术后告诉他们一切进展顺利，患者也很满意。如果这个患者真的很满意，则他会同样回去跟初诊医生强调这点。患者的口碑就是你最好的广告。接受 DBS 手术的人会告诉其他帕金森病患者，这个手术如何提高了他的生活质量，进而会有更多的帕金森病患者来找你。这样，好的疗效带来更多的患者，更多的患者带来更多好的疗效，形成了一个良性的循环。

五、总结与结论

建立事业伊始，至关重要的是想好要什么样的工作。第二步便是使这些目标与你老板的期待一致起来。一旦事业已经起步，就要与转诊医师打好关系，让患者带来更多的转诊，并利用好的预后和已经建立起来的声誉使患者量再成倍增加。一段时间后，你就会发现，事业的建立只是你努力做好工作后的一个顺其自然的结果，也是追求事业的路上有益而轻松的部分。

参考文献

[1] Arora S, Thornton K, Murata G, et al. Outcomes of treatment for hepatitis C virus infection by primary care providers. N Engl J Med. 2011; 364(23): 2199–2207

[2] Okun MS, Tagliati M, Pourfar M, et al. Management of referred deep brain stimulation failures: a retrospective analysis from 2 movement disorders centers. Arch Neurol. 2005; 62(8):1250–1255

院，使得我们成为全国最繁忙的 DBS 中心之一。关于这种模式的转诊、复查和外科治疗体系可参考图 18-1。

（六）如何开始：建立你的学界声誉

每个人都听说过三个 A：亲和力（affability）、可及性（availability）、能力（ability）。但你还是应该仔细考虑对你意味着什么。大家都想成为出色的人。Affability——亲和力，意味着你要对所有人都保持良好的态度，有礼貌又很专业。事业起步时，对于转诊给你的医师一定给予回应，积极地对待转诊，能使你今后转诊病例越来越

多。如果你随和而有礼，会给他们留下深刻的印象并且在需要的时候寻求你的帮助。如果有传闻说你在电话上都难以沟通，那么别人肯定不愿意给你转诊。当然，说得容易其实做起来很难，试想一下凌晨三点急诊科医师想要转给你一个无手术指征的患者，但再难也要试。对于可及性也是如此。

可及性（availability），是一个比较灵活的概念。你想变得容易被人联系到，但又不想影响到自己的个人生活。你应该尽早与安排门诊的人员进行沟通，以手术转诊为优先。在我们团队，脑肿瘤患者会尽快被安排接诊，你也应该如此对

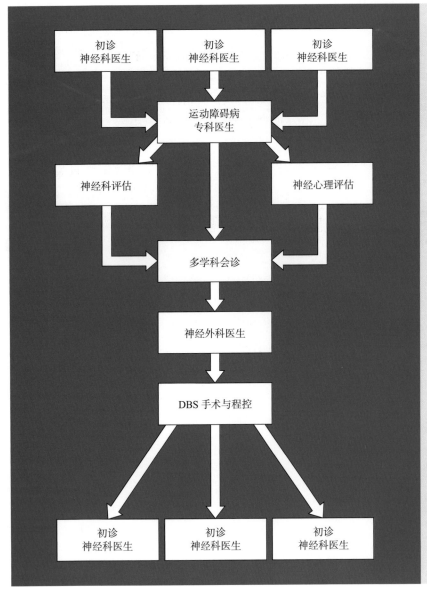

◀图 18-1 转诊流程示意图
图示初诊神经科医生和功能神经外科医生承担的角色